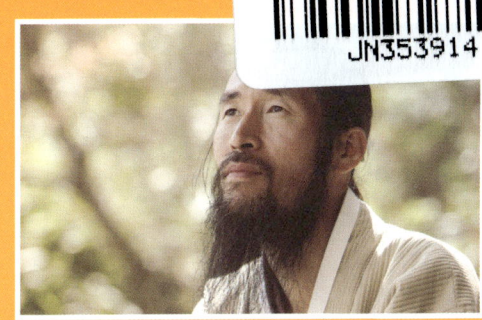

최진규

이 글을 쓴 최진규는 1960년 경북 성주군 가야산 중턱에서 태어났다. 걸음마를 시작할 때부터 아버지를 따라 산에 다니며 풀과 나무 이름을 익혔다. 학교보다는 산이 좋아 틈만 나면 약초꾼 노인들을 따라 산에 다녔다. 약초꾼들로부터 산의 정기를 타고 난 아이라는 말을 들을 정도로 산을 잘 탔고 열 살 무렵에는 노련한 약초꾼들도 혀를 내두를 정도로 약초 채취에 천부적인 재능을 보였다.

목공예 기술자였던 아버지로부터 뛰어난 목공예 솜씨를 물려 받았으며 예술가적 감수성이 풍부해 한때 화가와 문학도를 꿈꾸기도 했다. 그러나 가난과 불행한 가족사, 원인을 알 수 없는 지독한 두통으로 청년기를 힘들게 보냈다. 몇 번이나 자살을 결심했지만 번번이 실패, 스무 살 무렵 죽으러 갔던 산에서 풍겨온 진한 더덕 내음을 맡고는 죽으러 왔다는 사실조차 잊어버리고 정신없이 더덕을 캐기 시작했다. 그때 '채약採藥 오르가슴'이라고 표현할 정도로 환희심을 느껴 평생을 약초꾼으로 살기로 결심한 이래 지금까지 약초에 매혹되어 살아가고 있다.

약초꾼과 향토명의들의 이야기를 채록하고 각종 고서와 의학서적 1만여 권을 탐독하는 한편 온 산천을 헤매고 다니며 약초를 채취하고 그 약성을 직접 실험한 끝에 국내 최고의 토종약초 전문가가 되었다.

지금도 그는 약초가 있는 곳이라면 우리나라의 오지는 물론 중국, 네팔, 티베트, 멀리 아마존의 정글까지 가리지 않고 다닌다. 요즘도 일주일의 반은 약초 연구를 위해 들과 산으로 나서며, 책과 방송활동을 통해 토종약초의 우수성을 널리 알리고 있다. 자신이 개발한 약초 음식을 선보이기 위해 서울 인사동에 '최진규 약초밥상'이라는 토종약초 전문 음식점을 내기도 했다. 지은 책으로는 〈토종약초 장수법〉, 〈우리 비경 답사기〉, 〈발로 찾은 향토명의〉 등이 있다.

최진규 약초학교 02-723-1616
최진규 약초밥상 02-721-1616

병이 있으면 약도 있다
약이 되는 우리 풀·꽃·나무

통합본

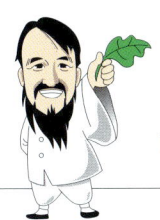

병이 있으면 약도 있다

약이 되는
우리풀·꽃·나무 통합본

최진규 지음

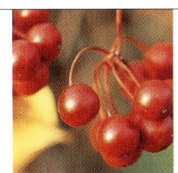

한문화

저자 서문

토종약초가 사람을 살린다

　이 책은 우리 땅에 자라는 여러 가지 약초들의 효능과 그 약초들을 이용해 갖가지 질병을 고치는 방법을 적은 책이다. 아울러 약초와 연관된 내 개인적인 체험이 일부 실려 있다.
　이 땅에는 훌륭한 약초가 많다. 나는 일생을 약초에 매혹되어 살아 왔다. 약초는 신비롭고 아름다우며 인간의 모든 질병을 치유할 수 있는 힘을 감추고 있다.
　나는 약초 치료사이자 약초꾼으로 이 땅에 자라는 약초의 신비로운 약효를 믿는다. 이 땅에 자라는 풀과 나무로 인간 세상의 모든 질병을 고칠 수 있다. 이 땅에 자라는 풀과 나무로 고칠 수 없는 병은 없다. 다만 고칠 수 없는 사람이 많을 뿐이다. 약초의 신비로움을 믿지 않고 받아들이려고 하지 않는 사람을 약초로 고칠 수는 없지 않겠는가.
　이 땅에는 세상의 모든 병을 고칠 수 있는 약이 있다. 병이 있으면 그 병을 고칠 수 있는 약도 반드시 존재한다. 병이 흔하면 그 병을 고칠 수 있는 약도 그만큼 흔하게 널려 있다. 이것은 어김없는 자연의 법칙이다.
　가장 좋은 약은 병원이나 약국에 있지 않고 풀뿌리나 나무껍질 속

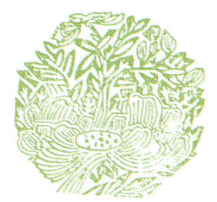

에 있다. 가장 완벽하고 능력이 뛰어난 의사는 언제나 자연이다. 풀뿌리와 나무껍질은 자연이 정해준 의사이다.

이 땅에는 훌륭한 약초들이 지천에 널려 있다. 천하 으뜸의 약초들이 온 천지에 널려 있으나 사람의 마음이 어두워서 보지 못할 뿐이다. 어설픈 과학의 눈으로 자연을 보려 하지 말고 마음으로 보아야 한다. 자연을 분해하고 분석하려고만 해서는 안 된다. 풀 한 포기를 쪼개고 쪼개면 결국 무엇이 남겠는가. 생명의 비밀은 전체를 통찰할 때 보이는 것이지 현미경으로 볼 수 있는 것은 아니다.

이 땅에 자라는 모든 풀과 나무는 천금을 주고도 바꿀 수 없는 보물이다. 발에 짓밟히는 잡초 하나가 가장 고귀한 사람의 목숨을 구할 수도 있기 때문이다. 산삼, 자초紫草만이 영약靈藥이 아니다. 이 땅에 자라는 수천 가지 풀과 나무가 다 신초神草이며 영초靈草이다.

이 책은 아직 어설프다. 약초에 대해 내가 아는 것과 경험한 내용이 실려 있으나 광대하고 심오한 약초 세계에 비하면 지극히 적은 지식의 조각일 뿐이다. 그래서 책을 내면서도 몹시 부끄럽다. 그러나 나는 이 땅에 자라는 약초들이 내가 다녀 본 다른 어떤 나라의 약초들보다 훌륭한 약성을 지녔다는 것을 믿어 의심치 않는 까닭에 서투른 붓으로나마 우리 약초의 우수한 효능과 그 치료법을 널리 알리려고 이 책을 썼다. 약초는 반드시 멀고 구하기 어려운 곳에 있는 것은 아니므로 주변에서 흔히 볼 수 있는, 대부분의 사람들이 쓸모 없는 잡초로 여기는 식물들의 우수한 약효를 올바르게 널리 알리려고 애썼다. 이 책을 잘 활용하면 누구나 주변에서 쉽게 구할 수 있는 풀과 나무로 자신과 가족, 이웃의 병을 고칠 수 있고, 더 나아가서는 질병에 걸리지 않고 사는 지혜를 배울 수 있을 것이다.

약초 치료법은 주변에서 쉽게 구할 수 있는 약초들을 활용하는 것이기 때문에 돈이 많이 들지 않는다. 그리고 인공적으로 합성한 화학물질이나 독성이 센 것을 쓰지 않는 까닭에 부작용이 없다. 돈은 거의 들지 않고 치료 효과는 뛰어나며 뒷탈이 나지 않는 것이 약초 치료법이다. 지금은 천연약초를 이용한 치료법이 낯선 것이 되어 버렸지만 백 년쯤 전만 하더라도 가장 널리 쓰이던 치료법이다. 약초요법은 가장 오래되었고 가장 치료 효과가 높으며 모든 치료법의 기본이 되는 치료법이다. 약초를 빼놓고 의학을 말할 수 없다.

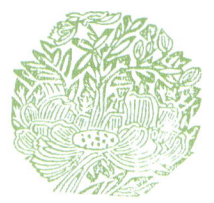

 그러나 이 땅에 훌륭한 약초들이 아무리 많고 좋은 치료 방법을 알고 있다고 해도 약초를 맹신해서는 안 된다. 맹신은 무지보다 더 무섭다. 어느 누구도 약초에 대해 완전한 지식을 가진 사람은 없다. 무릇 조심조심 겸손하고 순수한 자세로 약초를 이용해야 할 것이다. 절대로 약초로 모든 질병을 고칠 수 있다고 자만해서는 안 될 것이다.

 지금 이 땅의 진정한 주인인 약초가 인간의 등살에 병이 들어 죽어가고 있다. 이 땅에서는 비료와 농약, 제초제, 포크레인이 만능의 해결사이며 구세주다. 모든 일을 땅을 까부수고 식물들을 말려 죽인 다음에 시작한다. 인간의 손에 땅은 저주를 받았다. 이대로 가면 가시넝쿨과 독초들만 무성하게 자라날 것이다.

 풀잎 하나를 내 몸처럼 사랑하자. 풀잎 하나의 이름을 외우고 풀잎 하나의 생김새를 알며 풀잎 하나의 신비로움을 배우자. 우리는 결국 아는 것만큼 사랑할 수 있다.

최 진 규

차례

저자 서문 | 토종약초가 사람을 살린다　　　　　　　　4

1장 풀향기 풀풀, 온 산천이 약초밭

　1. 최고의 자연치료법, 약초요법　　　　　14
　2. 모든 의학은 약초에서 시작되었다　　　22
　3. 약초는 온 산과 들에 널려 있다　　　　30

2장 가장 흔한 풀로 가장 흔한 질병 다스리기

　1. 감기 예방하고 다스리는 부엌의 약초들　　46
　2. 변비 고치는 천연 식물소금, 함초　　　　60
　3. 두통과 피부병에 잘 듣는 싸리나무　　　77
　4. 모든 알레르기와 염증에는 작두콩　　　97
　5. 수은 중독과 공해독의 해결사 청미래덩굴　113

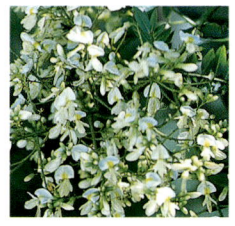 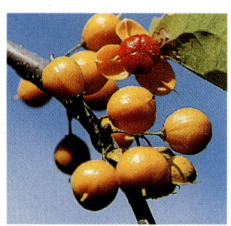

3장 여성의 건강과 아름다움을 위한 약초

1. 모든 산후병의 명약 생강나무   **128**
2. 지긋지긋한 생리통에는 노박덩굴 열매   **139**
3. 냉증과 숙변 없애는 냉초와 두릅나무 껍질   **146**
4. 골다공증·기미·주근깨 없애는 접골목   **156**
5. 허리병·관절통에는 위령선   **167**
6. 살과 부기를 빼며 온갖 부인병에 좋은 지치   **179**
7. 대하증과 장염에 좋은 쇠비름   **193**
8. 피부가 꽃처럼 고와지는 천문동   **205**
9. 냉증을 치료하고 살결이 고와지는 야생 돌복숭아   **214**

4장 신비하고 영험한 약초 이야기

1. 나쁜 기운 몰아내고 행복을 부르는 회화나무   **228**
2. 백발을 검어지게 하는 자양강장제, 하수오   **242**
3. 죽은 사람도 살려 내는 풀의 왕, 산삼   **254**
4. 불로장생약의 첫째로 손꼽히는 솔   **267**
5. 수행자들이 애용하던 만병초   **292**

5장 피곤에 지친 직장인을 위한 활력 약초

1. 중풍·고혈압·두통·스트레스 날려 보내는 천마　　**302**
2. 불면증·신경쇠약에 특효약 산해박　　**319**
3. 부작용 없는 천연 비아그라 야관문　　**325**
4. 머리카락 검게 하고 대머리 다스리는 한련초　　**330**
5. 강장약초의 대명사 삼지구엽초　　**337**
6. 모세혈관을 튼튼하게 하는 토종 약쑥　　**343**
7. 머리를 맑고 명석하게 하는 석창포　　**363**
8. 술중독·지방간·간염, 온갖 간질환에는 호깨나무　　**375**
9. 신경통과 간질환에 좋은 엄나무　　**390**
10. 결석 녹이고 양기 돋우는 참가시나무　　**397**
11. 위궤양·위염·위암 특효약 예덕나무　　**407**

6장 만성질환과 암을 치유·예방하는 약초

1. 항암효과가 뛰어난 황금가지, 겨우살이　　**418**
2. 고혈압·변비·관절염을 물리치는 줄풀　　**429**
3. 암세포를 죽이고 어혈을 없애는 옻나무　　**436**
4. 온 산천에 널려 있는 만병통치약, 조릿대　　**445**
5. 신장과 방광의 탈을 다스리는 까마중　　**455**
6. 약이 필요 없게 만드는 잣나무　　**464**

7. 항암효과가 뛰어난 가래나무   475
8. 두통 · 장염 · 암을 고치는 비단풀   481

7장 집안에 상비해 두면 좋은 응급 약초

1. 화상 · 동상 · 설사 · 피부병을 치유하는 오이풀   492
2. 변비 · 위장병 · 피부병에 특효인 소루장이   499
3. 체한 데와 식중독에는 흰봉선화   507
4. 파리 · 모기를 쫓는 토종약초   515
5. 염증을 없애고 항균작용을 하는 천연항생약초   524
6. 갖가지 중독을 푸는 토종약초   531
7. 치료효과 높고 운치도 있는 약초 목욕법   536

부록

1. 약초를 채취하고 가공하기   542
2. 약초 달이는 법과 먹는 법   558
3. 약초를 이용한 여러 가지 약 만들기   569
4. 토종약초를 구입할 수 있는 곳   575

나의 이야기 | 내가 약초에 속한 사람이 되기까지   578
질환별 · 증상별 약초 색인   600
주요 참고 문헌   606

1장

풀향기 풀풀, 온 산천이 약초밭

최고의 자연치료법, 약초요법

생명 있는 모든 것들이 건강하고 행복하게 살도록 이 땅에 태어났건만 왜 인간만은 온갖 번뇌를 저 혼자 짊어지고 갖가지 질병으로 신음하다가 죽어가는 것일까. 영국의 시인 T.S 엘리어트의 말대로 이 세상은 병들고 죽어가는 것들로 모인 거대한 하나의 병원과 같다. 온 세상이 첨단 시설을 갖춘 병원과 기사회생의 능력을 갖추었다는 명의로 넘쳐나지만 여전히 많은 사람들이 병에 걸려서 신음하다가 죽어간다.

우리는 첨단의료기술의 시대에 살고 있다. 의료기술이 눈부시게 발달하면서 의학은 전문과별로 세분되었고 의사와 병원 수도 크게 늘어났으며 의료기술 또한 엄청나게 발전하였다. 치료약과 치료방법도 매우 다양하고 어려워졌다. 치료비용도 덩달아 높아졌으며 진단방법이나 치료기술도 더욱 다양하고 복잡해졌다.

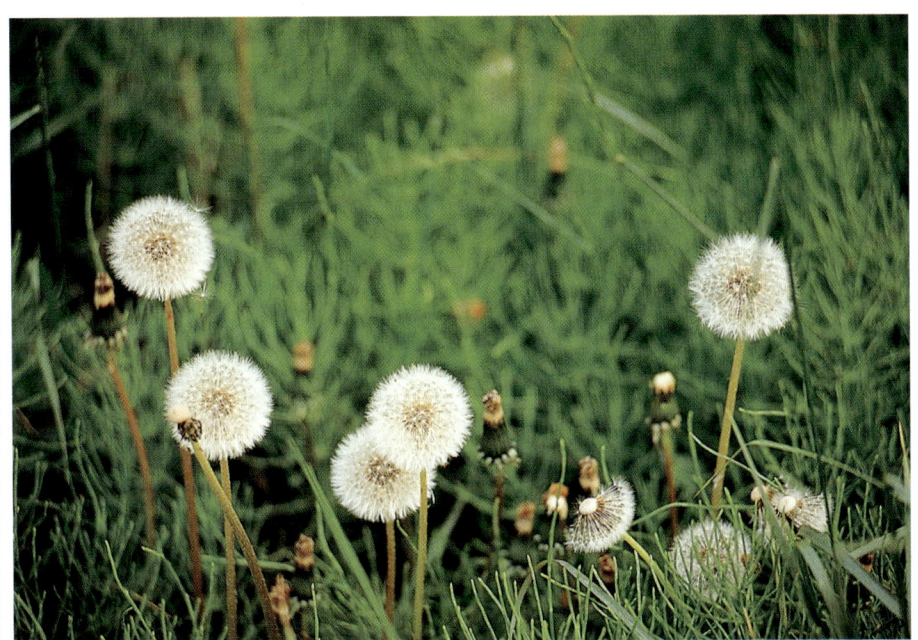

민들레 씨앗. 염증에 좋은 효과가 있다.

옛날에는 의사의 수가 적었기 때문에 누구나 스스로 질병을 치료하는 방법을 상식으로 알고 있었다. 흔히 먹는 음식이나 흔한 야생 식물의 잎, 꽃, 열매, 뿌리, 아니면 주변에 있는 나무토막이나 아궁이의 흙, 돌멩이까지도 귀중한 약으로 썼다. 달리 의학 공부를 하지 않은 사람이라도 어떤 풀이나 나무 열매가 어떤 질병과 증상에 효과가 있는지 웬만큼 알고 있었다.

이런 민간 치료법들은 복잡한 의료기구나 기술이 필요하지 않은데다 돈이 그다지 들지 않고 부작용이 없으며 치료법이 간단하다는 장점이 있다. 의학을 전문으로 공부하지 않은 사람이라도 집에서 스스로 자신이나 가족의 질병을 치료하고 건강을 지킬 수 있는 것이 전통의학이다.

그러나 의학이 발달하면서 질병은 집에서 스스로 고칠 수 있는 것이 아니라 병원이나 의사한테 맡겨서 치료해야 한다는 관념이 생겨났다. 수천 년 전부터 전해 오던 전통의학에 대한 지식이나 지혜는 잊혀지거나 하찮은 것으로 여겨지게 되었으며 지금은 거의 사용하지 않게 되었다.

요즘 사람들은 감기에 걸리기만 해도 약국이나 병원으로 직행하고, 몸이 조금만 피곤해도 의사한테 달려간다. 그러나 병원에서 의사가 주는 약을 먹는다고 해서 즉시 감기가 낫거나 피로감이 없어지는 것도 아니다.

돈이 적게 들고 부작용 없는 약초요법

옛날에는 감기에 걸리면 된장에 파와 고춧가루를 많이 넣고 푹 끓여서 마시거나 콩나물국에 고춧가루를 풀어 뜨겁게 해서 한 잔 마시고 땀을 푹 내면 쉽게 나았다.

그러나 요즘에는 의사가 처방해 주는 해열제와 진해제와 항생제를 먹는다. 이런 약들은 감기를 근본적으로 치료하는 것이 아니라 감기로 인한 증상을 일시적으로 차단시킬 뿐이다. 그러므로 양약을 먹고 감기 증상이 없어졌다고 해서 감기가 나은 것이 아니다. 된장에 파와 고춧가루를 넣고 끓여 먹는 전통적인 치료법은 우리 몸의 면역 체계가 스스로 감기를 이겨낼 수 있게 하여 질병을 근본적으로 물리치는 치료법인데 반해 양약은 일시적으로 증상만 멎게 하는 치료법이다.

또다른 예를 들자면 맹장염은 막창자꼬리에 생기는 염증으로 마타리 뿌리와 인동꽃, 민들레 같은 간단한 한두 가지 약초를 달여 먹거나 뜸을 몇 장 뜨면 쉽게 고칠 수 있는 질병이다. 그런데 의사들은 무조건 수술로 해결하려고 한다. 수술을 해도 나을 수 있고 수술을 하지 않아도 나을 수 있다면 수술을 하지 않고 고치는 것이 훨씬 더 안전하고 부작용이 없으며 비용이 적게 들지 않겠는가. 떼어내도 탈이 없을 정도로 쓸모없는 기관이라 하여 멀쩡한 맹장을 잘라내는 수술이 유행하기도 했는데, 우리 몸에는 쓸모없는 기관이 하나도 없다. 맹장은 우리 몸의 면역 체계와 내분비 기능 조절에 매우 중요한 역할을 한다.

우리 몸을 무조건 의사나 약사 같은 전문 의료인한테 맡기면 된다고 생각하는 것은 매우 위험하다. 아프다고 해서 당장 병원에 달려가는 것은 어리석기 짝이 없는 일이다. 먼저 자기 몸은 스스로 돌보고 관리할 줄 알아야 한다. 몸의 주인은 자기 자신이기 때문이다. 의사가 결코 우리 몸을 건강하게 만들어 줄 수 없으며 모든 질병을 치료할 수도 없다.

지난 백 년 동안에 의사와 병원, 의료인, 제약회사, 의약품, 의료비용은 수천 수만 배로 늘어났으나 환자 수는 조금도 줄어들지 않았다. 줄어들기는커녕 의사와 의료기관의 수와 비례해서 환자 수도 그만큼 늘어났다. 질병이 의학보다는 늘 한 발 앞서가고 있으며 의학의 발전이 질병을 따라잡지 못하는 형편이다. 예전에는 드물었던 암, 당뇨병 같은 만성병이 지금은 가장 흔한 질병이 되어 버렸고, 가만히 두어도 쉽게 낫던 감기가 요즘에는 약을 아무리 많이 써도 잘 낫지 않는다.

당뇨병이나 암, 고혈압, 관절염 등은 요즘 사람들한테 가장 흔한 병이다. 그러나 현대의학으로는 아직 완치할 수 있는 치료법도 없고 치료약도 없다. 병을 못 고치는 약은 약이 아니고, 병을 못 고치는 병원은 병원이 아니며, 병을 못 고치는 의사는 의사가 아니다.

암이나 당뇨병, 고혈압, 관절염 같은 난치병을 고칠 수 있는 약은 온 땅을 뒤덮고 있는 풀 속에 널려 있다. 이를테면 최고의 난치병이라는 암은 비단풀이나 부처손, 꾸지뽕나무 같은 것을 쓰면 좋은 효과를

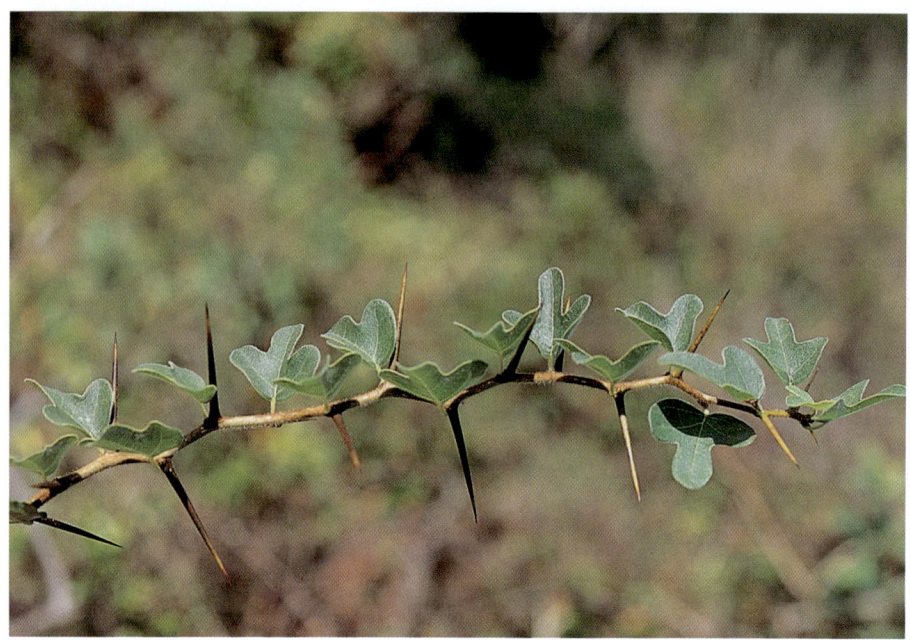
꾸지뽕나무. 항암효과가 매우 세고 항암제의 부작용을 줄이는 효과가 있다.

볼 수 있다. 당뇨병은 잘 발효시킨 파뿌리를 열심히 먹으면 크게 호전되고, 고혈압은 환삼덩굴이나 진달래꽃을 달여 먹으면 잘 낫는다. 관절염은 위령선이나 접골목, 개다래 열매 같은 것을 쓰면 좋은 효험을 볼 수 있다. 이런 약초들은 애써 찾으려 하지 않아도 온 산천에 널려 있다.

가만히 두어도 저절로 낫는 병이거나 간단한 약초로 고칠 수 있는 병은 굳이 약을 먹거나 의사를 찾을 이유가 없다. 대부분의 병원은 기업으로 돈을 벌기 위해서 존재하는 것이지 사람의 질병을 고치고 건강하게 하려는 숭고한 사명감으로 존재하지 않는다.

흔한 식물로 온갖 질병을 다스리는 약초요법은 병원에서 의사한테 치료를 받는 것보다 치료효과도 높고 부작용이 없으며 치료방법도 간단하고 쉬우며 비용이 많이 들지 않는다. 특히 약초를 이용한 치료법은 암이나 당뇨병, 관절염, 신경통, 고혈압 등 현대의학으로 잘 낫지 않는 만성 질병에 효과가 좋다.

약초로 고칠 수 없는 병은 없다

세상에 약초로 고칠 수 없는 질병은 존재하지 않는다. 병이 있는데 그 치료법이 왜 없겠는가. 이제 첨단 현대의학에만 고정된 눈을 돌려 산이나 들에 버려져 있는 풀뿌리 속에서 치료법을 찾아 보자. 약초는 반드시 멀고 깊은 산에 가야만 구할 수 있는 것은 아니다. 도시 한가운데든지, 길 옆이든지, 풀이 자랄 수 있는 곳이라면 어디에서나 나고 자란다.

요즘 대체의학 또는 대체요법이라고 하여 약초요법이나 기공, 뜸, 침, 식이요법, 향기요법, 정골整骨요법 같은 것에 관심을 갖는 사람이 늘어나고 있다. 그런데 이런 전통치료법들을 대체의학이라고 부르는 것은 옳지 않다. 수천 년 전부터 내려오던 전통적인 치료법인 약초요법, 뜸, 기공요법이 어째서 대체의학이 되었단 말인가. 수천 년 전부터 내려오던 전통의학을 대체한 서양 현대의학이 대체의학이고 약초요법이나 기공, 침, 뜸 같은 것이 정통의학이다.

왜 그 역사가 백 년밖에 안 된 서양 현대의학이 정통의학이고 나머지 수많은 전통치료법들이 대체의학이라는 말로 대체되었는가. 엄밀하게 따진다면 정통의학이라고 말하는 서양 현대의학이 대체의학이고, 대체의학이라고 부르는 전통의학이 정통의학이다. 이를 제대로 표현하면 전통 약초요법이나 한의학, 침, 뜸, 기공이나 도인법 같은 옛날부터 전해 내려오는 전통의학을 본의학이라고 부르고, 생긴 지 얼마 안 된 서양 현대의학을 대체의학이라고 불러야 마땅할 것이다.

전통의학의 여러 치료법 중에서 약초를 이용한 치료법은 그 기원이 가장 오래 되었고 가장 널리 쓰였던 치료법이다. 인류는 약초와 멀어지면서부터 온갖 질병으로 신음하게 되었다. 숲 속에서 야생 약초들과 함께 살아가는 사람은 질병에 잘 걸리지 않는다. 식물은 사람의 정서와 가장 가깝다. 나무와 풀은 사람의 영혼과 가장 가까운 친구이다. 식물과 함께 있는 것만으로도 마음이 편안해지고 머리가 맑아지지 않는가. 식물의 마음은 사람의 영혼을 청결하고 고결하게 하는 힘이 있다.

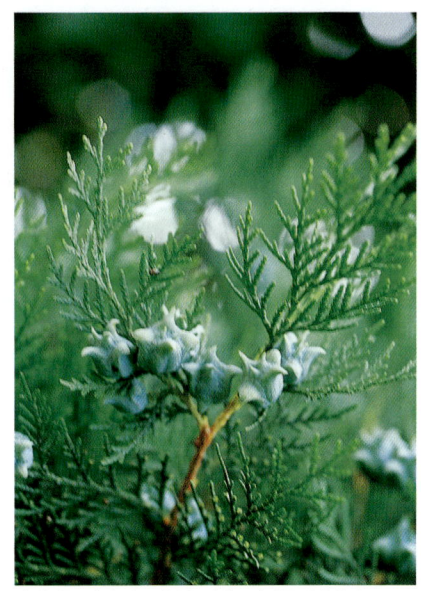

측백나무. 잎과 씨는 염증을 없애고 머리를 검게 한다.

식물은 사람의 마음과 몸의 질병을 다 함께 고쳐 준다. 숲에서 사는 생물을 먹고 사는 사람은 마음과 몸이 다 건강하다. 식물보다 더 나은 의사는 없다. 약초는 하늘이 준 최고의 의사이다. 우리는 식물의 힘을 빌어서 영혼과 몸의 병을 치료해야 한다. 모든 풀은 나름대로 고귀한 약성을 지니고 있으므로 모든 풀에 관심과 애정을 가져야 한다. 우리는 다른 어떤 것보다 풀과 나무한테 신세를 많이 지고 있다.

흔한 풀이나 나무를 무시하지 말라. 흔한 풀이 흔한 질병을 고칠 수 있다. 귀한 약초만을 애써 찾지 말라. 값비싸고 구하기 힘들며 귀한 것이라고 반드시 사람을 살릴 수 있는 약효가 있는 것은 아니다. 인류를 질병에서 구할 수 있는 약은 온 천지에 널려 있으나 다만 사람이 이를 알지 못하고 있을 뿐이다.

죽어 가는 사람을 구할 수 있는 약은 자연에서 나온 천연물질 속에 있지 제약회사에서 인공적으로 합성하여 기계로 찍어 낸 물질 속에 있지 않다. 약은 병원이나 약국에만 있는 것이 아니라 풀과 나무 속에도 있다. 예나 지금이나 풀뿌리보다 더 좋은 약은 없다. 풀과 나무가 천하 으뜸의 명의이며 아픈 세상을 구할 구세주다. 앞으로 하찮게 여기는 풀뿌리들이 온 세상을 질병에서 구할 날이 올 것이다.

모든 의학은 약초에서 시작되었다

지난 4천 년 동안 세계 의약의 역사를 몇 줄로 간단하게 간추리면 다음과 같다.

· 기원전 2000년 – "자, 이 풀뿌리를 달여 드시오. 그러면 병이 나을 것이오."
· 서기 1000년 – "그 뿌리는 이교도의 것이오! 내 기도를 따라 하시오. 그러면 병이 나을 것이오."
· 서기 1850년 – "그런 기도는 미신이오! 이 물약을 먹어야 병이 낫습니다."
· 서기 1940년 – "그 물약은 엉터리 만병통치약이오. 이 알약을 먹도록 하시오. 이것을 먹어야 병이 나을 것이오."
· 서기 1985년 – "그 알약은 아무 효과가 없소. 이 항생제를 먹어

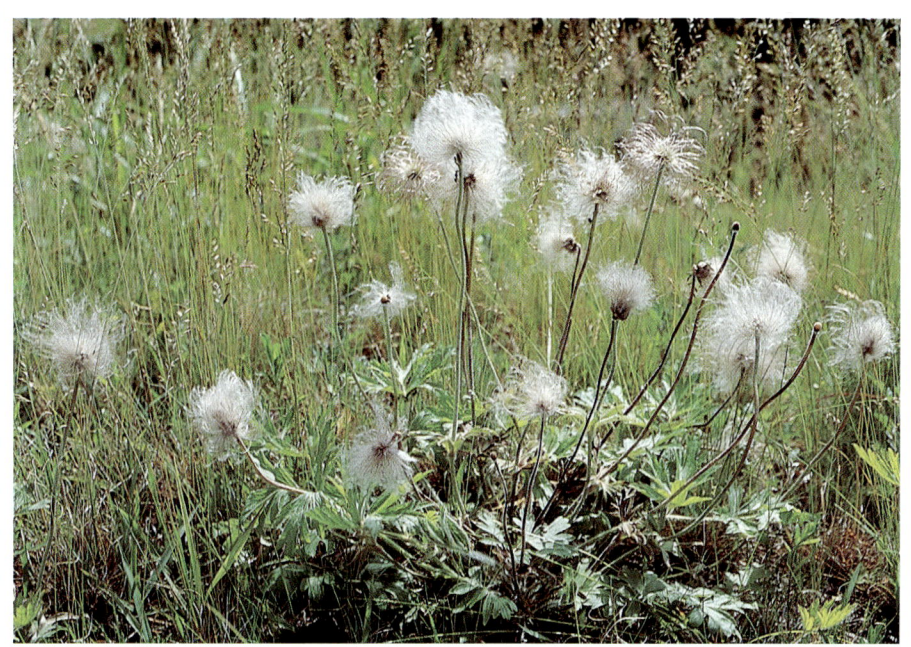

할미꽃. 뿌리는 대장염, 설사, 이질 등에 좋은 효험이 있다.

야 병이 나을 것이오."

· 서기 2000년 – "그 항생제는 더 이상 효과가 없소. 역시 이 풀뿌리를 달여 먹어야 병이 낫는다니까…."

약초요법은 세상에서 가장 오래된 치료법인 동시에 가장 현대적인 치료법이다. 사람이 질병을 치료하는 방법은 그 종류가 무수히 많지만 기본적으로 모두 약초요법에서 나왔다. 약초요법은 모든 약물 치료법의 시작이며 끝이다. 인류가 질병을 치료하는 데 약초보다 더 나은 치료법은 지금까지 없었고 앞으로도 없을 것이다.

약초요법은 모든 의약의 기본이다. 동서고금의 모든 위대한 의사들은 모두 약초의 효능을 잘 알고 약초를 훌륭하게 다룰 줄 아는 사람들이었다. 약초를 알지 못하고서는 질병을 치료할 수 없다. 중국의 화타나 편작, 옛 우리나라의 훌륭한 의원들, 히포크라테스 같은 동서양의 모든 명의는 약초를 능숙하게 다룰 줄 아는 사람들이었다.

서양의학을 공부한 요즘 의사들은 왜 하찮은 감기조차도 제대로 고치지 못하는가. 훌륭한 감기약은 해마다 수없이 쏟아져 나오는데 왜 질병은 갈수록 많아지고 치료율은 갈수록 떨어지는가.

그 이유는 현대의학에서는 약초를 거의 사용하지 않고 의사들이 약초를 잘 알지 못하기 때문이다. 약초를 모르는 의사는 의사라고 할 수 없다. 불행한 것은 요즘에는 한의사나 중의사들조차 약초를 모른다는 사실이다. 옛날 전통의학에서는 의원이 되려면 훌륭한 의원 밑에 들어가서 먼저 약초를 채취하고 수집하고 썰고 관리하는 것부터 배웠다. 그러나 요즘 의사가 되기를 원하는 사람은 아예 처음부터 약초에 대해서는 알려고 하지 않고 학교에서도 가르치려고 하지 않는다. 모든 의약의 기본인 약초를 모르면서 어떻게 환자의 질병을 고칠 수 있겠는가.

가장 흔한 풀이 가장 좋은 약초

자연계에는 모든 약이 존재한다. 흔한 질병일수록 그 질병을 고칠 수 있는 약도 흔하게 널려 있다. 이를테면 당뇨병이 요즘 우리나라에서 가장 흔한 병이라면 그 병을 고칠 수 있는 약도 세상에 가장 흔하게 널려 있다. 우리 발 밑에 있고 언제라도 손 닿을 수 있는 곳에 누구나 아는 천연물질 중에 있다. 하지만 그렇게 흔한 약을 두고도 사람들은 당뇨병으로 신음하며 죽어간다. 약은 발 밑에 두고 약을 찾아 온 세상을 헤매다 약은커녕 독이 되는 약들을 비싼 돈으로 사 먹다가 그 부작용으로 죽어간다.

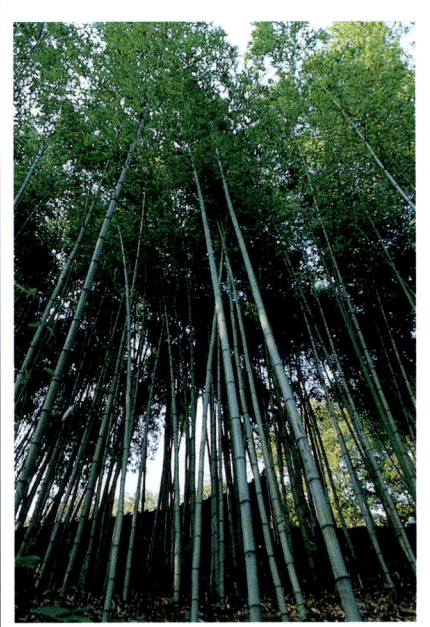
잘 자란 왕대숲. 대나무는 열을 내리고 마음을 안정시킨다.

왜 사람들이 이렇게도 어리석은가. 그것은 자연을 알려 하지 않기 때문이다. 자연에 모든 질병을 고칠 수 있는 약이 있는데도 자연을 제대로 공부하지 않는 가장 큰 이유는 다국적 기업에 속한 제약회사 때문이다. 제약회사의 목적은 다른 모든 기업과 마찬가지로 이윤추구이다. 결국 돈을 벌기 위해서 존재하는 것이다. 그러므로 제약회사의 이념에 인술이라는 것이 끼여들 여지가 없다.

모든 의약품의 시작은 물론 약초였다. 그러나 약초를 하나하나 수집하여 의약품을 만들려면 제조원가가 엄청나게 많이 든다. 그래서 화학적으로 합성한다. 그렇게 하면 원가를 많이 들이지 않고 엄청난 양의 약을 만들어 팔아 막대한 수익을 올릴 수 있다.

우리나라는 식물자원이 풍부한 나라이다. 우리나라에는 대략 5천여 종류의 식물이 있다. 이 식물들은 각기 다른 약효를 지니고 있으며 모든 질병을 치료할 수 있는 힘이 있다. 쑥이나 솔잎, 민들레, 대나무를 모르는 사람은 별로 없을 것이다. 그러나 그런 식물들이 얼마나 좋은 약이 되는지 잘 아는 사람은 드물다. 누구나 알고 있는 흔한 풀과 나무들을 잘 활용하면 첨단 시설을 갖춘 종합병원에서 가장 훌륭한 의사라도 고치지 못하는 질병을 고칠 수 있다.

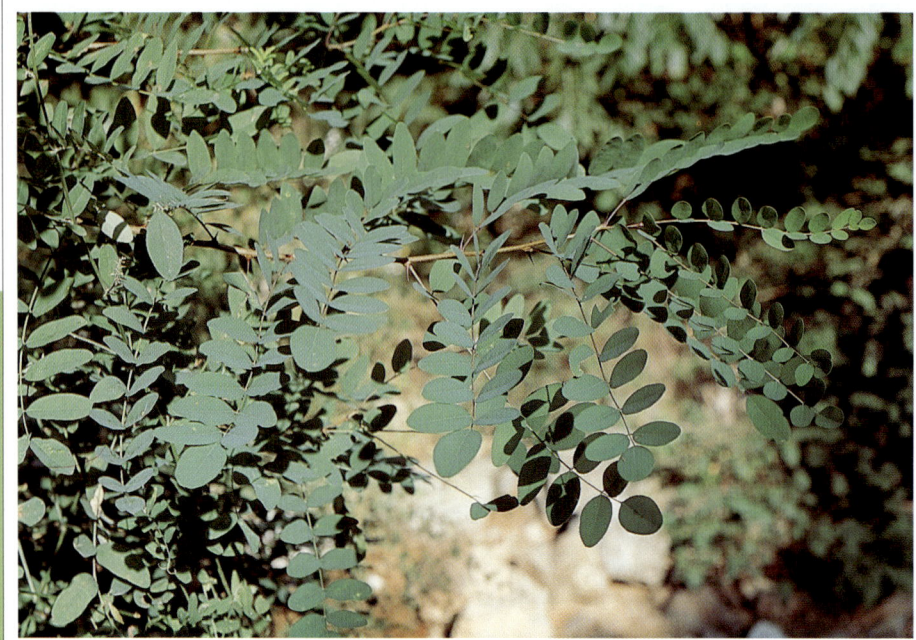

아까시나무. 꽃은 부종, 중이염 등에 효과가 있고, 뿌리는 위궤양에 효험이 있다.

흔하디 흔한 아까시나무가 가진 힘

이 나라에서 아까시나무를 모르는 사람은 없다. 초여름에 아까시나무 꽃이 만발하면 그 향기가 온 사방에 널리 퍼진다. 아까시나무 꽃에는 꿀도 많아서 벌 치는 사람들이 아까시나무가 많은 곳을 따라 벌통을 옮겨 다닌다. 아까시나무가 나라를 망친다고 하여 모조리 뽑아 버려야 한다고 주장하는 사람도 있고 반대로 아까시나무야말로 그 쓰임새가 무궁무진하므로 더욱 더 많이 심어서 이 나라를 아까시나무 왕국으로 만들어야 한다고 주장하는 사람도 있다. 다 나름대로 일리가 있는 말이다. 그러나 아까시나무가 잘 낫지 않는 기침이나 기관지염, 위장병, 부종 등에 잘 들고 기氣를 늘려 주는 대표적인 보약인 황기보다 더 나은 보약재라고 하면 이를 받아들이는 사람이 얼마나 될까.

아까시나무는 위장을 튼튼하게 하고 기운을 늘리며 염증을 없애고 기관지와 폐를 튼튼하게 하는 좋은 약이다. 아까시나무 한 가지만 잘 활용할 줄 알아도 명의가 될 수 있다. 아까시나무를 이용한 치료법 몇 가지를 예로 들어 본다.

🌿 위궤양을 고치는 아까시나무 뿌리

여름철에 아까시나무 뿌리 5킬로그램쯤을 캐서 속껍질을 벗겨 물로 깨끗하게 씻은 다음 3~5센티미터 길이로 자른다. 여기에 소루장이 뿌리를 말려서 가루 낸 것 100그램을 섞고 물을 붓는다. 이것을 24시간 동안 달여 엿처럼 졸인 다음 갑오징어 뼈를 말려서 가루 낸 것 100그램을 섞어 콩알 만하게 알약을 만든다.

이것을 한 번에 4~5알씩 하루 세 번 밥 먹기 30분 전에 먹는다. 배에 가스 찬 것, 속이 쓰린 것, 배가 아픈 것, 소화불량 등이 한 달쯤이면 거의 없어진다. 이것은 위염이나 위궤양을 치료하는 매우 좋은 방법으로 초기 위암에도 효과가 있다.

또는 아까시나무 속껍질에 물을 붓고 물엿처럼 될 때까지 오래 달여서 만든 엑기스 600그램에 굴 껍질 가루 400그램을 섞어 한 번에 4~6그램씩 하루 세 번 빈속에 따뜻한 물과 함께 복용해도 좋은 효과가 있다.

🌿 임산부의 부종을 고치는 아까시나무 꽃

아까시나무 꽃은 임신한 여성이 몸이 붓는 데 쓰면 좋은 효과가 있다. 아까시나무 꽃을 그늘에서 말린 것 100그램을 하루 양으로 하여 여기에 물 1리터를 붓고 약한 불로 천천히 달여 세 번에 나누어 먹는다. 양이 너무 많으면 설사가 날 수 있다. 다른 부작용은 없으며 병이 재발하면 다시 먹는다.

임신한 뒤에 생긴 부종은 7~10일쯤 복용하면 차츰 부은 것이 내리기 시작하여 11~20일에는 완전히 없어진다. 그리고 혈압도 정상으로 떨어지고 단백뇨도 차츰 줄어들어 30일쯤이면 완전히 낫는다. 한 달 가량 복용하면 90퍼센트 이상이 낫거나 효험을 본다. 만성신장염으로 인해 몸이 붓는 사람도 오래 복용하면 좋은 효과를 볼 수 있으며 감기 뒤에 오는 천식성 기관지염에도 좋다. 아까시나무 꽃은 소변을 잘 나오게 하고 신장의 열을 내리며 가래를 삭이고 염증을 삭이는 작용이 있다.

🌿 기관지천식을 고치는 아까시나무 씨

아까시나무 씨를 불로 살짝 볶아서 한 번에 2그램씩 하루 세 번 밥 먹고 나서 먹는다. 일주일쯤 지나면 효과가 나타나기 시작한다.

🌿 어린이 중이염을 고치는 아까시나무 꽃

항생제를 써도 잘 낫지 않는 어린이 중이염에 아까시나무 꽃을 쓴다. 초여름철에 아까시나무 꽃을 따서 사기그릇에 넣고 약간 짓찧어 플라스크에 넣는다. 거기에 꽃 1킬로그램에 물 500밀리리터의 비례로 물을 붓고 유리관이 꽂힌 고무마개로 막는다. 그리고 유리관에 냉각관을 연결하여 찬물이 흐르게 하여 증류냉각장치를 만든다. 플라스크를 불 위에 올려놓고 끓이면서 증류액을 받는다.

알코올을 묻힌 솜으로 귀 안의 분비물을 닦아 낸 뒤 아까시나무 꽃 증류액을 한 번에 한두 방울씩 하루 한두 번 귀 안에 떨어뜨려 넣든지 솜에 적셔서 귀 안에 밀어 넣는다. 7~8일 뒤부터 차츰 고름이 줄어들기 시작하여 15~20일이면 분비물이 완전히 없어지고 치유된다. 급성중이염은 빨리 낫고 만성중이염은 더디게 낫는다. 70퍼센트 이상이

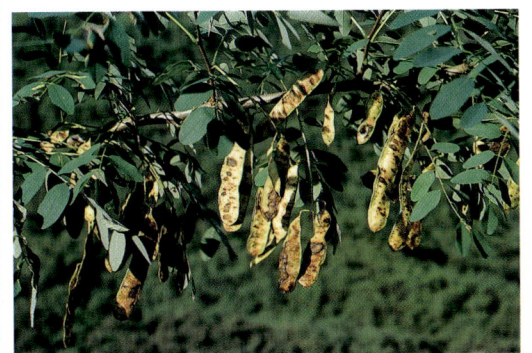

아까시나무 열매. 기침, 기관지 천식에 효과가 좋다.

치유된다. 어른들의 중이염에도 잘 듣는다. 앞에서 어린이들의 중이염에 쓴다고 한 것은 이 방법이 코의 점막에 자극을 주지 않아 코가 아프거나 따갑지 않기 때문이다.

여기서 아까시나무를 보기로 든 것은 이처럼 아무데나 널려 있고 사람들이 하찮게 여기는 풀이나 나무가 얼마든지 뛰어난 약이 될 수 있다는 것을 설명하기 위해서다. 우리는 식물을 알고 식물과 친해져야 한다. 식물을 사랑하고 아끼는 법을 배워야 한다. 아는 것만큼 사랑할 수 있고 아는 것만큼 활용할 수 있다.

3 약초는 온 산과 들에 널려 있다

　예로부터 우리나라는 좋은 약초가 많이 나는 나라로 알려져 왔다. 우리나라는 국토면적은 좁지만 세계에서도 가장 다양한 식물종이 자라는 나라 중 하나로 꼽힌다. 우리나라는 산이 많아 낮은 곳에 사는 식물에서부터 고산식물까지 다양한 식물이 자란다. 또 아열대부터 한대기후대까지 있어서 아열대성 식물에서부터 한대성 식물까지 폭넓게 자라고 있으며 서해안이나 남해안에는 갯벌이 넓어 많은 종류의 염생 식물들이 자라고, 강과 호수와 늪에는 다양한 늪지식물이나 수생식물들이 자란다.

　우리나라에는 대략 5천 종이 넘는 식물이 자라고 있는데 이는 우리나라 면적의 50배나 되는 유럽 전체의 식물 종수를 합친 것 만큼이나 많은 숫자이다. 우리나라는 세계적으로 식물자원이 매우 다양한 나라에 든다고 할 수 있겠다.

우리나라는 흙이 비옥하고 지각변동이 적은 편이어서 기원이 오랜 식물, 곧 원시식물인 고사리나 산삼 같은 것에서부터 가장 진화된 식물인 국화류에 이르기까지 다양한 식물들이 우리 토양과 기후에 적응하여 생겨나고 진화되어 왔다.

우리 선조들은 수천 년 전부터 식물을 질병치료에 써 왔다. 상고시대에 이루어진 약초식물 연구에 대한 전통은 수천 년을 내려오면서 중국으로 건너가 중국의학의 기원이 되기도 했다. 침이나 뜸 등 동양의술이라고 부르는 의술은 모두 처음 우리나라에서 생겨난 것이다.

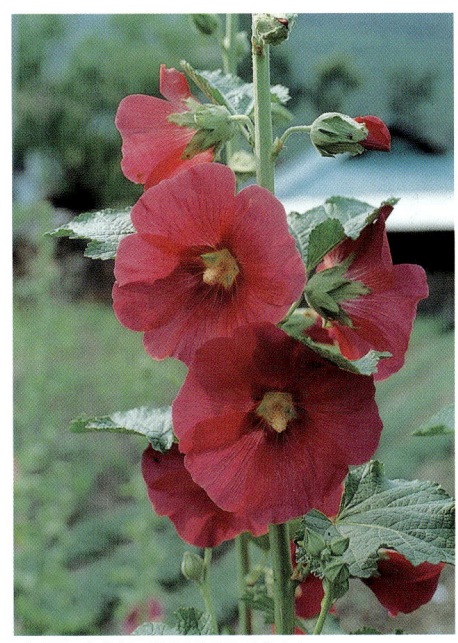

접시꽃은 생리불순, 생리통에 좋은 약초이다.

식물 중에 약초 아닌 것이 없다

모든 식물은 고유한 특성과 성분을 지니고 있다. 그러므로 약이 되지 않는 식물은 이 세상에 존재하지 않는다고 할 수 있다. 우리나라에 자라는 5천여 종의 식물 중에서 학자들이 그 특성을 파악하여 분류한 것은 대략 3천 6백여 종이다. 그 중에서 약초로 이용하고 있거나 이용한 적이 있는 것은 대략 1천여 종이다. 이 1천여 종 중에서 일반적으로 쓰이는 것은 2백~3백 종쯤이며 그 중에서도 흔히 쓰는 것은 불과 수십 종에 지나지 않는다.

　세계적으로 보면 전 세계의 식물 종수 백만여 종 중에서 식물학적으로 분류되어 있는 것은 30만 종이 되지 않고, 이 중에서 약효가 규명되어 약으로 활용하고 있는 것은 5만여 종뿐이다. 아직 인류가 알지도 못하고 약효도 모르는 식물이 무진장 널려 있는 것이다. 인간이 이용하는 식물은 지구 전체 식물의 5퍼센트도 되지 않는다.

　조물주는 자연 속에 모든 생물이 건강하고 행복하게 살 수 있는 지식과 지혜를 감추어 놓았다. 사람은 자연계의 물질 속에 감추어진 지식과 지혜를 찾아 이용하기만 하면 된다. 자연의 원리를 활용해 건강을 지키고 질병을 치료하려면 생명과 사물에 대한 통찰력과 애정 어린 관찰이 필요하다.

세계 으뜸의 토종약초

약초는 기후와 산지, 토질에 따라 종류가 다르고 같은 종류라 할지라도 기후와 산지, 채취시기에 따라 약효와 품질이 다르다. 또 같은 곳에서 난 것이라 할지라도 잎이나 줄기, 뿌리, 열매 등 부위에 따라서 효능이 각기 다르게 나타난다.

　우리나라는 세계적으로 우수한 약초자원을 가진 나라이다. 우리나라에 나는 약초는 어느 것이든지 약효와 품질이 세계에서 으뜸이다. 옛날부터 우리나라에서 나는 약초는 품질이 좋고 약효가 높기로 중국과 일본에 널리 알려졌다.

　주변에서 쉽게 구할 수 있는 약초 중에 여러 질병에 뛰어난 치료 효과를 지닌 것들이 많다. 이를테면 감기가 심해져서 숨이 차고 열이 심하게 나며 기침이 나고 가래에 피가 섞여 나오면서 폐렴 증상이 나타

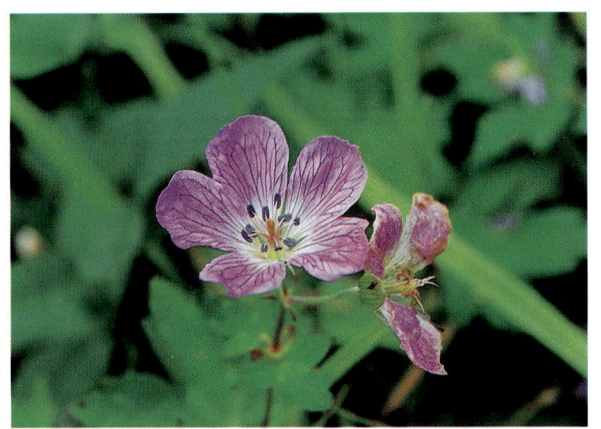
이질풀. 이질, 설사에 좋은 효과가 있어 이질풀이라고 부른다.

날 때에는 갈대 뿌리를 달여 먹으면 열도 내리고 기침도 멎고 가슴이 답답하고 숨이 차는 증상도 없어진다. 또 어린이가 설사를 할 때는 이질풀을 달여서 뜨겁게 하여 먹이고 이질풀을 진하게 달인 물에 아랫도리를 담가 땀을 흠뻑 내게 하면 낫는 경우가 많다.

　약초요법은 오랜 기간에 걸쳐서 축적된 경험의학이다. 그러나 약초요법은 사람들의 입에서 입으로 전해진 것이 많으므로 한의학과 같은 자세한 진찰법이나 증상에 따라 정해진 법칙 같은 것이 없고 보통 한두 가지 약초를 쓰기 때문에 처방이라고 할 만한 것도 없다. 일반적으로 약초요법은 대부분의 사람한테 써도 부작용이 거의 없고 쓰는 방법이 약간 틀려도 위험하지 않다. 약초에 약간의 관심만 있으면 누구라도 써 볼 수 있고 별 탈이 없는 것이 약초요법이다.

약초는 가까운 곳에 있다

많은 사람들이 약초는 사람이 사는 곳에서 멀리 떨어진 깊은 산 속에 있다고 생각하기 쉽다. 그러나 실제로는 그렇지 않다. 좋은 약초는 늘 가까운 곳에 있다. 우리나라는 온 산천이 약초밭이라고 해도 좋을 만큼 훌륭한 약초들이 널려 있다.

　개울가, 낮은 산, 길 옆, 마당 구석에도 좋은 약초가 많다. 마당 한

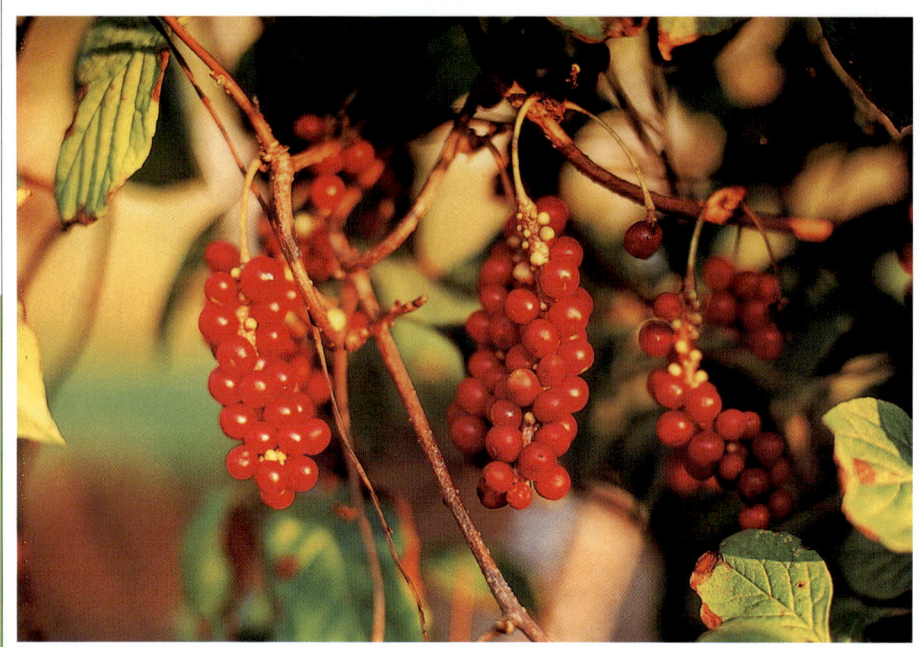

빨갛게 익은 오미자 열매. 기침을 멎게 하고 간을 튼튼하게 하며, 정신력을 세게 하고 기억력을 좋게 하는 훌륭한 약초이다.

켠에 자라는 쇠비름, 비름, 민들레, 비단풀, 질경이, 별꽃, 달개비꽃, 쇠별꽃, 냉이, 쑥부쟁이, 쑥, 쇠무릎지기, 환삼덩굴, 꿩의비름 같은 천덕꾸러기 잡초들이 죽어 가는 사람을 살릴 수 있는 명약들인 것이다.

　정원에서 키우는 나무 중에도 훌륭한 약초들이 많다. 감나무, 밤나무, 은행나무, 목련, 소나무, 치자나무, 향나무, 측백나무, 비파나무, 매화나무, 벚나무, 앵두나무, 나한백, 자목련, 연꽃, 구기자나무, 산수유, 오미자나무, 남천, 보리장나무, 예덕나무, 황경피나무, 초피나무, 인동덩굴, 칡덩굴, 대추나무, 사과나무, 배나무 같은 것들이 모두 훌륭한 약이 될 수 있다.

　마당에 맨드라미, 국화, 봉숭아, 도라지, 나팔꽃, 바위취, 범의귀, 코스모스 같은 꽃식물을 심는 사람도 많은데 이들도 매우 훌륭한 약초이다.

야산에 자라는 소나무, 참나무, 오리나무, 병꽃나무, 붉나무, 옻나무, 아까시나무, 등나무, 느티나무, 느릅나무까지 약이 되지 않는 것이 하나도 없다.

애기똥풀, 수영, 소루장이, 여뀌, 갈대, 억새, 달맞이꽃 같은 길 옆이나 들에 자라는 잡초들도 모두 훌륭한 약초이다.

한 마디로 약초는 온 천지에 널려 있다. 특별한 식물만이 약초가 되는 것이 아니라 흔하게 볼 수 있는 모든 풀이 약초인 것이다. 그러므로 널려 있는 풀과 나무를 지혜롭게 활용하기만 하면 멀리 가거나 돈을 들이지 않고도 건강을 지키고 갖가지 질병을 퇴치할 수 있다.

약초공부는 쉽고도 어렵다

우리나라에서 자라는 식물의 종류는 대략 5천 가지이다. 5천 가지나 되는 식물을 모두 알 수는 없다. 식물을 연구하는 분류학자도 우리나라의 식물을 모두 알지는 못한다. 흔한 약초 수십 가지만 알아도 충분히 명의가 될 수 있다. 아니 한 가지 약초만 제대로 쓰는 법을 익혀도 수십 가지 질병을 치료할 수 있다. 어떤 사람은 한련초라는 논에 자라는 잡초 하나만을 써서 장염, 설사, 양기 부족, 당뇨병, 위장병, 피부병 등 수십 가지 질병을 고쳐서 명의라는 소리를 듣고 있다.

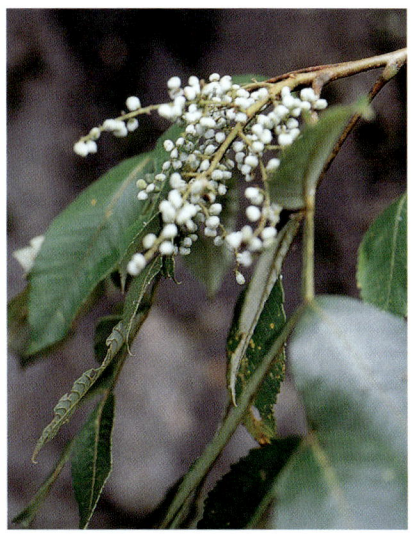

붉나무 열매. 맛을 보면 짠맛이 난다. 이 짠맛이 설사를 멎게 하고 장의 염증을 치료한다.

자연에 대한 지식을 얻는 데에는 세 가지 방법이 있다. 하나는 분석과 실험을 통하여 얻는 것이고, 다른 하나는 책에 기록된 것을 읽어서 배우는 것이며, 마지막 하나는 자연과 교감을 통하여 직관으로 지식을 얻는 것이다. 마땅히 이 세 가지 방법을 모두 잘 활용하여 지식을 얻어야 할 것이다.

약초공부는 쉬우면서도 어렵다. 식물들과 친화력을 지니고 친구가 되면 쉽고, 식물과 친해지지 못해 식물의 마음을 읽지 못하면 지극히 어렵다. 사람은 자연에 대한 지식을 머리로 배워야 할 것이 아니라 가슴으로 배워야 한다. 식물에 대한 무한한 애정을 갖고 끊임없이 관찰하고 연구하는 것이 올바른 지식을 얻는 지름길이다.

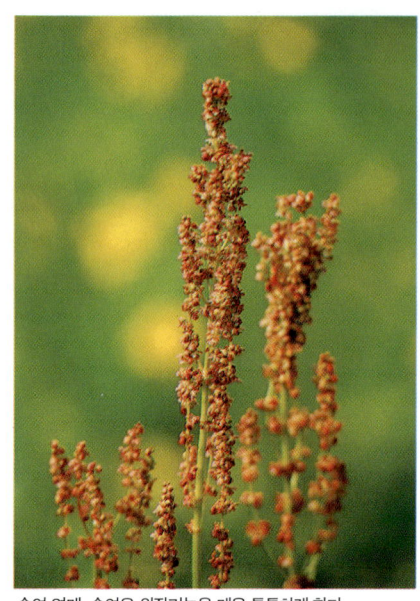

수영 열매. 수영은 위장기능을 매우 튼튼하게 한다.

약초공부를 시작하려면 약초가 많은 산으로 가야 한다. 먼저 약초의 이름을 알아야 하므로 식물도감이나 약초도감 같은 것을 준비한다. 식물에는 모양이 비슷한 것이 많으므로 정확한 생김새를 아는 것이 중요하다. 잎과 줄기, 꽃, 뿌리 모양, 냄새, 맛 등을 보고 전체적으로 관찰할 줄 알아야 한다. 싹이 날 때와 다 자란 뒤의 잎 모양이 다른 것이 있고, 꽃이 피기 전까지는 비슷하여 구별하기 어려운 것이 있으며, 잎 모양은 서로 꼭 같으나 뿌리를 캐 봐야 구분할 수 있는 것도 있다. 향기로 구별할 수 있는 것도 있고 맛을 봐야 알 수 있는 것도 있다.

식물도감에 있는 그림과 실제 식물을 관찰하여 하나씩 식물 이름을 외우고 낯을 익히도록 한다. 한꺼번에 욕심을 내어 많은 것을 알려고 할 필요는 없다. 하루에 두세 종류만 이름을 익혀도 1년쯤 지나면 수백 가지 식물의 이름을 알 수 있게 될 것이다. 그리고 누구나 이미 이름을 알고 있는 식물이 몇십 가지는 있기 마련이다.

식물들과 서로 얼굴을 익히면 이제 본격적인 공부를 시작할 수 있는 준비가 된 것이다. 알고 싶은 약초 한 가지를 정하면 본초학 서적들을 뒤져서 약효나 약성, 이용방법, 채취시기 등을 파악한 다음 그 약초를 조심스럽게 채취해 본다. 잎을 약간 따서 입으로 씹어 보고 코로 냄새를 맡아 보고 뿌리를 캐서 모양이 어떤지를 확인한다. 마지막으로는 채취한 약초를 가져 와서 깨끗하게 씻어 작두로 잘게 썰어서 말린다. 이런 과정이 반복되면 온갖 식물들의 형태를 낱낱이 분별할 수 있게 될 것이다.

직관을 통한 완전한 공부

그러나 약초에 대해 본질적이고 완전하며 깊이 있는 지식을 얻으려면 약초와 친구가 되어 그들의 마음을 알고 그들의 말에 귀를 기울일 수 있어야 한다. 이것이 최후의 관문이다. 평범한 약초꾼으로 남을 것인지 위대한 약초의사가 될 것인지의 차이는 약초가 하는 말을 알아들을 수 있는가 없는가의 차이 뿐이다.

모든 식물은 살아 있는 영체靈體이다. 눈으로 볼 수 있는 식물체 속에 보이지 않는 영혼이 깃들여 있는 것이다. 그러므로 식물에 대해서 완전한 지식을 얻으려면 눈으로 볼 수 있는 식물체만을 보아서는 안 된다. 그 속에 깃든 영을 볼 줄 알아야 하고 그 영과 대화를 할 줄 알아야 한다. 인간이 만든 과학은 자연에 대해 불완전하고 지극히 부분적인 지식밖에 주지 못한다. 완전한 지식은 마음의 과학으로 얻을 수 있다. 마음으로 얻는 지식을 직관直觀이라고 부른다.

　직관을 통해 지식을 얻는 방법은 가장 단순하고 쉬운 방법이다. 직관을 통한 지식이야말로 가장 정확하고 완전한 지식이다. 과학이 발달하면서 직관을 통하여 지식을 얻는 방법도 사라졌으며 그 기능도 퇴화되어 거의 없어져 버렸다. 아득한 옛적 우리 선조들은 직관으로 우주와 자연에 대한 지식을 얻었다. 우리는 지금 과학을 신으로 받들고 있다. 그러나 앞으로 천 년이 지나도 과학은 풀잎 하나에 감추어진 자연의 비밀도 완전히 알아내지 못할 것이다.

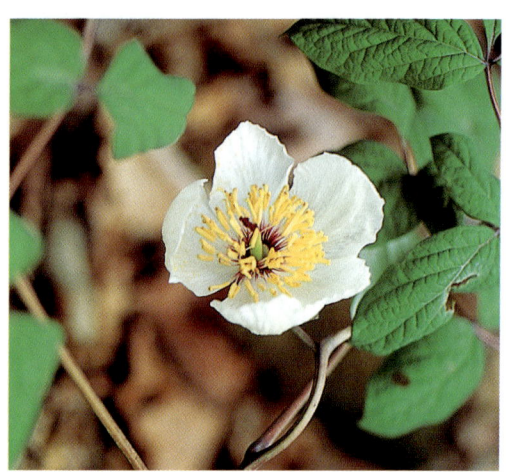
산작약. 뿌리를 약으로 쓰는데 갖가지 부인병에 효험이 좋다.

　식물에 대해 알고 싶다면 열흘이건 한 달이건 온 마음을 집중하여 눈을 떼지 않고 관찰하면 된다. 그렇게 하면 자신도 모르는 사이에 그 식물에 대한 거의 모든 것들을 알 수 있게 될 것이다. 자연의 신비로움을 깨닫는 가장 좋은 방법은 온 마음과 정성을 다하여 집중하고 몰입하는 것이다. 여러 날을 저속 촬영 카메라처럼 눈을 식물한테 고정시키고 끊임없이 관찰하라. 식물들의 삶에 대해 감당할 수 없을 만큼 많은 것을 알게 될 것이다.

　자연계의 비밀은 끊임없이 몰입하는 사람한테 여기에서 조금, 저기에서 조금씩 그 비밀을 드러내어 준다. 학식이 높은 이 세상의 학자들이여, 칼과 현미경을 버리고 마음으로 식물을 들여다보라. 가장 가난하고 겸손한 마음이 되어 식물이 하는 말에 모든 정신과 감각을 집중해야 한다.

이를테면 장미꽃에 대해서 모든 것을 알고 싶다면 장미꽃 한 송이를 두고 밤낮으로 눈을 떼지 말고 열흘이건 한 달이건 들여다보라. 그리고 그 앞에서 깊이 명상하라. 꽃의 마음과 하나가 되도록 노력하라. 마음은 마음으로 통한다. 마음의 문을 열고 가장 순수하고 정결한 마음이 되어 꽃한테 조용히 말을 걸어 보라. 꽃의 영혼이 차츰 모든 의심과 경계를 풀고 하나씩 자신의 비밀을 드러내 보여 줄 것이다.

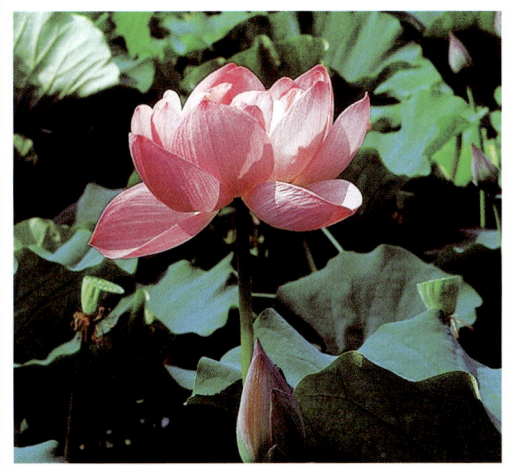

연꽃. 연은 꽃도 아름답지만 꽃, 씨, 잎을 모두 약으로 쓴다.

식물은 우리가 알고 있는 것보다 훨씬 지혜롭고 의식의 차원이 높은 존재이다. 식물의 지혜를 배우라. 꽃은 벌이나 나비가 날아와서 꿀을 먹고 꽃가루를 묻힐 때 자기수정이 되지 않게 하려고 수술을 오므린다. 벌이 꿀을 실컷 먹고 나가려고 할 때에는 오므렸던 수술을 펴서 벌의 등을 살짝 두들기며 꽃가루를 듬뿍 뿌려 준다.

식물은 식물끼리 서로 말을 주고받는다. 사람이 씨앗이 덜 여문 식물을 뽑거나 베면 죽어가는 식물은 옆에 있는 동료들한테 울면서 이렇게 말한다. "이제 우리는 죽게 되었다. 아직 우리 씨앗이 여물지 않아 자손도 남기지 못하고 죽게 되었다."라고. 그러나 잘 여문 식물을 베면 그들은 매우 기뻐하고 즐거워한다. 씨앗이 여물기 전에 약초를 베면 울면서 사람을 원망한다. 그러나 씨앗이 다 여물고 난 다음에 채취하면 "어서 우리를 가져가서 아픈 사람들을 고쳐 주십시오."라고 말한다. 그러므로 부득이하게 씨앗이 덜 여문 약초나 덜 자란 나무를 약으로 쓰기 위해 벨 때에는 그들에게 이렇게 말해야 한다. "미안하다. 죽어가는 사람을 살리려고 너희를 베는 것이니 나를 용서하고 도와다오. 너희들의 죽음이 결코 헛되지 않게 하겠다."라고 말한 다음에 조심스럽게 필요한 만큼만 채취해야 한다.

나는 어려서부터 식물과 대화하는 법을 배웠다. 한때는 모든 풀과 나무의 마음과 생각을 읽을 수 있었다. 식물의 영혼은 사람의 마음보다 훨씬 연약하면서도 순수하다. 가장 순수하고 깨끗한 마음이 되지 않으면 식물과 의사소통을 할 수 없다. 모든 식물은 의식과 감정이 있으며 친구를 그리워한다. 사람이 혼자 살 수 없는 것처럼 식물도 혼자 살 수 없다. 식물은 사람보다 오히려 외로움을 더 많이 탄다. 사람이 짝이 있어야 즐겁고 행복할 수 있는 것처럼 그들도 짝이 있어야 기쁨을 느낀다. 식물들은 사람보다 더 강렬하게 사랑을 갈구한다.

식물도 가뭄으로 물기가 마르면 잎이 시들고 영양분을 너무 많이 먹으면 잎이 누렇게 되며, 벌레가 파먹으면 잎이나 줄기에 구멍이 생기고 바이러스나 박테리아가 침입하여 병이 들면 말라서 죽어간다. 식물한테도 감정이 있고 표정이 있다. 식물의 표정을 알아보고 그 소리를 알아들으며 보살펴 줄 수 있어야 한다. 식물은 형체와 빛깔로 말한다.

사람이건 식물이건 영혼의 상태는 그 형태에 나타난다. 식물은 자신을 돌보아 주는 사람을 적극적으로 따른다. 병이 들면 그 상태를 빛깔로 나타내 보여 빨리 고쳐 달라고 한다. 건강할 때에는 잎을 푸르고 무성하게 피워 고마움을 표시한다. 식물의 영혼은 단순하고 순수하며 정직하다.

식물을 사랑하는 사람은 자연을 함부로 대하지 않는다. 식물을 마구 뽑고 짓밟으며 난폭하게 대하면 식물은 무서워하며 아프다고 소리를 지른다. 이리 저리 피하려고 하지만 뿌리가 땅 속에 박혀 있어서 피하지 못하는 것이 식물들의 신세다. 그러나 그들은 주어진 운명에 순응할 줄 아는 미덕까지 함께 지녔다.

약초는 사람의 말을 알아듣는다

식물의 씨앗은 생기生氣 덩어리다. 씨앗 속에는 한 식물체 전체의 기운이 고도로 응축되어 있다. 키가 100미터나 자라고 줄기 둘레가 30미터나 되며 나이가 5천 살이나 되는 거대한 세쿼이어 나무도 처음에는 1그램도 안 되는 작은 씨앗에서 시작된 것이다.

이 세상에서 가장 훌륭한 직업은 농사꾼이다. 가장 고결하고 마음이 순수한 사람이라야 농사를 제대로 지을 수 있다. 자연은 정직하기 때문이다. 농사 중에서 약초농사를 지어 질병으로 신음하는 사람들의 고통을 덜어 주는 것보다 더 나은 농사는 없다. 최상의 선善, 최고의 덕을 쌓으려거든 약초농사를 지어라. 약초는 자신의 몸이 사람의 질병을 고치는 데 쓰이기를 원하고, 사람은 약초로 자신의 질병이 낫기를 원한다. 약초 농사꾼은 가장 훌륭하고 매력적이며 보람이 많은 직업이다.

약초 씨앗을 뿌릴 때 씨앗을 손에 쥐고 씨앗한테 말을 걸어라. 마음속으로 말해도 좋고 소리를 내서 말해도 된다.

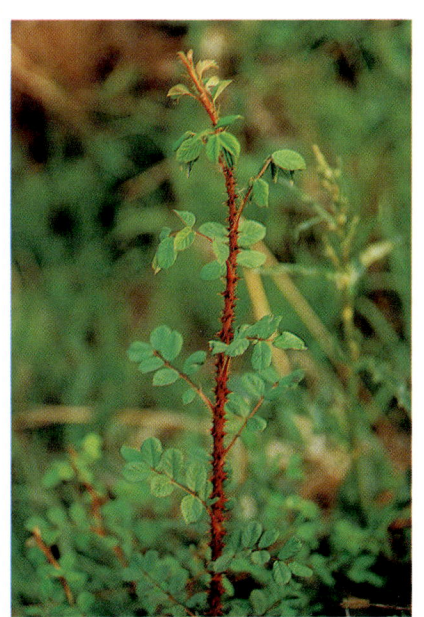

찔레나무 새순. 혈액순환을 좋게 하고 살결을 곱게 한다.

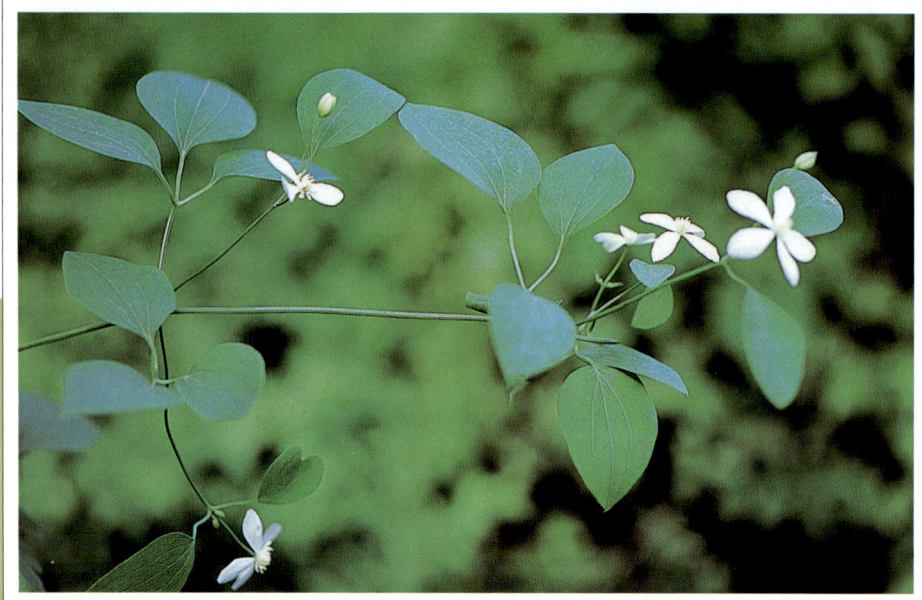
위령선 꽃. 위령선은 관절염, 요통 등에 매우 효과가 좋다. 단단한 것을 무르게 하는 효과가 있어서 목에 가시가 걸렸을 때에도 쓴다.

분명하게 큰 소리를 내서 말하는 것이 더 좋다.

"약초 씨앗아, 너를 땅에 뿌리려고 하니 한 알도 빠짐없이 싹을 틔워서 건강하게 자라다오. 내가 너희를 건강하게 자라도록 잘 보살펴 주겠다. 안심하고 빨리 싹을 틔워 다오." 이렇게 말을 하면 씨앗은 그 말을 알아듣는다. 그 말을 들은 씨앗은 거의 동시에 싹이 나온다. 싹이 나오기 전에도 자주 밭에 가서 하루에도 몇 번씩 씨앗들과 대화를 나눠라. 땅에 입을 가까이 대고 "씨앗들아 무엇을 하고 있느냐? 빨리 세상으로 나와라, 두려워하지 말아라." 하고 용기를 주어야 한다.

땅이 건조해지면 물을 뿌려 주고, 물을 뿌려 주면서도 이렇게 말하라. "씨앗들아, 목이 말라 힘들지. 내가 물을 뿌려 줄 테니 열심히 받아 마셔라." 밤에 기온이 떨어지면 거적을 덮어 주면서 이렇게 말하라. "춥지. 내가 춥지 않게 이불을 덮어 줄 테니 잘 자라다오." 이런 식으로 차츰 식물과 대화하는 법을 익혀야 한다.

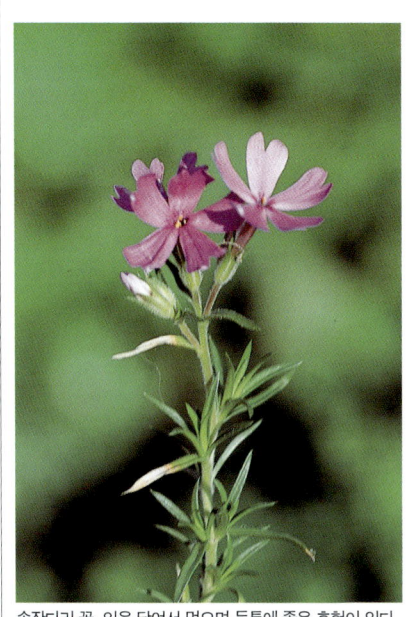

솔장다리 꽃. 잎을 달여서 먹으면 두통에 좋은 효험이 있다.

씨앗이 발아하여 자라는 동안 지극한 정성을 들이고 밤낮으로 대화를 나누려고 애쓰다 보면 어느 덧 서로 기운이 통하게 된다. 마침내 씨앗들이 하는 말을 알아들을 수 있게 되는 것이다.

씨앗이 땅을 뚫고 나올 때 내는 '쉬-이-이이-' 하는 소리를 들을 수 있게 되는데 이는 다른 사람은 들을 수 없는 소리다. 새싹이 나올 때 '쉬이익' 하고 탄성을 지르는 것이 아기가 태어날 때 '으아앙' 하고 울음을 터뜨리는 것과 흡사하다. 이른 아침 동이 틀 무렵에 약초밭에 나가서 새싹이 내는 고고성呱呱聲을 들어 보라. 그리고 새싹이 차디 찬 땅을 뚫고 올라온 것을 축하해 주라. "아, 아름답구나, 새싹들아, 고생이 많았다. 이제 내가 너희를 지켜 주고 보살펴 주겠다. 너희도 나를 잘 따르고 열심히 도와 다오."

차갑고 단단한 땅을 밀고 나온 새싹은 세상을 두려워한다. 세상은 온갖 위험으로 가득하지 않은가. 벌레가 갉아 먹어 버릴 수도 있고 동물이 뜯어먹거나 짓밟아 버릴 수도 있으며 박테리아나 바이러스에 감염되어 병에 걸릴 수도 있다.

새싹을 열심히 관찰하라. 계속 관찰하고 말을 걸다 보면 어느 날 갑자기 벼락이 치는 것처럼 식물세계의 신비를 깨달을 수 있게 될 것이다. 식물의 소리를 들을 수 있는 귀가 열리고 그 말을 알아들을 수 있는 이해의 문이 열릴 것이다.

아침 일찍 약초밭에 나가서 식물들한테 말을 걸고 인사를 해 보라.

모든 약초들이 고개를 돌려 바라보며 방글방글 웃으며 대답할 것이다. 꽃이 하는 말, 풀이 하는 말, 나무가 하는 말, 약초가 하는 말에 귀를 기울여라. 나무와 풀은 사람보다 우주와 자연의 비밀을 훨씬 많이 알고 있다.

식물만 사람의 말을 알아듣고 대화를 나눌 수 있는 것은 아니다. 동물, 물고기, 곤충, 죽은 나무등걸이나 바위까지도 의식이 있고 감정이 있어서 대화를 나눌 수 있다.

이 세상에 형상이 있는 모든 것은 살아 있다. 바위나 썩은 나무토막 같은 무생물이라고 해서 다 죽어 있는 것은 아니다. 모든 것에는 영靈이 깃들여 있다. 지구도 하나의 영이며 나무, 바위, 풀, 동물에도 각각 고유의 영혼이 있다. 돌사람이 웃는다는 옛말도 있지 않은가.

2장
가장 흔한 풀로 가장 흔한 질병 다스리기

감기 예방하고 다스리는 부엌의 약초들

많은 사람들이 감기를 피할 수 없는 질병으로 받아들인다. 그러나 지혜롭게 대처하면 여간해서는 감기에 걸리지 않고 지낼 수 있고, 감기에 걸렸다 하더라도 쉽게 나을 수 있다. 어떤 의학자들은 감기가 세계에서 제일 무서운 병이라고 한다. 감기가 온갖 질병의 원인이 될 수 있기 때문이다. 감기를 제때에 제대로 치료하지 않으면 폐렴, 기관지염, 인후염, 위장병, 암 같은 만성 질병으로 악화되기 쉽다.

많은 학자들은 인류가 에이즈 같은 난치병보다 유행성 감기로 인해 멸망할 가능성이 더 크다고 한다. 전염 속도가 몹시 빠르고 치명적인 새로운 감기가 널리 퍼지면 치료약을 찾아내기도 전에 인류의 절반쯤이 목숨을 잃을 수도 있다는 것이다.

유럽에서는 1918~1919년에 유행성 감기로 수백만 명이 목숨을 잃었다. 십 년쯤 전에는 많은 에스키모인들이 미국인들로부터 감기에

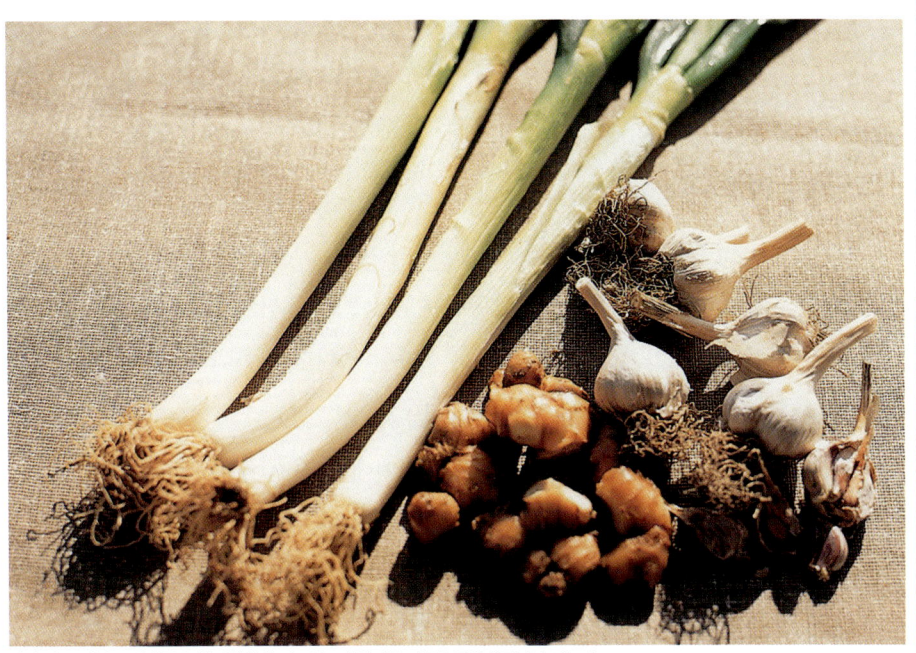
파와 마늘, 생강은 가장 좋은 천연항생제로 늘 먹으면 감기를 비롯한 잔병에 걸리지 않는다.

전염되어 목숨을 잃은 일이 있었다. 에스키모인이 미국인보다 체력은 더 뛰어났지만, 감기 바이러스에 대해서는 전혀 면역이 없었기 때문이다.

감기는 몸이 갑자기 찬바람에 노출되었을 때 걸리기 쉽다. 그러므로 감기를 예방하려면 몸을 따뜻하게 보호하는 것이 가장 중요하다. 특히 발을 따뜻하게 해야 한다. 발이 따뜻하면 온몸이 따뜻한 것과 같은 효과가 있기 때문에 거의 감기에 걸리지 않는다.

그런데 왜 똑같은 조건에서 생활하면서도 어떤 사람은 늘 감기를 달고 살고 어떤 사람은 평생 감기를 모르고 살까. 그 이유는 여러 가지가 있겠지만 가장 중요한 것은 몸의 저항력 차이와 혈액순환이 잘 되는가 그렇지 않은가에 있다. 감기를 일으키는 병원균은 코나 기관지의 점막에 잠복해 있다가 몸이 차가워지고 면역력이 떨어질 때를

틈타서 몸 속으로 침입한다.

녹황색 채소가 저항력 기른다

감기는 혈액순환과 관련이 깊다. 혈액순환이 제대로 안될 때 대개 감기에 잘 걸린다. 밖에서 열심히 활동하는 사람보다는 집에서 가만히 앉아 있는 사람이 감기에 더 잘 걸리는 이유는 춥다고 집안에서 웅크리고 있을수록 혈액순환이 잘 안 되기 때문이다.

  집안을 너무 따뜻하게 하지 않는 것도 감기에 걸리지 않는 비결이다. 여름에는 조금 덥게 지내고 겨울에는 조금 춥게 지내는 것이 건강에 유익하다. 실내 온도를 높이기보다는 따뜻한 옷을 입고 운동을 해서 몸을 덥히고 혈액순환을 좋게 하는 것이 감기를 예방하는 방법이다. 몸이 차츰 추위에 익숙해지면 감기에 걸리지 않는다.

  늘 감기를 달고 다니거나 한번 감기에 걸리면 여간해서 낫지 않는 사람은 집안의 실내온도를 섭씨 18도~20도 정도로 낮추고, 아침에 일어나서 이부자리를 정돈하든지 방을 치우든지 가벼운 운동을 해서 몸을 덥힌 뒤에 집을 나오는 습관을 들이는 것이 좋다. 집을 나와서 바로 차를 타지 말고 5분이나 10분쯤 걷다가 차를 타야 한다. 이렇게 운동을 하면서 몇 번 심호흡을 하면 몸 속의 노폐물이 빠져나가고 혈액순환이 좋아지며 뇌에 산소공급이 원활해져서 머리가 한결 개운해진다.

  감기를 예방하려면 먼저 몸의 저항력을 키워야 한다. 저항력을 키우기 위해서는 칼슘이 많은 식품, 곧 녹황색 채소를 많이 먹는 것이 좋다. 무와 무청, 순무, 당근, 미나리, 냉이, 갓, 달래, 우엉 같은 것이 칼슘이 많은 식품이다. 우유는 별로 권장할 만한 식품이 아니다. 우유에 칼슘이 많이 들어 있는 것은 사실이지만 우유에 들어 있는 칼슘은 몸 속에 거의 흡수되지 않는다. 한 예로 스웨덴 사람들은 세계에서 우유를 가장 많이 먹지만 골다공증 환자의 비율도 세계에서 가장 높다.

파, 마늘, 생강은 뛰어난 천연 항생제

저항력이 약하고 항체가 없는 사람들, 이를테면 기력이 쇠약한 사람이나 간질환을 앓고 있는 사람은 감기에 걸리기 쉽다. 이런 사람들은 몸의 저항력을 키워 주는 천연 항체를 섭취해야 한다. 우리가 먹는 모든 음식과 공기는 온갖 병원균에 노출되어 있으므로 아무리 주의하고 조심하더라도 병원균이 몸 속에 들어오지 못하게 막을 수는 없다. 그러므로 우리 몸에 있는 면역체계가 병원균이나 박테리아, 바이러스를 물리칠 수 있도록 저항력을 키우고 항체를 길러야 한다.

감기를 치료하거나 예방하기 위해서 항생제를 쓰는 것은 매우 위험한 일이다. 우리나라 사람들은 세계에서 항생제를 가장 많이 쓰는 것으로 알려져 있다. 몸이 항생제에 길들면 병원균도 차츰 항생제에 저항력을 갖게 되어 더욱 강력해지고 목숨을 위험하게 만들기도 한다. 이때는 항생제가 전혀 효력을 발휘하지 못한다. 또 항생제는 몸 안에 있는 유익한 박테리아까지 모두 죽이고 파괴한다.

식물이 제대로 성장하려면 박테리아가 필요하듯 사람도 음식물을 소화하고 흡

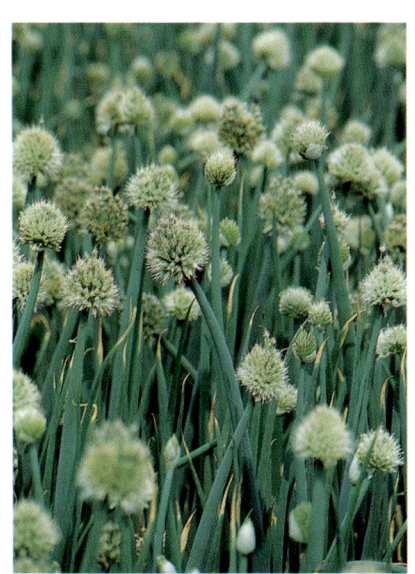

파꽃. 파는 몸의 저항력을 길러주는 데 매우 좋은 식품이다.

수하려면 내장 안에 있는 박테리아가 반드시 필요하다. 콩은 뿌리혹 박테리아가 없으면 질소를 만들지 못해서 잘 자라지 않는다. 땅에 박테리아가 없으면 나무나 풀들이 잘 자라지 않는다. 우리 몸도 마찬가지다.

소화기관에는 여러 종류의 박테리아가 필요하다. 장을 건강하게 하기 위해서는 유산균이 필요하다. 유산균은 정상적이고 유익한 균은 보호하고 잘 번식하게 하지만 부패성 균은 억제하는 성질이 있기 때문이다. 그러나 항생제는 유익한 박테리아를 포함한 모든 박테리아를 죽이거나 번식을 억제한다.

만성장염을 앓고 있는 사람에게 항생제를 투여하면 유익한 박테리아는 죽고 오히려 해로운 박테리아만 장 속에 번성해서 날이 갈수록 저항력은 더 떨어지고 질병은 더욱 심해지는 악순환에서 벗어날 수 없게 된다.

감기에 대해서도 마찬가지다. 항생제를 쓰면 쓸수록 감기 바이러스는 항생제에 대해 내성을 갖게 될 것이고, 나중에는 가장 강력한 항생제를 써도 결코 퇴치할 수 없게 될 것이다. 이미 모든 항생제에 저항력을 가진 감기 병원균이나 폐결핵 균이 세상에 널리 퍼져 있다. 요즘 감기가 예전보다 더 지독해진 것은 감기를 일으키는 균이 항생제에 대해 내성을 가졌기 때문이다. 병원균은 더 무섭고 강해졌지만 사람의 체질은 더 약해진 것이 요즘 사람들이 예전보다 감기를 훨씬 심하게 앓는 이유이다.

저항력을 키우려면 인공 항생제가 아닌 천연 항생제를 늘 섭취해야 한다. 천연 항생제로 몸의 저항력을 키우면 감기는 물론 간염, 암, 폐결핵, 폐렴이나 기관지염 같은 온갖 질병에도 잘 걸리지 않게 된다.

천연 항생제로서의 효능이 뛰어난 식품은 마늘, 파, 양파, 달래, 생강, 초피 같은 매운 맛이 나는 향신료이다. 이들 식품은 온갖 균을 죽이고 몸 속에 쌓인 독소를 밖으로 내보내는 효능이 있다. 마늘이나 파를 많이 먹는 사람은 감기나 다른 감염성 질병에 잘 걸리지 않고 걸렸다 해도 가볍게 앓다가 금방 낫는다.

감염성 질병 예방하는 파, 마늘, 양파

마늘은 항균작용이 매우 뛰어난 식품이다. 날마다 마늘을 날것으로 한두 쪽을 먹는 습관을 지닌 사람은 결코 감기에 걸리지 않는다고 한다. 미국의 어느 학자는 감기에 잘 걸리는 사람 30명을 선택하여 날마다 마늘 한 쪽씩 날것으로 4년 동안 먹게 했더니 감기에 걸린 사람이 한 명도 없었다고 했다. 마늘이야말로 천연항생제 중에서 으뜸이다.

마늘과 파, 양파를 수시로 먹으면 감기나 기관지염, 그밖에 감염성 질병으로 고생하는 일이 별로 없다. 마늘이 가장 좋은데 한두 쪽을 날로 먹는 것도 좋지만, 날것은 자극이 심해서 많이 먹을 수 없고 입 안이나 위장의 점막에 염증이 생길 수 있으므로 찌든지 굽든지 푹 익혀서 먹는 것이 좋다.

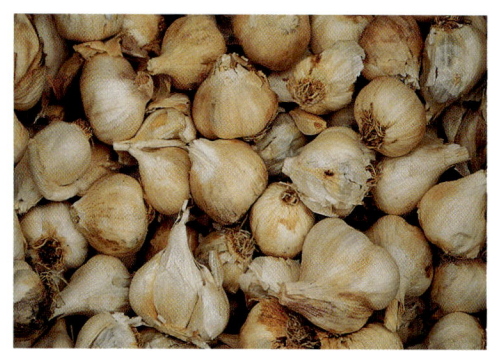

마늘을 푹 익혀서 먹으면 기운을 나게 하고 면역력을 길러 준다.

폐와 기관지를 따뜻하게 하는 무

날마다 무를 생즙을 내어 한 잔씩 마시는 것도 감기를 예방하는 좋은 방법이다. 무는 온갖 병원균을 죽일 뿐만 아니라, 폐와 기관지를 따뜻하게 하며 소화기능을 좋게 한다. 밤, 호도, 포도 같은 과일이나 참기름이나 들기름을 많이 먹는 것도 감기를 예방하는 데 도움이 된다.

🍃 기관지와 코의 점막을 보호하는 참기름

참기름 몇 방울이면 감기 한 번 걸리지 않고 겨울을 날 수 있다. 일년 내내 감기를 달고 다니는 사람들이 이 방법을 써 보면 감기 한 번 걸리지 않고 지낼 수 있을 것이다. 방바닥에 똑바로 눕고 목을 뒤로 젖힌 다음 유리막대기나 성냥개비 같은 것을 참기름에 담갔다가 꺼내어 한쪽 콧구멍에 참기름을 3~5방울씩 넣고 콧방울을 마주 잡았다가 놓았다 하여 기름이 코의 점막에 골고루 퍼지도록 한다.

환절기에 열흘 간격으로 한 번씩 이렇게 해준다. 중국에서 감기에 잘 걸리는 사람 5백 명한테 이 방법을 썼더니 97퍼센트가 감기에 걸리지 않았다고 한다. 참기름은 기관지와 코의 점막을 보호하고 갖가지 바이러스와 박테리아를 죽이는 작용이 매우 세다.

흔한 약초로 감기 쉽게 고치기

🍃 한기를 밀어내는 파뿌리와 생강

파뿌리·생강 각각 400그램과 소금 8그램을 함께 죽이 되도록 짓찧어 소주 한 잔을 부어 고루 섞은 다음 이것을 얇은 천으로 싸서 앞가슴과 등, 손바닥, 발바닥, 겨드랑이, 팔꿈치 등을 한 번씩 문질러 준다. 30분쯤 지나면 땀이 나면서 열이 내리기 시작하여 코가 시원하게 트이고 기침이나 콧물도 차

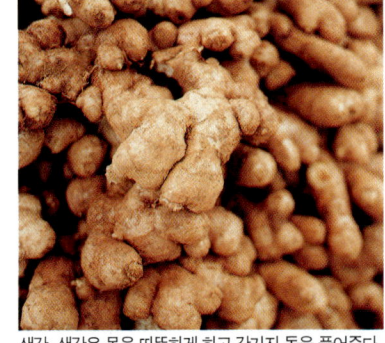

생강. 생강은 몸을 따뜻하게 하고 갖가지 독을 풀어준다.

즘 멎을 것이다. 하루쯤 지나면 감기로 인한 모든 증상이 없어지고 몸이 가벼워진다. 파뿌리와 생강의 매운 성분이 피부에 잠복해 있는 한기와 독소들을 몸 밖으로 발산시켜 감기를 낫게 하는 것이다.

🌿 바이러스성 감기에 시호와 감초

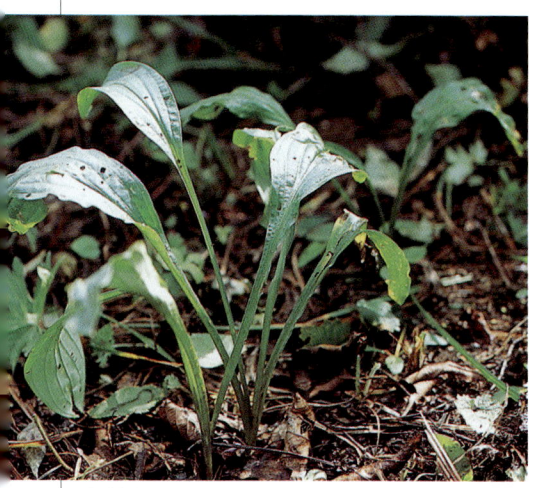

시호 뿌리. 간질환뿐만 아니라 감기에도 효과가 좋다.

시호 12그램과 감초 4그램을 물로 달여서 하루 세 번 밥 먹기 전에 먹는다. 시호는 미나리과에 딸린 여러해살이식물로 멧미나리라고도 하며 야산에 흔히 자란다. 간에 쌓인 독을 풀어 주고 몸이 추웠다 더웠다 하는 것을 치료하는 가장 좋은 약초이다. 온갖 균을 죽이는 효과도 탁월한 것으로 알려져 있다. 시호는 일반 한약 건재상에서 쉽게 구할 수 있다. 일반 감기나 바이러스로 인한 감기에 모두 좋은 효과가 있다. 1~4일 정도만 복용하면 웬만한 감기는 뚝 떨어질 것이다.

🌿 기침·콧물 감기에 오미자와 세신(족도리풀)

오미자를 그늘에서 말려 가루 낸 것, 세신을 말려서 가루 낸 것, 흑설탕을 각각 5대 2대 3의 비율로 고루 섞는다. 이것을 한 번에 3~4그램씩 하루 세 번, 밥 먹기 한 시간 전에 먹는다. 오미자는 기침과 콧물을 멎게 하고, 세신은 감기 병원균을 죽이며, 몸 속의 막힌 부분을 뚫어 준다. 세신은 족도리풀이라고도 하며 숲 속의 그늘진 곳에 흔히 자라는 여러해살이풀이다. 뿌리를 씹어 보면 톡 쏘는 매운 맛이 나며 혀가

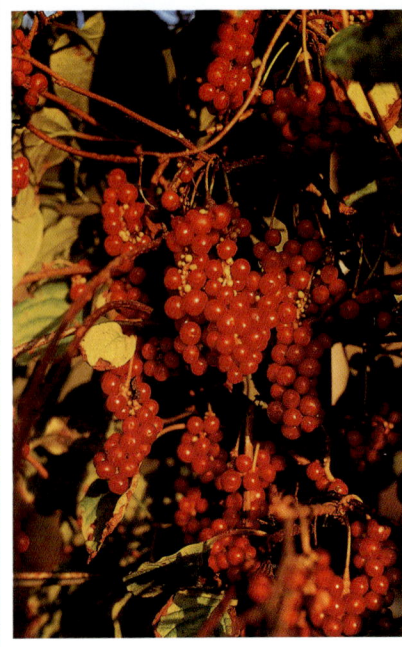

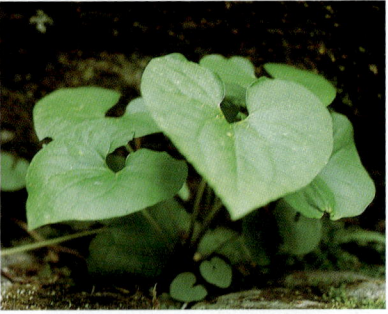

오미자 열매. 기침과 콧물을 멈추게 한다(왼쪽).
세신. 족도리풀이라고도 부르며 갖가지 균을 죽이고 막힌 부분을 뚫어준다(오른쪽).

아리다. 이 맵고 아린 맛이 나는 성분이 갖가지 병원균을 죽이고 독소들을 밖으로 내보낸다. 3~10일 먹으면 대개 효험을 본다.

🌿 가벼운 감기에 흑설탕 넣은 생강차

감기가 그다지 심하지 않을 때는 생강과 흑설탕 각각 50그램을 물 한 되(1.8리터)에 넣고 한 시간쯤 약한 불로 달여서 한 번에 한 잔씩 하루 3~5번 마신다. 생강은 항균력이 강하며 몸 안의 온갖 어혈을 없애고 생혈生血 하는 데 매우 좋은 식품이다. 저녁에 이불을 뒤집어쓰고 누워서 땀을 흠뻑 내면 더욱 좋다.

🌿 열과 오한, 두통에 말린 황백

말린 황백을 곱게 가루 내어 한 번에 3~4그램씩 하루 세 번 밥 먹고 나서 15분 뒤에 따뜻한 물과 함께 먹는다. 황백은 황벽나무의 껍질로 빛깔이 노랗다. 황백은 천연항생물질이 가장 많이 들어 있는 약재 중 하나이며 온갖 균을 죽이고 염증을 삭인다. 아마 사흘 안에 열이 내리

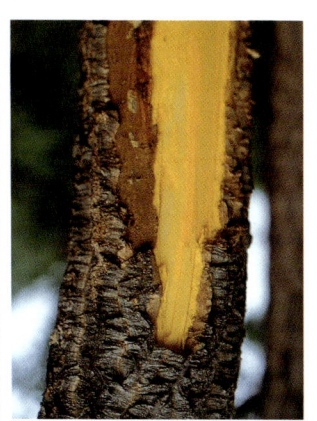

황벽나무. 속껍질이 노랗다. 온갖 균을 죽이고 염증을 없애는 효능이 있다.

고 두통, 관절통, 춥고 떨리는 증상이 모두 없어질 것이다. 황백은 일반 한약 건재상에서 어렵지 않게 구할 수 있다.

🌿 오래 끄는 감기에 대파로 끓인 된장국

잘 낫지 않고 오래 끄는 감기에는 파가 좋다. 대파 100그램을 큼지막하게 썰어 넣고 된장국을 끓여 한번에 훌훌 마신다. 하루 서너 번 마시면 더욱 좋다. 파 대신 양파를 써도 괜찮다. 파, 마늘, 양파, 생강은 다 같이 바이러스를 죽이고 몸을 따뜻하게 한다. 또한 혈액순환을 잘 되게 하고 땀을 잘 나게 하여 피부에 잠복해 있는 독소를 몸 밖으로 몰아내어 감기를 낫게 한다.

🌿 심한 기침 감기에 무엿

감기로 인해 기침을 심하게 할 때는 무를 오래 달여서 엿기름과 섞어 무엿을 만들어 한 숟가락씩 먹으면 좋다. 무에는 소화를 돕는 효소도 많이 들어 있지만 천연 항균물질도 많이 들어 있다.

🌿 코감기에는 양파와 생강

코감기에는 양파 반 쪽을 잠잘 때 머리맡에 놓아 두면 잠을 자는 동안 양파 냄새를 들이마시게 되어 코감기로 인한 증상을 완화시킬 수 있다. 생강이나 양파를 갈아서 붕대로 싸서 목에 붙이고 자는 것도 좋다. 죽염수나 참기름을 몇 방울 콧구멍 속에 떨어뜨리는 것도 감기를 떼는 좋은 방법이다.

🌿 기침 멎게 하는 솔잎과 잣잎

코감기로 기침이 떨어지지 않을 때는 솔잎이나 잣나무잎, 전나무잎, 또는 소나무나 잣나무의 눈을 따서 그늘에 두었다가 하루에 서너 번 천천히 꼭꼭 씹어 먹는다. 코감기쯤은 며칠 안에 떨어질 것이다. 솔잎이나 잣나무 잎에 있는 테르펜 성분이 감기 바이러스를 죽이고 몸의 저항력을 길러 준다. 그러나 솔잎에 들어 있는 송진 성분을 지나치게 많이 섭취하면 치명적인 질병이 생길 수도 있으므로 주의한다.

🌿 기침·인후염·편도선염에 마가목 열매

정원수나 가로수로 더러 심는 마가목 열매도 감기로 인한 기침이나 인후염, 편도선염 등을 치료하는 데 매우 좋다. 마가목 열매를 꼭꼭

감기와 골다공증에 특효약인 칼슘김치 만들기

감기를 예방하고 치료하는 데 제일 좋은 식품은 김치다. 김치를 많이, 그리고 자주 먹는 사람은 여간해서 감기에 걸리지 않는다. 김치에 들어 있는 유산균과 칼슘이 해로운 박테리아와 바이러스의 감염을 막고 부족한 칼슘을 채워 준다. 배추로 담근 김치보다는 무나 무청으로 담근 김치가 더 좋다.

생김치보다는 잘 익은 신김치를 먹어야 한다. 생김치는 먹지 않는 것이 낫다. 발효되지 않은 생김치에는 채소와 고춧가루의 독이 남아 있어 오히려 몸에 해롭다. 신김치 국물에는 유산균이 야구르트보다 수십 배나 많이 들어 있다.

김치를 담글 때 달걀 껍질이나 굴 껍질을 곱게 가루 낸 것을 김치 1킬로그램에 3~4그램 정도의 비율로 마늘, 파, 생강, 고춧가루 같은 양념에 섞어 버무린다. 김장 김치를 오래 저장했다가 먹으려면 달걀 껍질이나 굴껍질을 가루 내지 말고 깨 끗하게 씻어서 작은 면주머니에 넣어 두면 된다. 조릿대잎 몇 개와 솔잎 약간을 같이 넣으면 김치 맛이 훨씬 좋아진다. 물김치나 파김치, 총각김치, 나박김치, 질경이 김치를 담글 때도 달걀 껍질 가루나 굴 껍질 가루를 넣으면 맛이 한결 좋아지고 약효도 좋아진다.

달걀 껍질 가루나 굴 껍질 가루를 배추, 무, 무잎, 마늘, 파, 생강, 고춧가루 등과 섞어 버무려 두면 김치가 발효되는 과정에서 천연 칼슘 효소가 생긴다. 이렇게 만든 칼슘김치는 맛도 좋고 오랫동안 두어도 물러지지 않는다. 달걀

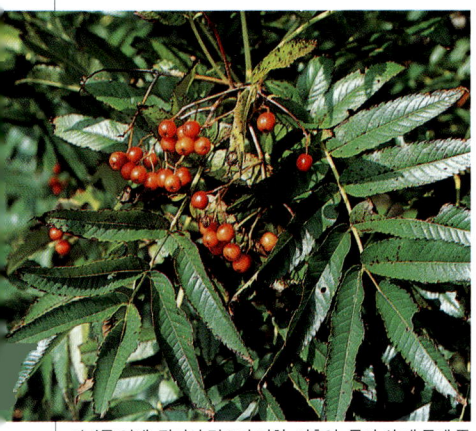

마가목 열매. 달여서 먹으면 기침, 인후염, 목이 쉰 데 등에 좋은 효력이 있다.

씹어서 삼키기를 몇 번 하거나 달여서 차로 몇 잔 마시면 목이 따갑거나 목이 쉬는 일이 없을 것이다. 마가목 열매를 구하기 어려우면 마가목 잔가지를 달여 먹어도 좋다. 마가목 잔가지는 산 속에 사는 스님들이 차 대신 즐겨 달여 마시는데 특이한 향과 함께 약간 매운 듯한 맛이 난다.

지독한 유행성 독감에 주목 달인 물

지독한 유행성 독감에는 정원에 자라는 주목 잎이나 줄기를 잘라서

껍질은 집에서 절구에 찧어서 가루를 내면 되고, 굴 껍질 가루는 '모려'라고 하여 한약 건재상에서 쉽게 구할 수 있다. 아니면 바닷가에 가서 굴 껍질을 주워 절구에 찧어 곱게 가루로 만들어서 쓴다.

달걀 껍질과 굴 껍질로 담근 칼슘김치를 항아리에 담아 두고 겨우내 반찬으로 먹으면 감기에 걸리지 않는 것은 말할 것도 없고, 뼈가 튼튼해져서 골다공증에 걸릴 염려도 없으며, 얼음판 같은 데 넘어져도 뼈를 다치는 일이 없을 것이다. 달걀 껍질 대신에 홍화씨나 대추씨, 연꽃씨 껍질을 곱게 가루 내어 조금씩 넣어도 좋다. 홍화씨나 대추씨, 연꽃씨 껍질에도 많은 양의 칼슘이 들어 있다.

한 가지 덧붙일 것은 김치를 냉장고에 넣어 두지 말고 우리 선조들이 하던 방법대로 항아리에 넣어서 땅 속에 파묻거나 지하실 같은 곳에 두어서 천천히 발효시켜야 한다는 것이다. 냉장고는 온갖 세균의 온상이며 냉장고 안에서는 김치가 제대로 발효되지 않는다. 큰 냉장고를 여러 개 갖고 있는 집일수록 아픈 사람이 많다. 달걀 껍질이나 굴 껍질에 들어 있는 칼슘을 그냥 먹으면 몸에 흡수되지 않지만, 김치에 넣어 발효시키면 김치에 들어 있는 유산균이 천연 칼슘을 녹여서 몸에 쉽게 흡수될 수 있는 상태로 바꾸어 준다. 웬만한 감기쯤은 이렇게 만든 김치 국물 한 그릇을 쭉 들이키면 단번에 뚝 떨어질 것이다.

칼슘김치는 면역력을 길러 주고 위장을 튼튼하게 하며 염증을 없애고 뼈와 근육을 튼튼하게 하며 고혈압과 중풍을 예방한다. 잘 담근 김치는 세상에서 가장 뛰어난 천연 항생제이며 최고의 감기 치료약이고 으뜸가는 보약이다.

달여 먹는 것이 가장 좋다. 단 주목에는 독성이 있으므로 한꺼번에 너무 많이 먹으면 안 된다. 주목 잎이나 줄기 10~20그램을 물 한 되(1.8리터)에 넣고 물이 반으로 줄 때까지 한 시간쯤 약한 불로 달여서 하루 세 번에 나누어 마신다.

주목을 달인 물은 약간 씁쌀한 맛이 난다. 주목 잎이나 줄기는 특히 유행성 독감에 특효약이라고 할 수 있다. 주목의 독성을 없애려면 끓일 때 날달걀 한두 개를 껍질을 깨뜨리지 않은 채로 같이 넣고 끓이면 된다. 주목의 독성을 달걀이 빨아들이는 까닭이다. 주목과 같이 끓인 달걀은 절대로 먹지 말고 땅속에 파묻거나 해서 다른 사람이나 동물들이 먹지 못하게 해야 한다. 유행성 독감이 돌 때 독감에 걸린 사람들한테 주목을 달여서 복용하게 했더니 대부분 한 잔을 마시고 즉시 나았다.

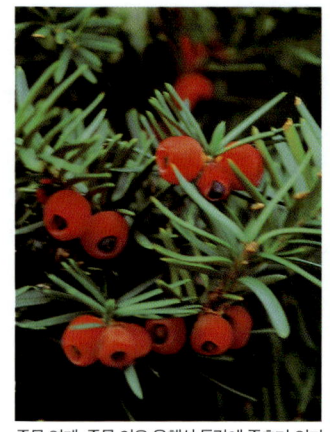

주목 열매. 주목 잎은 유행성 독감에 즉효가 있다.

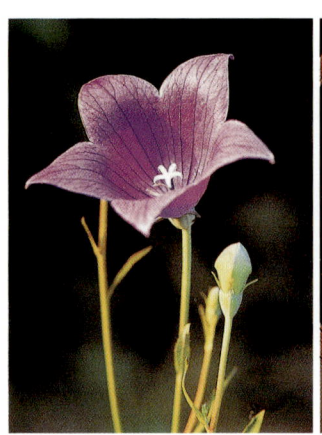
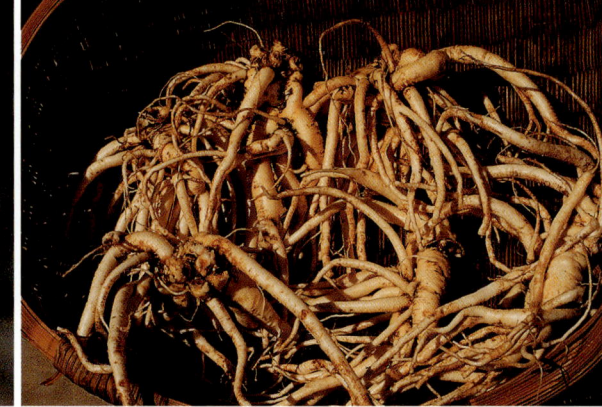

도라지꽃과 뿌리. 가래를 삭이고 염증을 없애며 고름을 잘 빠져나가게 한다.

🌿 오랜 기침에는 도라지

감기로 인한 기침이 오랫동안 낫지 않을 때는 도라지를 날로 생즙을 내어 꿀을 몇 숟가락 넣어 한 잔씩 하루 세 번 마신다. 도라지는 가래를 삭이고 고름을 나오게 하는 동시에 감기 바이러스를 억제하는 작용이 있다.

감기로 인해 편도선이 부었을 때에는 도라지를 같은 양으로 물에 넣고 달여서 마시면 좋다. 이는 한의학에서 감길탕甘桔湯이라고 하는 처방인데 고름을 내보내는 작용이 강하고 염증을 없애는 작용이 있다.

🌿 살균·소염 작용 하는 매실즙

매실즙에 소금을 약간 타서 마시는 것도 감기를 치료하는 좋은 방법이다. 매실에는 살균·소염 작용이 있으므로 매실즙을 한 잔 마시고 양치질을 하면 좋다.

변비 고치는 천연 식물소금, 함초

    변은 음식을 섭취하고 나서 12시간에서 72시간 뒤에 나오는데, 음식물의 종류나 사람의 체질에 따라 차이가 많이 난다. 대개 배변 횟수가 일주일에 네 번 이하인 것을 변비라고 한다. 하루에 한 번씩 변을 보더라도 변이 잘 나오지 않거나 딱딱하게 굳어서 나오거나 변 상태가 고르지 않는 것은 모두 변비라고 할 수 있다. 변비의 원인에는 다음과 같은 것이 있다.

    첫째는 섬유질이 적은 식사와 영양 부족이다. 인스턴트식품과 가공식품을 많이 먹거나 섬유질이 적은 음식을 계속 먹으면 장이 충분한 운동을 하지 못하게 되어 변비가 생긴다. 또 다이어트로 음식을 너무 적게 먹으면 충분한 양의 변을 만들 수 없고 장이 무력해져 변비가 생긴다.

    둘째는 물을 너무 적게 마실 때이다. 물은 몸 속을 깨끗하게 씻어

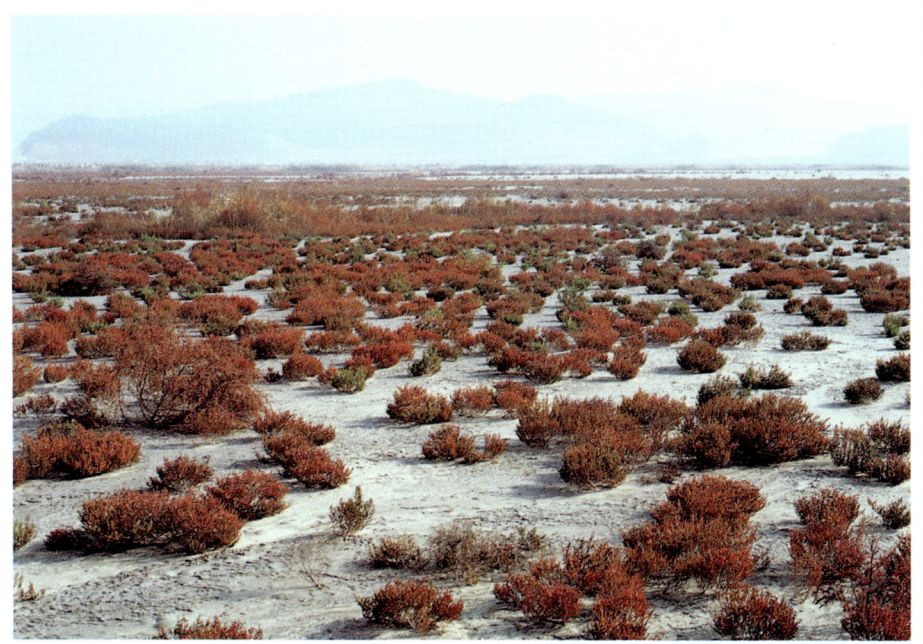
함초는 넓은 갯벌에 무리지어 자란다. 소금을 먹고 자라는 식물이어서 소금기가 없는 곳에서는 자라지 않는다.

주는 작용을 한다. 좋은 물을 충분히 마시면 변비를 예방하고 치료할 수 있다.

셋째는 불규칙한 배변 습관이다. 변을 보고 싶은 것을 억지로 참거나 어릴 때부터 배변 습관이 잘못된 사람, 비위생적이라고 하여 집 밖에서는 대변을 잘 보지 않는 습관을 지닌 사람들은 변비에 걸리기 쉽다.

넷째는 스트레스나 긴장이다. 스트레스를 받으면 장벽이 긴장되어 수축되고 장이 운동을 할 수 없어서 변비가 생기게 된다.

다섯째는 여러 가지 만성 질병이다. 중풍·파킨슨병과 같은 전신질병, 근육계통의 질병, 장폐색증 같은 대장 질병, 갑상선기능저하증·당뇨병 같은 내분비계통 질병, 임신 중의 호르몬 불균형 등도 변비의 원인이 될 수 있다.

여섯째는 약물남용으로 인한 변비이다. 변비약을 지나치게 많이 먹어서 장신경이 손상을 입은 경우, 마약, 진통제, 수면제, 우울증 치료제, 칼슘이나 철분제, 고혈압 치료약 같은 온갖 약물로 인해 변비가 생길 수도 있다.

🌿 변비 예방 및 치료 10훈

1. 30가지 이상의 식품을 고루 섭취하여 장운동이 잘 되게 하고 영양분이 고루 흡수되게 한다.
2. 섬유질 식품을 많이 먹는다. 변을 부드럽게 하는 수용성 섬유질이 많은 사과, 귤, 귀리, 콩 같은 식품과 장의 연동운동을 도와 주는 불용성 섬유질이 많은 갖가지 잡곡과 채소를 많이 먹는다.
3. 해초를 많이 먹는다. 섬유질과 비타민, 무기질이 많이 들어 있어서 장의 연동운동을 도와 준다.
4. 물을 많이 마신다. 하루 8~10잔 이상의 물을 마신다.
5. 유산균이 많은 김치, 청국장, 된장 같은 것을 자주 먹는다. 요구르트는 좋지 않다. 요구르트보다는 잘 숙성된 김치를 먹는 것이 백 배 낫다. 김치나 파김치에 들어 있는 유산균은 장에 있는 나쁜 균들을 죽이고 연동운동을 도와 주며 소화를 잘 되게 하고 대장의 기능을 좋게 한다. 또한 장에 생긴 갖가지 노폐물을 분해하고 독성 물질을 빨리 나가게 하며 인체의 면역력을 키워 준다. 다만 반드시 잘 익은 김치를 먹어야 한다.
6. 식물성 기름과 견과의 씨앗을 많이 먹는다. 잣, 호도, 은행, 참깨, 들깨, 아몬드, 해바라기씨 같은 견과에 들어 있는 기름은 변이 장벽을 매끄럽게 통과할 수 있도록 도와 준다.
7. 규칙적인 시간에 맞추어 음식을 먹는다. 한꺼번에 너무 많이 먹거

나 식사 시간이 일정하지 않으면 변비가 생기기 쉽다.
8. 아침 빈속에 두유나 생수를 한두 잔씩 마신다. 두유는 집에서 콩을 갈아서 만든 것이 좋다.
9. 인스턴트식품이나 가공식품, 패스트푸드를 먹지 않는다.
10. 술과 담배를 하지 않고 스트레스를 받지 않도록 한다.

하늘에 바쳐 제사 지내던 신비한 식물

함초는 우리나라 서해안이나 남해안, 제주도, 울릉도, 백령도 같은 섬 지방의 바닷물이 닿는 해안이나 갯벌, 염전 주위에 무리지어 자란다. 우리말로는 퉁퉁하고 마디마디 튀어나온 풀이라 하여 '퉁퉁마디'라고 부른다. 중국의 옛 의학책인 〈신농본초경神農本草經〉에는 맛이 몹시 짜다고 하여 함초鹹草, 염초鹽草라고 하였고, 또 몹시 희귀하고 신령스러운 풀이라 하여 신초神草라고도 하였다. 일본에서는 백 년쯤 전인 1891년에 북해도 아께시마 만에서 처음 발견했으며 그 아름다움과 희귀성으로 인하여 1921년에 천연기념물로 지정하였다.

함초의 효능은 3천 년 전인 중국 주周나라 때부터 알려졌다. 주나라 임금이 함초를 하늘에 바쳐 제사를 지냈다는 기록이 〈주례周禮〉에 나온다. 일본의 의성醫聖이라고 부르는 가이바라의 〈대화본초大和本草〉에는 함초가 불로장수하게 하는 풀이라고 적혀 있으며 염초, 복초福草, 삼지三枝 등의 여러 이름으로 불렸다.

함초는 생김새가 특이하다. 줄기는 마디가 많고 가지는 두세 번 갈라져서 마주 난다. 가지는 다육질로 비대하고 진한 녹색이며 잎은 없다. 키는 10~40센티미터쯤 자라고 꽃은 6~8월 가지 끝에 녹색으로 보일 듯 말 듯 핀다. 열매는 시월에 납작하고 까맣게 익는다.

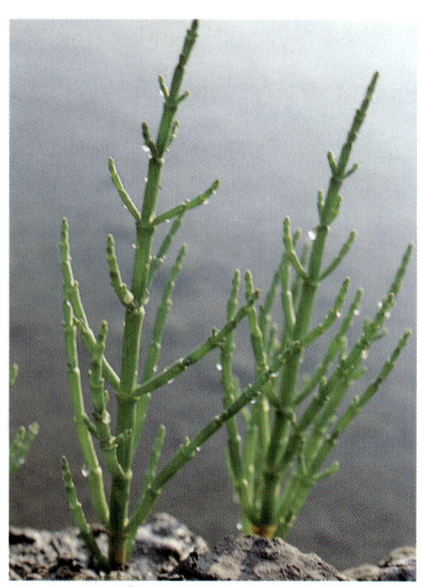 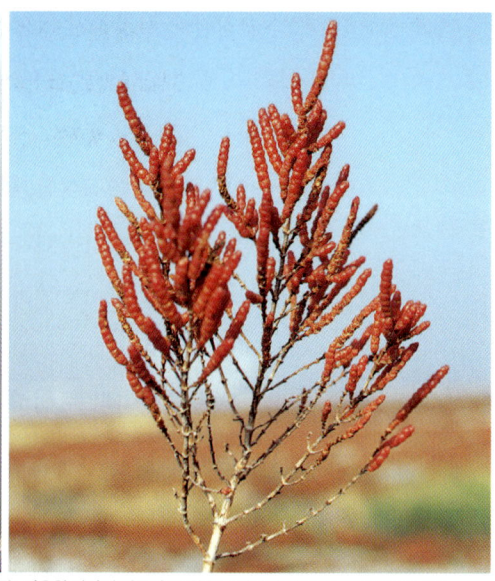

함초의 어린 순. 봄철에 자란 함초는 콩팥과 간질환에 좋다(왼쪽). 가을철 빨갛게 단풍이 든 함초는 갖가지 심장질환에 좋다(오른쪽).

함초는 봄부터 여름까지는 줄기와 가지가 진한 녹색이다가 가을이 되면 진한 빨간색으로 단풍이 든다. 가을철 넓은 갯벌이 온통 빨간색 물감을 쏟아 부은 듯 함초, 나문재, 칠면초 같은 것으로 덮여 있는 풍경은 장려하고도 이국적인 아름다움을 풍긴다.

함초의 또 한 가지 특징은 식물학적으로 고생식물, 곧 원시식물의 형태를 고스란히 지니고 있다는 점이다. 은행나무나 소철처럼 원시식물에 가장 가까운 화석식물이라고 할 수 있다. 그러므로 함초는 지구상에서 기원이 가장 오랜 식물로 모든 식물의 조상이 되는 식물이라 하겠다. 함초의 이런 특성 속에 아직 우리가 밝혀내지 못한 비밀이 숨어 있을 것으로 생각된다. 지구상의 식물은 고생대, 곧 5억 7천만 년에서 5억 년쯤 전에 바다에서 육지로 올라와 여러 가지 형태로 진화되어 오늘에까지 이르렀다고 한다. 처음 식물이 바다에서 육지로 올라왔을 때는 잎이 없고 줄기와 가지뿐이었다는 것이 바위 틈에서 나온

화석연구에서 밝혀진 바 있다.

가장 우수한 소금을 함유한 식물

함초는 우리나라의 어떤 의학책에도 약초로서의 효능이 적혀 있지 않은 풀이다. 함초는 육상 식물이면서도 바닷물 속에 있는 모든 미네랄 성분이 고도로 농축되어 있다. 소금기 많은 흙일수록 잘 자라면서도 바닷물에 잠기면 죽는다. 흙 속에 스며든 바닷물을 한껏 빨아들여 광합성작용으로 물기는 증발시키고 바닷물 속에 들어 있는 갖가지 미네랄 성분만을 고스란히 남겨 두는 생리를 지녔다.

함초는 가장 우수한 품질의 소금을 함유하고 있다는 점에서도 그 가치를 귀히 여길 만하다. 함초를 뜯어서 먹어 보면 맛이 몹시 짜다. 짜되 쓴맛이 나면서 짠 것이 아니라 단맛이 나면서 짜다. 짠 것을 먹으면 대개 목이 마르지만 함초는 아무리 많이 먹어도 갈증이 나지 않는다. 생명체에 이로운 물질만 농축되어 있기 때문이다. 그러므로 함초에 들어 있는 소금은 다른 어떤 소금보다도 생명체에 유익한 소금이라 할 수 있겠다.

소금은 음식을 소화하고 노폐물을 배설하고 처리하는 작용, 곧 신진대사 작용을 주관하는 물질이다. 소금기는 세포를 썩지 않게 하고 뇌졸중과 뇌연화증을 예방하며 소화를 잘 되게 하고 조혈작용을 도와주며 노화를 막아 주는 등 생명유지에 필수적인 작용을 한다. 요즘 짜게 먹는 것이 해롭다고 주장하는 사람이 많은데, 이것은 화학염이나 정제염 같은 질이 나쁜 소금을 두고 하는 말이지 천일염 같은 질 좋은 소금을 두고 하는 말은 아니다.

소금은 모든 생물이 목숨을 유지하는 데 없어서는 안 되는 물질이다. 그러나 소금을 주된 영양분으로 삼는 동식물은 없다. 짠 바닷물 속에서 일생을 보내는 물고기도 매우 적은 양의 소금을 몸 안에 지니고 있다. 그런데 한 가지 예외가 되는 식물이 있다. 함초는 지구상에서 거의 유일하게 소금을 흡수하면서 자라는 식물이다. 바닷물 속에 녹아 있는 소금을 비롯하여 칼슘, 마그네슘, 철, 인 등 갖가지 미네랄과 효소를 흡수하면서 자라는 것이다.

좋은 소금을 올바르게 섭취하면 으뜸가는 약이 될 수 있다. 함초에 들어 있는 소금은 바닷물 속에 있는 독소를 걸러낸 소금이다. 함초 말고 소금기를 흡수하여 몸에 저장하는 식물은 달리 없다. 북아메리카 해안의 소금기 많은 습지에는 '스파르티나'라는 풀이 무성하게 자라는데 이 풀은 소금을 빨아 들였다가 잎과 줄기에 있는 특별한 기관을 통해서 내보낸다.

또 열대지방의 소금기 많은 개펄에서 자라는 망그로브나무는 소금기를 잎에 저장했다가 잎을 떨어뜨린다. 이들 식물에 들어 있는 소금기는 걸러지지 않은 그대로의 소금이지만 함초에 들어 있는 소금은 천일염 상태에서 생물체에 해로운 성분은 모두 걸러내고 이로운 성분만 남아 있는 소금이라고 할 수 있다.

함초의 섬유질은 장의 연동운동을 도와 주고 소금기와 많은 미네랄은 인체에 꼭 필요한 영양소가 된다. 함초는 인체에 부족하기 쉬운 미량원소를 보충해 주면서 숙변과 변비, 비만증을 한꺼번에 해결할 수 있는 이상

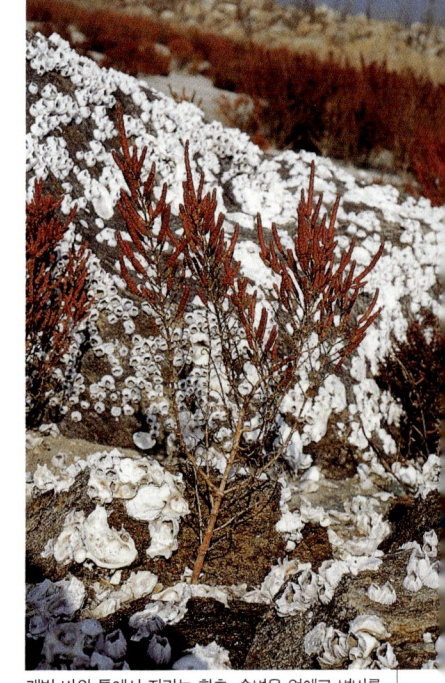

갯벌 바위 틈에서 자라는 함초. 숙변을 없애고 변비를 없애는 효과가 뛰어난 식품인 동시에 훌륭한 약초이다.

적인 식품이다.

갖가지 미네랄의 보고

함초는 갖가지 미네랄의 보고이다. 함초에는 다른 어떤 식품보다 미네랄이 많아 숙변을 제거하고 변비를 없애는 효능이 탁월하다. 함초 100그램에는 칼슘 670밀리그램, 요드 70밀리그램, 그리고 나트륨이 6.5퍼센트, 소금기가 16퍼센트, 식물성 섬유질이 50퍼센트쯤 들어 있다. 칼슘은 우유보다 일곱 배가 많고 철은 김이나 다시마보다 40배가 많으며 칼륨은 굴보다 세 배가 많다. 이밖에 바닷물 속에 들어 있는 90여 가지의 미네랄이 골고루 들어 있다.

미네랄이란 광물질을 말한다. 오늘날 갖가지 난치병은 미네랄 부족으로 인한 것도 적지 않다. 미네랄은 체온을 유지하고 산과 알칼리의 균형을 이루게 하며 삼투압을 유지하게 하고 배설과 해독 작용을 도우며 갖가지 효소를 활성화하는 등 아주 적은 양으로 인체에 필수적인 역할을 한다. 인체의 75퍼센트를 차지하는 물의 성질을 좌우하는 것도 바로 물에 녹아 있는 갖가지 미네랄이다.

미네랄을 다량원소와 미량원소로 나누는데, 칼슘, 인, 유황, 나트륨, 염소, 마그네슘 등을 다량원소라고 하며 인체의 3퍼센트쯤을 차지한다. 철, 망간, 요드, 아연, 몰리브덴, 코발트, 불소, 크롬 등을 미량원소라고 하며 인체의 0.5퍼센트쯤을 차지한다.

미량원소 중에서 가장 많은 칼슘도 인체 구성성분 중에서 70분의 1밖에 되지 않는다. 그러나 이것도 철분에 견주면 4백분의 1밖에 되지 않는다. 철분보다 동은 20분의 1밖에 되지 않으며, 요드는 우리 몸의 2백 80만분의 1밖에 되지 않는다. 이렇게 적은 양인 요드도 몸에 부족하면 심각한 탈이 생긴다. 함초에는 현대과학으로 밝혀 내지 못한 극미량의 원소들이 많이 들어 있으며 이들 원소들이 인체에서 생화학적, 영양학적으로 매우 중요한 역할을 한다.

숙변과 중성지방질을 제거한다

숙변은 소장에 끈적끈적하게 달라붙어 있으므로 웬만해서는 밖으로 빠져나오지 않는다. 함초는 숙변과 중성지방질을 분해하여 몸 밖으로 내보내는 작용을 한다. 혈액이나 혈관, 각 장기에 붙어 있는 쓸모 없는 지방질과 노폐물을 없애기 때문에 몸무게를 줄이는 데에도 효과가 크다.

함초를 먹으면 대개 숙변이 나오는데 빨리 나오는 사람은 일주일이나 2주일 안에, 보통은 2~3개월이면 나온다. 함초가 숙변을 분해하고 장관을 자극, 수축시키기 때문에 대개 배가 살살 아프다가 까맣거나 흑갈색으로 끈적끈적한 기름 덩어리 같은 변이 나온다. 많은 사람은 한 광주리쯤 나오고 대개는 보통 때보다 2~3배쯤 많은 변이 나온다. 숙변이 나오고 나면 머릿속이 맑아지고 뱃속이 상쾌해지며 몸에 생기가 난다.

함초 속에 들어 있는 갖가지 미량원소와 효소가 숙변을 없애고 몸속의 지방질을 분해하여 몸 밖으로 내보내는 작용을 한다. 바닷물 속에는 1백만 분의 1쯤 되는 양의 효소가 들어 있다. 이 효소는 바닷물 속의 갖가지 유기물을 분해하여 물을 정화하는 작용을 한다. 만약에 효소가 없다면 바다는 1년도 못 되어 썩어버리고 만다. 바닷물 효소를 인위적으로 뽑아내기는 거의 불가능하지만 함초 속에 다량으로 농축되어 있다.

함초에 농축되어 있는 바닷물 효소는 사람의 몸 속에서 작은 창자 벽에 붙어 있는 끈적끈적한 노폐물인 숙변을 분해하여 몸 밖으로 내보내는 작용을 한다. 숙변은 온갖 질병의 원인이 되는 것으로 대부분이 중성지방질이며 음식이 소화되다 만 찌꺼기가 장벽에 달라붙어 썩은 것이다. 거의 모든 사람이 숙변을 지니고 있다.

숙변은 계속 썩으면서 독이 생기고 이 독은 장벽을 통해서 혈액 속으로 흡수되어 피를 더럽힌다. 이것뿐 아니라 숙변은 장벽에 찰싹 달라붙어 다른 영양분의 흡수를 막는다. 장은 식물로 치면 갖가지 영양을 흡수하는 뿌리와 같다. 아무리 큰 나무라도 뿌리가 상하면 말라죽는 것처럼 사람도 숙변이 쌓여 있으면 건강할 수 없다.

놀라운 함초의 효능

함초는 숙변만 없애는 것이 아니라 풍부한 미네랄과 효소, 섬유질, 그리고 알칼로이드 성분, 소금기 등이 갖가지 질병을 퇴치하는 작용을 한다. 일본의 오하라산장 난치병연구소의 이토 소장은 함초가 갖가지 암, 축농증, 관절염, 고혈압, 저혈압, 요통, 비만증, 치질, 당뇨병, 갑상선염, 천식, 기관지염 등에 두루 뛰어난 효과가 있다고 했다. 함초의 효능을 간략하게 정리하면 다음과 같다.

■ 숙변을 분해하여 몸무게를 줄이고 변비를 치료한다. 한 달에 8킬로그램까지 몸무게를 줄인 예가 있다. 체중을 줄이기 위해서는 양을 많이 먹어야 한다. 조금씩 먹으면 밥맛

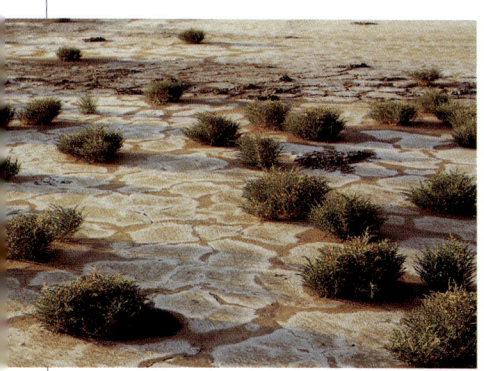

함초가 자라는 갯벌. 바닥에 하얗게 보이는 것이 소금이다. 함초에는 가장 품질이 좋은 소금이 들어 있다.

이 좋아져서 오히려 몸무게가 늘어난다.

- 혈액순환을 좋게 하고 피를 깨끗하게 하며 혈관을 튼튼하게 하여 고혈압과 저혈압을 동시에 치료한다. 심장을 튼튼하게 하고 혈액 속의 콜레스테롤과 중성지방질을 제거한다. 증혈增血작용이 뛰어나 빈혈증에도 특효가 있다.
- 축농증, 신장염, 관절염 등 온갖 염증에 효과가 있다. 함초는 염증을 치료하고 갖가지 염증과 관절염으로 인한 수종水腫 등을 치료한다. 함초는 병원성 미생물을 죽이는 작용이 뛰어나 어떤 종류의 항생제로도 효과가 없는 염증질환에 효험이 있다.
- 먹는 화장품이라고 할 수 있을 만큼 피부를 곱게 하는 효과가 탁월하다. 기미, 주근깨, 여드름 같은 것이 없어지며 생리불순이나 생리통 등이 낫는다.
- 위장기능이 좋아진다. 함초는 장의 기능을 활발하게 하고 소화를 잘 되게 하며 변비, 탈장, 치질을 치료한다.
- 기관지천식과 기관지염을 치료한다. 기관지점막의 기능을 좋게 하여 기관지천식을 완화하거나 치유한다.
- 당뇨병의 혈당치를 낮춘다. 함초 생즙을 복용하면 함초의 섬유질이 장에서 당질 섭취를 억제하고 췌장의 기능을 되살려 당뇨병을 근본적으로 치유한다.

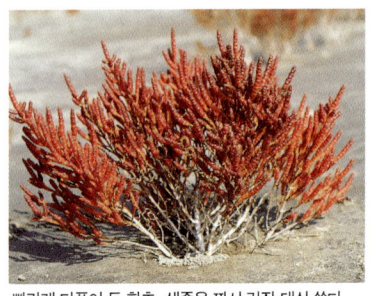
빨갛게 단풍이 든 함초. 생즙을 짜서 간장 대신 쓴다.

- 갖가지 암, 근종 등에 효과가 있다. 항암작용이 있어 암세포의 성장을 억제하며 특히 자궁근종에 효과가 있다.
- 근육통, 출혈증, 자반紫斑병에 효험이 있다.

- 갑상선기능을 좋게 한다. 갑상선은 성장과 신진대사에 중요한 호르몬을 분비하는 기관이다. 갑상선기능 저하증이나 항진증 모두에 효능이 있다.
- 성기능이 좋아져서 발기부전, 조루, 성욕감퇴, 만성피로 등의 여러 증세가 없어진다.

🌿 함초로 인한 명현반응

함초를 먹고 나면 장 부위가 뻐근하게 아프고 쿡쿡 쑤시거나 꾸륵꾸륵 소리가 나는 등 명현반응이 나타날 수 있다. 또 변에서 냄새가 심하게 나고 몸에서도 냄새가 나며 배에 가스가 차고 졸음이 오며 머리가 띵해지는 등의 증상이 일시적으로 나타나기도 한다.

습진이나 가려움증 같은 피부병이 생기는 사람도 있다. 이것은 간장이나 신장 기능이 허약해 몸 안에서 분해된 독소를 간장과 신장이 다 처리하지 못하고 독소가 피부를 통해 밖으로 배출되기 때문에 일어나는 증상이다. 이같은 반응은 모두 몸 안에 쌓여 있던 노폐물과 독이 분해되어 몸 밖으로 빠져나갈 곳을 찾아 움직이면서 일어나는 증상이다.

뛰어난 식품이자 의약이며 조미료

함초를 복용하면 밥맛이 좋아지고 몸이 가벼워지며 눈이 밝아진다. 또 마른 사람은 살이 약간 찌고 살찐 사람은 몸무게가 줄어든다. 얼굴빛이 좋아지고 피로감이 줄어드는 것도 공통적인 현상이다. 함초는 장을 깨끗하게 하고 혈액을 맑게 해 인체가 본래 지니고 있던 자연치유력을 높여 스스로 병을 치료하게 한다.

산토끼나 노루, 염소 같은 동물이나 새들도 함초를 매우 좋아해 함초가 있는 곳에는 산짐승과 날짐승들이 많이 모여든다. 함초는 신비로운 생태와 약초로서의 효능이 아직까지 베일에 가려져 있다. 함초가 우리나라 서해안에 세계에서 가장 많이 자라는 만큼 이를 잘 보호하고 또 약초로서의 효능을 깊이 연구해야 할 것이다.

함초는 우리나라에서는 천덕꾸러기지만 다른 나라에서는 몹시 귀하게 여기는 식물이다. 일본에서는 천연기념물로 보호하고 있고 프랑스에서는 귀한 요리재료로 쓴다. 어린 줄기를 샐러드로 만들어 먹는데 웬만한 사람은 구경하기도 힘들다고 한다.

우리나라 서해안은 갯벌이 넓고 유기질이 풍부하여 함초가 자라기에 알맞다. 갯벌을 메워 없애지 말고 함초를 재배하면 고려인삼을 능가하는 약초가 될 수 있을 것이다.

천연소금 함초로 음식 만들기

함초는 갖가지 음식을 만드는 데에도 만능의 재료이다. 줄기가 통통하고 부드러우며 아삭아삭 씹히는 맛과 갯내음이 식욕을 자극한다. 살짝 데쳐서 깨소금과 참기름을 약간 넣어 나물로 무쳐서 먹어도 맛있고, 날로 샐러드로 먹어도 맛있다. 밀가루 옷을 살짝 묻혀서 튀겨 먹을 수도 있고 물김치를 담글 수도 있으며 생즙을 내어 물을 너무 짜지 않을 정도로 타서 먹을 수도 있다.

다른 나물들과 함께 밥에 넣어 비벼 먹어도 맛이 일품이고 김밥 속에 반찬으로 넣을 수도 있으며 냉면이나 국수에 넣어 먹어도 운치가 있다. 변비 증세가 있는 사람이 함초 음식을 먹으면 곧 변비가 없어진다.

함초는 고기 요리와도 잘 어울린다. 불고기를 먹을 때 상추 같은 것과 함께 쌈을 싸서 먹을 수도 있고 모든 고기 요리에 야채로 넣어도 좋다. 함초를 음식에 섞어 먹으면 식중독에 걸리지 않고 술안주로 먹으면 술을 주량보다 훨씬 많이 마셔도 취하지 않고 숙취가 남지 않는다. 술이 잔뜩 취한 사람한테 함초 간장을 너무 짜지 않을 만큼 물을 타서 한 잔 마시게 하면 곧 술이 깨어 버린다.

함초가 들어가는 모든 음식에는 따로 소금이나 간장으로 간을 맞출 필요가 없다. 함초 자체가 가장 훌륭한 소금과 간장의 역할을 대신하기 때문이다. 말려서 가루를 내거나 즙을 짜

🌿 계절에 따라 오장의 모든 질병 다스린다

함초는 각 계절마다 다른 병을 치료하는 약으로 쓸 수 있다. 한 가지 식물로 계절마다 달리 오장의 모든 질병을 다스릴 수 있는 약초는 오직 함초뿐이다. 함초는 지상에서 가장 뛰어난 식품이자 의약이며 조미료이다.

4~5월 갓 돋아난 새싹을 채취한 것이 제일 부드럽고 맛이 좋으며 한여름철에 채취한 것은 약간 쓴맛이 난다. 가을에 채취한 것은 약간 매운 맛이 난다.

이른 봄철에 갓 돋아난 새싹은 콩팥과 방광의 모든 질병, 불임증, 양기부족, 생리통 등에 뛰어난 효력이 있다. 늦은 봄철 한창 자라기 시작할 무렵에 채취한 것은 간염, 간경화증, 지방간 같은 갖가지 간질환에 매우 효과가 좋다.

서 밀가루와 반죽하여 칼국수나 수제비를 만들 수도 있는데 함초 수제비와 함초 국수는 맛도 좋거니와 반죽이 연한 녹색으로 물들어 보기에도 좋다.

함초의 생즙을 짜면 함초 간장이 된다. 맛이나 빛깔이 제대로 담근 조선간장과 흡사하다. 함초 즙에는 가장 좋은 소금과 바닷물에 녹아 있는 갖가지 미네랄, 엽록소, 바닷물을 정화하는 효소 같은 것이 들어 있다. 함초즙은 몹시 짜므로 그대로 두어도 잘 변질되지 않는다. 그러나 오래 보관하려면 간장 졸이듯이 절반 가량으로 졸여서 두고 먹는 것이 좋다. 함초 간장에는 가장 품질이 좋은 소금이 들어 있어서 한꺼번에 많은 양을 마셔도 목이 마르지 않는다. 여름이나 가을철에 함초를 채취하여 즙을 짠다. 즙을 짜기 전에 깨끗한 물에 잘 씻어야 한다. 먼지나 갯흙 같은 것이 많이 묻어 있어서 씻을 때 흙탕물이 많이 나온다. 가을에 단풍이 빨갛게 든 것을 즙을 짜면 즙이 빨간 잉크처럼 된다.

함초 생즙을 말린 것이 함초 소금이다.

이 소금을 음식을 만들 때 간장이나 소금 대신 쓸 수 있다. 국, 무침, 찌개, 탕 같은 모든 음식에 간을 맞출 때 함초 간장이나 함초 소금으로 간을 맞춘다. 함초 간장이나 함초 소금으로 간을 맞추면 음식 맛이 한결 좋아지고 음식 고유의 맛이 생생하게 되살아난다.

한여름철 무성하게 자란 것은 위염, 위궤양, 장염, 장 무력증 같은 소화기 계통의 질병에 특효가 있다. 가을철에 단풍이 빨갛게 든 것은 심장의 열을 내리고 협심증이나 고혈압, 심근경색 같은 갖가지 심장병을 다스린다. 겨울철에 말라죽어서 대궁만 남아 있는 것은 폐의 열을 다스리고 폐렴, 기관지염, 기침, 천식, 폐결핵 같은 갖가지 폐의 질병을 낫게 한다.

함초 먹는 법

함초를 이용하는 가장 일반적인 방법은 8월이나 9월 무렵 단풍이 들기 전에 채취하여 말려서 먹거나 날것으로 생즙을 내어 먹는 것이다. 물기가 많아 잘 마르지 않으므로 농촌에서 고추 같은 것을 말리는 건조기를 쓰는 것이 편리하다. 말리면 무게가 보통 10분의 1쯤으로 줄어든다. 완전히 말려서 가루 내어 오동나무 씨 만하게 알약을 만들어서 먹는다. 날로 생즙을 내어 먹는 것이 효과가 빠르다.

함초는 오래 먹어도 아무런 부작용이 없고 많이 먹을수록 몸이 튼튼해진다. 함초를 먹는 방법은 여러 가지가 있다. 나물로 먹을 수도 있고 가루 내어 먹을 수도 있다. 말린 것으로 먹으려면 처음에는 하루 4~6그램 먹다가 4~5일 뒤부터는 6~8그램으로 늘리고 15일쯤 뒤부터는 10~15그램으로 늘린다. 하루에 두세 번 빈속에 먹는 것이 좋다. 살을 빼려면 위에 적은 양보다 3배쯤 많이 먹어야 한다. 차츰 배의 지방이 줄어들어 3개월이나 6개월 뒤에는 날씬하게 된다.

함초 생즙은 가장 이상적인 변비 치료제이다. 함초를 날것으로 즙을 내어 한 번에 300밀리그램씩 하루 2~4번 빈속에 먹는다. 함초즙에는 소금기가 들어 있으므로 맛이 매우 짜다. 짜서 먹기가 불편하면 물을 타서 마셔도 된다. 완고한 변비도 반드시 없어진다. 말린 것을 가루 내어 한 번에 3~5그램씩 하루 세 번 밥 먹기 전에 먹거나 알약을 만들어 먹어도 된다. 삼씨 9그램, 행인 3그램, 대황 15그램을 각각 가루 내어 섞어서 하루 세 번에 나누어 먹는다. 함초는 장 기능을 근본적으로 좋게 하여 변비를 치료하고 장 속에 있는 숙변을 분해하여 몸 밖으로 나오게 한다. 말린 것은 생즙보다 효과가 약하다.

흔한 토종약초로 지독한 변비 다스리기

🌿 **호도와 잣**

호도나 잣을 한 번에 20~40그램씩 하루 두세 번 먹는다. 몸이 허약한 사람이나 나이 많은 노인들이 변을 제대로 보지 못하는 데 효과가 좋다. 잣과 호도에는 기름이 많이 들어 있고 영양분이 많아서 변을 잘 보게 하면서도 기운이 나게 한다. 잣과 호도는 반드시 날것을 꼭꼭 씹어서 먹어야 한다. 익히면 잣과 호도에 들어 있는 기름 성분이 몸에 해로운 기름으로 바뀐다.

🌿 **소루장이와 감초**

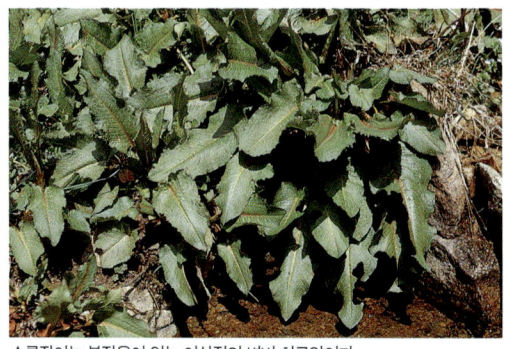

소루장이는 부작용이 없는 이상적인 변비 치료약이다.

소루장이와 감초를 5대 1의 비례로 부드럽게 가루 내어 한 번에 5그램씩 하루 한 번 복용한다. 약을 먹은 다음 손발이 차지 않게 해야 하고 이불을 잘 덮고 자야 한다. 여덟 시간쯤 지나서 대변을 보게 되며 만약 그때 대변을 보지 못하면 다음 날 오전 11시 무렵에 절반 가량을 따뜻한 물에 타서 먹는다. 변비가 없어졌다 할지라도 20~30일 동안 약을 더 먹어야 재발할 우려가 적다. 몸무게가 70킬로그램이 넘는 사람은 복용량을 8~10그램으로 늘린다. 먹는 중에 설사를 하면 복용량을 약간 줄인다.

🌿 줄풀 뿌리와 감잎

줄풀 뿌리를 그늘에서 말려 가루 내어 하루 서너 번 밥 먹기 한 시간 전에 4그램씩 따뜻한 물에 타서 먹는다. 이와 함께 줄풀 뿌리 9그램과 감나무 잎 4그램을 물로 두 시간 동안 달여서 한 번에 하루 네 번 100밀리리터씩 밥 먹기 한 시간 전과 잠자기 한 시간 전에 먹는다. 대개 10일 이내에 변비가 없어진다. 그 밖에 식욕이 없거나 배에 가스가 차거나 배가 아픈 증상도 차츰 없어지기 시작하여 한 달쯤 지나면 거의 낫는다. 노인성 변비나 긴장성 변비에 85퍼센트 이상 치료효과가 있다.

한눈에 보기 — 함 초

과 명	명아주과
생약명	함초鹹草
속 명	퉁퉁마디, 삼지三枝, 염초鹽草, 복초福草, 신초神草, 염니초鹽泥草
분포지	우리나라 서해안의 갯벌, 염전주변
개화기	8~9월
꽃 색	황록색
결실기	9~10월
열 매	길이 2밀리미터, 지름 15밀리미터의 까맣고 둥근 열매
높 이	10~30센티미터의 한해살이풀
채취시기	봄, 여름, 가을
가공법	날로 즙을 짜거나 그늘에서 말려 가루 낸다
약 효	숙변제거, 비만, 당뇨병, 면역강화, 갖가지 암, 빈혈, 골다공증, 신경통, 고혈압, 관절염, 갑상선, 갖가지 염증, 대장염, 위염, 위궤양 등

3 두통과 피부병에 잘 듣는 싸리나무

싸리나무는 우리나라 사람이면 누구한테나 친근한 나무다. 초가을에 산기슭을 온통 연한 보랏빛으로 뒤덮는 꽃이 아름답고 사랑스러우며, 또 꽃에 꿀이 많고 꽃향기가 좋아서 벌과 나비, 사람들한테 사랑을 받는다. 다래끼나 바지게, 지팡이, 회초리 등으로 가장 흔하게 쓰는 나무여서 서민들의 생활과 가장 가까웠던 나무라고도 할 수 있다. 싸리나무를 한자로는 호지자胡枝子, 또는 소형小荊, 모형牡荊, 형조荊條, 녹명화鹿鳴花, 야합초野合草, 과산룡過山龍, 야화생野花生 등으로 쓴다.

싸리나무는 콩과에 딸린 잎지는 떨기나무다. 키가 2~3미터 자라고 지름은 2~3센티미터까지 자란다. 드물게 팔뚝만큼 굵은 것도 볼 수 있다. 잎은 세 개의 타원꼴로 된 쪽잎이고 연한 분홍빛 또는 연한 보랏빛 꽃이 9~10월에 피어 가을에 지름 2~3밀리미터 되는 둥근 씨앗

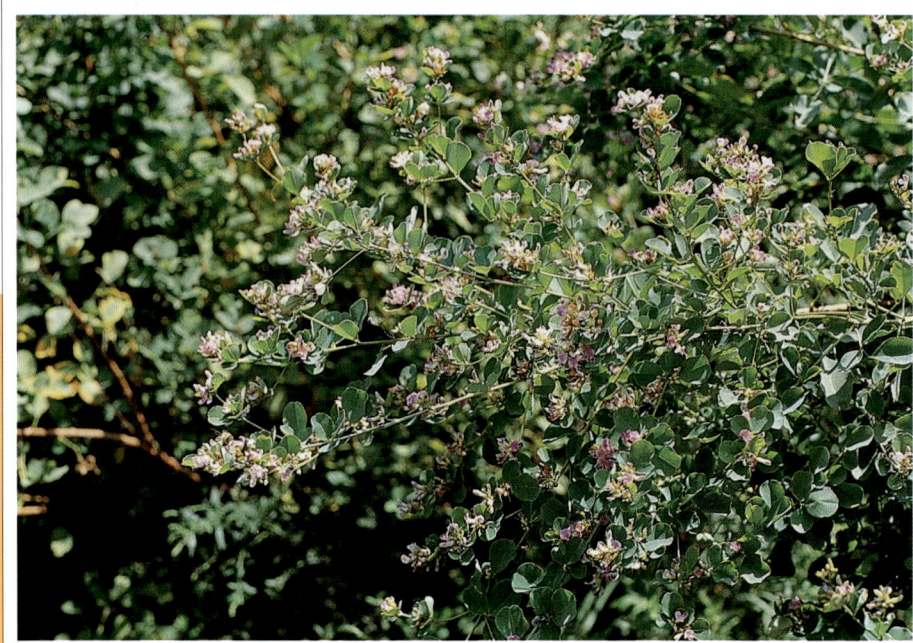
싸리나무는 매우 흔하면서도 좋은 약초이다. 잎을 차로 달여 마시면 두통에 좋은 효과가 있다.

이 달린다. 우리나라 어디에나 잘 자라는데 특히 큰 나무가 우거지지 않은 양지쪽 산비탈에서 잘 자란다.

서민들의 생활에 이용되는 친근한 나무

싸리나무는 보통 팔뚝 굵기 이상으로 자라지 않지만 옛날에는 아름드리로 자란 것도 더러 있었던 것 같다. 옛 기록을 보면 경북 봉화의 청량산에는 아름드리 싸리나무가 숲을 이루었다고 하고 경북 안동에 있는 연어헌이라는 정자의 기둥을 싸리나무로 만들었다고 전한다.

전남 승주군 조계산에 있는 송광사에는 비사리 구시라고 부르는 싸리나무로 만들었다는 거대한 구시가 하나 있다. 옛날, 이 절의 승려가 3백 명이나 되었을 때 밥을 퍼서 담는 데 썼다는 거대한 나무통인데

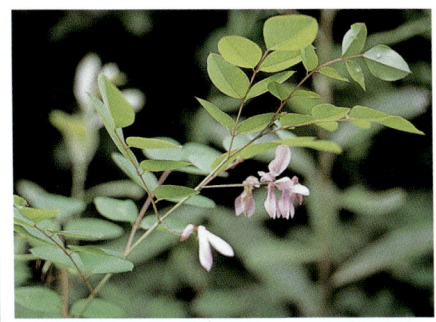

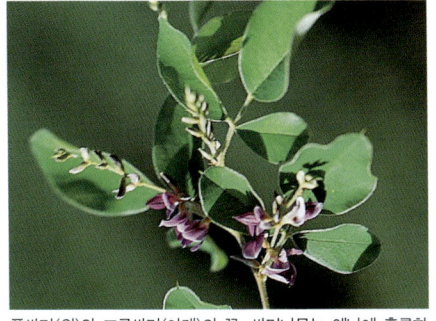

풀싸리(위)와 조록싸리(아래)의 꽃. 싸리나무는 옛날에 훌륭한 구황식물이었다.

몇 아름이나 되는 싸리나무로 만든 것이라고 한다. 이것 말고도 싸리로 만들었다는 절간이나 일주문의 기둥이 나라 안에 여러 개 남아 있다.

싸리나무는 조직이 치밀하고 단단하면서도 탄력이 있으며 잘 썩지 않아서 소쿠리나 광주리, 바지게 같은 것을 만드는 데 많이 쓴다.

〈성경통지盛京通志〉라는 책을 보면 싸리는 회초리 같으며 가지가 가늘고 부드러워서 바구니나 둥근 광주리를 만들 수 있다고 하였다. 홍싸리로는 광주리, 종다래끼, 바구니, 고리, 삼태기, 바소쿠리, 싸리비 같은 것을 만들고 조록싸리는 단단하고 줄기가 굵고 커서 지팡이를 만들고 지붕을 이었으며 울타리와 문을 엮어서 세우는 데 썼다. 싸리로 만든 문을 사립문이라고 하여 시골 서민들 집에서 가장 흔히 볼 수 있는 문이었다. 사립문은 여진족한테서 전해진 풍습으로 북쪽 지방의 사람들이 많이 만들었다.

또 천연두를 역신疫神의 장난으로 여겼던 옛 사람들은 천연두에 걸리면 싸리로 작은 말을 만들어 발병한 지 12일째 되는 날에 천연두 귀신을 내쫓는 푸닥거리를 했다. 천연두 귀신을 싸리말에 태워 보내면 천연두가 낫는다는 것이다. 그래서 집 밖으로 내쫓는 것을 일러 '싸리말을 태운다'는 곁말이 생겼다고 한다.

싸리나무는 재질이 단단하고 빛깔과 질감이 좋으며 가운데가 깨끗하게 잘 쪼개지므로 윷을 만들기에 가장 좋다. 〈경도잡지京都雜誌〉라는 책에 보면 붉은 싸리 두 토막을 반씩 쪼개어 네 쪽으로 만들어 윷이라고 했으며 길이는 세 치에서 작은 것은 콩 반쪽 만한 것도 있었다고 한다. 요즘은 박달나무로 윷을 만든다.

 싸리는 겨울철 땔감으로 매우 훌륭했다. 줄기에 기름이 많이 들어 있어 젖은 상태에서도 불이 잘 타고 불심이 좋으며 연기가 나지 않고 오래 타는 까닭에 밥을 짓는 땔감으로 가장 좋았다. 송강 정철의 가사 가운데 싸리나무 땔감을 팔던 풍속에 대한 노래가 있다.

 댁들에 나무들 사오. 저 장사야 네 나무 값이 얼마 외는가, 사자.
 싸리나무는 한 말 치고 검부나무는 닷 되를 쳐서 합하여 혜면 마닷되 받습네.
 삿떼어 보으소, 불 잘 붙습느니, 한적곧 보면은 매양 삿때이자 하여라.

싸리나무 회초리에 얽힌 이야기

싸리는 옛날에 구황식물로도 중요하게 썼다. 봄철에는 어린 싹을 나물로 먹었고 가을에는 씨를 받아서 가루로 만들어 죽을 쑤어 먹고 밥에 섞어 먹기도 했다고 한다. 싸리나무 잎을 살짝 데쳐서 양념을 해 먹어도 맛이 괜찮고 잎을 차로 달여 먹어도 좋다. 싸리나무 잎은 소변을 잘 나오게 하고 열을 내리며 비타민 C가 많다. 줄기나 뿌리껍질을 말려서 달여 먹거나 가루 내어 먹어도 된다. 일본에서는 잎이나 줄기 껍질을 가루 내어 밀가루와 섞어서 국수로 만들어 먹는 풍속이 있다.

 싸리나무는 회초리로 많이 썼다. 서당이나 공부방에는 으레 싸리나무 회초리가 벽에 걸려 있기 마련이었다. 싸리나무는 가늘면서도 탄력이 있어서 회초릿감으로 으뜸이다. 우리 옛 선비들은 싸리나무 회초리로 종아리를 맞으면서 공부했다. 싸리나무 회초리에 대해서는 얽힌 이야기도 많다.

옛날, 어느 산골로 한 선비가 벼슬살이를 하러 내려가고 있었다. 그는 마을에서 물 한 바가지를 얻어 마시고 걸음을 재촉했다. 그런데 그 선비가 산등성이를 올라가다가 갑자기 멈추어 서더니 큰절을 넙죽넙죽 하는 것이었다. 그것을 기이하게 여긴 마을의 노인 한 분이 뒷짐을 지고 따라 올라갔다.

가까이 가서 보니 무덤이 있는 것도 아니고 무서운 산짐승이 이빨을 드러내고 으르렁거리는 것도 아니었다. 선비는 꽃이 만발한 싸리나무에 대고 절을 수없이 하고 있었다. 노인이 헛기침을 한 번 하고 곁에 가서 물었다.

"무엇 때문에 싸리나무한테 절을 하는 것이오?"

선비가 대답했다.

"제가 과거에 급제하여 벼슬을 얻어서 가게 된 것은 저희 스승님이 열심히 가르쳐 주신 덕도 있지만 싸리 회초리를 맞으며 공부를 열심히 했기 때문이기도 합니다. 그러니 싸리나무도 제 은인이라고 할 수 있지요. 지나가다가 마침 싸리나무가 눈에 띄길래 너무 고마워서 절을 한 것입니다."

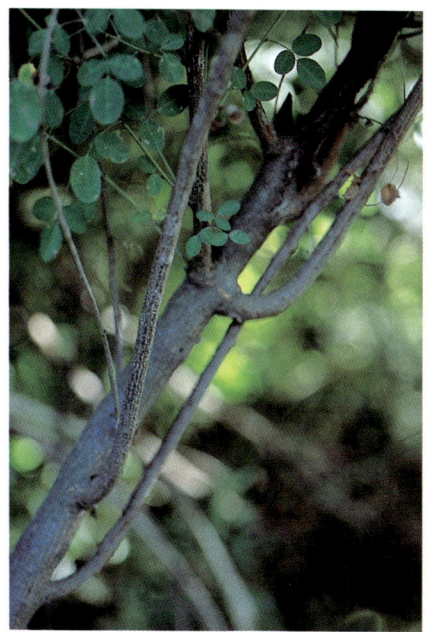
참싸리나무 줄기. 기름을 내어 무좀이나 갖가지 피부병을 치료하는 데 쓴다.

박문수와 싸리나무 회초리

박문수와 싸리나무 회초리에 얽힌 일화도 있다. 박문수가 암행어사가 되어 경상도 어느 지방을 돌아다닐 때였다. 어느 날 첩첩산중에서 밤을 맞게 되어 헤매던 중에 외딴 집을 한 채 발견하고 문을 두드렸더니 아름답고 젊은 부인이 나왔다. 하룻밤 묵어가게 해 달라고 청했더니 남편이 출타하고 집에 없으며 방도 한 칸뿐이라 외간 남자를 재워 줄 수 없다고 하였다.

그러나 박문수는 이대로 산을 헤매다가는 산짐승을 만나 목숨을 잃을지도 모르니 재워 달라고 간청하였다. 부인은 어쩔 수 없다는 듯 집 안에 들어오게 하여 저녁을 대접하고 잠자리에 들게 하였다. 방이 한 칸이라 치마로 방을 나누고 각각 등을 돌리고 누웠으나 박 어사는 여인의 아름다움에 혼이 빠져서 자신도 모르는 사이에 그 여인을 껴안으려 하였다. 그러자 여인은 일어나 박문수를 호되게 나무랐다.

여인은 서릿발 같이 꾸짖고는 대뜸 밖에 나가서 회초리를 만들어 오라고 하였다. 박문수는 자기가 만들어 온 싸리나무 회초리로 종아리에 피가 맺히도록 맞았다. 여인은 상처에 맺힌 피를 명주 천으로 감아 주면서 부모님한테 물려받은 피를 한 방울이라도 소홀히 버려서는 안 되며, 이 피 묻은 명주를 가지고 다니다가 다음에 혹 나쁜 마음이 생기면 교훈으로 삼으라고 주었다고 한다.

무쇠처럼 튼튼한 몸을 만드는 싸리나무

싸리나무 씨는 단백질과 전분, 지방질이 많고 여러 가지 영양분이 많이 들어 있어서 식량 대신 먹을 수 있다. 가을에 잘 익은 열매를 따서 물에 불려 겉껍질을 벗겨 내고 가루 내어 떡을 만들어 먹거나 반죽하여 국수나 수제비를 만들어 먹는다. 싸리나무 씨를 오래 먹으면 몸이 가벼워지고 기운이 나며 몹시 힘든 일을 해도 피곤한 줄을 모르게 된다.

옛말에 싸리나무 씨를 먹고 백 살이 넘도록 살았다거나 싸리나무를 오래 먹었더니 힘이 몹시 세어지고 튼튼해져서 겨울에도 추위를 모르고 살았다는 얘기가 더러 전해진다. 차력을 공부하는 사람들이나 산속에서 무술 수련을 하는 사람들도 싸리나무 열매나 싸리나무 뿌리껍질을 많이 먹었다. 싸리나무 씨와 뿌리껍질을 늘 먹으면 뼈가 무쇠처럼 튼튼해져 골다공증이나 관절염에 잘 걸리지 않고 높은 곳에서 떨어지거나 심하게 부딪혀도 여간해서는 뼈를 다치지 않는다.

싸리나무 잎에는 알칼로이드, 플라보노이드, 아스코르빈산이 많이 들어 있고 껍질에는 탄닌이 들어 있으며 껍질과 줄기, 잎에는 사포닌이 들어 있다. 뿌리껍질에는 여러 종류의 알칼로이드가 들어 있다.

플라보노이드와 레스페딘 성분은 피와 간의 콜레스테롤 양을 낮추고 소변을 잘 나가게 하며 몸 속의 질소 성분

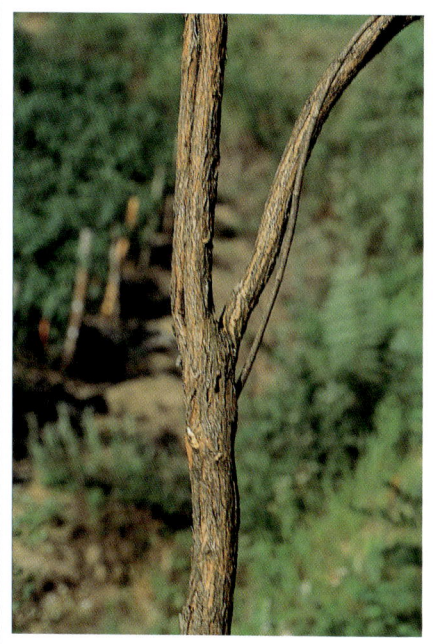

조록싸리 줄기. 싸리나무 줄기나 껍질은 신장염이나 신부전 등에 효과가 있다.

을 몸 밖으로 내보내는 작용이 있다. 소변 속의 전해질 함량을 낮추고 피 속에 있는 질소를 몸 밖으로 내보낸다. 잎을 진하게 졸인 것을 복용하게 했더니 소변 속의 요소 함량이 1.4배, 크레아틴 함량이 두 배로 늘어났다고 한다. 잎을 달여서 신장염, 신부전증, 콩팥경화증, 콩팥질소혈증 등에 쓰고 고혈압과 동맥경화를 예방하고 치료하는 데에도 쓸 수 있다.

싸리에는 종류가 매우 많다. 싸리, 참싸리, 물싸리, 조록싸리, 잡싸

리, 괭이싸리, 꽃참싸리, 왕좀싸리, 좀싸리, 풀싸리, 해변싸리, 고양싸리, 지리산싸리, 진도싸리 등 가짓수가 매우 많지만 어느 것이나 다 같이 약으로 쓸 수 있다.

싸리나무는 머리가 어지러운 데, 두통, 폐열로 인한 기침, 심장병, 백일해, 코피가 나는 데, 갖가지 성병을 치료한다. 여름과 가을에 잎과 줄기를 채취하여 신선한 것을 그대로 쓰거나 잘게 썰어 그늘에서 말려서 쓴다. 하루 15~40그램을 물로 달여서 먹는다. 신선한 것은 50~100그램을 물로 달여서 먹는다.

싸리나무 뿌리는 풍습으로 인한 마비, 타박상, 여성의 대하, 종기, 류머티스성 관절염, 요통, 타박상 등에 효험이 있다. 20~40그램을 물로 달여서 먹는다. 통증을 멎게 하는 작용이 있고 땀을 잘 나게 하며 염증을 없애고 요산을 몸 밖으로 내보내는 작용이 있다.

🍃 여러 가지 콩팥질환에 잘 듣는다

싸리나무는 여러 콩팥질환에 효과가 있다. 오래 전에 어느 약초꾼한테서 싸리나무로 신부전증 환자를 치료한 경험을 들은 적이 있다. 그 약초꾼이 겨울철에 경북 금릉군 수도산 자락에 있는 마을을 다니며 약초를 수집하던 중에 한 집에 들렀더니 40세쯤 된 부인이 신부전증으로 앓아누워 있었다. 병원에서 혈액투석을 해야 살 수 있다고 했으나 돈이 없어서 혈액투석은 생각지도 못한다는 것이었다.

그는 마침 옆방에서 아이들이 싸리나무로 만든 윷으로 윷놀이를 하는 것을 보고는 저 윷을 진하게 달여서 그 물을 마시면 좋은 효과를 볼지도 모른다고 하였다. 그는 싸리나무가 콩팥에 좋다는 말을 들은 적이 있어서 해준 말일 뿐, 나을 거라는 기대는 하지 않았다고 한다.

그 말을 듣고 부인의 남편은 아이들한테 윷 네 쪽을 달여 오게 하여

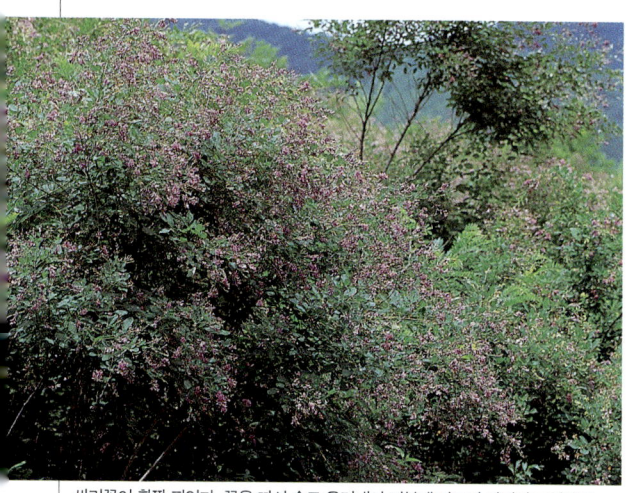
싸리꽃이 활짝 피었다. 꽃을 따서 술로 우려내어 피부에 바르면 살결이 고와진다.

부인한테 먹였다. 부인은 곧 소변이 많이 나오고 부은 것이 약간 내렸다. 그 다음날 남편은 산에 올라가서 싸리나무를 베어 껍질을 벗긴 후 계속 달여 먹였다. 부인은 몸이 차츰 회복되었고 얼굴빛도 좋아졌으며 서너 달 뒤에는 기운을 되찾아 집안 살림도 할 수 있게 되었다.

몇 해 뒤에 약초꾼이 마을에 다시 와서 그 집에 들러 보니 부인은 완전하게 건강을 회복한 상태였다. 부부는 그를 만나자 몹시 반가워하며 생명의 은인이라고 좋은 음식을 대접해 주었다고 한다.

🌿 피부를 곱게 하고 각종 눈병, 두통에 효험

싸리나무는 결막염이나 눈 충혈 등 갖가지 눈병에도 효험이 있다. 싸리나무 껍질이나 뿌리껍질을 진하게 달여 죽염이나 꿀을 약간 섞은 다음 고운 천으로 두세 번 걸러서 눈에 한두 방울씩 넣는다. 눈의 피로, 결막염, 눈 충혈 같은 것들이 잘 없어진다.

살결을 곱게 하고 주근깨나 기미 등을 없애려면 가을철에 싸리나무 꽃을 따서 50도 이상 되는 소주에 담가 우려내어 살결에 바른다. 싸리나무 꽃을 달인 물로 목욕을 해도 좋다. 싸리나무 꽃은 땀을 잘 나게 하고 피부 속에 깊이 들어 있는 갖가지 노폐물을 몸 밖으로 빠져나오게 한다. 싸리나무 꽃을 따서 모아 차로 달여 먹거나 가루 내어 먹어도 좋다. 나름대로 독특한 풍미가 있다.

특히 싸리나무 잎은 골치 아픈 두통에 좋다. 두통은 가장 흔한 증상으로 신경을 많이 쓰거나, 여러 가지 중독, 신경쇠약, 출혈, 고혈압 등으로 인해 생긴다. 보통 고혈압으로 인한 두통은 아침이나 밤에 뒷머리가 심하게 아프고 뇌종양으로 인한 두통은 오전에 윗머리가 아프다. 뇌종양으로 인한 두통은 머리를 흔들거나 머리를 갑자기 들면 통증이 더 심해지는 것이 특징이다. 신경쇠약으로 인한 두통은 머리가 무겁고 텅 비어 있는 것 같으면서 아프다. 또 한쪽 머리가 발작적으로 아픈 것을 편두통이라고 하는데 보통 몸을 움직이거나 누울 때 더 아프고 가만히 앉아 있을 때는 덜 아프다. 술이나 담배 중독, 만성 신장염, 변비, 만성위염 등으로 인한 두통은 대개 앞이마가 둔하게 아프다.

이처럼 두통은 아픔의 성질 뿐만 아니라 아픈 시간, 아픈 부위도 각기 달리 나타난다. 따라서 두통은 결코 진통제로만 해결하려 해서는 안 되며 그 원인을 정확히 알아 내어 자연요법으로 치료하는 것이 좋다.

싸리나무로 온갖 질병 고치기

두통

싸리나무 잎을 그늘에 말려 두고 한 번에 10~15그램을 물에 달여 하루 세 번에 나누어 먹는다. 또는 싸리나무 잎을 달여서 차처럼 마신다. 잎을 가루 내어 한 번에 4~5그램씩 먹거나 가루를 꿀로 버무려 알약을 빚어 먹어도 된다. 싸리나무 잎은 머리의 열을 내리고 두통을 낮게 한다. 편두통이나 후두통 등 여러 종류의 두통에 효험이 있다.

무좀

여러 종류의 무좀과 버짐, 피부병에는 싸리나무 기름이 특효약이다. 땅을 20~50센티미터 깊이로 판 후에 구덩이에 빈 항아리를 놓는다. 그 항아리 위에 싸리나무 줄기를 5~10센티미터 길이로 잘라서 넣고 입구를 무명 천으로 막은 항아리를 거꾸로 세운다. 아래 항아리와 위의 항아리 사이를 진흙을 이겨서 막고 항아리 주위에 왕겨나 톱밥을 항아리가 보이지 않을 정도로 덮은 뒤 불을 붙여서 48시간 동안 가열하면 겻불의 열기에 싸리 기름이 녹아 나와서 아래 항아리에 고인다. 아니면 드럼통 안에 싸리나무를 잘라서 세우고 불을 때서 흘러나오는 기름을 관을 연결하여 받거나 싸리나무 한 쪽에 불을 붙여서 반대쪽으로 밀려나오는 기름을 받아도 된다.

이렇게 얻은 기름을 약간 데워서 풀고 앙금을 걸러내고 다시 끈적끈적한 물엿처럼 될 때까지 35~40퍼센트 정도 졸여서 농축한다. 이것을 유리병에 담아 냉장고에 보관해 두고 필요할 때 약으로 쓴다. 싸리나무 기름을 하루 세 번 무좀 부위에 바른다. 마른 버짐이나 여러 종류의 피부병에도 잘 듣는다. 대개 3~4일이면 낫는다. 90퍼센트 이상이 낫거나 호전된다.

치료효과를 높이려면 싸리나무 기름에 박하유와 페놀, 글리세린을 더하여 쓴다. 싸리 기름 1킬로그램에 페놀 3그램, 박하유 5그램을 잘 섞는다. 여기에 글리세린을 2그램 넣어도 된다. 합병증이 있거나 혼합 감염이 있을 때는 먼저 그것부터 치료한 다음 약을 바른다. 임파선염이 심하거나 임파선이 심하게 부어 있으면 약을 쓰지 않는 것이 좋다.

무좀 부위에 약을 바르고 셀로판지를 덮은 다음 반창고를 붙인다.

약을 바르고 마른 다음 반창고를 붙여도 된다. 대개 두세 번 바르면 가려움증, 작은 물집, 피부가 갈라지는 것 등이 없어지기 시작하여 4~5일이면 낫는다. 항생제를 오래 쓴 사람은 기간이 더 걸린다. 재발했을 때도 몇 번 더 바르면 낫는다. 10일 안에 95퍼센트 이상이 낫거나 효험을 본다.

🌿 티눈

조릿대를 진하게 졸여서 만든 농축액·쑥잎·싸리 기름 각 20그램, 송진 10그램, 유산마그네슘 5그램, 고백반 3그램, 밀랍 2그램, 바셀린 적당량을 섞어서 중탕에서 저으면서 끓인 다음 식혀서 쓴다. 약을 작은 솜뭉치에 발라 티눈 위에 놓고 비닐을 덮은 다음 반창고로 고정한다. 이틀이 지난 다음에 약을 떼어 버리고 깨끗한 물로 씻은 뒤 약으로 인해 녹은 부분을 깎아 버리고 다시 같은 방법으로 티눈이 완전히 없어질 때까지 치료한다. 95퍼센트 이상이 낫거나 호전된다.

🌿 습진

싸리나무 줄기를 약 20센티미터 길이로 잘라서 한 줌 가량 되게 묶은 후 한쪽 끝을 약간 높게 세우고 높은 쪽 끝에 불을 붙이면 다른 한 쪽으로 기름이 조금씩 흘러내린다. 이 기름을 받아서 하루 한두 번씩 습진이 생긴 부위에 바른다.

🌿 폐열로 인한 해수·백일해

신선한 싸리나무의 잎과 줄기 40~100그램, 설탕이나 꿀 20~30그램에 물 1리터를 넣고 물이 반으로 줄어들 때까지 달여서 하루 세 번에 나누어 밥 먹기 전에 먹는다. 싸리나무 잎은 기침을 멎게 하는데도 상당한 효력이 있다.

🍃 코피가 날 때

싸리나무 잎 50~100그램에 설탕을 약간 넣고 달여서 물 대신 몇 번 마신다.

🍃 소변이 잘 안 나오는 데

신선한 싸리나무의 잎과 줄기 50~100그램, 질경이 30~40그램, 설탕 40그램에 물 1리터를 넣고 물이 반이 되게 달여서 하루 두 번에 나누어 먹는다.

🍃 무기력증, 기운이 없을 때, 허약체질 개선

싸리나무 뿌리 500그램, 오리 한 마리, 증류주 1리터에 물 6리터를 붓고 푹 고아서 사흘 안에 다 먹는다. 서너 번 만들어 먹는다. 오리 대신 돼지고기나 닭을 써도 된다. 가을에 싸리나무 씨를 많이 받아 두었다가 가루 내어 떡을 만들어 먹거나 반죽하여 국수나 수제비 같은 것을 만들어 먹어도 좋다. 오래 먹으면 기운이 나고 몸이 가벼워지며 얼굴빛이 고와진다. 싸리나무 뿌리는 기력을 돋게 하고 막힌 기혈을 뚫어 주며 근육과 뼈를 튼튼하게 하는 작용이 있다. 싸리나무 뿌리와 씨앗은 허약 체질을 개선하는 훌륭한 보약이다.

🍃 여성들의 대하

싸리나무 뿌리껍질 30그램, 돼지 살코기 150그램에 물 1리터를 붓고 물이 반이 되게 달여서 하루 세 번에 나누어 먹는다.

🍃 요통 · 관절통

싸리나무 뿌리껍질 100그램, 돼지 살코기 100그램, 쌀을 증류하여 만든 소주 500밀리리터에 물 1리터를 붓고 물이 반이 되게 달여서 하루 두 번에 나누어 먹는다. 콩팥 기능이 허약해서 생긴 요통과 관절의 통증에 잘 듣는다.

🍃 여러 가지 피부병

싸리나무 뿌리껍질을 곱게 가루 내어 달걀 흰자위나 바셀린, 참기름 등에 개어서 바른다.

🍃 얼굴에 생기는 하얀 버짐

싸리나무 기름을 하루 두세 번씩 얼굴에 바른다. 대개 3~10번 바르면 낫는다. 아니면 싸리나무 뿌리껍질을 가루 내어 참기름이나 들기름에 개어서 하루 두세 번 바른다.

두통 없애는 다양한 토종약초들

🍃 양파 · 고추냉이 · 천마

양파나 고추냉이를 짓찧어 목덜미나 장딴지 또는 발바닥에 붙인다. 염증으로 인한 두통은 대개 이 방법이면 깨끗하게 없어진다.

    천마는 각종 두통에 가장 잘 듣는 약초이다. 생즙을 100밀리그램쯤 마시거나 천마 발효액, 또는 천마로 담근 술 한 잔을 마시면 두통이 쉽게 사라진다. 그러나 두통을 근본적으로 치료하기 위해서는 먼저 그 원인을 알고 지속적인 치료를 해야 한다.

두통이 생긴 부위에 따라서 약을 각기 달리 쓸 수 있다. 곧 머리 앞부분이 아플 때는 백지를, 윗부분과 뒷부분이 아플 때는 강활을, 옆부분이 아플 때에는 시호를, 여성이 아이를 낳고 나서 머리가 아플 때에는 오얏을 각각 8~12그램씩 물 200밀리리터에 넣고 달여서 두세 번에 나누어 마신다. 또는 부드럽게 가루 내어 각각 한 번에 3그램씩 하루 두세 번 먹으면 좋은 효과가 있다.

🌿 솔장다리 · 비단풀 · 토끼풀

솔장다리와 비단풀, 고무나무 잎, 벤자민 잎, 토끼풀 같은 것도 두통을 멎게 하는 데 매우 좋은 효능이 있다. 솔장다리는 서해안이나 남해안의 바닷가 소금기 있는 땅에 흔히 자라는 한해살이풀이다. 줄기는 곧게 서거나 기울면서 자라고 아래에서 가지를 치며 키는 80센티미터쯤 된다. 잎은 길이 3센티미터 정도인데 잎끝이 뾰족하고 입꼭지가 없다. 7~8월에 잎마디 부분에서 연한 녹색의 작은 꽃이 핀다. 열매는 둥글고 껍질에 싸여 있다. 전초는 혈압을 낮추고 혈액순환을 잘 되게 하므로 고혈압으로 인한 두통에 잘 듣는다.

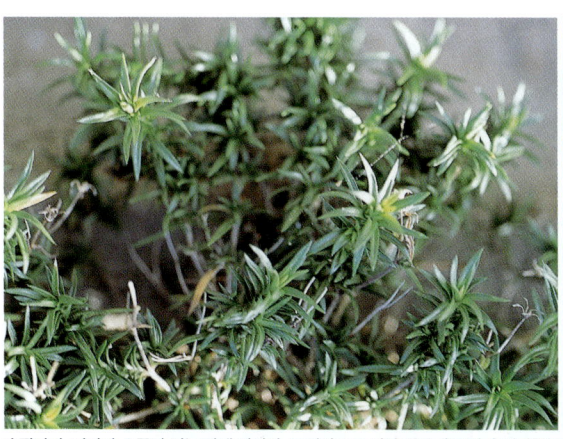 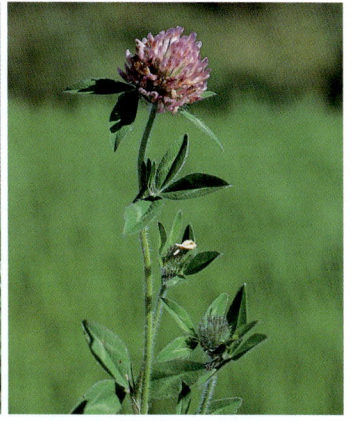

솔장다리. 바닷가 소금기 있는 땅에 자란다. 고혈압으로 인한 두통에 효과가 있다(왼쪽). 붉은 토끼풀. 항암효과가 있고 두통에도 매우 좋다(오른쪽).

비단풀은 종류를 가리지 않고 모든 두통에 잘 듣는다. 솔장다리는 말린 것 15~30그램을 물 1리터에 넣고 달여서 하루 서너 번에 나누어 마시고, 비단풀은 말린 것 5~10그램을 물로 달여서 먹거나 부드럽게 가루 내어 한 번에 3그램씩 하루 두세 번 먹는다. 고무나무 잎은 한두 장을 물로 달여서 먹고, 벤자민 잎은 대여섯 장을 물로 달여서 먹는다. 토끼풀은 말린 것 30~40그램에 물 1리터를 붓고 30분 가량 달여서 하루 세 번에 나누어 밥 먹기 전에 먹는다.

이밖에 남쪽 지방에 사는 사람들은 종려나무 잎을 쓸 수도 있다. 종려나무 잎 한 장에 물을 넉넉하게 붓고 달여서 물이나 차 대신 수시로 마신다. 원인을 알 수 없는 지독한 두통으로 오래 고생하던 사람이 종려나무 잎을 오랫동안 달여서 먹고 낫는 것을 보았다. 제주도에는 종려나무가 많다.

백지 · 천궁 · 세신

백지 · 천궁 · 세신 각 4그램을 따뜻한 물에 세 번 반복하여 우린 다음

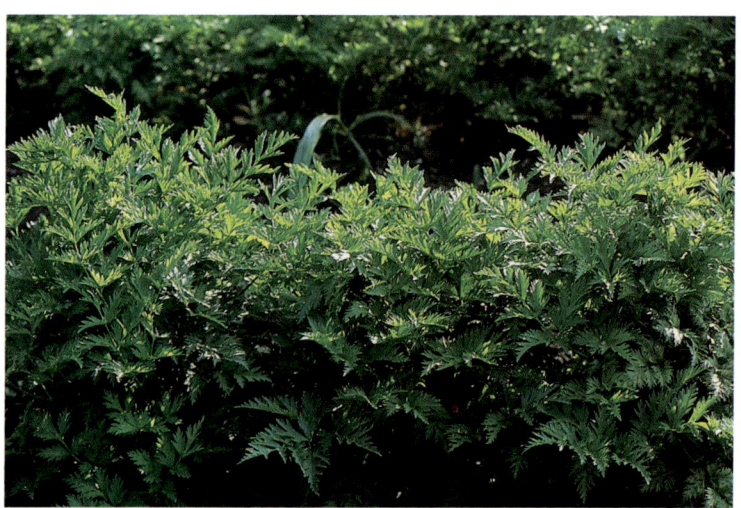

천궁. 머리가 어지러우면서 아플 때 효과가 좋다.

진하게 졸여서 농축액을 만들고 세신은 부드럽게 가루를 낸다. 이것을 섞어 꿀을 30퍼센트 정도 넣어 알약을 만든다. 하루 세 번, 한 번에 1~2그램씩 밥 먹고 한 시간 뒤에 먹거나 머리가 몹시 아플 때 먹는다.

고혈압으로 머리가 몹시 아프고 혈압 강하제를 써도 낫지 않는 환자들한테 매우 좋은 효과가 있다. 30분에서 한 시간이 지나면 효과가 나타나기 시작해서 두세 시간 안에 두통이 없어진다. 한 번 먹으면 두 시간에서 다섯 시간 동안 두통이 없어지며 대개 3일 동안 계속해서 먹으면 통증이 가벼워지고 일주일쯤 복용하면 두통이 완전히 없어진다. 90퍼센트 이상이 완전히 낫거나 효과를 본다.

🌿 복숭아씨 · 천궁 · 당귀 등

복숭아씨 · 천궁 각 10그램, 당귀 · 백작약 각 12그램, 생지황 · 숙지황 각 15그램, 홍화 8그램을 물로 달여서 먹는다. 물 1리터에 이들 약초를 넣고 물이 반으로 되게 달여서 하루 세 번에 나누어 밥 먹고 나서 먹는다. 15~18일 동안 복용하며 다른 약을 쓰지 않는 것이 좋다. 모든 종류의 두통에 잘 듣는다. 90퍼센트 이상 효험을 볼 수 있다.

🌿 천궁

천궁을 쌀 씻은 물에 하루 저녁 동안 담가 두었다가 말려 부드럽게 가루 낸다. 천궁과 꿀을 1대 6의 비율로 섞어 한 번에 3~4그램씩 하루 세 번 밥 먹기 전에 먹는다. 천궁은 진정작용이 있으므로 머리가 어지러우면서 아플 때에 특히 좋은 효험이 있다. 특히 신경쇠약으로 인한 두통에 좋다. 천궁은 한약 건재상에서 쉽게 구할 수 있다. 반드시 국산 천궁을 써야 한다.

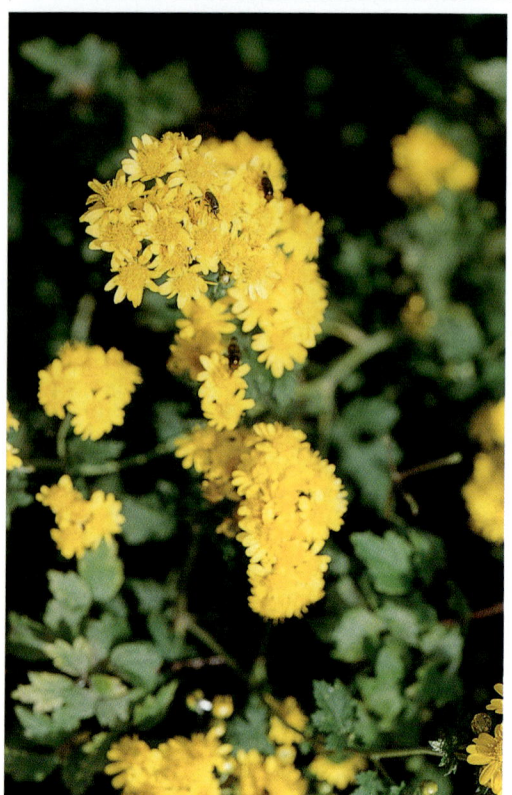

산국화. 감기로 인한 두통을 낫게 한다.

🍃 백지

백지 10~12그램을 물에 달여 하루 두세 번에 나누어 밥 먹고 나서 먹는다. 구릿대 12그램과 천궁 6그램을 달여 하루 두세 번에 나누어 밥 먹고 나서 먹어도 좋다. 여러 가지 원인으로 인한 두통에 잘 듣는다. 백지는 상당히 센 진통작용이 있고 염증을 억제하는 효과가 매우 뛰어나다.

🍃 산국화꽃

가을에 꽃이 노랗게 피는 산국화꽃 10~15그램을 물 200밀리리터에 넣고 달여 하루 세 번에 나누어 밥 먹는 중간에 먹는다. 꽃잎을 말린 후 부드럽게 가루 내어 한 번에 2~3그램씩 하루 두 번 밥 먹는 중간에 먹어도 된다. 감기로 인해 머리가 아플 때 좋다. 10월 말이나 11월 초에 까맣게 익는 산국화 씨앗을 한 번에 1~2그램씩 뜨거운 물 한 잔에 3~5분 우려내어 하루 서너 번 마셔도 된다. 거의 모든 두통에 효과를 볼 수 있다. 산국화는 머리를 맑게 하고 기억력을 좋게 하며 뇌에 혈액순환이 잘 되게 한다. 그러나 한꺼번에 너무 많은 양을 먹으면 심장 기능이 약해지고 체온이 갑자기 떨어질 수 있으므로 조심해야 한다.

🌿 도꼬마리

도꼬마리 10~15그램을 물에 달여 하루 세 번 밥 먹고 나서 먹는다. 감기로 코가 막히고 머리가 아플 때 효과가 좋다. 도꼬마리는 비염이나 축농증을 치료하는 효과가 있으므로 콧병으로 인해 머리가 아플 때 효과가 좋다. 그러나 너무 많이 쓰면 오히려 머리가 더 아플 수도 있으므로 양을 주의해야 한다.

🌿 천궁과 천마

천궁과 천마를 부드럽게 가루 내어 같은 양으로 섞어서 꿀로 알약을 만들어 한 번에 1~2그램씩 하루 두세 번 밥 먹고 나서 먹는다. 머리가 아프면서 어지러울 때 좋다. 천마는 어지럼증을 없애고 혈압을 낮추며 두통을 멎게 한다.

🌿 순비기나무 열매

순비기나무 열매 10~15그램을 물에 달여 하루 두세 번에 나누어 먹는다. 가루 내어 한 번에 4그램씩 하루 세 번 먹어도 좋다. 감기로 인한 두통에 좋다. 순비기나무 열매는 진정작용과 진통작용, 해열작용이 있어서 감기로 인하여 머리가 아픈 데 특히 좋다.

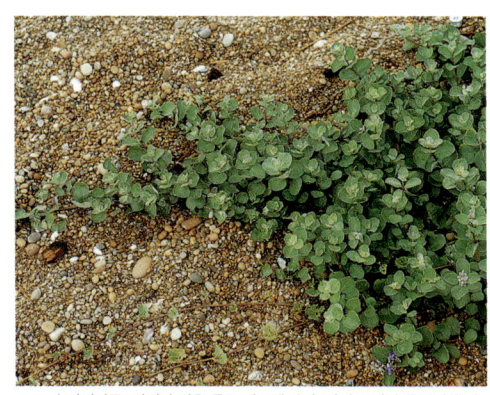

순비기나무. 열매나 잎을 두통 치료에 쓴다. 감기로 인한 두통에 좋다.

순비기나무는 우리나라 서해안이나 남해안의 바닷가 모래밭에 무리지어 흔히 자란다.

🌿 고본

고본 6~8그램을 물 300밀리리터에 넣고 10~15분쯤 달여 하루 세 번에 나누어 밥 먹고 나서 먹는다. 고본은 막힌 기를 뚫어 주고 두통을 멈추게 하는 작용이 있는데 특히 뒷머리가 아픈 데 잘 듣는다.

한눈에 보기 — 싸리나무

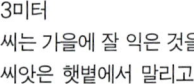

과 명	콩과
생약명	호지자胡枝子
속 명	싸리나무, 소형小荊, 모형牡荊, 형조형條, 녹명화鹿鳴花, 야합초野合草, 과산룡過山龍, 야화생野花生
분포지	나무가 별로 없는 산 양지쪽
개화기	7~8월
꽃 색	연한 보랏빛
결실기	9~10월
열 매	갈색 바탕에 짙은 무늬가 있는 신장 모양
높 이	3미터
채취시기	씨는 가을에 잘 익은 것을 채취하고 뿌리는 봄, 가을, 겨울에 채취한다.
가공법	씨앗은 햇볕에서 말리고 줄기와 뿌리는 잘게 썰어서 말린다. 줄기를 기름을 내어 쓴다.
약 효	무좀, 습진, 마른버짐, 갖가지 피부병, 기침, 폐열로 인한 기침, 두통, 고혈압, 동맥경화, 부종, 양기부족 등

모든 알레르기와 염증에는 작두콩

알레르기는 우리 몸의 면역체계가 외부에서 들어오는 각종 물질들에 대해 지나치게 민감하게 반응하여 나타나는 여러 가지 증상이다. 알레르기라고 하면 두드러기나 비염 같은 것만을 생각하기 쉬운데 알레르기로 인한 증상은 매우 다양하다. 두통, 피로, 두드러기, 피부병, 재채기, 콧물, 비염 등을 일으키기도 한다. 또 눈물이 나기도 하고 눈 아래 검은 반점이 생기기도 한다.

알레르기는 온갖 만성질병의 원인이 되는데 천식, 기관지염, 류머티스성 관절염, 당뇨병, 암, 아토피성 피부염, 편두통, 위장병, 만성피로증후군, 신장병, 녹내장, 비만증, 심장병, 우울증, 다발성 경화증 등이 그 예다. 알레르기는 특히 미국이나 유럽에서 많이 나타나며 의술이 가장 발달했다는 미국에서도 3천 5백만 명 이상이 알레르기로 고생하고 있다고 한다.

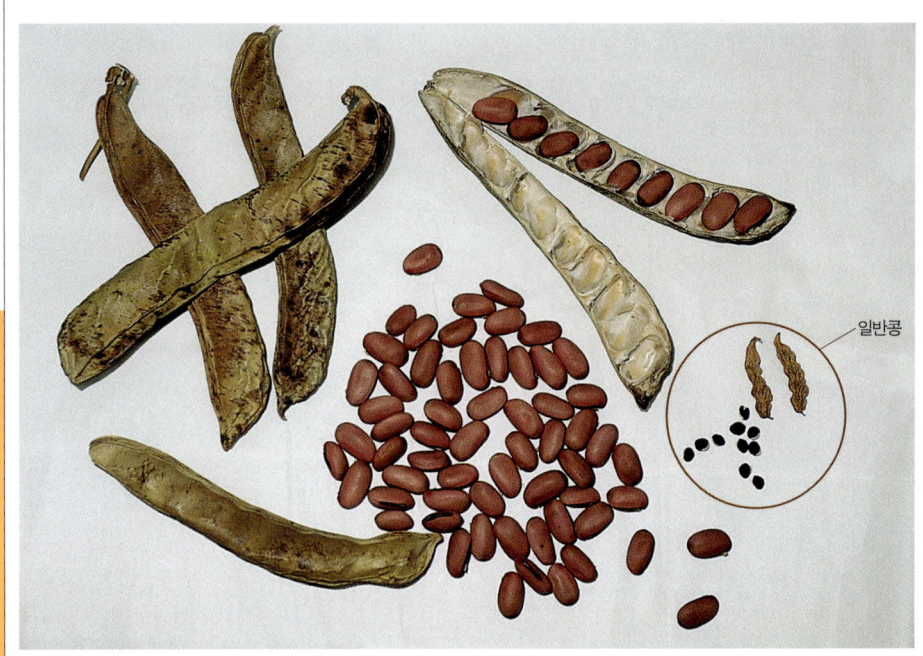

작두콩은 콩 중에서 크기도 제일 크고 약효도 높다. 축농증, 중이염, 치질, 잇몸 염증 같은 온갖 염증에 특히 좋은 효력을 나타낸다.

알레르기는 크게 환경 알레르기와 음식 알레르기로 나눌 수 있다. 환경 알레르기는 나무, 풀 같은 식물과 꽃가루로 인한 것이 가장 많다. 그밖에 먼지, 동물의 털, 화장품, 향수, 세제, 옷감, 가스, 금속, 햇빛, 열, 한기 등으로 인해 나타나는 사람도 있다. 알레르기를 잘 일으키는 음식은 밀가루, 옥수수, 달걀, 우유와 모든 유제품, 토마토, 조개, 게, 땅콩, 초콜릿, 식용색소, 화학조미료, 식품첨가제 등이다.

콩 중에 임금, 작두콩

작두콩은 콩 중에서 임금이다. 이 세상에 있는 모든 먹는 콩 중에서 크기도 가장 크고 약효도 가장 높으며 재배하기도 쉽지 않고 값도 제일 비싸다. 이름만 콩이지 실제로 콩이라고 볼 수 없는 것이 작두콩이다. 작두콩은 보통 콩보다 열 배에서 스무 배쯤 크고 꼬투리는 바나나보다 더 크며 넝쿨이 칡넝쿨처럼 길게 뻗고 잎도 칡잎 만큼 커서 사람들이 식용으로는 거의 먹지 않는다. 누구든지 한 번 보기만 하면 깜짝 놀라고 신기하게 여기는 콩이 작두콩이다.

작두콩은 콩과에 딸린 한해살이넝쿨풀이다. 잎은 달걀모양으로 된 겹잎으로 광저기 잎을 닮았으나 그보다 조금 길고 더 크다. 6~8월에 연한 붉은 색, 또는 보라색 꽃이 나비모양으로 핀다. 열매는 활 모양으로 구부러진 꼬투리로 그 모양이 작두를 닮았다 하여 작두콩 또는 도두刀豆라 부른다.

꼬투리는 끝 부분이 한쪽으로 굽어 있거나 갈고리 모양이며 꼬투리의 길이가 30센티미터쯤 된다. 꼬투리 속에는 엄지손가락 마디 하나 만큼 큰 씨앗이 10~14개 들어 있다. 작두콩은 먹는 콩 중에서는 제일 큰 콩이다. 씨앗 한 개 길이가 2~3.5센티미터, 넓이 1~2센티미터, 두께 0.5~1.2센티미터, 무게는 1.5~3그램이나 된다.

씨앗의 배꼽 길이가 씨앗 길이의 4분의 3이나 되는 것도 중요한 특징이다. 씨앗의 빛깔은 흰색, 붉은색, 까만색 등이 있는데 흰색이 약성이 높다고 한다. 본래 동남아시아의 열대지방이 원산지로 옛날에는 우리나라 남쪽지방에 더러 심었으나 요즘은 거의 심지 않아 아는 사람이 드물다. 한국전쟁 무렵에 거의 멸종되어 완전히 잊혀졌다가 요즘 건강식품으로 효과가 뛰어나다 하여 조금씩 재배하는 사람이 생겨났다. 중국에서는 양자강 이남에서 더러 심으며 일본에서도 따뜻한 지방에 더러 심는다. 중국에서도 상당히 귀한 편이어서 한 끼에 우리나라 돈으로 몇 백 만원씩 하는 최고급 요리재료로 쓴다.

작두콩은 따뜻한 남쪽지방에서 잘 자란다. 우리나라의 남부지방이 재배에 알맞고 서리가 일찍 내리는 산간지방에서는 열매가 제대로 맺지 않는다. 물 빠짐이 좋은 참흙에서 잘 자라며 3~4월에 씨앗을 심어 늦가을에 거두어들인다. 씨앗 겉껍질이 단단하고 두꺼우므로 하루쯤 물에 담가 두었다가 심어야 싹이 잘 난다. 싹이 나서 20센티미터쯤 자란 뒤에 받침대를 세워 넝쿨을 올린다. 중부지방에서는 온실 안에서 키우는 것이 좋다.

다양한 약리작용을 지닌 만능약

작두콩의 약리효과는 매우 다양하면서도 뛰어나서 만능약이라 할 만하다.

첫째, 작두콩은 비염, 축농증, 치질, 치루, 편도선염, 중이염, 갖가지 종기 등 화농성 질병에 효과가 탁월하다. 몹시 귀찮고 고통스러우며 여간해서는 잘 낫지 않으며 수술을 해도 얼마 지나지 않아 재발하곤 하는 치질이나 축농증, 중이염이 작두콩을 먹고 깨끗하게 나은 보기가 적지 않다. 작두콩에는 고름을 빼내는 작용과 함께 염증을 삭이는 작용이 매우 강하다. 치조농루는 잇몸이 곪아서 피가 나고 고름이 생기는 병으로 심하면 입 안에서 하수도 냄새 같은 썩은 냄새가 나고 이가 흔들거리다가 빠져 버리는 고약한 병이다.

치조농루를 비롯한 치주염, 치은염 같은 잇몸염증, 구내염, 편도선염 등에도 작두콩을 차로 끓여 마시면 신기하다 싶을 만큼 잘 낫는다. 피부에 생긴 뾰루지나 종기, 습진 같은 것도 작두콩으로 잘 낫는다.

둘째, 뱃속을 따뜻하게 하고 기氣를 잘 통하게 하므로 위나 장이 허냉하여 생긴 염증이나 궤양, 딸꾹질 등에 효력이 크다. 작두콩은 위와 장의 기능을 튼튼하게 하여 구토, 복통, 설사, 변비를 모두 낫게 한다. 뱃속이 더부룩하고 소화가 잘 되지 않을 때나 뱃속이 허냉하여 딸꾹

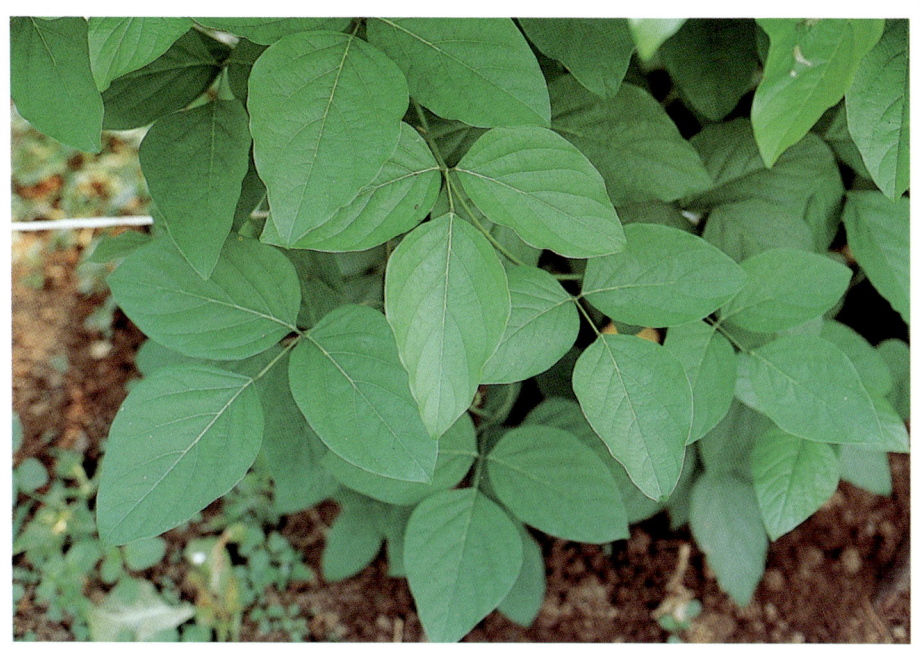

작두콩 잎. 잎 하나가 칡잎만큼이나 크다. 잎과 줄기, 뿌리도 약으로 쓸 수 있다.

질이 날 때, 고질적인 설사나 변비에 작두콩을 차로 끓여 먹거나 가루 내어 먹으면 잘 낫는다.

　작두콩은 몸을 따뜻하게 데워 주는 작용이 있다. 냉증은 온갖 질병의 원인이 된다. 관절염, 신경통, 산후통, 치질, 뱃속의 덩어리, 소화불량, 대장염 등 많은 질병이 몸을 차갑고 습하게 한 것과 대개 관련이 있다. 작두콩은 몸이 차갑게 해서 생긴 여러 질병, 특히 위장이 허냉하여 생긴 질병을 치료하는 데 탁월한 효능이 있다.

　셋째, 신장의 기능을 튼튼하게 한다. 작두콩은 신장이 허약해서 생기는 요통, 발기부전, 유정, 정력감퇴 등에 효과가 높다. 콩팥이 허약해서 생긴 요통에는 돼지 콩팥에 작두콩을 넣고 푹 고아서 복용하면 요통도 낫고 정력도 강해진다. 돼지 콩팥과 작두콩은 다같이 신장기능을 강하게 하는 작용이 있다. 임신한 여성의 요통에도 작두콩을 넣어 달인 돼지 콩팥을 먹으면 효과가 좋다.

넷째, 어혈을 삭이고 혈액순환을 좋게 하며 피를 살리는 작용이 있다. 심하게 부딪히거나 멍이 시퍼렇게 든 데, 죽은 피가 뭉쳐 있는 데, 타박상 등에 작두콩을 달여 먹거나 가루 내어 붙이면 효과가 신통하다.

다섯째, 변비와 비만을 치료하는 효과가 높다. 작두콩은 기氣를 밑으로 끌어 내리고 장의 기능을 튼튼하게 하여 변비를 없애고 오줌을 잘 나가게 한다. 작두콩을 오래 복용하면 살결이 고와지고 기미가 없어지며 몸 속의 지방질이 분해되어 빠져 나오므로 비만증이 낫는다. 오래되고 잘 낫지 않는 변비에도 효과가 크다. 변비가 없어지면서 변비로 인한 두통, 생리통, 피부병 등이 낫고 살결이 고와진다.

뛰어난 항암효과와 온갖 난치병의 명약

작두콩은 쥐눈이콩, 돌콩과 함께 콩 중에서 약효가 가장 높은 콩이다. 음식재료이기도 하면서 온갖 난치병에 두루 위력을 발휘한다. 특히 작두콩으로 담근 간장이나 된장, 고추장 같은 발효식품은 갖가지 암, 궤양, 염증, 치질, 심장병, 신장병, 간장병 등 온갖 난치병에 천하의 명약이라 할 만하다.

작두콩의 약성에 대해 〈동의학사전〉에는 다음과 같이 적혀 있다.

"맛은 달고 성질은 따뜻하다. 위경, 대장경에 작용한다. 중초를 따뜻하게 하고, 기를 내리며 신장의 기운을 보한다. 허한으로 인한 딸꾹질, 게우는 데, 헛배 부른 데, 신허요통, 가래가 나오면서 기침을 하는 데 쓴다."

작두콩은 약리실험에서 종양 치료에 좋은 효과가 있는 것으로 밝혀졌다. 하루 9~15그램을 부스러뜨려 달여 먹거나 약간 거무스름하게 볶아 가루 내어 먹는다. 작두콩깍지는 게우는 데, 딸꾹질, 이질, 타박상에 쓴다.

중국에서도 작두콩을 식용으로 쓴 지는 그리 오래지 않다. 명나라를 세운 주원장의 다섯째 아들인 주체가 1406년에 펴낸 〈구황본초救荒本草〉에 구황식품으로 처음으로 작두콩을 소개하고 있다. 이시진의 〈본초강목本草綱目〉에는 풋것을 삶아 먹거나 된장을 담가 먹는데 돼지고기나 닭고기와 같이 먹으면 맛이 좋다고 했다. 당나라 때의 책인 〈유양잡저酉揚雜著〉에는 작두콩을 협검두挾劍豆라 하여 먹을 수도 있다고 했다.

멕시코에서는 기원전 3천 년 전부터 식용했다는 기록이 있는데 남미에 자라는 작두콩은 우리나라에 있는 것과는 다른 품종이다.

작두콩의 약성에 대한 〈중의학사전〉의 기록을 옮기면 다음과 같다.

"맛은 달고 성질은 따뜻하다. 중초를 따뜻하게 하고 신장을 튼튼하게 하고 원기를 돋운다. 허한으로 인한 딸꾹질을 고치고 구토와 속이 치미는 것을 치료한다. 배가 불러오는 것과 신장이 허약해서 오는 요통, 기침, 가래를 치료한다. 하루 9~15그램을 달여서 먹거나 까맣게 태워 가루 내어 복용한다. 위열이 성한 사람은 신중하게 복용해야 한다."

작두콩 씨앗에는 우레아제, 혈구응집소, 글루코시다제, 카날린, 나바린 등의 아미노산과 녹말, 단백질, 기름 성분 그리고 비타민 A, B_1, B_2, B_3, C 등이 들어 있어서 영양이 매우 풍부하다. 특히 혈구응집소는 콘카나발린 A 등 여러 가지의 글로블린 성분으로 되어 있는데 이 성분은 암세포를 억제하는 작용이 있어 관심의 대상이 되고 있다.

작두콩의 혈구응집소는 암세포나 여러 가지 발암물질로 인하여 생긴 비정상적인 세포를 한 군데로 모이게 하여 그 활성을 억제하지만 정상적인 세포에는 전혀 자극을 주지 않는다. 작두콩에 들어 있는 혈구응집소와 보리길금 그리고 보통 콩에 들어 있는 당단백은 모두 암세포를 억제하는데 그 중에서 작두콩의 혈구응집소가 억제효과가 가장 높다. 시험관 실험에서 작두콩 혈구응집소를 암세포와 같이 배양했더니 24시간 만에 95퍼센트의 암세포가 녹아 없어졌다고 한다.

또 흰 생쥐의 뱃속에 암세포를 주입한 다음 한 시간, 2일, 5일 만에 작두콩 혈구응집소 1밀리그램을 주사했더니 각각 70퍼센트, 50퍼센트, 20퍼센트 암세포를 억제했다는 기록이 있다. 혈구응집소는 보통 콩에도 들어 있는 성분인데 적혈구를 엉기게 하여 세포의 성장을 저해하는 까닭에 인체에 해로운 물질로 알려져 있다. 그러나 작두콩에 들어 있는 혈구응집소는 암세포를 억제할 뿐만 아니라 다른 식물의 혈구응집소가 만들어 낸 독성을 해독하는 작용까지 한다는 것이다.

작두콩에는 비타민이 보통 콩보다 훨씬 많이 들어 있다. 비타민 B_1은 보통 콩의 세 배, B_2는 다섯 배, 나이아신은 네 배나 들어 있다. 또 보통 콩에는 들어 있지 않은 비타민 A와 C도 매우 풍부하다. 이처럼 많은 영양물질이 갖가지 난치병에 효과를 발휘하는 것으로 생각된다.

작두콩을 식품이나 약으로 이용하기

작두콩은 맛이 담담하여 먹기가 좋다. 차로 끓이면 구수한 맛이 난다. 특히 볶아서 끓이면 맛이 더욱 좋다. 중국 남부지방에서 작두콩으로 간장이나 된장을 담그고 덜 익은 것을 기름에 튀기거나 볶아서 먹는다. 작두콩을 복용하는 방법에는 여러 가지가 있다. 날것을 그대로 먹을 수도 있고 볶아서 먹기도 하며 가루 내어 먹을 수도 있고 검게 태워서 가루 내어 먹을 수도 있다. 작두콩뿐만 아니라 콩깍지나 뿌리 등도 다같이 약으로 쓴다.

치질이나 탈항, 타박상, 종기 같은 외과질환에는 작두콩 가루를 복용하면서 아픈 부위에 가루를 뿌리거나 달인 물로 자주 씻어 준다. 잇몸염증, 치조농루, 구내염 등에는 작두콩 가루로 입가심을 하거나 양치질을 한다. 피부병에는 달인 물로 목욕을 하는 방법도 있다.

먹는 양은 하루 10~15그램을 하루 서너 번에 나누어 복용한다. 처음부터 많은 양을 먹으면 과민반응이 나타날 수도 있으므로 처음에는 3~4그램씩 복용하다가 차츰 양을 늘려 나가는 것이 좋다. 두드러기가 나거나 몸이 붓거나 할 때에는 2~3일 복용을 중지하거나 양을 줄여서 복용하여 차츰 몸의 상태를 보아 가며 양을 늘린다.

작두콩을 복용하여 효과가 나타나는 속도는 질병과 사람에 따라 각기 다르다. 치조농루나 치은염, 구내염에는 효과가 빨라서 대개 일주일에서 한 달쯤이면 낫고 치질이나 축농증, 중이염 등은 3~6개월 꾸준히 복용하는 것이 좋다.

작두콩은 효과가 매우 빠른 편이어서 심한 치질이나 축농증, 중이염이 10일이나 20일 만에 깨끗하게 나아버린 예도 적지 않다. 신장이 나빠서 오는 요통, 관절염, 신경통, 뱃속이 차가워서 생긴 소화불량, 변비, 비만, 장염, 장궤양 등에는 3~6개월 이상 꾸준히 복용해야 한다.

작두콩은 염증을 삭이고 어혈을 풀며 고름을 빼내는 등의 약리작용도 탁월하지만 원기를 북돋아 주는 보약으로서의 효능도 높다. 남녀노소 어떤 사람이 먹든지 부작용이 없고 또 오래 먹을수록 좋다. 이상적인 식품인 동시에 약이라 할 수 있다. 게다가 뿌리, 꼬투리, 줄기 등을 다같이 약으로 쓰므로 버릴 것이 하나도 없다.

이처럼 작두콩은 단방으로도 여러 난치병에 기이한 효력을 발휘하지만 생강, 어성초, 겨우살이, 삼백초, 백출, 오갈피, 당귀, 짚신나물 등과 함께 쓰면 효력이 더욱 높다. 짚신나물과 같이 쓰면 갖가지 암, 장염, 폐질환으로 인한 출혈, 위궤양으로 인한 출혈 등에 효과가 높고 삼백초와 같이 쓰면 뱃속에 있는 덩어리, 암, 신장질환, 간장질환, 정력감퇴 등에 아주 좋다. 어성초와 같이 쓰면 축농증, 치질, 중이염, 치조농루 등에 효과가 빠르고 백출과 같이 쓰면 위염, 위궤양, 소화불량 등에 특효가 있으며 겨우살이와 같이 쓰면 갖가지 암, 동맥경화, 고혈압, 심장질환 등에 효과가 더욱 빠르다.

🌿 작두콩을 약으로 이용하는 방법

- 딸꾹질에는 작두콩을 가루 내어 하루 8~12그램씩 따뜻한 물로 먹는다.
- 백일기침에는 작두콩 열 개를 감초 3~4그램과 함께 물 1리터에 넣고 700밀리리터쯤 되게 약한 불로 달여서 그 물을 하루 세 번 나누어 마신다.
- 콩팥 기능이 허약해서 생긴 요통에는 작두콩 몇 개를 돼지 콩팥 속에 넣고 작두콩 잎으로 싸서 푹 쪄서 먹는다.
- 축농증이나 비염에는 묵은 작두콩을 은은한 불에 볶아서 가루 내어 술과 함께 하루 10그램씩 먹는다.
- 어린이의 산기(고환이 커지는 병)나 방광염에는 작두콩을 가루 내어 한 번에 5그램씩 물에 타서 먹는다.

🌿 작두콩을 식품으로 이용하는 방법

- 작두콩차 : 작두콩을 약간 거뭇거뭇한 정도로 볶아 가루로 만들어

두고 뜨거운 물에 3~5그램씩 타서 마신다. 흑설탕이나 꿀을 넣어 마셔도 좋다. 아니면 작두콩 깍지나 작두콩을 볶아 그냥 달여 마셔도 된다.

- 작두콩 장국 : 된장국이나 청국장국 같은 국이나 찌개에 작두콩 가루를 10그램쯤 섞어서 먹는다. 맛도 좋고 병도 고칠 수 있다.
- 작두콩 된장 · 간장 : 작두콩을 메주로 쑤거나 청국장처럼 띄워 간장을 담근다. 죽염과 유황을 먹여 키운 오리, 마늘 등을 같이 넣고 담근 간장은 온갖 질병을 고치는 식품인 동시에 약이 된다. 작두콩에는 소화효소가 많이 들어 있어 소화가 잘 된다.
- 작두콩술 : 작두콩을 꺼멓게 볶아서 도수가 높은 소주에 넣고 뚜껑을 잘 봉한 뒤 하루쯤 두었다가 걸러서 보관해두고 수시로 마신다. 작두콩 분량의 3~4배쯤 술을 부으면 된다. 작두콩 깍지도 똑같은 방법으로 술로 담그면 진한 황갈색 빛깔에 향기도 진한 술이 된다.
- 작두콩고물 : 작두콩을 볶아 가루 내어 인절미나 떡에 묻혀 먹는다. 맛도 괜찮고 병을 고치는 데 도움이 된다.

토종약초로 코 알레르기와 콧병 고치기

축농증, 비후성 비염, 코막힘, 코피가 나는 것, 코 안에 군살이 생긴 것, 코 안에 물혹이 생긴 것 등이 모두 콧병이다. 냄새를 잘 맡지 못하고 지능이나 기억력이 떨어지고 머리가 아프며 답답한 것이 주요 증상이다.

🌿 황련

모든 콧병에는 황련 3그램을 물 한 잔(200밀리리터)에 넣고 유리그릇이나 오지그릇에 넣고 끓인다. 물이 반으로 줄어들면 죽염을 3그램쯤 넣는다. 물의 양이 5~10밀리리터쯤 되면 식혀서 가라앉힌 다음 윗물을 안약병 같은 작은 병에 넣어 두고 쓴다. 잠자기 전에 누워서 콧속에 한두 방울씩 넣는다.

숨을 쉬다가 약이 목구멍으로 넘어가면 맛이 매우 쓴데 뱉어 내지 말고 그대로 삼키는 것이 좋다. 약을 넣고 나면 대개 따갑고 아프지만 2~3분 지나면 괜찮아진다. 코 안의 염증이 다 나으면 그 뒤에는 약을 넣어도 아프지 않다. 빠르면 2~3일, 늦으면 한두 달쯤 지나면 낫는다. 황련은 우리나라 모든 지방의 산 속 물가에 더러 자란다.

🌿 산목련나무 꽃과 속껍질

산목련은 우리나라의 아무 산에서나 흔하게 자라는 중간키나무다. 초여름에 큼지막하고 좋은 향기가 나는 흰 꽃이 핀다. 꽃이 피기 전의 꽃봉오리 모양이 붓끝을 닮았다고 하여 목필木筆이라고도 한다.

비염에는 이 꽃봉오리로 한쪽 코를 막고 잠을 자거나 산목련나무 껍질을 곱게 가루 내어 콧속에 조금씩 넣는다. 산목련나무 속껍질을 물로 진하게 달여서 그 물을 콧속에 하루 두세 번 코 안에 넣어 주는 한편 30~40그램에 물 1리터를 붓고 절반이 되게 달여서 하루 세 번에 나누어 밥 먹기 전에 마신다.

산목련 꽃 50그램을 짓찧어 알코올에 3일 동안 담가 두었다가 거른다. 이것을 약한 불로 졸여 걸쭉하게 만든 다음 바셀린 100그램을 넣고 고루 섞어서 연고처럼 만든다. 이 연고를 솜에 묻혀서 코 안에 두세 시간 넣어 두었다가 빼낸다. 하루 한 번 또는 하루 걸러 한 번씩 코

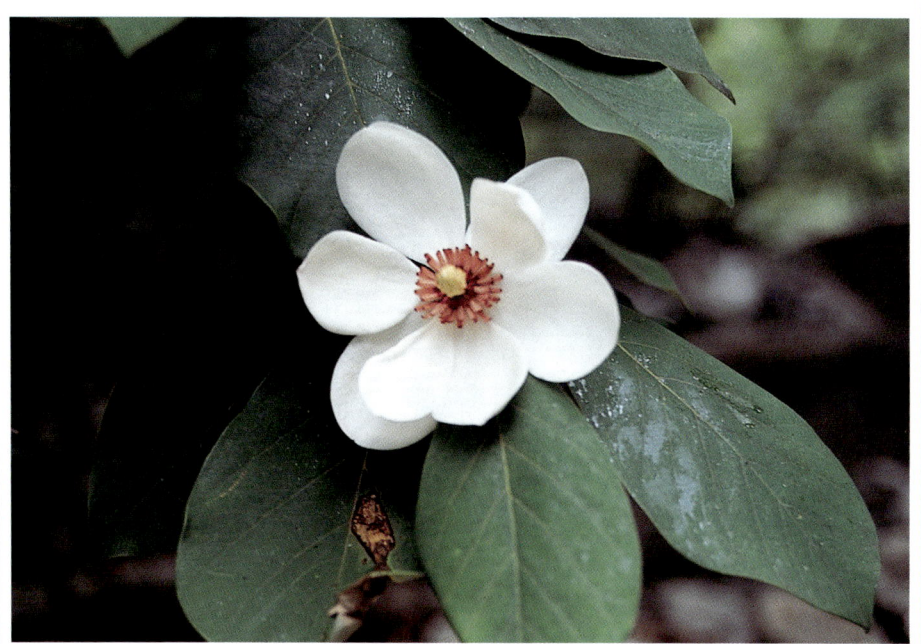

산목련 꽃. 옛날부터 비염이나 축농증 치료약으로 이름이 높다.

에 넣는다. 10~20일 가량 치료하면 낫는다.

🌿 도꼬마리 씨

도꼬마리는 들이나 묵은 밭 같은 데에 흔히 자라는 한해살이풀이다. 비염이나 축농증뿐만 아니라 두통, 모든 종류의 피부병에도 매우 좋은 효과가 있다.

도꼬마리 씨를 부드럽게 가루 내어 95퍼센트 알코올에 12일 동안 담가서 가라앉혔다가 꺼내서 말린 후 꿀로 반죽하여 알약을 만든다. 이 알약을 한 번에 1~2그램씩 하루 세 번 먹는다. 2~4주

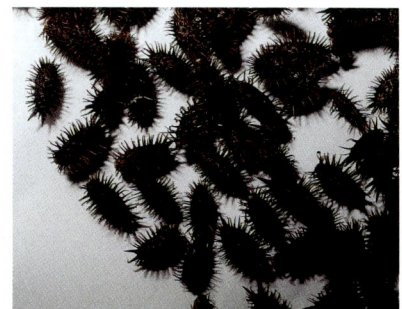

가시가 붙어 있는 도꼬마리 열매. 축농증, 비염에 좋다.

일 동안 먹으면 비염이 낫는다.

인동꽃·도꼬마리 씨 각 15그램, 대극 10그램, 감국·황금 각 9그램, 백지·불로 구운 감초 각 5그램을 하루 양으로 하여 물로 달여서 하루 두세 번에 나누어 먹는다. 10일 복용하고 2~3일 쉬었다가 다시 10일 동안 복용한다. 95퍼센트 이상이 낫거나 효험을 본다.

황백·황금·백지 각 60그램, 도꼬마리 씨·덜 익은 오이를 따서 말린 것 각 120그램을 모두 가루 내어 한 번에 9~15그램씩 하루 두세 번 따뜻한 물로 먹는다. 10~30일 동안 먹으면 급성비염은 100퍼센트 낫고 만성은 90퍼센트 이상 치유된다.

🌿 **돌복숭아나무 잎**

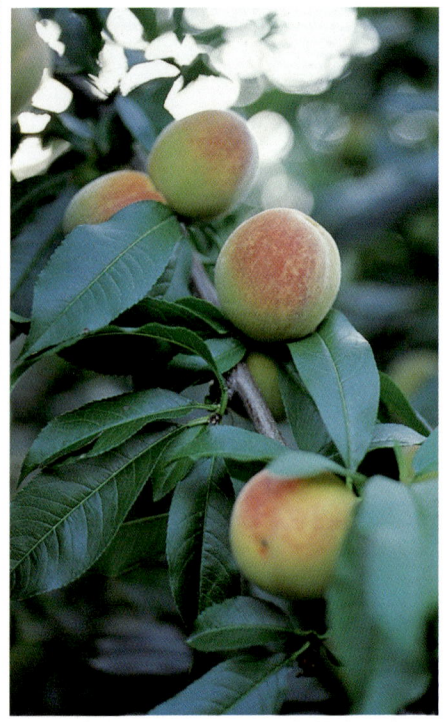

돌복숭아. 잎은 비염과 축농증에 신기하다고 할 만큼 잘 듣는다.

야생 돌복숭아나무의 어린 가지에 달린 잎을 뜯어서 손으로 주물러 솜뭉치처럼 만든 다음 코 안에 밀어 넣는다. 10~20분 지나면 많은 양의 콧물이 나오는데 그때 뽑아 버린다. 하루 네 번씩 일주일 동안 치료한다. 모든 비염과 축농증에 신기하게 잘 듣는다. 90퍼센트 이상이 치유된다. 야생 돌복숭아나무는 비염 외에 부종, 복수가 찬 데, 임파선 질병, 간경화증 같은 여러 질병에 효과가 매우 좋다. 봄

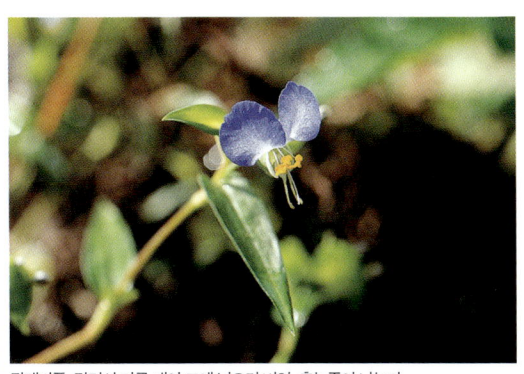

달개비풀. 말려서 가루 내어 코에 넣으면 비염, 축농증이 낫는다.

이나 여름에 복숭아나무에 상처를 내면 끈적끈적한 진이 많이 나오는데 이 진을 받아서 뜨거운 물에 풀어 마시면 기력이 세어질 뿐만 아니라 살결이 고와지고 몸이 가벼워지며 무병장수한다.

🍃 달개비풀

달개비풀을 말려서 가루로 만들어 하루 0.2~0.3그램씩 코 안에 불어 넣는다. 물을 약간 적신 솜뭉치에 달개비풀 가루를 묻혀서 코 안에 넣어 두었다가 20~30분이 지나서 빼내는 방법도 있다. 달개비풀은 닭의장풀이라고도 하며 산이나 들에 몹시 흔하게 자란다. 여름철에 꽃이 파랗게 피며 이 꽃을 짓찧어 즙을 내면 파란 잉크 빛깔이 된다. 여러 해 전에 이 풀이 당뇨병에 특효약이라고 하여 널리 유행했다. 온갖 열병과 염증질환에 탁월한 효과가 있지만 성질이 몹시 차므로 많이 먹거나 오래 먹어서는 안 된다. 그러나 열병 환자나 소양체질의 당뇨병에는 더할 나위 없는 신약이다.

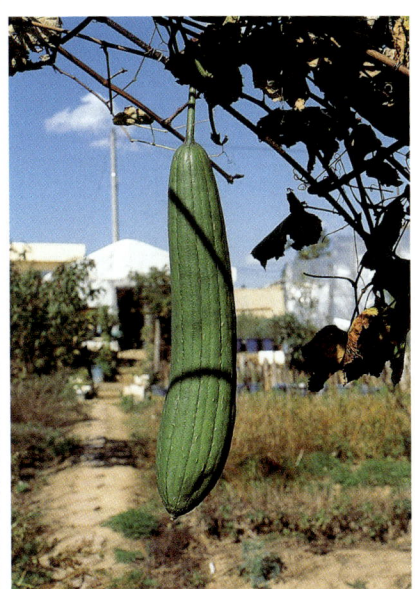

수세미오이. 물로 달여서 먹으면 비염, 축농증에 좋은 효과가 있다.

🍃 수세미오이

수세미오이를 10~15그램씩 물로 달여 하루 한 번 먹는다. 한두 번 먹은 뒤부터 콧물이 많아지기 시작하여 대개 약간 어지럼증을 느끼게 되다가 곧 없어진다. 5~10번 먹는다. 또는 수세미오이를 가루 내어 하루에 0.2~0.3그램씩 먹어도 된다. 일주일쯤 지나면 70퍼센트 이상이 낫는다.

한눈에 보기

작두콩

과 명	콩과
생약명	도두刀豆
속 명	칼콩, 작두콩, 협검두挾劍豆
분포지	경기 이남에서 재배
개화기	8월
꽃 색	연한 붉은색, 또는 흰색
결실기	9~10월
열 매	붉은색, 또는 흰색의 길이 1.5센티미터쯤 되는 신장 모양. 길이 30센티미터, 폭 5센티미터의 작두 모양으로 생긴 깍지에 들어 있다
높 이	3~5미터 자라는 한해살이 덩굴식물
채취시기	가을에 익은 씨앗을 채취
가공법	햇볕에 말려 쓴다
약 효	비염, 축농증, 중이염, 잇몸염증, 치질, 심장병, 부종, 신장이 약해서 생긴 요통, 위암, 식도암, 대장암 등

수은 중독과 공해독의 해결사 청미래덩굴

　요즘 사람의 몸은 거의 모두가 수은에 오염되어 있다. 또 요즘 발생하는 갖가지 암이나 당뇨병 같은 만성병의 중요한 원인 중의 하나가 수은 중독이라고 할 수 있을 만큼 수은은 사람의 건강에 치명적인 피해를 입히는 물질 중에 하나다.

　치과병원에서 쓰는 치과용 수은 아말감은 대부분이 은과 다른 금속을 넣고 수은 50퍼센트를 넣어서 만든 것이다. 치과에서는 이것을 흔히 '은'이라는 어울리지 않는 이름으로 부른다. 세계보건기구에서는 단 한 개의 치아에도 아말감 합금을 씌우면 하루 3~17마이크로그램(mcg)의 수은이 몸 속에 축적될 수 있다고 경고했다. 수은은 음식을 먹을 때마다 천천히 녹아 나와서 몸 안에 축적되어 온갖 질병을 일으킨다. 치과용 합금이 주는 피해가 심각하므로 독일에서는 1992년부터 수은이 들어간 합금의 사용을 금지하는 법률을 제정했고, 스웨덴 정부는 치과질환 치료비의 50퍼센트를 보조해 주면서까지 수은이 들어간 합금을 다른 안전한 물질로 바꾸고 있다.

수은 중독은 만성피로, 면역기능 저하, 류머티스성 관절염, 신부전증, 폐렴, 간염, 간경화증, 알레르기, 두통, 잇몸질환, 소화불량, 식욕부진, 기억력 저하, 치매, 뇌성마비, 암, 피부병, 말초신경장애, 침을 흘리는 것, 운동신경실조, 청각상실, 중풍, 손발마비 등 온갖 질병의 원인이 되는 것으로 알려져 있다.

수은 중독의 대표적인 사례는 일본에서 발생한 미나마따병이다. 일본 구마모또 현에 있는 신일본질소주식회사에서는 플라스틱을 만들 때 촉매로 사용하는 수은을 1950년 무렵부터 근처의 바다로 내보냈다. 1950년대 말부터 이 지역에서 이상한 신경장애 증상을 호소하는 사람들이 늘어나기 시작하여 1985년까지 437명이 목숨을 잃었다.

그 원인은 방류한 수은을 미생물이 분해하여 더욱 독성이 강한 메틸수은 상태가 되어 먹이 사슬의 법칙에 따라 생선과 어패류의 몸에 농축되었고, 이것을 사람들이 먹었기 때문이다. 수은에 중독되면 손발이 마비되어 걸음을 제대로 걸을 수 없거나 손을 움직일 수 없게 되고 결국에는 중추신경계통에 심각한 이상이 생겨서 목숨을 잃는다.

어느 의사는 온갖 만성질병에 시달리는 사람들한테 치아의 아말감 합금을 빼 버리고 수은이 들어 있지 않은 합금으로 바꾸게 했더니 85퍼센트가 질병이 완전히 나았다고 한다.

또 어느 한 통계를 보면 암환자의 98퍼센트가 치아에 수은이 든 합금을 입힌 사람이었으며, 수은 합금을 떼 버리자 치료율이 훨씬 높아졌다고 하였다. 수은 중독이 직접적인 암의 원인이라고 주장하는 학자도 적지 않다. 암세포가 수은 원자를 중심으로 모여들어 자라기 시작한다는 것이다.

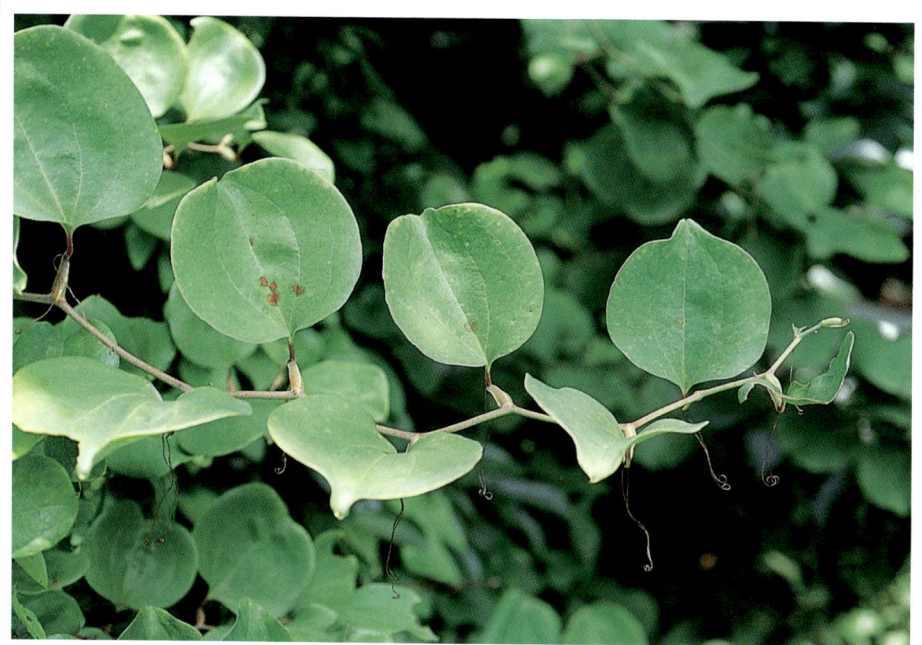

청미래덩굴. 수은독을 풀어주고 암세포를 죽이며 소변을 잘 나가게 하는 효력이 있다. 잎을 짓찧어 화상에 붙이면 흉터가 남지 않고 낫는다.

이처럼 심각한 수은중독을 푸는 토종약초가 바로 청미래덩굴이다.

야산에 널려 있는 보물 청미래덩굴

청미래덩굴은 우리나라 산야에 흔히 자라는 백합과에 딸린 덩굴성 떨기나무다. 두껍고 번쩍거리는 잎이 인상적이고 가을철에 빨갛게 익는 열매가 아름다우므로 요즘 꽃꽂이 재료로 인기를 얻고 있다. 열매는 약간 단맛이 있어서 아이들이 따서 먹기도 하는데 살이 적고 씨앗이 많아 먹기가 불편하고 맛도 별로 없다.

잎은 넓은 달걀꼴로 두껍고 진한 녹색이며 윤이 반짝반짝 난다. 시골 사람들은 부드러운 잎을 살짝 데쳐서 참기름으로 무쳐서 먹기도 한다. 줄기는 철사처럼 매우 억세며 가시와 덩굴손이 있고 1~3미터쯤 덩굴로 뻗는다. 메마르고 돌이 많은 야산에 무더기를 이루며 자란다. 꽃은 노란색을 띤 녹색으로 늦은 봄철에 조그맣게 핀다. 가을에 굵은 콩알만 하고 둥근 열매가 빨갛게 익는다.

 뿌리는 상당히 굵고 크며 목질이어서 딱딱하다. 겉은 갈색이고 속은 담홍색이며 혹처럼 뭉친 덩이뿌리가 연달아 달리며 맛은 쓰고 떫다. 수십 년이나 수백 년쯤 묵은 것도 더러 발견되는데 이런 것은 뿌리 길이가 4~5미터쯤 되고 무게도 10킬로그램이 넘게 나간다. 바위 틈 사이, 땅 속 깊이 뿌리를 내리므로 여간해서는 캐내기가 어렵다. 이 굵고 딱딱한 뿌리를 가을철이나 이른 봄철에 캐어 잔뿌리를 다듬어 버리고 잘게 썰어서 그늘에서 말려 약으로 쓴다.

 청미래덩굴은 암나무와 수나무가 서로 다른 포기인 암수딴그루식물이다. 암나무에서만 열매가 달리고 수나무에서는 열매가 달리지 않으며 암나무의 뿌리가 더 통통하게 살이 찐다.

 청미래덩굴은 이름이 많다. 경상도에서는 명감나무라고 부르고, 황해도에서는 매발톱가시, 강원도에서는 참열매덩굴, 전라도 지방에서는 명감나무, 종가시덩굴, 요즘 꽃가게에서는 흔히 멍개나무나 망개나무로 부른다. 한자로는 토복령土茯苓, 또는 산귀래山歸來라고 쓴다.

 복령은 소나무 뿌리에 기생하는 균이 혹 모양으로 자라 부풀어 오른 것을 가리키는데 청미래덩굴의 뿌리가 소나무의 복령을 닮았으므로 토복령이라 부르는 것이다. 그러나 중국의 여러 의학책에 적혀 있는 토복령이라는 식물과 우리나라에 자라는 청미래덩굴은 서로 완전히 다른 식물이다.

 우리나라 어느 지방에나 흔히 자라는 편인데 깊은 산 속보다는 야산에 많으며 특히 전라남북도와 경상남북도의 바닷가 메마른 야산 같은 곳에 많다. 일본에서는 이 나무를 '사루도리 이바라' 라고 부른다.

원숭이를 잡는 가시덤불이란 뜻이다. 가시가 억세고 날카로워서 원숭이뿐만 아니라 사람도 이 나무의 가시에 걸려 상처를 입거나 옷이 찢어지는 일이 흔하다.

산귀래라는 한자 이름은 중국 진나라의 시인 도연명의 '귀거래사歸去來辭'를 연상하게 하는 이름이다.

청미래덩굴에는 병에 걸려 다 죽게 된 사람이 깨끗하게 나아 산에서 돌아왔다는 전설이 있다.

옛날 어떤 사람이 부인 몰래 바람을 피우다가 매독에 걸려 죽을 지경에 이르렀다. 아내는 남편이 미워서 하인을 시켜 업어다 산에 버렸다. 남편은 허기가 져서 먹을 것을 찾아 산을 헤매다가 청미래덩굴을 발견하고 그 뿌리를 부지런히 캐서 먹었더니 자기도 모르는 사이에 매독이 다 나아 버렸고 몸도 건강해졌다. 그는 잘못을 뉘우치고 집으로 돌아왔고 다시는 아내 몰래 못된 짓을 하지 않았다고 한다. 그 뒤부터 사람을 산에서 되돌아오게 했다고 해서 이 나무 이름을 '산귀래'라고 부르게 되었다고 한다.

청미래덩굴 뿌리는 상당히 굵고 크다. 옛날 우리나라나 중국에서 흉년이 들었을 때 구황식품으로 흔히 먹었다. 녹말이 많이 들어 있어서 충분히 식량 대신 먹을 수 있다. 신선이 먹다가 남겨 놓은 음식이라 해서 선유량仙遺糧이라고도 하고, 또 넉넉한 요깃거리가 된다 하여 우여량禹餘量이라 부르기도 한다. 우여량이라는 이름은 옛날에 우씨라는 사람이 흉년이 들어 굶어죽을 지경이 되어 산으로 올라가 청미래덩굴 뿌리를 캐어 먹고 살았는데 식량을 하고도 남아서 남은 것을 버렸다고 하여 생긴 이름이다.

뿌리를 캐서 잘게 썰어 2~3일 동안 물에 담가 쓴맛을 뺀 다음 쌀이나 다른 곡식에 섞어서 밥을 지어 먹거나 떡을 만들어 먹는데 그런 대로 먹을 만하다. 청미래덩굴 뿌리에는 떫은 맛이 있어서 오래 먹으면 변비가 생겨 고생하는 수가 있다. 이럴 때에는 쌀뜨물과 같이 끓여서 먹으면 변비가 생기지 않는다.

🍃 수은 중독을 푸는 최고의 명약

청미래덩굴은 수은이나 니켈, 카드뮴 같은 중금속 독을 비롯한 온갖 독을 푸는 작용이 있다. 특히 수은 중독을 푸는 데 최고의 명약이라 할 만하다.

몸 안에 축적되어 있는 수은중독을 풀려면 청미래덩굴 뿌리 15~30그램에 물 한 되를 붓고 물이 반으로 줄어들 때까지 달여서 하루 세 번에 나누어 마시면 된

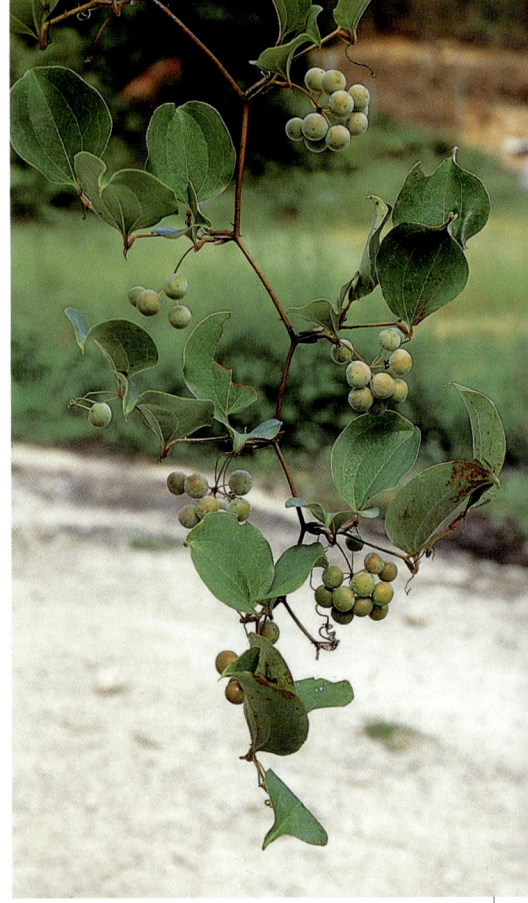

청미래덩굴의 덜 익은 열매. 청미래덩굴은 온갖 성병에 좋은 효과가 있다.

다. 맛은 담담하면서도 약간 시금털털한 맛이 난다. 청미래덩굴 뿌리를 달인 물을 마시면 소변이 많이 나오는데 이 소변에 섞여 나오는 수은의 양을 측정해 보면 몸 안에 얼마나 많은 수은이 축적되어 있는지를 알 수 있다. 청미래덩굴 뿌리 달인 물을 3~7일쯤 마시면 웬만한 수은 중독은 풀린다.

요즘은 거의 모든 사람이 수은으로 오염되어 있으므로 청미래덩굴의 잎과 뿌리를 늘 조금씩 달여 마시면 수은 중독을 풀고 예방할 수

있다. 청미래덩굴을 달인 차를 열심히 마시는 것만으로도 만성질환자의 상당수가 병이 완치되거나 호전될 수 있을 것이다.

🌿 매독 등의 성병에 특효

청미래덩굴 뿌리를 오래 복용하면 정력이 세어지고 얼굴빛이 고와지며 오래 산다고 한다. 옛날에 나라가 망하여 산으로 도망친 선비들이 청미래덩굴 뿌리를 양식으로 삼는 일이 흔했다.

청미래덩굴 뿌리는 성병 치료에 효과가 뛰어나다. 중국 명나라 때의 본초학자 이시진이 지은 〈본초강목〉에 "요즘 여자를 좋아하는 사람이 많아 매독 같은 성병이 많이 유행하고 있다. 약을 써서 고친 뒤에 자주 재발하곤 하므로 오래 고생을 하게 되는데 이럴 때 청미래덩굴 뿌리를 쓰면 효과가 좋다"고 적혀 있다. 청미래덩굴은 매독뿐만 아니라 임질, 태독, 악창 등에 두루 효과가 있다.

초기 매독이나 임질에는 청미래덩굴만을 달여 먹는 것으로 큰 효험을 볼 수 있다. 매독으로 의심이 갈 정도이거나, 매독 균이 잠복되어 있는 상태이거나, 겉으로 심하게 드러나지 않을 때에는 청미래덩굴 뿌리 30~60그램에 물 한 되를 붓고 물이 반으로 줄어들 때까지 약한 불로 달여서 2개월쯤 복용하면 대개 좋은 효과를 본다. 어린이나 청소년의 선천성 매독에는 청미래덩굴 뿌리 30그램에 인동꽃·생지황·백선 뿌리껍질·감초 각 10그램을 넣고 달여서 하루 세 번에 나누어 마신다. 매독으로 인한 여러 증상이 없어질 뿐만 아니라 혈청검사에서도 매독균이 나타나지 않게 된다.

청미래덩굴 뿌리에는 사포닌이 4퍼센트쯤 들어 있으며 이 사포닌 성분이 몸 안에 있는 물기를 내보내고 독을 풀며 열을 내리고 소변을 잘 나가게 하며 피를 맑게 하는 등의 약리작용을 한다. 이 밖에 청미래덩굴 뿌리에는 알칼로이드, 페놀류, 아미노산, 유기산, 당질, 정유성분 등이 들어 있다. 씨앗에는 조지방이 10퍼센트쯤 들어 있다. 잎은 루틴이 들어 있어서 고혈압 치료에 상당한 효험이 있다.

청미래덩굴 뿌리의 약효에 대해서 북한의 〈동의학사전〉에는 이렇게 적혀 있다. "맛은 담담하고 성질은 평하다. 위경과 간경에 작용한다. 열을 내리고 습한 것을 없애며 독을 푼다. 뼈마디가 아픈 데, 매독, 연주창, 헌 데, 악창, 수은 중독 등에 쓴다. 하루 10~15그램을 달임약, 약술, 가루약, 알약 형태로 먹는다."

청미래덩굴은 항암작용이 상당히 세다. 민간에서 위암, 식도암, 간암,

청미래덩굴 뿌리로 각종 중독 푸는 약간장 만들기

청미래덩굴 뿌리를 넣어 만든 간장은 수은, 납, 카드뮴 같은 갖가지 중금속과 농약 중독, 화학물질 중독, 약물 중독, 공해물질 중독 등을 푸는 훌륭한 해독제이다. 만드는 방법도 어렵지 않다. 토종 콩으로 쑨 메주로 간장을 담글 때 청미래덩굴 뿌리를 같이 넣고 숙성시키면 된다.

청미래덩굴 뿌리는 가을이나 이른 봄에 캐는 것이 좋다. 캐낸 뿌리 중에서 잔뿌리를 떼어 내고 물로 깨끗하게 씻어 그늘에서 말린 후 얇고 잘게 썬다. 마치 녹용을 썰어 놓은 것과 생김새가 비슷할 것이다.

간장을 담글 때 메주 10킬로그램에 청미래덩굴 뿌리 2~3킬로그램의 비율로 넣는다. 초여름철이면 청미래덩굴의 잎을 잘게 썰어서 같이 넣는다. 청미래덩굴 뿌리를 많이 넣어도 몸에 나쁘지는 않지만 너무 많이 넣으면 간장 맛이 떨어진다.

소금은 서해안 염전에서 만든 천일염 중에서 입자가 큰 것을 골라서 쓰거나 죽염을 쓰는 것이 좋다. 죽염보다 훨씬 좋은 것은 티베트나 인도네시아 같은 곳에서 생산되는 자수정처럼 보랏빛이 나는 돌소금이다.

이 암염은 장에 있는 나쁜 가스를 없애고 장염, 기관지염, 위염, 골다공증 등 여러 질병에 뛰어난 치료효과가 있다. 그러나 암염은 우리나라에서 구할 수 없고 다른 나라에서도 품질이 좋은 보랏빛 암염은 구하기가 지극히 어렵다.

간장을 담글 때 흔히 쓰는 흰콩보다는 해독력이 뛰어난 쥐눈이콩으로 만든 메주를 쓰는 것이 좋다. 쥐눈이콩은 여느 콩보다 알이 훨씬 잘며 빛깔이 까맣고 윤이 반짝반짝 난다. 쥐눈이콩을 흔히 서목태鼠目太, 또는 약콩이라고 부른다. 쥐눈이콩보다 약효가 더 좋은 것은 여우콩이라고 부르는 야생콩인데 이것

직장암, 자궁암 등의 갖가지 암에 까마중, 부처손, 꾸지뽕나무 등과 함께 달여서 먹고 좋은 효과를 본 보기가 적지 않다.

〈항암본초杭癌本草〉에도 청미래덩굴을 달인 물이 암세포를 억제하는 힘이 있다고 하였고, 중국이나 북한에서는 암 치료에 청미래덩굴 뿌리를 흔히 쓴다. 중국에서는 우리나라의 청미래덩굴과 비슷한 발계라는 식물의 뿌리를 농축하여 알약을 만들어 식도암을 비롯하여 갖가지 암환자를 치료하고 있다. 동물실험 결과 청미래덩굴이 암에 걸린 흰생쥐의 종양을 억제하는 효과는 30~50퍼센트, 생명 연장율은 50퍼센트 이상이었다고 한다. 청미래덩굴을 암환자한테 쓰는 요은 쥐눈이콩보다 더 잘고 더 반짝반짝 윤이 나는 게 특징이다.

청미래덩굴 뿌리를 넣어 만든 된장을 1년 가량 숙성시켜 된장을 빼내고 간장을 걸러 내어 음식의 간을 맞추는 데 쓴다. 물론 오래 발효시킨 것일수록 약효가 좋다. 5년이 넘은 것은 간장이라기보다는 보물에 더 가깝다. 간장은 오래 묵을수록 소금에 있는 독성이 없어지고 약성이 강해진다.

청미래덩굴 뿌리로 만든 약간장은 보통 간장보다 맛도 좋고, 식중독이나 농약·화학물질·중금속 같은 온갖 중독을 풀어 주며 온갖 염증을 없앤다. 간, 콩팥, 뼈를 튼튼하게 하고 기억력을 좋게 하며 머리를 맑게 하는 등의 효능이 있다.

이 간장으로 음식의 간을 맞추어 늘 먹으면 혈액이 깨끗해지고 간 기능이 튼튼해지며 몸 안에 있는 온갖 독이 풀린다. 뿐만 아니라 암, 당뇨병, 간질환 같은 갖가지 질병을 예방하거나 치료할 수 있고, 면역 기능이 높아져서 감기 같은 잔병에 잘 걸리지 않는다.

감기나 몸살에 걸렸을 때는 이 간장에 생수를 4~5배 타서 한 잔 마시고 나서 땀을 푹 낸다. 상처나 종기, 화상, 외부의 염증, 갖가지 피부병 등에는 간장을 하루 1~3번 바른다. 비염, 축농증, 중이염에는 콧속이나 귓속에 한 방울씩 넣고, 치주염이나 인후염, 기관지염 등에는 입 안에 3~5분 가량 머금고 있다가 천천히 조금씩 삼킨다.

암, 당뇨병, 간염, 지방간 등에는 너무 짜지 않을 만큼 생수를 4~5배 타서 한 잔씩 수시로 마신다. 특히 간염, 지방간, 간경화증 같은 간질환에 효과가 좋다. 청미래덩굴 뿌리 대신 함초나 느릅나무 열매를 넣을 수도 있다.

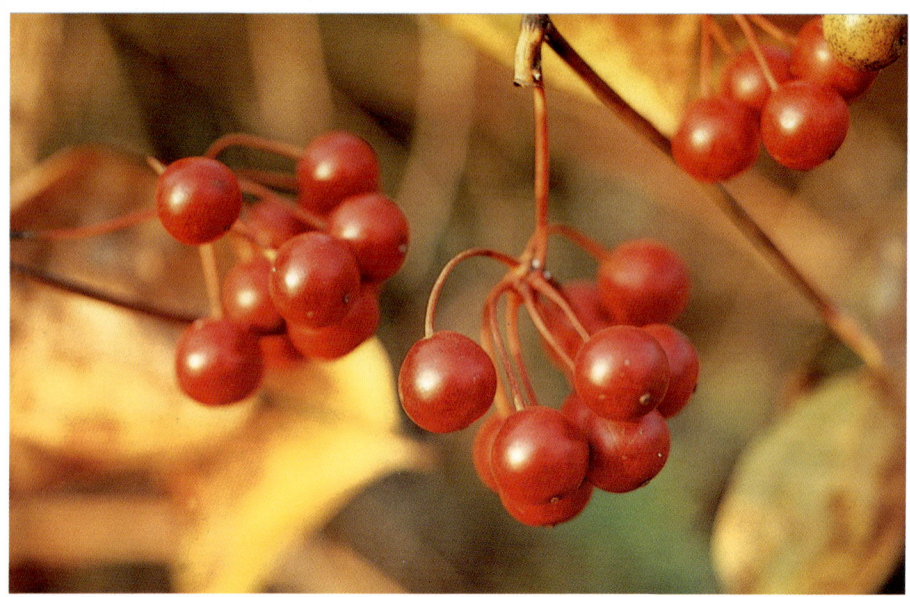
빨갛게 익은 청미래덩굴 열매. 청미래덩굴은 항암작용이 뛰어나고 몸 속에 있는 독을 풀어준다.

령은 다음과 같다.

🌿 위암 · 직장암 · 비인암 · 자궁경부암

신선한 청미래덩굴 뿌리 500~600그램에(신선한 것을 구하기 어려우면 말린 것 150그램을 쓴다) 물 4~5리터를 붓고 물이 반으로 줄어들 때까지 약한 불로 세 시간 이상 달인 다음 찌꺼기를 건져 내고, 돼지비계 30~60그램을 넣은 다음 다시 물이 반으로 줄어들 때까지 달여서 하루 3~7번에 나누어 마신다. 돼지비계를 넣는 것은 청미래덩굴 뿌리에 들어 있는 사포닌 성분과 그 밖의 여러 성분을 중화하여 위장에 자극을 주지 않도록 하기 위해서이다. 돼지비계를 넣지 않고 그냥 먹으면 구토가 나거나 메슥메슥한 느낌이 일어날 수 있다. 또 청미래덩굴 뿌리는 맛이 떫으므로 몸 속에 열이 많은 사람이나 방사선 치료를 받은 환자는 복용하지 않는 것이 좋다.

또는 청미래덩굴 뿌리 30그램, 까마중 50그램, 겨우살이 30그램, 꾸지뽕나무 30그램, 부처손 30그램, 느릅나무 뿌리껍질 30그램에 물 3.6리터를 붓고 약한 불로 물이 반으로 줄어들 때까지 달여서 수시로 물 대신 마신다.

🍃 급성백혈병

청미래덩굴 뿌리 60그램, 황기 30그램, 만삼·숙지황·산두근 각 15그램, 당귀·용안육·백작약·아교 각 12그램, 백화사설초 30그램에 물 2되(3.6리터)를 붓고 물이 반으로 줄어들 때까지 은은한 불로 달여서 하루 세 번에 나누어 마신다.

🍃 식도암

신선한 청미래덩굴 500그램에 물 1.5리터를 넣고 물이 500밀리리터쯤 될 때까지 약한 불로 달인 다음 찌꺼기를 건져 낸다. 이 물에 돼지비계 100그램을 넣고 끓여서 하루 세 번에 나누어 마신다.

청미래덩굴을 식품이나 약으로 이용하기

청미래덩굴 뿌리는 갖가지 독을 푸는 작용과 몸 안에 있는 물기를 몰아내는 작용이 매우 세다. 관절염, 화상, 소변이 잘 안 나올 때, 종기, 암, 간염, 간경화증, 방광염, 근육마비, 치질, 여성의 생리불순, 임질, 매독, 수은 중독 등을 치료한다.

감기나 몸살, 신경통 등에는 뿌리를 잘게 썰어 말린 것 15~30그램을 약한 불로 달여서 밥 먹기 전에 마시고 땀을 흠뻑 내면 대개 거뜬하게 낫는다. 이 밖에 땀을 잘 나게 하고 소변을 잘 보게 하며 혈액을 깨끗하게 하고 백 가지 독을 푸는 등의 다양한 약성을 지니고 있다.

청미래덩굴의 어린 잎을 그늘에서 말려 두었다가 차를 끓여 복용하면 몸 안에 있는 온갖 독이 없어질 뿐만 아니라 수은 중독을 비롯한 갖가지 중금속 중독을 예방하고 치료한다. 커피나 녹차 같은 것보다 맛도 좋고 건강에도 매우 유익하다. 일본에는 청미래덩굴 잎으로 떡을 싸서 먹는 풍속이 있다.

매독이나 종기, 악창, 만성피부염, 수은 중독으로 인한 피부염, 풍습성관절염, 신장염, 방광염, 소화가 잘 되지 않고 설사가 날 때, 간염, 간경화증, 지방간 등에는 하루 10~30그램을 물로 달여 먹는다. 특히 소음체질의 간질환 환자한테 좋은 효과가 있다.

다른 방법으로는 잘게 썰어 말린 청미래덩굴 뿌리 15~30그램에 물을 한 되쯤 붓고 그 물이 반으로 줄어들 때까지 약한 불로 달여서 그 물을 하루 세 번 밥 먹기 30분 전에 마시고 뜨거운 방에 홑이불을 덮고 누워서 땀을 흠뻑 낸다. 그렇게 하면 몸 안에 있는 온갖 독이 땀구멍을 통해 몸 밖으로 빠져나와 병이 차츰 낫게 된다.

청미래덩굴의 열매도 약으로 쓴다. 까맣게 태워서 참기름에 개어 어린아이의 태독이나 종기, 피부병 등에 바르면 신기할 만큼 잘 낫는다. 또 잎을 그늘에서 말려 두었다가 둥글게 담배처럼 말아서 불을 붙여 담배 피우듯 피우면 폐와 위, 간이 튼튼해진다.

🍃 청미래덩굴 잎으로 담배를 끊는 방법

청미래덩굴 잎을 담배를 끊는 약으로 쓸 수도 있다. 청미래덩굴의 넓은 잎을 담배처럼 말아서 불을 붙여 피우면 니코틴 독이 풀리고 금단 증상도 나타나지 않는다. 대개 한두 달쯤 청미래덩굴의 잎을 담배처럼 피우면 담배를 완전히 끊을 수 있다. 줄기로 젓가락을 만들어 쓰면 만병을 예방한다고 하여 간혹 산골 동네 같은 곳에서 만들어 쓰기도 한다.

청미래덩굴 뿌리는 간염이나 간경화증, 지방간 등의 간질환에도 특효약이라고 할 만하다. 온갖 간질환에는 청미래덩굴 뿌리 30그램, 백화사설초 30그램, 호깨나무 30그램을 물 한 되(1.8리터)에 넣고 약한 불로 오래 달여서 하루 세 번에 나누어 복용하면 좋은 효과를 볼 수 있다.

청미래덩굴은 주위에서 흔히 볼 수 있는 식물이지만 진정한 가치를 아직 모르고 있는 보물과 같은 나무이다. 요즘에 생기는 거의 모든 질병이 중금속 중독이나 수은 중독과 깊은 연관이 있는 만큼 수은 중독을 풀어 주는 청미래덩굴이야말로 공해로 병든 이 세상을 구할 수 있는 신령한 약초인지도 모른다.

한눈에 보기	청미래덩굴
과 명	백합과
생약명	발계, 토복령土茯笭, 산귀래山歸來
속 명	망개나무, 명감나무, 멍개나무, 우여량禹餘量, 선유량仙遺糧
분포지	척박한 야산
개화기	5월
꽃 색	황록색
결실기	9~10월
열 매	지름 1센티미터 정도의 빨간 구슬 모양
높 이	길이 3~4미터의 덩굴식물
채취시기	뿌리를 가을이나 겨울, 이른 봄에 채취, 잎은 여름에 채취
가공법	잔뿌리를 다듬어 버리고 잘게 썰어서 말려서 쓴다
약 효	임질, 매독, 수은중독, 위암, 폐암, 직장암, 백혈병, 간경화, 간염, 부종, 식도암, 종기, 악창, 비인암

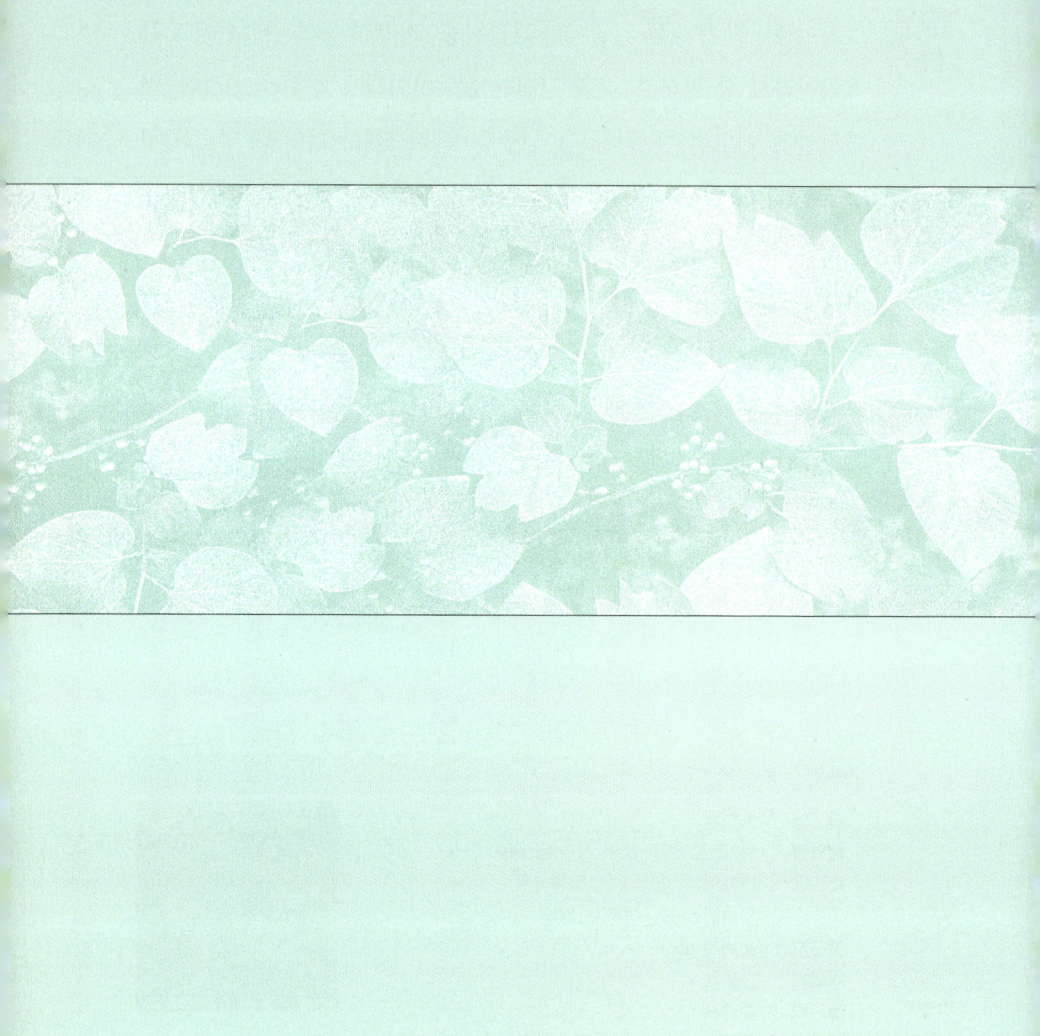

3장
여성의 건강과 아름다움을 위한 약초

모든 산후병의 명약 생강나무

산후통은 여성이 아이를 낳은 뒤에 나타나는 병으로 흔히 산후풍이라고도 한다. 여성이 아이를 낳고 나서 찬바람이나 찬기운을 맞았을 때 팔, 다리, 허리, 어깨, 신경선, 뼈마디가 쑤시고 저리고 시리고 아픈 증상이 산후통이다. 이것은 산후에 몸조리를 잘 못해서 생기는 병으로 서양 여성한테는 거의 없고 동양 여성한테 많이 나타난다. 서양 여성은 자궁이 매우 튼튼하여 아이를 쉽게 낳고 산후 조리를 거의 하지 않는다. 우리나라처럼 아이를 낳고 나서 미역국을 먹는 일도 없다. 이는 동양 여성과는 체질이 다르기 때문이다. 따라서 서양의학에는 산후통이나 산후풍이라는 병이 없다.

일반적으로 산후통은 날씨가 흐리거나 비가 올 때, 곧 공중 습도가 높을 때 잘 나타나는 까닭에 날궂이병, 일기예보병이라고도 한다. 날씨가 맑을 때에는 아무렇지도 않다가 날이 궂을 때 온몸의 뼈마디가

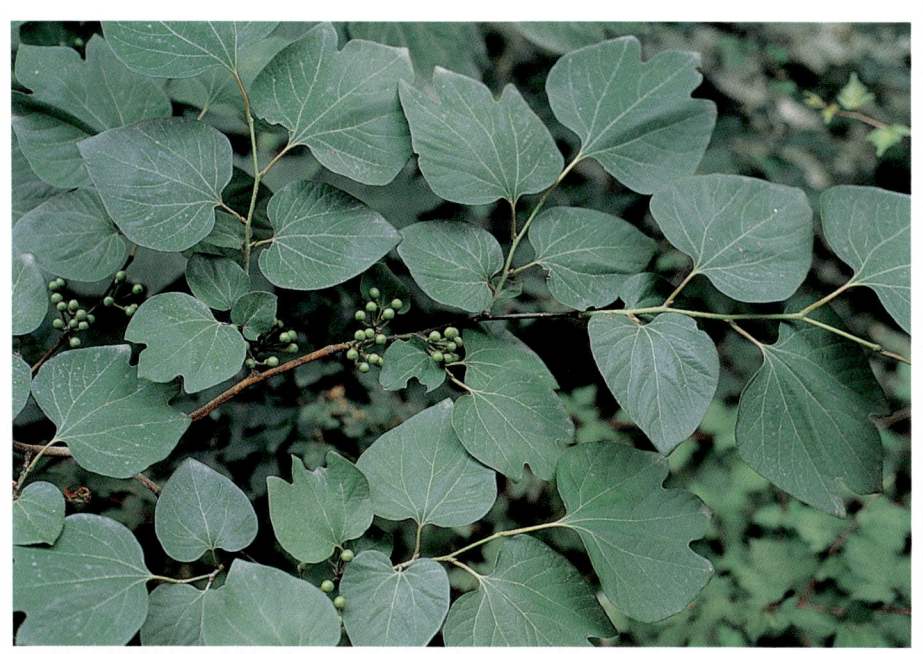
생강나무. 잎과 줄기에서 생강 냄새가 난다. 모든 산후병에 최고의 명약이다. 잎과 잔가지를 달여 먹으면 몸이 따뜻해지고 뼈가 튼튼해진다.

견딜 수 없이 쑤시거나 저리고 시리고 찬바람이 나는 것 같거나, 살이 찬물이나 바람에 닿으면 마비되거나 저리는 등의 증상이 생긴다. 신경통이나 관절염, 디스크와 비슷한 증상을 보이기도 한다.

산후통의 원인은 어혈과 찬 기운 두 가지로 요약할 수 있다. 출산 뒤에 땀을 푹 내어 출산 때 생긴 죽은 피나 독소를 밖으로 내보내지 않으면 피와 독소가 그대로 몸 안에 남아 신경선이나 관절에 모여서 염증을 일으킨다. 또 출산으로 인해 몸 전체가 완전히 이완되었을 때 갑자기 찬바람을 쐬거나 찬 기운을 맞으면 한기가 몸 안으로 들어와 몸 전체가 허약해지고 병에 대한 면역력도 떨어진다. 몸이 물에 적신 솜처럼 무겁고 축 늘어지며 찬 기운에 닿기만 해도 몸이 시리고 저리고 쑤시는 등의 여러 증상이 나타나게 되는 것이다.

날이 궂으면 더 심해지는 산후통

여성의 몸은 아이를 낳을 때 자궁과 질, 골반만 열리는 것이 아니라 온몸의 근육과 뼈마디가 완전히 늘어져 풀렸다가 천천히 본래대로 되돌아간다. 그 기간을 동양의학에서는 대략 49일쯤 걸린다고 하여 몸조리를 하게 한다.

이 기간 동안 몸을 따뜻하게 하여 몸의 모든 땀구멍을 열어 땀을 푹 내면 어혈과 독기가 땀구멍을 통해 몸 밖으로 빠져나가지만, 땀을 충분히 내지 못하면 어혈이 몸 안에 남아 각종 합병증을 일으킨다. 이것뿐만이 아니다. 모공호흡으로 산소를 충분히 얻지 못하면 폐나 장호흡을 통하여 얻은 산소를 실핏줄로 보내어 혈액순환을 돕는데, 이렇게 되면 심장과 폐의 부담이 커져서 폐가 무리하게 되고 아울러 심장기능에도 탈이 나게 된다.

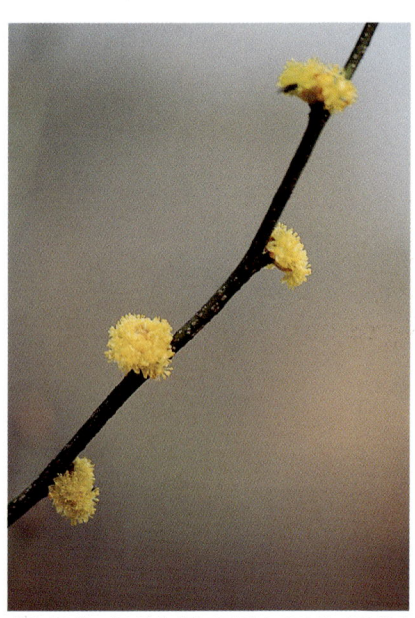

생강나무 꽃. 이른 봄에 가장 먼저 핀다. 우리 선조들은 꽃이 피고 난 뒤에 돋아나는 새순을 따서 차로 우려내어 마셨다.

산후병으로 몸은 견딜 수 없이 아픈데 병원에 가서 검사를 받아보면 아무 이상도 없고 신경성이라고만 하기 일쑤이다. 산후통으로 수십 년을 고생하면서 좋다는 약은 다 먹어 보고 이름난 병원을 다 다녀 보았지만 조금도 차도가 없고 재산만 축낸 사람이 적지 않다.

산후통은 몸을 풀고 나서 바로 나타나기도 하지만 몇 년 혹은 수십 년이 지나서 나타나는 수도 있다. 공기 중의 습도가 높아져 산소 밀도는 낮아지고 대기의 압력이 커져서 모공호흡이 더 어렵게 되면 나이 많은 아주머니들이 흔히 말하는 대로 '내가 너 낳고 나서부터 날만 흐리면 온몸의 뼈마디가 안 아픈 데가 없다'는 병이 생기는 것이다.

산후통 예방하기

산후통은 산후 조리를 제대로 못해서 생긴 병이므로 산후 조리를 제대로 하면 미리 막을 수 있다. 여성의 병은 많은 부분이 임신이나 출산과 관계가 깊다. 아무리 튼튼하던 여성도 산후 조리를 제대로 못하면 온갖 질병에 걸리기 쉽고, 몹시 병약한 여성도 산후 조리를 잘 하면 다른 여러 병이 나을 뿐만 아니라 체질이 튼튼하게 바뀐다. 그래서 옛말에 산후 조리를 제대로 못해서 생긴 병은 다시 몸을 풀 때 조리를 잘 해서 고치는 것이 제일이라고 하였다. 우리 선조들의 지혜가 담긴 산후 조리법은 다음과 같다.

🌿 산후 조리 기간은 49일

동양 전통의학에서는 이완되었던 뼈와 근육이 천천히 제자리로 돌아가는 기간을 49일로 본다. 대개 7일을 생리 순환 주기로 하여 21일 만에 팔다리가 제자리로 돌아오고, 49일이 되어야 온몸의 뼈와 근육이 제자리에 돌아온다고 본다. 또 63일 동안 찬바람을 쏘여서는 안 되며 100일이 지난 뒤에야 비로소 찬바람을 쏘여도 좋다고 했다.

🌿 땀내기

몸을 푼 뒤에 땀을 푹 내지 않으면 어혈이 몸 안에 남아 있어 온갖 질병에 걸리기 쉽다. 늘 방을 뜨겁게 한 다음에 너무 두껍지 않은 이불을 덮고 누워서 땀을 많이 흘리도록 한다.

🌿 바람 막기

몸을 푼 뒤에 갑자기 바람을 쏘이면 땀구멍이 수축되어 막혀서 어혈과 독소를 몸 밖으로 내보낼 수가 없다. 방 안 구석구석의 구멍을 막아 바람이 들어오지 않게 하고 어쩌다가 산모가 밖으로 나갈 때에는 온몸을 따뜻하게 감싼다. 또 몸을 씻을 때에도 더운 물에 수건을 적셔서 닦아 내기만 하고 물에 몸을 담그고 목욕을 해서는 안 된다.

🍃 미역국 먹기

우리나라에서는 옛날부터 산모한테 미역국을 먹이는 풍습이 있다. 미역은 핏속의 콜레스테롤을 없애 피를 맑게 하고 혈압을 낮추는 작용이 있다. 미역국은 피를 맑게 걸러서 산후에 생길 수 있는 여러 가지 질병을 예방한다.

은은한 생강내음이 나는 나무

잎을 따거나 가지를 꺾어 코에 대면 생강과 비슷한 내음이 나는 나무가 있다. 생강처럼 톡 쏘지 않고 은은하면서도 산뜻한 냄새가 나는 이 나무를 생강나무라고 부른다. 생강나무는 이른 봄철 꽃이 제일 먼저 피는 나무 가운데 하나다. 산수유 꽃을 닮은 진한 노란색 꽃이 산수유나 개나리, 진달래보다 먼저 피어 봄을 알린다.

생강나무는 녹나무과에 딸린 잎지는 떨기나무다. 생강나무라는 이름 말고 개동백, 황매목黃梅木, 단향매檀香梅, 새앙나무, 아기나무 등의 여러 이름이 있다.

예부터 생강나무를 도가道家나 선가仙家에서 귀하게 썼다. 신당神堂이나 사당에 차를 올릴 때 이 나무의 잔가지를 달인 물을 바치면 신령님이 매우 기뻐한다고 하였다. 산 속에서 정신 수련이나 무술 수련을 하던 사람들이 생강나무를 즐겨 썼는데 생강나무를 달여서 오래 마시면 뼈가 무쇠처럼 튼튼해져서 높은 절벽에서 발을 헛디뎌 떨어지거나

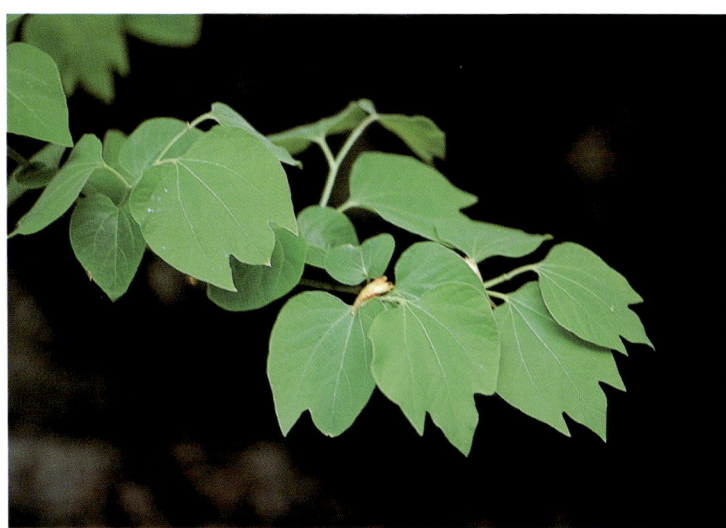

생강나무 잎. 쌈을 싸서 먹거나 살짝 덖어서 차로 달여서 먹으면 맛과 향도 일품이고 몸이 따뜻해지고 간과 콩팥 기능이 튼튼해진다.

뛰어내려도 여간해서는 뼈를 다치지 않는다고 하였다.

생강나무는 비슷한 종류가 몇 가지 있다. 잎 뒷면에 털이 있는 털생강나무, 잎의 끝이 세 개로 갈라지지 않고 둥글게 붙어 있는 둥근생강나무, 잎이 다섯 개로 갈라진 고로쇠생강나무 등이 그것이다. 고로쇠생강나무는 전라북도 내장산에만 자라는 우리나라 특산식물이다. 계피나 생강, 고추 같은 향신료가 들어오기 이전에 이 나무껍질과 잎을 말려 가루 내어 양념이나 향료로 쓰기도 했으니 여러모로 가난한 민중과 가까웠던 나무다.

생강나무의 씨앗으로는 기름을 짠다. 이 기름은 동백기름이라고 해서 옛날 사대부집 귀부인들이나 높은 벼슬아치를 상대하는 이름난 기생들이 사용하는 최고급 머릿기름으로 인기가 높았다.

생강나무는 특히 여성이 아이를 낳고 몸조리를 잘 못해서 생긴 산후통이나 산후풍에 특효약이다. 생강나무 줄기나 잔가지를 아무때나 채취하여 잘게 썰어서 바람이 잘 통하는 그늘에서 말려 약으로 쓴다. 생강나무 줄기나 잔가지를 썰어 말린 것 50~70그램에 물 한 되를 붓고 물이 반으로 줄어들 때까지 달여서 하루 서너 번에 나누어 밥 먹고 나서 마신다.

저녁에 잠자기 전에 마시고 나서 방을 뜨겁게 하여 이불을 뒤집어 쓰고 땀을 푹 내면 효과가 더욱 빠르다. 몸이 쇠약하고 잠이 잘 오지 않을 때나 어지럽고 소화가 잘 안 되며 정신이 불안한 증상이 있을 때는, 생강나무 달인 물과 함께 메추리알을 한 번에 다섯 개씩 하루 세 번 날것으로 먹는다. 메추리알은 영양 성분이 많고 보양작용이 탁월하여 쇠약해진 몸이 빨리 회복되도록 도와 준다.

생강나무 달인 물을 일주일쯤 마시면 몸에 찬바람이 솔솔 들어오는 듯한 느낌, 찬물에 손을 넣지 못하는 증상, 두통, 식은땀이 나는 증상이 90퍼센트 이상 없어진다. 산후통으로 인한 여러 증상들은 대개 보름쯤이면 없어지지만, 쇠약한 몸이 회복되기까지는 3~4개월이 걸린다. 생강나무를 달인 물은 약간 매우면서도 신맛이 난다. 성질은 따뜻하고 간과 신장과 뼈를 튼튼하게 하는 효능이 있다. 많이 먹어도 부작용이 없다. 산을 오르내리다가 다리를 삐었거나 뼈를 다쳤을 때, 넘어져서 상처를 입었을 때도 구급약으로 쓸 수 있다.

생강나무를 식품과 약으로 이용하기

생강나무 잎으로 쌈 싸먹기

생강나무 잎은 특이한 향기와 자극적인 맛이 있어서 옛사람들은 잎을 가루 내어 고춧가루나 초피가루처럼 향신료로도 썼다. 부드러운 잎을 따서 찹쌀풀을 묻혀 튀각을 만들어 먹거나 나물로 무쳐 먹어도 맛이 있다. 들깨잎만큼 넓게 자란 잎으로 쌈을 싸서 먹어도 나름대로 독특한 풍미가 있다.

🌿 타박상 · 어혈 · 멍들고 삔 데

산 속에서 발을 잘못 디뎌 허리나 발목을 삐었을 때, 또는 뼈가 부러졌을 때 생강나무의 잔가지나 뿌리를 잘게 썰어 진하게 달여 마시고 땀을 푹 내면 얼마 지나지 않아 부은 것이 내리고 통증이 사라지며 어혈이 풀린다.

🌿 통증 · 어혈

생강나무의 잔가지나 껍질, 잎, 뿌리껍질을 날로 짓찧어 멍이 들었거나 상처가 난 부위에 두껍게 붙이고, 이와 함께 잔가지 50~70그램을

죽은 피를 없애고 몸을 따뜻하게 하는 생강나무차

우리 선조들은 생강나무의 어린 잎이 참새 혓바닥만큼 자랐을 때 따서 살짝 덖어서 차로 달여 마시기도 했다. 이것을 작설차라고 불렀는데 차나무가 귀했던 북쪽지방 사람들이 즐겨 마셨다. 본디 우리 조상들이 차나무가 들어오기 전에 차 대신 달여 마시던 것이 바로 이 생강나무의 잎이었다.

요즘 사람들이 즐겨 마시는 녹차는 성질이 차갑고 몸 속의 기름기를 녹여 나오게 하며, 카페인이나 탄닌이 많이 들어 있다. 녹차는 기름진 음식을 많이 먹지 않으며 대체로 몸이 찬 편인 우리나라 사람들한테는 적합하지 않다. 생강나무차는 바로 이 녹차를 대신할 수 있는 가장 좋은 차다. 생강나무 잎이 우러난 차는 은은한 향과 맛도 일품이고, 죽은 피를 없애고 몸을 따뜻하게 하며, 뼈와 근육을 튼튼하게 하고, 몸 속에 쌓인 갖가지 독을 풀어주는 등의 효과가 있으므로 모든 사람이 즐겨 마실 만하다.

물 한 되에 넣고 물이 반으로 줄어들 때까지 달여서 마신 다음 이불을 뒤집어쓰고 누워 땀을 푹 낸다. 한두 번 이렇게 하고 나면 욱신욱신 쑤시고 아픈 통증이 없어지고 어혈이 풀리며 상처도 빨리 낫는다.

🌿 두통 · 기침 · 복통 · 근육통 · 관절통

생강나무의 잔가지를 차로 달여서 늘 마시면 두통, 기침, 복통, 근육통, 간염, 관절통 같은 여러 가지 질병들이 낫거나 효험을 본다. 민간에서는 이 나무의 잎과 잔가지를 기침을 멎게 하거나 열을 내리기 위해서 달여 먹기도 한다.

🌿 근육과 힘줄, 뼈가 튼튼해지는 생강나무 술

가을에 까맣게 익은 생강나무 씨앗을 술에 담가 두었다가 마시면 근육과 힘줄, 뼈가 튼튼해지고 어혈이 풀리며 머리가 맑아진다. 생강나무 씨앗을 항아리에 넣고 35도 이상 되는 발효 증류주를 생강나무 씨 분량의 3~4배쯤 붓고 마개를 꼭 막아 밀봉한 다음, 어둡고 서늘한 곳에 6개월쯤 발효 숙성시켰다가 하루 세 번 가량 소주잔으로 한 잔씩 마신다.

🌿 황달 · 지방간 · 만성간염

머루덩굴 35~40그램, 찔레나무 뿌리 10~20그램, 생강나무 20~30그램을 물 한 되에 넣고 물이 반으로 줄어들 때까지 달여서 하루 세 번 밥 먹고 나서 마신다.

산후통의 또 다른 명약, 잔대

산후통 또는 산후의 여러 질병에는 잔대도 매우 좋다. 잔대 뿌리를 4~5킬로그램 구해 놓고 30~40그램을 물 한 되에 넣고 물이 반으로 줄어들 때까지 달여서 하루에 5~10번에 나누어 마신다. 15~30일 가량 마시면 여러 산후증이 잘 낫는다. 산후풍으로 온몸의 뼈마디가 쑤시고 아플 때 잔대 뿌리 말린 것 세 근과 가물치 큰 것 한 마리를 한데 넣고 푹 고아서 그 물만 마시면 아주 좋다. 늙은 호박의 속을 파내버리고 그 안에 잔대를 가득 채워 넣고 푹 고아서 물만 짜내어 마시는 방법도 있다.

잔대는 초롱꽃과에 딸린 여러해살이풀로 딱주라고도 부르며 양지 바른 야산에 흔히 자란다. 예부터 인삼, 현삼, 단삼, 고삼과 함께 다섯 가지 삼의 하나로 꼽아 왔으며 민간 보약으로 널리 썼다.

잔대는 풀 가운데서 가장 오래 사는 식물의 하나다. 산삼과 마찬가

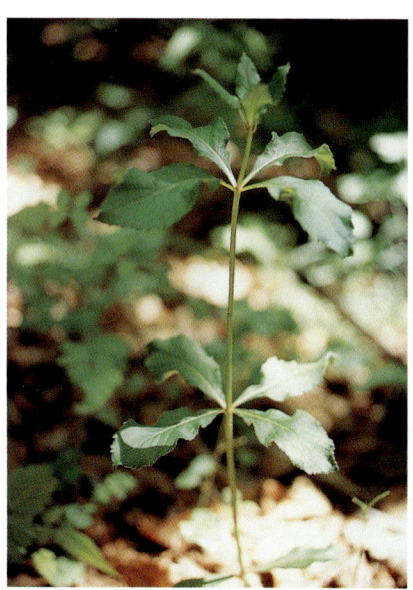 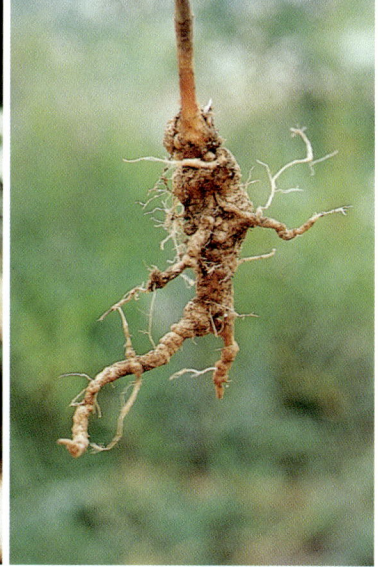

잔대는 근육과 힘줄을 튼튼하게 하고 산후풍에도 좋은 효험이 있다(왼쪽). 잔대 뿌리는 반찬으로 만들어 늘 먹으면 기운이 난다(오른쪽).

지로 간혹 수백 년 묵은 것도 발견된다. 잔대는 산삼처럼 해마다 뇌두가 생기므로 뇌두의 수를 세어 보면 대략의 나이를 추정할 수 있다. 그러나 주변 여건이 생장에 맞지 않으면 싹을 내지 않고 땅 속에서 잠을 자기도 하는 까닭에 정확한 나이를 알 수는 없다. 글쓴이는 뇌두가 150개가 넘는 엄청나게 큰 잔대를 발견한 적도 있다.

잔대는 온갖 독을 풀어 주고 근육과 힘줄을 튼튼하게 하며 폐를 튼튼하게 하여 가래를 삭이고 위장을 튼튼하게 하는 작용이 있다. 우리나라에 40여 종의 잔대가 있으며 더덕처럼 장아찌를 만들거나 생것을 고추장으로 무쳐서 늘 먹으면 살결이 고와지고 기운이 나며 무병장수한다.

생강나무

한눈에 보기

과 명	녹나무과
생약명	황매목黃梅木
속 명	새앙나무, 아기나무, 단향매檀香梅
분포지	우리나라 각지의 산기슭 양지바른 곳
개화기	3~4월
꽃 색	진한 노란색
결실기	9~10월
열 매	지름 5밀리미터쯤의 구슬 모양의 까만 열매
높 이	3~5미터쯤 자라는 잎지는 떨기나무
채취시기	잎은 봄철 새순이나 한여름철 잘 자란 것을 채취하고 잔가지는 가을이나 겨울, 이른 봄철에 채취한다
가공법	잔가지를 잘게 썰어 그늘에서 말려 쓴다
약 효	냉증, 산후풍, 간염, 간경화증, 골다공증, 기침, 마비, 근육통, 두통, 관절염, 신경통 등

지긋지긋한 생리통에는 노박덩굴 열매

성인 여성의 60퍼센트 이상이 생리통으로 고생하고 있으며 갈수록 생리통을 앓는 여성의 숫자가 늘어나고 있다고 한다. 그 가운데 10퍼센트쯤은 통증이 너무 심해 매달 이삼일은 정상적인 생활을 할 수 없을 정도이다.

생리통은 몸이 차갑거나 콩팥의 기능이 약한 여성들한테 잘 생긴다. 생리 때 아랫배나 허리가 심하게 아프거나 구토 등이 나고 온몸이 쑤시듯 아프다. 생리통은 자궁이나 골반에 있는 지각신경, 특히 자궁 수축력이 세어지는 것과 지각신경의 감수성이 높아지는 것과 관련이 있다. 이밖에 자궁의 염증, 자궁발육부전, 자궁경관의 협소, 자궁위치 이상 등과 관련이 있다.

생리가 시작되기 3~4일 전에 정신적 육체적으로 여러 증상이 복합적으로 나타나는 것을 월경전 증후군이라고 한다. 성인 여성의 60퍼

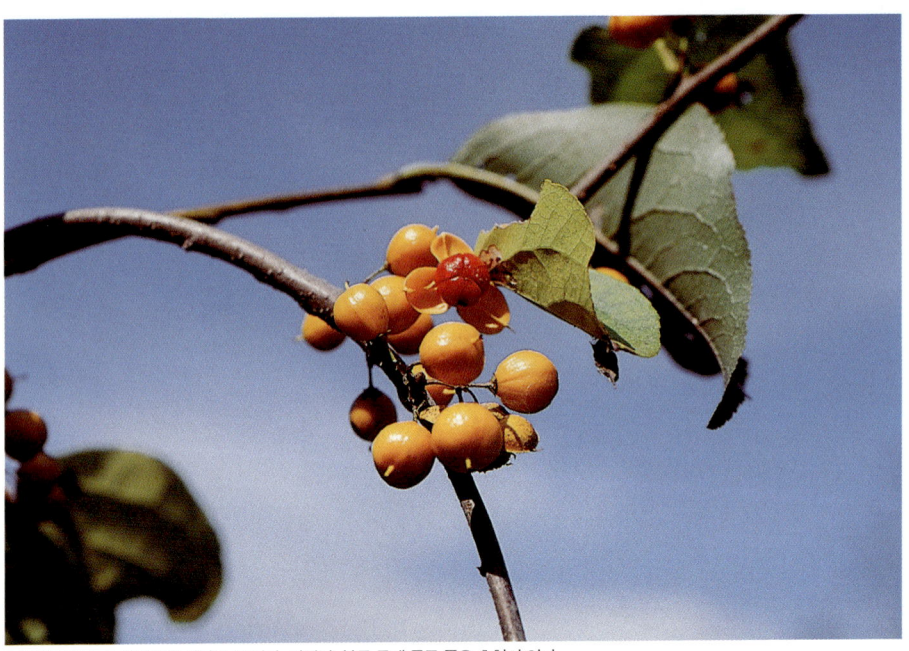
노박덩굴 열매. 노박덩굴은 생리통, 고혈압, 관절염, 복통 등에 두루 좋은 효험이 있다.

센트 이상이 월경전 증후군에 시달리고 있는데 그 증상이 매우 많고 복잡하다.

우울증 증상을 보이기도 하고 신경질적이 되기도 하고 자살 충동을 일으키기도 하며 물건을 훔치기도 한다. 유방이나 아랫배가 아프고 헛배가 부른가 하면 음식을 마구 먹기도 하고 온몸이 몹시 피로하며 신경이 극도로 날카로워진다. 머리가 몹시 아프고 온몸이 퉁퉁 붓기도 하며 관절염이나 루푸스 같은 병이 생기기도 한다. 월경전 증후군에 오랫동안 시달리다 보면 생리가 저절로 없어지기도 하고 주기가 불규칙해지기도 한다.

생리통에 민간에서 널리 쓰는 것은 익모초, 접시꽃 뿌리, 쑥, 홍화, 민들레, 율무, 당귀 같은 것들이다. 다 나름대로 효과가 있지만 가장 효과가 좋은 것은 노박덩굴의 열매다.

생리통과 냉증 치료에 특효약 노박덩굴

노박덩굴 열매는 여성의 생리통과 냉증 치료에 특효약이라 할 만하다. 10월이나 11월에 잘 익은 노박덩굴 열매를 따서 그늘에서 말려 살짝 볶아 부드럽게 가루 내어 한 번에 0.4~0.5그램씩 하루 세 번 밥 먹기 30분 전에 따뜻한 물에 타서 먹는다. 생리가 끝난 날부터 다음 생리가 시작될 때까지 먹는다.

생리 때 가슴 부위가 아픈 것, 요통, 유방이 커지는 것, 월경이 덩어리져서 나오는 것, 어지럼증 등이 빨리 없어진다. 20~25일 동안 먹으면 거의 대부분이 좋아지거나 낫는다. 특히 몸이 냉하거나 정신적, 정서적인 요인으로 인한 생리통에 효과가 좋다.

생리통을 심하게 앓는 사람은 유방이나 허리 부분의 통증이 견딜 수 없을 만큼 극렬하고, 신경이 몹시 날카로워지며 몹시 우울해지는 등 정신적으로도 여러 가지 이상 증세가 나타난다. 그러나 생리통이 아무리 극심하다 할지라도 산야에 널려 있는 노박덩굴 열매 40~50그램이면 충분히 고칠 수 있다.

생리가 없거나 생리가 끊겼을 때도 노박덩굴 열매를 먹으면 생리가 다시 나온다. 생리가 없을 때에는 노박덩굴 열매 5그램, 당귀 40그램을 물로 달여서 하루 두 번에 나누어 먹는다.

줄기·뿌리·잎 모두가 약인 노박덩굴

노박덩굴을 한자로는 남사등南蛇藤이라고 쓰며, 금홍수金紅樹, 지남사地南蛇, 백룡白龍, 과산룡過山龍 등으로도 부른다. 화살나무과에 딸린 잎지는 덩굴성 떨기나무로 줄기와 뿌리, 열매, 잎을 모두 약으로 쓴다. 덩굴은 길이 5미터쯤 자라고 잎은 뽕나무 잎처럼 넓으며 꽃은 엷은 황록색으로 5월에 핀다. 열매는 9~10월에 동그랗게 익어 벌어지는데 껍질은 노랗고 알맹이는 진한 빨간색이다. 우리나라 전역의 산골짜기와 산기슭, 돌담 같은 곳에서 흔히 자란다.

노박덩굴은 근육과 뼈를 튼튼하게 하고, 손과 발의 마비를 풀며, 통증을 멎게 하고, 염증을 없애고, 소변을 잘 나오게 하며 몸 안에 있는 독을 풀어 준다. 요통, 불면증, 신경쇠약, 가슴이 두근거리고 심장이 뛰는 것, 천식, 독사에 물린 상처, 구토, 복통, 치질, 타박상, 종기, 치통 등을 치료한다. 그러나 주성분인 알칼로이드 성분에 약간 독성이 있으므로 너무 많이 먹으면 설사를 하거나 토하게 된다.

노박덩굴 열매

맛은 맵고 성질은 따뜻하며 독이 없다. 생리통, 류머티스성 관절염, 퇴행성 관절염, 머리가 어지럽고 아플 때, 근육과 뼈의 통증, 팔다리가 마비되는 증상, 허리와 다리의 통증, 양기부족, 이질, 화농성 피부병 등에 좋은 효험이 있다.

노박덩굴 열매에는 기름 성분이 50퍼센트 가량 들어 있는데 이 기름 성분이 마음을 가라앉히고 혈압을 낮추며 혈액순환을 좋게 한다. 이 기름에는 매우 강한 방부작용이 있어서 식품이나 생선 등을 썩지 않게 보존하는 데에도 쓸 수 있다. 음식

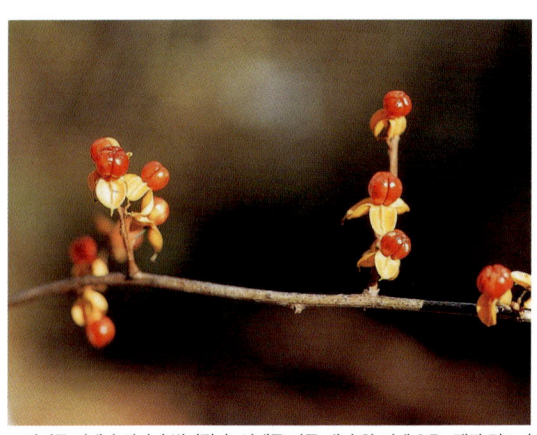

노박덩굴 열매가 익어서 벌어졌다. 열매를 가루 내어 한 번에 0.5그램씩 먹으면 모든 생리통에 특효가 있다.

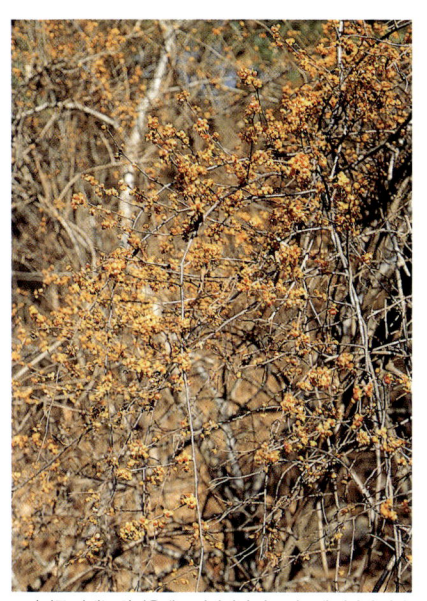

노박덩굴 열매는 한겨울에도 떨어지지 않고 나무에 매달려 있다.

을 냉장고에 넣지 않아도 이 기름을 약간씩 뿌려 두면 잘 상하지 않아서 오래 보존할 수 있다.

🍃 노박덩굴 뿌리

뿌리는 가을에 캐서 물에 깨끗하게 씻어 그늘에 말려 잘게 썰어서 쓴다. 뿌리는 원기둥 모양으로 잔뿌리가 별로 없고 매우 단단하며 질기다. 노박덩굴 뿌리 추출물은 고초균, 황색포도상구균, 대장균을 억제하는 작용이 있으며 암세포를 억제하는 효과도 있다. 열매와 마찬가지로 류머티스성 관절염, 근육과 뼈의 통증, 타박상, 구토와 복통 등에 물로 달여 먹으면 효과가 있다. 마음을 안정시키는 효과도 탁월하여 신경쇠약이나 불면증에도 쓸 수 있고, 원인을 알 수 없는 종기나 다발성 종양에도 쓴다.

🍃 노박덩굴 줄기

뿌리나 줄기 20~40그램을 물 한 되(1.8리터)에 넣고 물이 반으로 줄어들 때까지 달여서 하루 세 번 밥 먹고 나서 먹는다. 아니면 줄기나 뿌리를 잘게 썰어 그물로 된 망태기에 넣어 흐르는 물에 5일 동안 담가 두었다가 건져 내어 햇볕에 말려 가루 낸 후 한 번에 5그램씩 하루 세 번 밥 먹고 나서 먹는다. 꾸준히 오래 복용하면 거의 틀림없이 효과를 본다. 오래 복용하면 고혈압, 저혈압, 동맥경화 등을 예방하거나 치유할 수 있으며 중풍에 걸리지 않는다.

🍃 노박덩굴 잎

노박덩굴은 뱀독을 푸는 데에도 효과가 뛰어나고 아편 중독을 푸는 효과도 있다. 독사한테 물렸을 때에는 노박덩굴 잎을 짓찧어 물린 자리에 붙이면 진물이 빠져나오면서 쉽게 아문다. 식초나 증류주로 개어서 붙이거나 석웅황을 약간 넣고 짓찧어 붙이면 더욱 좋다. 잎을 짓찧어 붙이는 한편 잎을 즙을 내어 증류주에 타서 한 잔씩 마시면 효과가 더욱 빠르다. 아편 중독에는 노박덩굴 잎을 생즙을 내어 조금씩 먹으면 별다른 금단 증상 없이 아편을 끊을 수 있다. 그러나 아편 외에 다른 마약 중독에 효과가 있는지는 알 수 없다.

노박덩굴을 이용한 질병 치료법

🍃 류머티스성 관절통·요통·근골통

노박덩굴과 능소화를 각각 같은 양으로 35도 이상의 증류주에 담가 10일 이상 어둡고 바람이 잘 통하는 곳에 두었다가 날마다 잠자기 전에 작은 잔으로 한 잔씩 마신다. 능소화를 구하기 어려우면 노박덩굴만을 20~40그램 물로 달여서 하루 세 번에 나누어 먹어도 된다. 또는 노박덩굴 40그램, 돼지족발 한 개에 물과 술을 반씩 넣고 푹 끓여서 하루 세 번에 나누어 먹는다. 돼지족발에 들어 있는 아교질 성분이 관절의 연골을 튼튼하게 한다.

🍃 암치질·치루·탈항

노박덩굴 20그램, 회화나무 열매 20그램에 물 한 되(1.8리터)를 붓고 반이 되게 달여서 하루 세 번에 나누어 차 대신 먹는다. 노박덩굴과 회화나무는 화장실 옆에 한 그루 심어 놓기만 해도 치질이 예방된다고 할 만큼 치질에 좋은 효험이 있는 나무이다.

🌿 이질·설사

노박덩굴 20그램을 물 한 되에 넣고 물이 반이 되게 달여서 하루 세 번에 나누어 마신다. 노박덩굴은 뱃속을 따뜻하게 하고 막힌 기혈을 뚫어 주며 장에 있는 나쁜 균을 죽이는 작용이 있어서 이질이나 설사에 잘 듣는다.

노박덩굴

한눈에 보기	
과 명	노박덩굴과
생약명	지남사地南蛇, 남사등南蛇藤
속 명	금홍수金紅樹, 백룡白龍, 과산룡過山龍
분포지	우리나라 각지의 돌 많은 산기슭이나 계곡
개화기	5~6월
꽃 색	황록색
결실기	9~10월에 열매가 익어서 겨우내 매달려 있다
열 매	지름 8밀리미터의 둥근 열매가 가을이면 노랗게 익으면서 세 조각으로 갈라지고 그 속에 빨간색 씨앗이 들어 있다. 씨앗이 노란색인 것도 있다
높 이	길이 5~10미터 가량 자라는 덩굴성 여러해살이 식물
채취시기	씨앗을 가을에서 겨울 사이에 채취하고 줄기나 잔가지는 가을이나 이른 봄, 겨울에 채취한다. 잎은 봄이나 여름에 채취한다
가공법	잘게 썰어 그늘에서 말린다
약 효	생리통, 냉증, 불임증, 신경통, 관절염, 사지마비, 두통, 요통, 이질, 치루, 탈항, 양기부족, 설사, 갖가지 피부병 등

냉증과 숙변 없애는 냉초와 두릅나무 껍질

　냉증은 체온과는 상관없이 몸이 늘 차서 여러 가지 불편을 느끼는 증상이다. 주로 혈액순환이 좋지 않거나 빈혈이 있을 때, 아이를 낳고 나서 찬바람을 맞았을 때, 찬 곳에 오래 있을 때, 위장기능이 몹시 쇠약하거나 위장병이 있을 때, 대장염이 있을 때 잘 생긴다. 증상은 추위를 타며 배와 허리, 손발이 몹시 찬 것으로 나타난다. 소화가 잘 안 되고 설사가 자주 나며 여러 가지 부인병, 방광염, 신장염, 두통 등이 잘 생긴다. 심하면 불임증이 온다.

　냉증의 원인은 주로 만성적인 긴장이다. 긴장이란 다름 아닌 스트레스다. 정신적으로 자주 긴장하면 내장도 긴장하여 수축된다. 외적 원인으로는 찬 곳에서 오랫동안 생활하거나 찬 곳에서 일을 하거나 누워 자는 것 등이다.

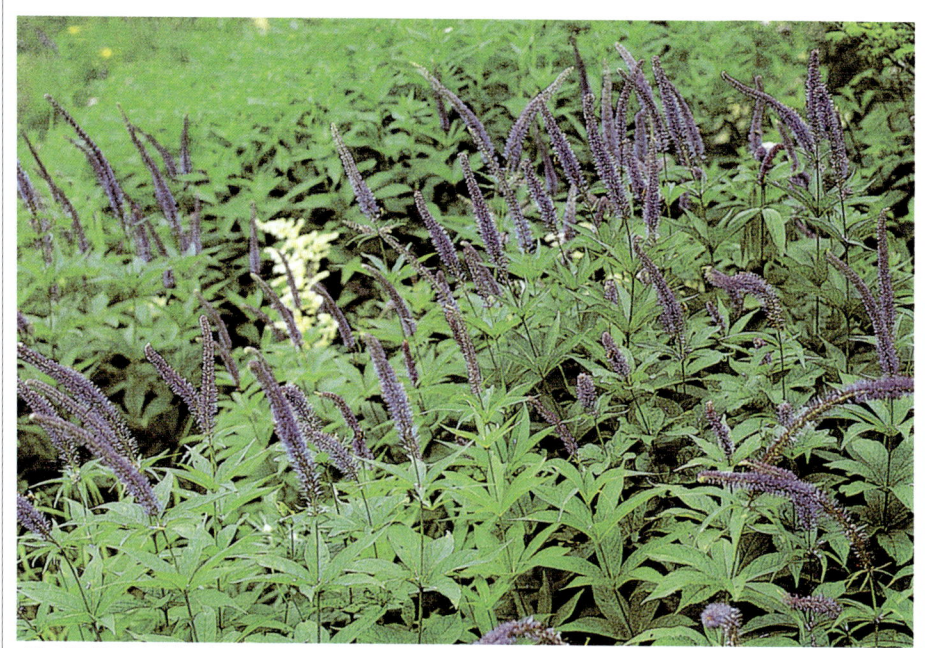

냉초. 냉증에 좋은 효과가 있다고 하여 냉초라고 부른다. 생리를 고르게 하고 혈액순환을 좋게 한다.

냉증은 남자에게도 있다

흔히 냉증이 여성들한테만 있는 병으로 알고 있는데 물론 남자들한테도 있다. 남자한테 냉증이 있으면 전립선염이 함께 있는 경우가 많다. 그리고 고환이나 사타구니 주위가 늘 차고 축축하다.

냉증이 있는 여자들은 대하가 많다. 냉증 환자들은 얼굴이 어두우면서도 창백하며 영양상태가 나쁘다. 냉증이 있으면 위와 장이 허약하여 영양분을 잘 흡수하지 못하기 때문이다.

냉증 환자들은 조금만 주의를 게을리 해도 설사가 난다. 특히 찬 음식, 이를테면 맥주나 아이스크림 같은 것을 먹거나, 맵고 짜며 자극이 있는 음식을 먹으면 순가락을 놓기가 바쁘게 설사를 한다. 병원에서는 이런 사람들을 대장염 환자로 취급하여 지사제와 항생제를 마구 쓰는 경우가 많은데 이는 매우 잘못된 것이다.

대개 냉증 환자들은 위가 자주 긴장하므로 위액이 제대로 분비되지 않고 위 운동이 제대로 되지 않아 소화가 안 된 음식이 장으로 내려가서 장을 자극하기 때문에 설사를 할 수밖에 없다. 그러므로 지사제와 항생제를 아무리 써도 효과를 보지 못한다. 이런 환자들은 냉 덩어리, 곧 장에 쌓여 있는 점액을 제거해야 설사가 멎는다.

냉증의 종류에는 다음과 같은 것들이 있다.

🌿 수족냉증

손발이 차가워지는 것은 동맥경화나 자율신경의 부조화로 인하여 혈액과 영양, 산소가 손발 끝에 있는 모세혈관까지 원활하게 순환이 되지 않기 때문에 생긴다. 동양의학에서는 소화기관이 손발 끝 부분을 주관하고 있기 때문에 소화기관이 약하면 손발에 혈액순환이 제대로 되지 않아 손발이 싸늘하게 되는 것으로 본다. 음식을 먹고 갑자기 체했을 때나 차멀미를 하는 사람이 구토가 날 때 손발이 싸늘하게 되는 것도 혈액과 기의 흐름이 막혔기 때문이다. 소화기능이 약한 사람은 몸이 야위고 피하지방이 적어서 추위를 유난히 많이 탄다.

🌿 복부냉증

아랫배가 늘 차가운 사람도 추위를 많이 탄다. 나이가 들면서 정력이 약해지고 다리에 힘이 없으며 허리와 무릎이 시린 증상이 나타난다. 이런 증상이 나타나는 것은 콩팥의 기능이 허약하기 때문이다. 여성들은 아랫배가 차갑고 허리가 아프며 대하가 흐르고 생리가 고르지 않으며 생리통이 심해진다. 또 자궁기능이 허약하고 위장이 약하여 소화가 잘 되지 않는다. 이런 여성들은 임신이 잘 되지 않고 임신이 되더라도 유산하기 쉽다.

아랫배가 차가워지면 방광의 수축기능이 약해져서 소변을 자주 보게 되고 이런 증상이 오래 지속되면 방광염이나 요도염, 만성 신장염, 사구체 신염 같은 갖가지 신장질환과 자궁냉증, 자궁물혹, 자궁근종 같은 온갖 여성질환에 걸리기 쉽다. 장 운동이 제대로 되지 않아서 변비도 아니고 설사도 아니면서 대변의 상태가 고르지 않고 장에 가스가 차는 등 장의 기능이 나빠진다.

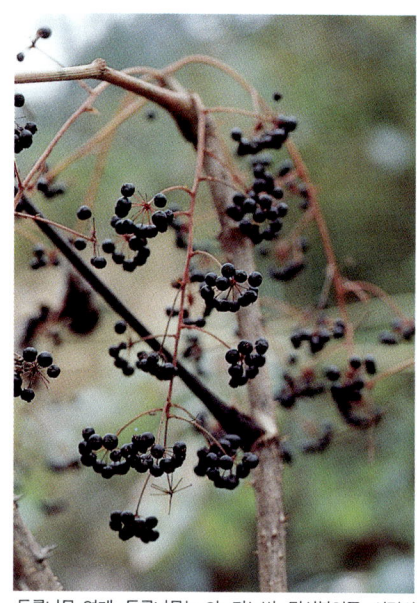

두릅나무 열매. 두릅나무는 암, 당뇨병, 정신분열증, 신경쇠약, 관절염 등에 치료약으로 쓸 수 있다.

🌱 무릎냉증

무릎냉증은 단순히 무릎이나 다리가 시리고 저리는 경우도 있고 무릎을 움직일 때마다 뚜둑뚜둑 하는 소리가 나는 경우도 있으며 무릎이 부어오르면서 시린 경우도 있다. 뜨거운 방바닥에 대고 지져도 그 때만 약간 시원할 뿐이고 뜨거운 수건 같은 것으로 찜질을 하거나 온천목욕, 한증, 사우나 같은 것을 해도 좋아지지 않는다. 이런 증상을 무릎냉증이라고 한다. 무릎냉증은 콩팥의 기능이 쇠약해지거나 찬 곳이나 습기가 많은 곳에서 오래 생활할 때 생긴다.

토종약초로 냉증 다스리기

본디 냉증이란 말은 민간에서 쓰는 병명이다. 그러므로 냉증을 치료하는 약도 주로 민간약들이다. 냉증에도 허증虛症과 실증實證이 있다. 허증은 배가 쑥 들어가 있고 물렁물렁하며 차갑다. 실증은 배의 여러 부위를 눌러 보면 아픈 곳이 있다. 덩어리 같은 것이 깊은 곳에 가득 차 있는 듯한 느낌이 들고 간혹 변덩어리 같은 것이 만져지기도 한다. 역시 배는 차갑다.

위장이 긴장하여 생긴 냉증은 위의 긴장이 풀리면 완화되지만, 실증 환자들은 긴장이 풀려도 장 속에 무언가 가득 차 있는 듯하여 배를 누르면 여전히 통증이 느껴진다. 허증 환자들은 배를 눌러 보아도 특별히 잡히는 게 없다. 일반적으로 냉증 환자는 기초대사기능이 낮아져 있으므로 허증이나 실증에 상관없이 기초대사율이 낮고 혈압이 낮으며 기운이 없다.

냉증 치료도 허증과 실증을 구별해야 한다. 허증은 신진대사 기능이 떨어져서 생긴 것이고 실증은 끈적끈적한 체액 같은 것이 장부에 가득 차 있어서 기혈순환이 제대로 되지 않아 생긴 것이

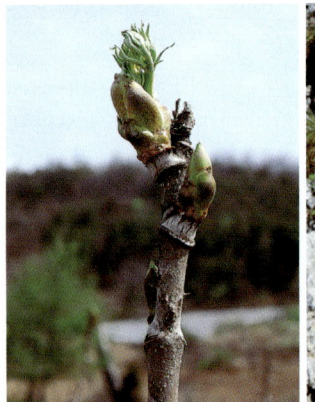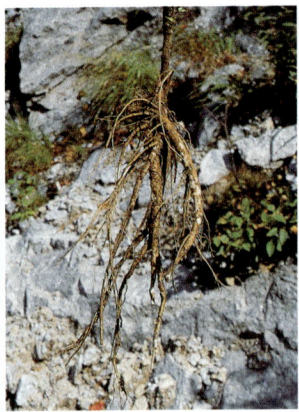

두릅나무 새순과 뿌리. 인삼이나 오갈피와 비슷한 약효가 있다.

다. 허증은 보補하고 실증은 사瀉하는 것을 원칙으로 치료해야 한다. 보한다는 것은 모자라는 것을 보태 주는 것이고, 사한다는 것은 밖으로 쏟아져 나오게 하는 것을 뜻한다.

🌿 허증에는 인삼·부자·생강

허증에는 인삼 세 뿌리(6년생), 부자(법제한 것으로 밤톨만한 것) 한 개, 말린 생강(콩알만한 것) 한 개에 물을 1리터쯤 붓고 달여서 절반 가량이 되게 한 뒤에 밥 먹는 중간, 곧 오전 10시와 오후 4시에 하루 두 번 먹는다. 이렇게 7일 동안 달여 먹으면 된다. 치료효과가 아주 좋다. 설사가 멎고 몸이 따뜻해진다. 흔히 부자이중탕이라고 하여 인삼과 부자 위주로 된 처방을 쓰기도 하는데 위의 방법보다 못하다. 허증은 대개 혈액형이 B형인 소음인 체질에 많고 간혹 소양인 체질에도 있다.

🌿 실증에는 냉초와 두릅나무 껍질

실증에는 냉초, 두릅나무 껍질, 아까시나무 속껍질 등에 물을 약재 분량의 10배 가량을 넣고 서너 시간 달여서 거른 다음, 그 물을 진하게 졸여 물엿처럼 만든다. 그것을 한 번에 20밀리리터씩 하루 한 번 밤 12시에 먹는다. 냉초나 두릅나무 껍질, 아까시나무 속껍질 중에서 하나만을 써도 된다. 그러나 두릅나무 껍질을 먹으면 구토와 설사가 심하게 나므로 수면제나 진정제 같은 것을 미리 먹고 나서 이 약을 먹은 후 곧 잠을 자야 한다.

이와 같은 방법으로 만든 약을 먹고 나서 4~6시간이 지나면 배가 살살 아프다. 이것은 장벽에 가득 달라붙어 있던 끈적끈적한 점액이 떨어져 나가면서 생기는 통증이므로 효과가 있다는 신호이다. 배가 살살 아픈 뒤에 설사를 하게 된다. 서너 번 설사를 하고 난 뒤에 같은 양으로 약을 다시 먹는다. 이렇게 하면 장벽에 가득 달라붙어 있던 많은 양의 점액이 빠져나간다. 처음에는 거품 섞인 변이 나오다가 나중에는 끈적끈적한 점액과 거품이 같이 섞여서 나온다. 이 점액이 숙변인 동시에 냉 덩어리다. 이렇게 해서 민간에서 말하는 냉이 빠져나가는 것이다.

🌿 태음인의 냉증에는 온백원

그러나 이 치료법은 혈액형이 대개 A형인 태음인 체질에는 별로 효과가 없다. 태음인의 냉증에는 더운 성질의 설사약인 온백원이 좋다.

온백원溫白元은 부자(법제한 것), 오수유, 도라지, 시호, 석창포, 개미취, 황련, 말린 생강, 육계, 초피나무 열매, 파두상, 적복령, 주엽나무 열매(볶은 것), 후박, 인삼 각 20그램을 모두 곱게 가루 내어 꿀로 반죽하여 만든 알약이다. 이 약은 옛날부터 뱃속에 덩어리가 있거나, 황달, 부종, 복수가 찬 데, 중풍 등에 썼다.

온백원은 밤 12시쯤 2그램씩 생강 달인 물로 먹는다. 그러면 아침 5~6시쯤부터 배가 아프기 시작하여 설사를 서너 번 한다. 아침을 먹지 말고 계속하여 약을 2그램 가량 더 먹는다. 그러면 낮 12시까지 서너 번 설사를 하다가 약 기운이 다 빠지면 설사가 멎는다. 설사를 할 때 처음에는 거품변이 나오다가 나중에는 점액과 거품이 섞여 나온다. 점액은 먹처럼 까만 것도 있고 푸른빛이 나는 것도 있으며 장의 상태에 따라 각기 다르다. 이것이 냉이 빠져나오는 과정이다.

이렇게 하여 냉이 없어지면 배가 편안해지고 더워지며 손발도 차츰 더워진다. 소화가 잘 되고 기운이 난다. 또 냉증으로 인해 불임이 된 여성은 임신을 하게

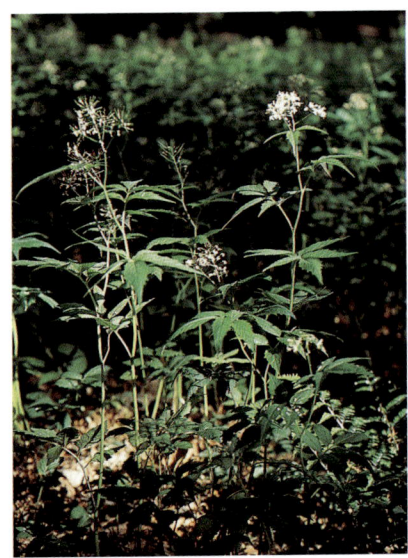

흰 꽃이 피는 냉초. 숨위나물 또는 수뤼나물이라고도 부른다.

된다. 기초대사율도 며칠 사이에 올라가서 밥맛이 좋아지고 소화가 잘 되며 피로가 없어지고 기운이 난다. 냉증을 오래 앓던 사람들은 병이 오래 되었기 때문에 치료를 하는 데에도 시간이 오래 걸릴 것이라고 생각하기 쉽지만 그렇지 않다. 한두 번 약을 먹는 것만으로도 확실하게 효과를 볼 수 있다.

인삼과 같은 약성을 지닌 두릅나무

두릅나무는 오갈피나무과에 딸린 잎지는 떨기나무로 줄기와 가지 전체에 가시가 있다. 봄철에 부드러운 새순을 따서 나물로 흔히 먹는다. 두릅은 약초로서보다는 고급 산나물로 더 유명하다. 키는 3~4미터쯤 자라고 잎은 두 번 깃처럼 갈라진 겹잎이고 쪽잎은 타원형이다. 7~8월에 작은 흰 꽃이 가지 끝에 모여서 피고 8~9월에 보랏빛을 띤 까만 열매가 익는다. 그러나 열매가 드물게 달리는 편이어서 열매를 보기가 쉽지 않다. 산기슭이나 산 속 기름진 땅에서 잘 자란다.

두릅나무는 인삼이나 오갈피나무와 친척이다. 오갈피나무과에 드는 식물은 모두 뛰어난 약성이 있는데 두릅나무 역시 인삼이나 오갈피나무 못지않은 약효를 지니고 있다. 두릅나무 뿌리껍질이나 줄기껍질에 들어 있는 사포닌 성분이 정신적·육체적 피로를 회복시켜 주고 심장을 튼튼하게 하며 염증을 없애고 혈당을 낮추며, 암세포를 억제하고 통증을 멎게 하는 등의 작용을 한다. 관절염, 신경통, 요통, 당뇨병, 갖가지 암, 정신분열증, 허약체질, 저혈압, 신경쇠약, 변비 등을 치료하는 데 쓴다. 두릅나무는 오갈피나무보다 독성은 약하면서도 약효는 더 세고 쓰임새도 더 많으며 자원이 널려 있다. 가을이나 겨울에 뿌리껍질이나 줄기껍질을 채취하여 약으로 쓴다. 봄이나 여름에 채취한 것은 약효가 전혀 없다.

냉증을 고친다고 붙인 이름, 냉초

냉초라는 이름은 냉증을 고친다고 해서 붙인 이름이다. 수뤼나물 또는 숨위나물이라고도 하며 현삼과에 딸린 여러해살이풀이다. 키는 1~1.5미터쯤 자라고 잎은 3~5개씩 돌려나기로 나는데 잎모양은 넓은 피침꼴이다. 여름에 붉은 빛이 섞인 자주색 꽃이 줄기 끝에 피어서 가을에 둥근 열매가 달린다. 우리나라 각지의 산기슭에 더러 자란다.

뿌리에 사포닌, 잎과 줄기에는 쿠마린, 아스코르빈산, 알칼로이드 등이 들어 있다. 민간에서 흔히 쓰고 전통 한의학에서는 거의 쓰지 않는다. 이른 봄이나 가을에 뿌리를 캐서 여성의 냉증이나 대하증, 불임증 치료약으로 쓴다. 특히 여성이 아랫배와 자궁이 허하고 냉하여 생긴 불임증에 효과가 좋다. 류머티스성 관절염이나 요통 등에 통증을 멎게 하는 효과도 있고, 자궁출혈, 위출혈 등에 출혈을 멎게 하는 효과도 있다. 또 열을 내리고 통증을 없애며 염증을 없애고 땀 나는 것을 멈추게 하는 작용이 있다.

냉증에는 냉초 2킬로그램을 잘게 썰어서 물 5~6리터를 붓고 오랫동안 달여서 찌꺼기를 짜 버리고 다시 물엿처럼 될 때까지 달여서 한 번에 10~15그램씩 하루 세 번 밥 먹고 나서 먹는다. 냉초는 생리를 고르게 하고 몸을 따뜻하게 하여 임신을 할 수 있게 한다.

숙변을 제거하면 냉증이 사라진다

냉증을 치료하는 비결은 장벽에 잔뜩 달라붙어 있는 끈적끈적한 점액, 곧 숙변 덩어리를 없애는 데 있다. 단식을 하거나 감식을 하여도 점액이 섞인 변이 빠져나온다. 그러나 이 방법은 시간이 오래 걸리고 여러 날을 굶어야 하는 까닭에 여간 고통스러운 것이 아니다. 고통스러운 방법에 견주어 약초를 이용한 방법은 얼마나 간단하고 좋은 방법인가.

장에서 빠져나온 점액을 현미경으로 관찰해 보면 장 속에 사는 온갖 세균들의 시체와 찌꺼기가 뒤섞여 있는 독소와 오물 덩어리다. 보일러에 물때가 끼면 열효율이 낮아지는 것처럼 장 안에 점액이 많으면 영양 물질을 흡수하는 능력이 낮아질 수밖에 없다. 이 독소가 혈액으로 흡수되면 두통이나 피부병, 동맥경화, 온갖 간질환 같은 만성질병이 생기는 것이다. 따라서 냉증을 치료하는 것은 물때와 같은 점액을 제거하는 것이라고 할 수 있다. 점액을 제거하는 방법은 단식이나 억지로 설사를 하게 하는 것보다는 여기서 설명하는 방법을 쓰는 것이 훨씬 우수하다.

두릅나무

한눈에 보기

과 명	오갈피나무과
생약명	총목蔥木
속 명	두릅나무
분포지	우리나라 각지의 산, 기름진 땅, 돌이 많은 곳
개화기	8~9월
꽃 색	흰색
결실기	10월
열 매	지름 3밀리미터 정도의 구슬 모양의 까만 열매
높 이	3~5미터
채취시기	껍질이나 뿌리를 가을이나 겨울에 채취, 새순을 봄에 따서 나물로 먹는다
가공법	잘게 썰어 그늘에서 말린다
약 효	강장, 중추신경흥분, 심장병, 당뇨병, 신경쇠약, 관절염, 정신분열증, 관절염, 냉증, 저혈압, 설사, 변비 등

골다공증 · 기미 · 주근깨 없애는 접골목

사람의 건강과 수명은 뼈에 달려 있다. 뼈가 튼튼하고 뼈대가 바르면 병 없이 오래 살고, 뼈가 허약하고 뼈대가 바르지 못하면 병이 많고 일찍 죽는다. 뼈는 일생의 건강을 나타내는 잣대다.

우리 옛말에 뼈대가 바르고 인물이 잘 생긴 사람을 일러 옥골선풍玉骨仙風, 또는 선풍도골仙風道骨이라고 했다. 이 말은 뼈대가 옥처럼 맑고 단정하여 신선이나 도인의 자질을 갖춘 사람이라는 뜻이다. 신선과 도인은 우리 민족에게 병 없이 오래 살고 보통 사람의 능력을 훨씬 뛰어넘는 지식과 지혜를 지닌 이상적인 사람의 상징이다. 이처럼 우리 옛 선조들은 뼈가 튼튼해야만 신선이나 도인처럼 될 수 있는 소질이 있다고 믿었다.

뼈는 겉으로 드러나 보이지는 않지만 사람의 건강과 성격 형성에 매우 크게 영향을 미친다. 그런 까닭에 훌륭한 관상가는 골상骨相만

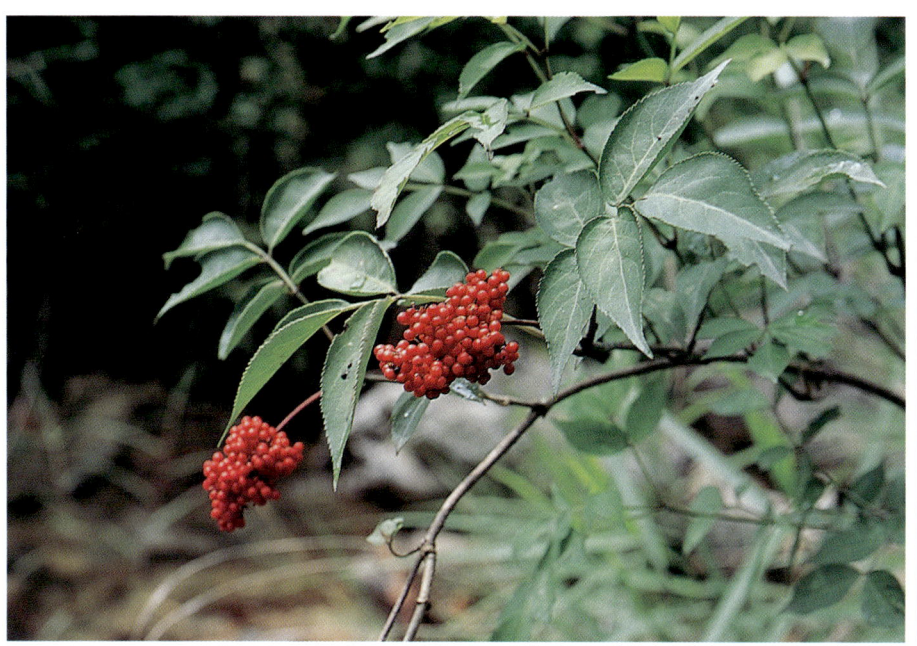
열매가 빨갛게 익은 접골목. 뼈를 붙이는 나무라고 하여 접골목이라고 부른다.

보고도 그 사람의 성격이나 건강 상태를 알 수 있고 나아가서는 그 사람의 운명까지도 점칠 수 있다.

단단하기로 소문난 호랑이 앞정강이 뼈

호랑이는 힘이 매우 세다. 특히 호랑이의 앞발은 엄청난 위력이 있어서 소, 멧돼지, 노루 같은 덩치 큰 짐승도 단 일격에 두개골을 부수어 버릴 수 있다. 또 하룻저녁에 천리를 달릴 수 있고, 제 몸무게만큼 되는 먹이를 입에 물고 높이가 3미터나 되는 담을 가뿐하게 뛰어넘을 수도 있다.

호랑이의 이 엄청난 힘은 바로 뼈에서 나온다. 호랑이 뼈는 단단하기로 소문이 나 있다. 특히 호랑이의 앞정강이 뼈는 강철만큼이나 단

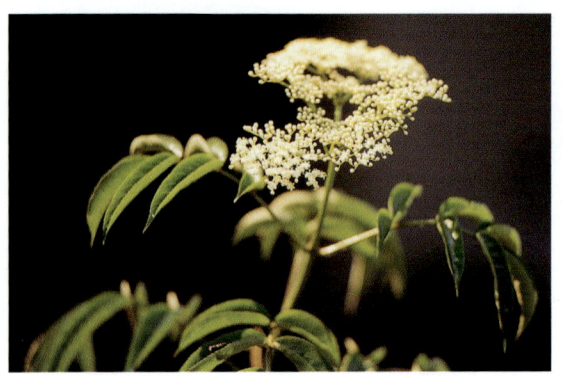
접골목 꽃. 살결을 곱게 하고 기미, 주근깨를 없애는 데 효과가 좋다.

단하여 도끼로 내리치면 도끼날이 부러지고 쇠톱을 갖다 대면 톱날이 망가져 버린다. 호랑이 몸 전체의 힘이 앞다리에 모여 있기 때문에 앞정강이 뼈가 이처럼 단단하다고 한다. 그래서 호랑이는 죽어도 앞다리는 똑바로 서서 쓰러지지 않는다는 말이 있다. 옛사람들은 이처럼 힘이 세고 단단한 호랑이의 앞정강이 뼈에 귀신을 물리치고 온갖 뼈의 질환을 고치는 힘이 숨어 있다고 믿었다. 호랑이 뼈는 뼈가 약한 것이나 부러진 것, 관절염 등 온갖 골병骨病을 고치는 약으로 넓게 썼다.

옛날에는 기골이 장대하여 호랑이만큼이나, 아니 그보다 힘이 더 센 사람들이 많았다. 호랑이를 맨손으로 때려잡은 장사의 이야기가 여럿 전해 온다. 임꺽정이 그랬고, 조선 초기에 여진족을 무찔러 큰 공을 세웠지만 그 공을 인정받지 못하여 반란을 일으켰던 이징옥도 맨손으로 범을 때려잡았다. 중국 소설 수호지에 나오는 호걸 무송도 경양강이란 고개에서 술에 잔뜩 취한 채로도 맨손으로 범을 잡았다. 이런 이야기들이 단순히 과장이나 전설만은 아닐 것이다.

뼈를 찌게 하는 약초, 접골목

우리 옛말에 몹시 힘이 센 사람을 일러 '통뼈', 또는 '고리뼈'를 타고 난 사람이라고 한다. 통뼈는 뼈가 두 가닥으로 이루어져 있지 않고 범의 뼈처럼 통째로 이루어져 있는 것이다. 고리뼈는 뼈마디가 관절로 이루어져 있는 것이 아니라 쇠사슬처럼 고리로 이어져 있는 뼈를 가리킨다. 통뼈나 고리뼈를 타고난 사람은 뼈가 강철처럼 단단하고 힘이 천하장사가 되는데, 그런 사람은 수백만 명 혹은 몇 천만 명 중에 하나 꼴로 매우 드물게 태어난다는 얘기가 있다.

통뼈나 고리뼈는 타고나는 것이지만 그에 못지 않게 뼈를 튼튼하게 익히는 사람들이나 축지법을 공부하는 사람들은 수십 길 절벽에서 떨어져도 뼈를 다치지 않고 수천 리를 가도 지치지 않을 만큼 힘을 기르고 뼈를 강하게 하는 방법을 알고 있었다. 옛날 독립운동을 하던 분들 가운데는 축지법과 차력법을 익힌 분이 더러 있었다. 그분들은 뼈를 튼튼하게 만드는 특별한 약을 먹거나 특이한 수련법으로 심신을 수련하여 초인적인 힘을 얻을 수 있었다.

살을 찌게 하고 근육을 단단하게 하는 음식이나 약은 많이 있다. 그러나 뼈를 찌게 하고 뼈를 튼튼하게 하는 식품이나 약은 그다지 많지 않다. 칼슘이 뼈에 좋다고 하여 칼슘이 많이 든 음식, 이를테면 멸치나 우유, 미역 따위를 열심히 먹는다고 해서 반드시 뼈가 튼튼해지는 것은 아니다.

우리 옛 속담에 '시집밥은 살이 찌고 친정밥은 뼈가 찐다'는 말이 있다. 이 말은 친정에서 살면 마음과 몸이 모두 편안해서 살과 뼈가 다 같이 튼튼해지지만, 시집살이를 하면 마음고생이 심하여 살이 쪄도 실제로는 찌는 것이 아니라는 뜻이다. 이 속담은 스트레스를 받으면 뼈가 약해진다는 요즘의 학설과 일치한다.

그렇다면 친정밥처럼 뼈를 찌게 하는 약초가 있을까? 있다면 그것이 어떤 약초일까? 그것은 바로 접골목이다. 접골목은 뼈를 강하고 튼튼하게 하는 데 최고의 보약이다.

접골목은 이름 그대로 뼈를 붙이는 효능이 있는 약나무다. 딱총나무, 또는 말오줌나무라고 부르는데 말이 오줌을 잘 누지 못할 때 이 나무를 달여 먹이면 오줌을 잘 누게 된다고 하여 말오줌나무라는 이름이 붙었다.

접골목은 부러진 뼈를 붙이는 효능이 뛰어나다. 뼈가 부러지거나 금이 갔을 때, 타박상으로 멍이 들고 통증이 심할 때, 손발을 삐었을 때 접골목을 달여 마시고 날것으로 가지를 짓찧어 아픈 부위에 붙이면 통증이 바로 사라지고 부은 것이 내리며 빠른 시간 안에 회복된다. 접골목을 달인 물로 목욕을 하면 효과가 더욱 좋다. 천연 약초 가운데서 통증을 가장 빨리 멎게 하는 것이 접골목이라 할 수 있다. 접골목은 산에 자주 다니는 사람들이 반드시 알아 두어야 할 약재다.

골절 · 골다공증 · 관절염에 탁월한 효능

접골목은 풍습으로 인한 근골통, 요통, 수종, 산후통, 타박상으로 인한 부종, 골절, 창이나 칼에 다친 것과 출혈을 치료한다.

접골목은 부러진 뼈와 끊어진 힘줄과 근육을 이어 준다. 뼈를 튼튼하게 하여 골다공증을 낫게 하고 충치를 없앤다. 타박상으로 멍이 들거나 상처가 난 데, 창이나 칼에 다쳤을 때, 이유 없이 근육과 뼈가 아픈 데에 달여서 몸을 씻으면 좋다. 타박상으로 인한 내출혈, 임산부의 악혈惡血, 혈액순환이 잘 안 되는 것과 모든 출혈에 접골목 달인 물을 마시면 효과가 있다.

접골목은 모세혈관을 확장하여 혈액순환을 좋게 하고 여러 가지 독을 풀기 때문에 타박상이 오래 되어 염증이 되거나 부스럼이 된 것을 치료한다. 또한 통증을 멎게 하는 작용이 세므로 진통약으로 쓸 수도

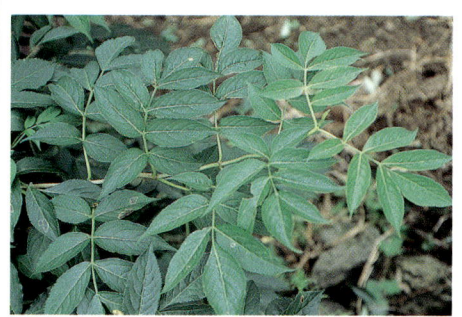

접골목 잎. 소변을 잘 나가게 하고 방광염, 관절염, 삔 데, 뼈를 다친 데 등에 두루 효험이 좋다.

있다. 손발이 마비된 데, 풍습으로 인한 요통, 뼈마디의 모든 통증, 풍진, 땀띠 등에 달인 물로 목욕을 하면 잘 낫는다.

뼈가 부러진 데에는 술과 물을 반씩 붓고 달여서 복용하고 다친 데에는 달인 물로 목욕만 한다. 접골목 한 가지만을 써도 골절에는 우수한 효과가 있는데 홍화나 연근 등과 같이 쓰면 효과가 더욱 뛰어나다. 신선한 것을 쓰는 것이 좋고 말린 것이나 불로 볶은 것을 쓰면 효과가 반으로 줄어든다.

접골목 20그램, 작약·당귀·천궁·산골(자연동) 각 40그램을 가루 내어 밀랍 160그램을 녹여 반죽한 후 알약을 만든다. 뼈가 부러졌거나 삐어서 통증이 극심할 때 잘 발효된 술 한 잔에 이 알약을 담가서 술에 약이 배어 나오면 따뜻하게 하여 한 잔 마신다. 곧 부은 것이 내리고 어혈이 풀리며 통증이 멎는다. 2~10일 먹으면 부러졌던 뼈가 본래대로 붙는다. 접골목은 골절 치료에 효과가 가장 뛰어난 약초이다.

🌿 뿌리·줄기·잎·꽃 모두 활용

접골목은 소변을 잘 나가게 하고 혈액순환을 좋게 하며 통증을 멎게 하는 효력이 빠르다. 손발 삔 데, 골절, 타박상 등은 말할 것도 없고 관절염, 디스크, 요통, 신경통, 통풍, 부종, 소변이 잘 안 나오는 데, 신장병, 신경쇠약, 입안에 생긴 염증, 인후염, 산후빈혈, 황달 등에 두루 신통하다고 할 만큼 빠른 효력을 발휘한다.

접골목은 인동과에 딸린 잎지는 떨기나무다. 키는 2~3미터쯤 자라고 줄기는 뿌리 부분에서 사방으로 뻗는다. 성장이 빠르고 새로 돋는 줄기는 녹색이다가 자라면서 다갈색으로 바뀐다. 줄기 가운데 굵고 부드러운 연한 갈색의 심이 있다. 잎은 마주 나고 쪽잎은 넓은 타원 꼴 또는 달걀 모양이며 6~10개가 달린다. 4월 하순 무렵에 가지 끝에 연한 녹색을 띤 흰 꽃들이 모여서 핀다. 열매는 8~9월에 빨갛게 익는다. 우리나라 어느 곳에나 자라며 대개 산골짜기 공기 중의 습도가 높은 곳에 많다. 닮은 식물인 넓은잎딱총나무, 지렁쿠나무, 덧나무 등도 똑같이 접골목이라 부르고 약으로 쓴다. 아무때나 줄기를 잘라 그늘에서 말려 잘게 썰어서 약으로 쓴다.

접골목의 꽃에는 정유성분이 있어서 차로 달여 마시면 향기가 좋다. 이른 봄철에 새순을 나물로 무쳐서 먹거나 밀가루 옷을 입혀 튀겨 먹을 수도 있다. 접골목 꽃은 땀을 나게 하는 효능이 있다. 5~10그램

접골목 꽃으로 기미와 주근깨 없애기

이른 봄철에 접골목 꽃이 피면 향기가 좋아 벌들이 많이 모여든다. 꽃을 따서 2~3개월 증류주에 담가 두었다가 그 술을 얼굴에 바르면 기미, 주근깨 같은 것이 없어지고 살결이 백옥같이 고와지며 주름살이 없어진다. 접골목 꽃으로 화장품을 만들면 큰 인기를 얻을 수 있을 것이다.

접골목은 피부미용제로 으뜸이다. 기미를 없애려면 접골목 꽃과 잎, 줄기를 달인 물로 찜질을 하면 된다. 구체적인 요령을 소개하면 다음과 같다.

접골목 꽃을 봄철에 따서 짓찧은 다음 그릇에 담아 물을 붓고 80~90도로 데워서 헝겊에 적신 후 얼굴에 대고 2시간씩 하루 두 번 아침과 저녁에 찜질을 한다. 여름에는 잎과 그 해에 자란 줄기를 잘게 썰어서 짓찧은 다음 위와 같은 방법으로 찜질을 하고 가을에는 열매를 따서 짓찧은 것을 80도로 데워서 한 시간 동안 찜질을 한다. 겨울에는 접골목 껍질을 벗겨서 잘게 썰어서 짓찧은 다음 물을 붓고 30분 동안 끓여서 1시간 30분~2시간씩 하루 한 번 찜질을 한다.

보통 하루나 이틀 뒤부터 효과가 나타나기 시작하여 10~20일 사이에 기미가 없어지고 피부가 정상으로 된다. 80퍼센트 이상이 기미가 없어진다.

을 차로 달여 마신다. 소변을 잘 나가게 하고 땀을 잘 나게 한다.

접골목 줄기나 잎, 꽃을 달인 물로 씻으면 가려움증, 무좀, 습진 등 여러 가지 피부병이 나으며 중풍으로 인한 마비, 혈액순환 장애, 냉증 등에도 효험이 있다. 전에 무좀이 몹시 심한 사람한테 접골목을 달여서 그 물로 발을 씻으라고 했더니 2주 만에 깨끗하게 나았다고 했다.

접골목 뿌리도 줄기와 효능이 같다. 황달, 부종, 화상에도 쓸 수 있다. 발이 부었을 때에는 접골목의 뿌리껍질 100그램과 치자 40그램을 짓찧어 술을 약간 더하여 뜨겁게 해서 아픈 부위에 붙인다. 화상에는 뿌리껍질과 잎을 가루로 만들어 유채기름이나 들기름으로 개어서 붙인다.

접골목과 비슷한 말오줌대나무

울릉도에는 말오줌대나무라는 것이 있는데 접골목과 흡사하다. 한자로 똑같이 접골목接骨木이라고 쓰며 울릉도에만 있는 특산식물이다. 육지에 자라는 딱총나무는 줄기가 팔뚝이나 발목 굵기만큼 굵어지지만 울릉도의 말오줌대나무는 사람 몸통만큼 굵어서 집을 지을 때 기둥감으로 쓸 만하고 잎도 훨씬 큼직하다. 울릉도에는 이 나무가 너무 흔하여 초여름 줄기가 무성할 때 베어서 퇴비를 만드는 데 썼다고 한다.

여름에 빨갛게 익은 말오줌대나무 열매로 술을 담근다. 잘 익은 열매에 35도 이상의 증류주를 붓고 3개월쯤 두었다가 조금씩 마신다. 소변을 잘 나가게 하고 신경통과 류머티스성 관절염에도 효험이 있으며 타박상이나 골절로 인한 통증이 빨리 없어진다.

새나 닭이 뼈가 부러지거나 병이 났을 때도 말오줌대나무를 달여서 먹이면 신기하게 잘 낫는다. 심지어 닭장 안에 말오줌대나무를 몇 토막 넣어 두기만 해도 닭이 병에 걸리지 않는다는 얘기가 있다. 뼈가 부러졌거나 손발을 삐었을 때 말오줌대나무 잎이나 줄기를 진하게 달여서 그 물을 마시고 아픈 부위를 찜질하면 다친 부위가 따뜻해지면서 통증이 없어지고 어혈이 풀리고 부러진 뼈가 빨리 아물어 붙는다.

신경통이나 류머티스성 관절염, 요통에는 말오줌대나무 잎이나 잔가지 줄기 30그램을 진하게 달여서 하루 세 번에 나누어 마시고 또 그 물로 아픈 부위를 씻거나 목욕을 한다. 어린이의 야뇨증에는 말오줌대나무 잎을 그늘에서 말려 한 번에 20그램씩 물로 달여서 마신다.

🌿 죽은 말오줌대나무에 자라는 목이버섯

죽은 말오줌대나무에 물렁물렁한 버섯이 자란다. 목이버섯이다. 귀처럼 생겼다고 해서 귀버섯이라고도 부른다. 목이버섯은 좋은 음식인 동시에 약이다. 목이버섯을 음식에 넣으면 음식물이 상하지 않고 오래 보관할 수 있다. 중국요리에 널리 쓰는 목이버섯은 참나무 토막에 종균을 심어 재배하는 것이지만 울릉도에서 나는 것은 말오줌대나무에 붙어 야생으로 자라는 것이어서 약효가 훨씬 뛰어나다. 혈액을 맑게 하고 암세포를 억제하며 빈혈을 치료하고 기력을 늘리며 몸을 따뜻하게 하고 여러 부인병을 치료하는 효능이 있다. 성질은 약간 차고 맛은 달며 독이 없다.

목이버섯은 무엇보다 살결을 곱게 하고 주름살을 없애는 효력이 탁월하다.

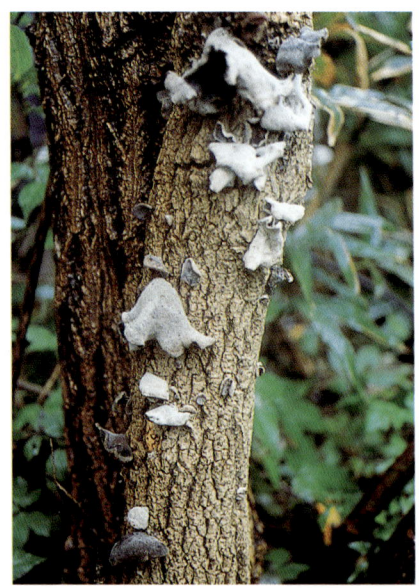

말오줌대나무에 자라는 목이버섯. 살결을 곱게 하고 주름살을 없애는 것으로 이름이 높다.

말린 것 60그램을 살짝 볶은 다음 달여서 마신다.

인후염이나 인후암에는 목이버섯 75그램에 흑설탕 약간과 물을 붓고 흐물흐물해질 때까지 고아서 풀처럼 되면 하루 5~7번 작은 숟가락으로 하나씩 입에 넣어 녹이면서 먹는다. 치질에는 목이버섯 30그램에 흑설탕 60그램을 넣고 달여서 먹는다. 자궁근종에는 60그램을 약간 볶아서 달여 먹는다. 생리통, 생리불순, 냉증, 자궁염 등의 온갖 부인병에도 효험이 있다. 목이버섯은 혈액을 맑게 하고 혈액순환을 좋게 하며 혈액 속에 있는 콜레스테롤을 분해하여 동맥경화, 고혈압, 심장병, 협심증, 고지혈증 등을 예방하고 치료한다.

🌿 고혈압, 협심증 등에는 목이버섯 흑설탕 조림

고혈압, 고콜레스테롤증, 협심증 등에는 목이버섯과 흑설탕으로 조림을 만들어 먹으면 좋다. 흑설탕은 사탕수수나 사탕무의 즙을 농축하여 만든 것이다. 요즈음 설탕이 몸에 해롭다고 해서 가능하면 설탕을 적게 먹어야 한다고 주장하는 사람들이 있다. 그러나 이 말은 정제한 백설탕을 가리키는 것이지 흑설탕을 뜻하는 것은 아니다.

사탕수수나 사탕무의 산지에서는 설탕을 만드는 과정에서 나오는 찌꺼기를 소의 먹이로 쓴다. 이것을 먹으면 소가 원기가 왕성해지며 털이 많아지고 털에 윤기가 흐른다고 한다. 사탕수수를 생산하는 나라에서는 감기나 몸살이 들었을 때, 몸이 피곤하고 기운이 없을 때 사탕수수를 짠 원액을 차 마시듯 달여 마시는데 거의 만병통치약처럼 여긴다.

백설탕은 100퍼센트 자당이지만 흑설탕에는 자당 외에도 칼슘, 철, 인, 나트륨, 비타민 B_1, B_2, B_6, 후라보노이드, 갖가지 미량원소나 효소 등이 들어 있다. 최근에는 흑설탕이 혈압을 낮추고 몸 안에 쌓인 독을 풀며 위장 기능을 좋게 하고 혈당을 떨어뜨린다는 연구결과가 나와 있다. 백설탕은 먹지 않는 것이 좋겠지만 흑설탕은 잘 섭취하면 건강을 유지하는 데 큰 도움이 될 수 있다.

목이버섯 30그램을 미지근한 물에 담갔다가 딱딱한 부분을 떼어 낸다. 이것을 흑설탕 100그램과 함께 물 200밀리리터에 넣고 약한 불로 끓인다. 눌어붙거나 타지 않게 잘 저으면서 15~20분 동안 끓이면 맛있는 조림이 된다. 이것을 냉장고에 넣어 두고 밥 먹고 나서 한 번에 5그램씩 하루 세 번 먹는다. 꾸준히 먹으면 가슴이 두근거리고 숨이 차는 등의 증상이 없어지고 협심증 발작을 예방할 수 있다.

접골목

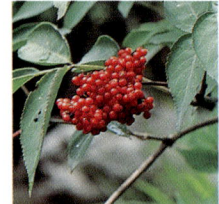

한눈에 보기	
과 명	인동과
생약명	접골목接骨木
속 명	딱총나무, 말오줌나무, 말오줌대나무
분포지	산골짜기 물기가 약간 있는 곳
개화기	4월
꽃 색	연한 황록색
결실기	6~7월
열 매	구슬 모양의 빨간색 열매
높 이	3미터쯤 자라는 잎지는 떨기나무
채취시기	줄기와 잔가지를 가을과 겨울, 이른 봄에 채취하여 약으로 쓰고, 잎은 봄이나 여름에 채취하여 나물로 먹는다. 꽃은 봄철에 채취한다
가공법	잘게 썰어 그늘에서 말린다
약 효	타박상, 뼈가 부러진 데, 류머티스성 관절염, 부종, 복수, 신장염, 통풍, 인후염, 출혈, 무좀, 습진, 피부병, 주근깨, 기미 등

허리병·관절통에는 위령선

우리나라 사람의 절반 이상이 요통으로 고생하고 있는데 특히 여성들한테 많다. 요통을 일으키는 원인은 매우 다양하다. 등뼈에 문제가 생겨도 아프고 허리를 다치거나 허리의 근육과 인대가 눌려도 허리가 아프다. 또한 소화기 계통이나 비뇨기 계통에 탈이 나거나 부인병이 있을 때에도 허리가 아프다. 허리를 심하게 썼을 때, 감기, 류머티스성 관절염, 만성 신장염, 비타민 부족, 당뇨병으로 인해 허리가 아플 수도 있다. 대개 콩팥 기능이 허약하면 다리와 무릎, 허리에 힘이 없고 허리가 아프기 쉽다.

운동을 하거나 갑자기 무거운 물건을 들어 올릴 때 허리가 아플 수도 있는데 이것은 근육과 근막이 놀라서 생기는 통증이다. 이럴 때의 통증은 추간판탈출증, 곧 디스크와 같이 참기 어려울 정도로 아플 때도 있고 은근하게 아플 때도 있다. 날씨가 궂으면 통증이 더 심해지는 것은 대개 류머티스성이나 퇴행성으로 인한 요통일 경우이다.

허리를 다치거나 등뼈에 이상이 생겨서 아픈 것은 쉽게 진단할 수 있으나 배나 골반, 다른 장기에 이상이 생겨서 나타나는 요통은 원인을 찾기 어렵다. 허리가 몹시 아파서 병원에서 갖가지 검사를 다 해 보아도 아무런 진단이 나오지 않는 경우가 많다. 이럴 때에는 그 원인을 알지 못하고 다만 요통이라고 진단을 내리게 된다.

요통이나 관절염, 신경통, 견비통 등에는 위령선이 가장 잘 듣는다. 위령선 한 가지만 써도 되고 두충이나 접골목 같은 약초와 같이 써도 좋다.

통증을 멎게 하고 풍습을 없애는 위령선

위령선威靈仙은 미나리아재비과에 딸린 여러해살이 덩굴식물로 우리말로는 사위질빵이라고 부른다. 물기 있는 산골짜기의 기슭이나 들에 흔히 자란다. 길이는 4~8미터쯤 자라고 초여름에 흰 꽃이 피어서 가을에 날개가 달린 열매가 익는다. 덩굴줄기는 칡넝쿨처럼 질기지 않고 잡아당기면 뚝뚝 잘 끊어진다. 사위질빵이라는 이름은 사위를 몹시 사랑하는 한 장모가 사위를 아끼는 마음에, 사위한테 무거운 짐을 지우지 않으려고 쉽게 뚝뚝 잘 끊어지는 이 식물의 줄기를 질빵 끈으로 썼다는 옛 이야기에서 나온 것이다.

줄기와 뿌리를 약으로 쓰며 비슷한 식물인 으아리나 할미밀망을 위령선으로 대신 쓰기도 한다. 또 으아리를 위령선이라 하고 사위질빵을 여위女萎로 부르기도 하는데, 으아리와 사위질빵을 닮은 식물이 우리나라에만 백 가지가 넘고 어느 것이나 같은 용도의 약으로 쓸 수 있다. 으아리보다는 사위질빵이 효과가 더 낫다. 으아리는 땅윗줄기가

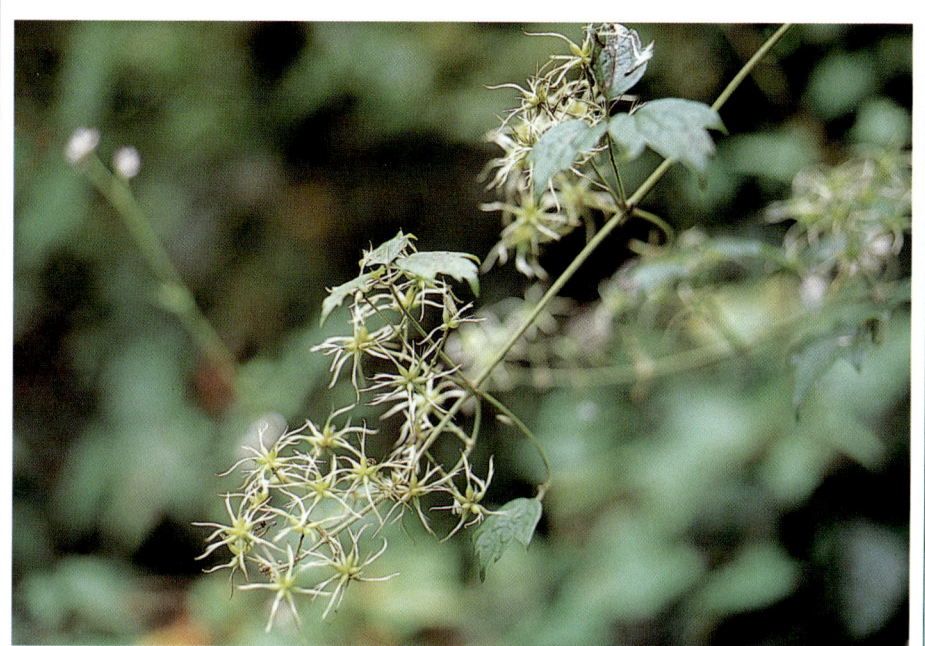
사위질빵. 위령선 또는 여위라고 부르며 중풍, 관절염, 요통 등에 효력이 뛰어나다. 줄기를 잘라 잘게 썰어 약으로 쓴다.

겨울에 말라 죽고 사위질빵은 줄기가 겨울에도 말라죽지 않는다. 으아리는 가을에 뿌리를 캐서 약으로 쓰고 사위질빵은 가을이나 겨울에 굵은 줄기를 잘라서 약으로 쓴다.

위령선은 걸음을 걷지 못하던 사람이 아침에 먹고 저녁에 걸어 다닐 수 있게 되었다고 할 만큼 약효가 빨리 나타나는 것으로 유명하다. 위령선에 대해서 다음과 같은 이야기가 전한다.

🌿 풍습으로 인한 중풍을 고친 이야기

옛날, 중국의 하남성 복우산에 금실이 좋은 부부가 살았다. 어느 날, 남편이 늦도록 일을 하고 나서 술을 마시고 돌아오다가 집 앞의 돌계단에 누워 잠이 들었다. 아내가 늦게 마중을 나오다가 남편을 발견하고 깨웠더니 이미 남편은 중풍을 맞아 팔다리를 움직이지 못했다. 아내는 의원을 불러 치료를 받게 하고 10년 동안을 정성스럽게 간호했지만 남편의 병은 더 심해져서 혼자서는 돌아눕지도 못할 지경이 되었다.

아내는 남편의 병을 고칠 수 있는 방법을 찾던 끝에 남편이 누운 침대를 사람이 많이 다니는 큰길가에 내놓고 옆에 앉아서 큰 소리로 외쳤다.

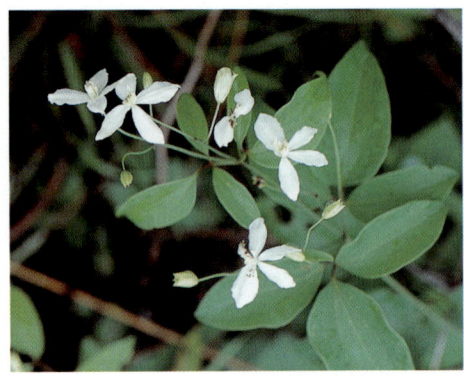
꽃이 하얗게 핀 으아리. 풍습으로 인한 질병에 효과가 좋다.

"누구든지 이 사람의 병을 고쳐 주십시오."

지나가던 사람이 모두 걸음을 멈추고 돌아보며 혀를 끌끌 찼다. 그렇게 열흘이 지났을 때 지팡이를 짚고 보따리를 둘러 맨 한 노인이 지나가다가 걸음을 멈추고 말했다.

"이 사람의 병은 풍습風濕으로 인한 중풍인데 내가 고칠 수 있소."

노인은 산으로 가서 어떤 덩굴의 뿌리를 캐서 술에 담갔다가 끓여 환자한테 먹이고, 또 가루를 내어 식초와 반죽하여 관절을 싸매 주었다. 며칠 안 되어 환자는 팔다리를 움직이기 시작했고 몇 달 뒤에는 지팡이를 짚고 걸어 다닐 수 있게 되었다.

남편의 병을 고치고 나서 노인이 떠나려 할 때 아내가 말했다.

"어르신네, 남편의 병을 고쳐 주셔서 고맙습니다. 이 신기한 약초의 이름을 가르쳐 주십시오."

"이 약초는 본래 이름이 없으니 위령선이라고 부르도록 하십시오. 위威는 강하다는 뜻이고, 영선靈仙은 효력이 신선과 같이 영험하다는 뜻이지요."

위령선을 이용한 질병 치료

위령선은 신경통, 안면신경마비, 중풍, 편두통, 근육마비, 류머티스성 관절염, 무릎이 시리고 아픈 데, 허리가 아픈 데, 통풍, 손발이 마비된 데, 목구멍에 가시가 걸린 데 두루 좋은 효험이 있다. 특히 몸 속의 바람기를 내보내고 습기를 없애며 경락을 통하게 하고 통증을 멎게 하는 작용이 매우 빠르다. 신경통과 관절염, 요통, 타박상 등에는 접골목과 함께 쓰면 효과가 더욱 빠르다. 이뇨 작용도 뛰어나서 신장염으로 인한 부종에도 잘 듣는다. 그러나 아네모닌과 아네모놀이라는 독성 성분이 들어 있으므로 한꺼번에 너무 많은 양을 쓰면 안 된다.

위령선은 맛이 맵고 성질은 따뜻하다. 설사와 이질을 멎게 하며 탈항, 임산부의 부종, 근육과 뼈의 여러 질병을 치료하고 단단한 것을 무르게 한다. 토사곽란(구토와 설사를 하면서 배가 뒤틀릴 듯 아픈 증상), 장에서 가스가 차고 소리가 나는 것, 간질, 정신분열증, 땀이 많이 나는 데, 한열寒熱로 인해 생긴 모든 병에도 효과가 있다.

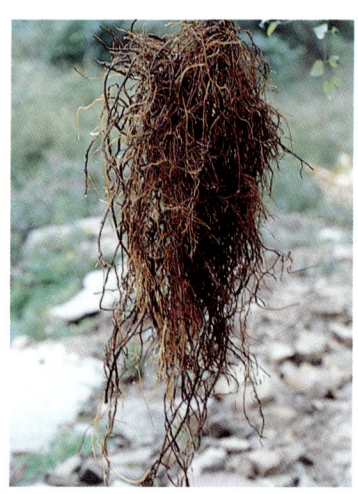

으아리 뿌리. 신경통, 중풍으로 인한 마비, 요통 등에 좋은 효력이 있다.

얼마 전 어떤 사람이 찾아와 약재 봉지를 보여 주면서 그 약재의 이름이 무엇인지 알고 싶다고 했다. 어느 한의원에서 요통, 관절염에 특효약이라고 해서 한 근에 30만원을 주고 사서 달여 먹어 보니 효과가 좋았다고 했다. 그런데 값이 너무 비싸다며 더 싼 값에 구할 수 있는 방법이 없겠냐고 나에게 물었다. 봉지를 열어 보니 잘게 썬 위령선이었다. 그것을 달여 먹고 아픈 것이 나았으니 결코 비싸다고 할 수 없지 않겠느냐고 하여 그 사람을 돌려 보냈다.

🍃 요통·관절통

위령선 15그램, 두충 20그램을 물 300밀리리터에 넣고 달여서 하루 두세 번에 나누어 밥 먹기 전에 먹는다. 또는 위령선 20그램에 물 200밀리리터를 넣고 달여서 하루 세 번에 나누어 마시거나 가루 내어 한 번에 3~5그램씩 하루 두세 번 술에 타서 먹는다.

두충 한 가지만을 쓸 수도 있는데 약한 불에 볶아 부드럽게 가루 내어 한 번에 3그램씩 하루 세 번 술에 타서 먹는다. 위령선과 두충은 다 같이 진통작용이 있으므로 요통과 관절통에 좋을 뿐만 아니라 허리를 다쳤거나 허리에 힘이 없을 때 써도 좋다. 한 가지만 쓰는 것보다 두 가지를 같이 쓰면 효과가 더 높다.

🍃 류머티스성 관절염

5월초에 캔 초오 1킬로그램과 건강 0.5킬로그램을 1~2밀리리터 두께로 썰어서 물 4리터와 알코올 1.5리터를 섞은 데에 넣고 3~4일 동안 자주 저어 준다. 그런 다음에 윗 층의 맑은 용액을 다른 그릇에 받아 둔다. 남은 찌꺼기에 물 4리터와 알코올 1.5리터를 다시 붓고 2개월 동안 두어서 가라앉힌 다음 물을 걸러 내고 찌꺼기를 눌러서 짠다. 이렇게 만든 두 가지 용액을 한데 합친다.

알코올 5리터와 물 20리터를 섞은 용액에 위령선 10킬로그램을 넣고 3~4일 동안 우려낸다. 물을 걸러 내고 남은 찌꺼기에 다시 물 20리터와 알코올 5리터를 부어 이틀 동안 가라앉힌다. 이렇게 만든 두 가지 용액을 한데 섞는다. 독활 10킬로그램을 잘게 썰어 중탕으로 끓여서 올라오는 수증기를 냉각하여 독활 증류액을 만든다.

이렇게 만든 세 가지 용액을 합쳐 전체의 양이 50리터가 되게 한 뒤 4~5일 동안 실온에 두었다가 한 번에 10밀리리터씩 하루 세 번 밥 먹기 30분 전에 2~3배의 물을 타서 먹는다. 양을 적게 먹어도 설사나 복통이 나타날 수 있다. 한 번에 30밀리리터 이상 복용해서는 안 된다. 초오의 독성 때문에 언어장애와 호흡곤란 등의 부작용이 나타날 수 있다.

부작용이 나타날 때에는 명태와 검정콩을 넣고 끓인 물을 먹는다. 이 약은 허약한 사람이나 임산부한테는 쓰지 말아야 한다. 세 번째 독활 증류액을 만들려면 증류 시설을 갖추어야 하므로 만들기 어려우면 빼도 된다. 독활 대신에 접골목을 두 번째와 같이 만들어 써도 된다.

관절이 쑤시는 느낌이나 시큰시큰하고 저린 느낌 등이 10~30일이면 거의 없어진다. 거의 90퍼센트 이상 효험이 있다. 초오는 4월 말에서 5월 초 꽃피기 전에 채취한 것이 약효가 가장 높다. 이 시기에 채취한 것이 유효성분인 아코니틴의 함량이 가장 높다. 초오는 독성이 매우 센 약초이므로 조심해서 써야 한다. 류머티스성 관절염이 몹시 심하지 않다면 초오를 빼고 약을 만들어 복용해도 효과를 볼 수 있다.

위령선으로 만성인후염 고치기

인후염은 목 안 뒷벽에 있는 점막을 중심으로 하여 생긴 만성적인 염증이다. 급성인후염이나 감기를 앓을 때, 갖가지 콧병, 부비강염, 만성편도염 등으로 코가 막혀서 입으로 숨을 쉬거나 고름이 목 안에 흘러내려 점막을 자극할 때 생긴다. 심한 온도 변화, 먼지, 가스, 마른 공기, 술, 담배 등의 자극으로도 생길 수 있으며 심장, 폐, 간, 콩팥 등의 질환으로 인하여 정맥혈관으로 피가 몰릴 때에도 생길 수 있다.

모든 종류의 인후염에는 위령선 잎을 짓찧어 즙을 낸 다음 4~5센티미터 길이의 천을 심지 모양으로 만들어 즙을 적셔서 콧구멍 속에 깊이 넣는다. 심지를 콧구멍에 넣으면 눈물을 흘리고 재채기가 나는데 약물로 인한 반응이므로 달리 치료하지 않아도 된다. 10~30일이면 90퍼센트 이상이 치유되거나 호전된다. 아니면 위령선 전초를 날것으로 80그램쯤을 물로 달여서 차처럼 자주 마셔도 된다. 말린 것은 40그램을 쓴다. 90퍼센트 이상이 낫거나 좋아진다.

🍃 유행성 간염

위령선을 약한 불에 말려 부드럽게 가루 낸 것 8~12그램을 달걀 한 개와 섞어서 기름에 살짝 볶아 하루 두세 번에 나누어 밥 먹고 나서 먹는다. 위령선은 간에 있는 열을 내리고 염증을 없앤다.

🍃 신경통

위령선을 잘게 썰어 그릇에 담고 술을 잠기도록 부어서 6~7일 동안 두었다가 말린 다음, 부드럽게 가루 내어 밀가루 풀로 알약을 만들어 한 번에 6~8그램씩 하루 두세 번 밥 먹고 나서 먹는다. 위령선은 강한 진통작용과 진정작용이 있어 신경통 치료에 매우 좋은 약초이다.

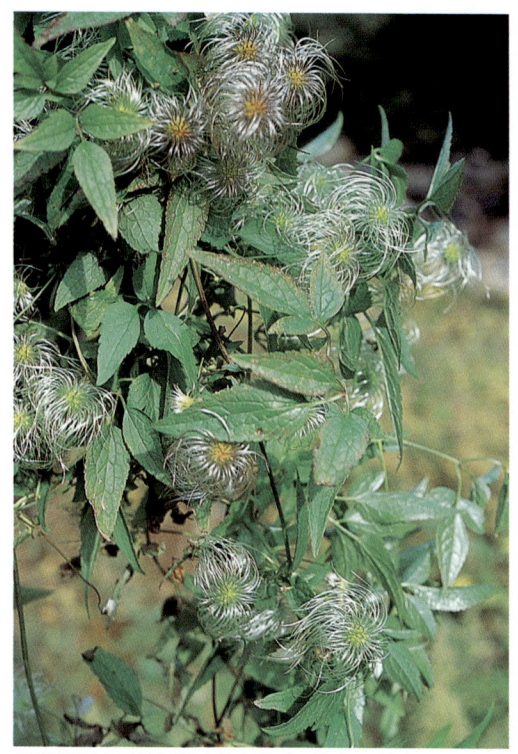

사위질빵 열매. 비슷한 식물이 많이 있는데 모두 약으로 쓴다.

🍃 생선 뼈가 목에 걸렸을 때

생선 뼈가 인후에 걸려 넘어가지 않을 때 쓴다. 위령선 50~90그램을 진하게 달여서 설탕 30그램을 넣어 녹이고 소금을 약간 넣어 하루 4~6번 먹는다. 사흘 동안 먹는다. 이삼 일 먹는 동안에 통증이 없어지고 생선 가시가 녹아서 없어진다. 위령선은 딱딱한 것을 물렁물렁하게 하는 작용이 있다.

요통을 다스리는 처방 몇 가지

🌿 자율신경 바로잡는 메추리알

메추리알을 한 번에 다섯 알씩 하루 세 번 밥 먹기 전에 먹는다. 메추리알을 복용하면 기력이 좋아지고 식은 땀이 멎으며 요통이 없어진다. 한두 달 먹으면 80퍼센트 이상이 효과를 본다. 메추리알은 몸을 따뜻하게 하고 자율신경을 바로잡아 주는 작용이 있다.

🌿 신경성 요통에 마삭줄

마삭줄을 그늘에서 말려 부드럽게 가루 내어 한 번에 5~6그램씩 밥 먹고 나서 먹는다. 마삭줄을 식초에 담갔다가 끓여 말린 것을 가루 내어 먹으면 통증이 잘 멎는다. 마삭줄에는 크리달리스라는 성분이 들어 있는데 여러 가지 통증, 특히 신경성 통증에 효과가 좋다.

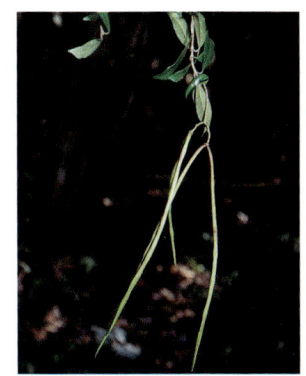

마삭줄. 남쪽지방에 흔히 자라는 덩굴식물로 고혈압과 요통에 효험이 있다.

🌿 타박상으로 인한 요통에 상수리나무 잎 찜질

상수리나무 잎을 깨끗하게 씻어서 짓찧은 다음 아픈 부위에 두툼하게 붙이고 그 위에 불에 달군 돌이나 모래주머니를 따뜻하게 데워서 올려놓고 뜨겁게 찜질을 한다. 잎이 없을 때에는 나무껍질을 달여서 그 물을 천이나 수건에 적셔서 아픈 허리 부위에 여러 겹 대고 뜨겁게 찜질을 하되 한 번에 대여섯 시간 정도 한다. 타박상으로 인해 허리가 심하게 아프고 허리를 잘 쓰지 못할 때 네다섯 번 찜질을 하면 잘 낫는다. 떡갈나무나 신갈나무 잎을 대신 써도 된다.

🍃 급성요통에는 가래나무 엿

급성요통에는 가래나무 10킬로그램을 3~4센티미터 길이로 잘라 물 30리터에 넣고 천천히 달이고 졸여서 1.2~1.5킬로그램쯤 되게 가래나무 엿을 만든다. 이것을 여러 겹의 천에 얇게 바른 다음 아픈 곳에 붙이고 붕대를 감는다. 하루 걸러 한 번씩 5~10번 붙인다. 가래나무 엿은 요통뿐만 아니라 무좀이나 습진 같은 온갖 피부병이나 삔 데, 관절염, 신경통 같은 데에도 바르면 잘 낫는다. 거의 모든 사람한테 효과가 있다.

🍃 외상으로 인한 요통에 고삼과 황백

외부의 상처로 인한 요통에는 고삼과 황백을 날것으로 3대 1의 비율로 하여 3~5퍼센트 식초를 섞어 짓찧어 찜질을 한다. 고삼과 황백을 채취하여 코르크층과 흙을 없애고 1~2센티미터 길이로 자른 다음 절구에 넣어 부드럽게 찧는다. 여기에 식초를 흘러내리지 않을 정도로 넣고 고루 적신 다음 아픈 부위에 1.5~2센티미터 두께로 붙이고 비닐로 덮은 다음 붕대나 천을 감아서 고정한다. 그리고 따뜻한 온돌방 같은 데서 6~8시간 누워 있도록 한다. 하루 두세 번씩 3~5일 동안 찜질을 한다.

겨울철이나 신선한 고삼과 황백을 구하기 어려운 곳에서는 말린 것을 쓴다. 용량을 신선한 것의 5분의 1로 하고 물을 뿌려서 축축하게 되었을 때 짓찧어서 같은 방법으로 찜질을 하면 된다. 다친 상처로 인하여 허리가 몹시 아파서 3~4일 동안 대변을 받아 내는 환자라 할지라도 잘 낫는다. 대개 1~5일이면 낫는다. 요통이 재발했을 때에도 잘 낫는다. 그러나 뼈가 부러졌을 때에는 먼저 뼈를 붙인 다음에 치료를 해야 한다.

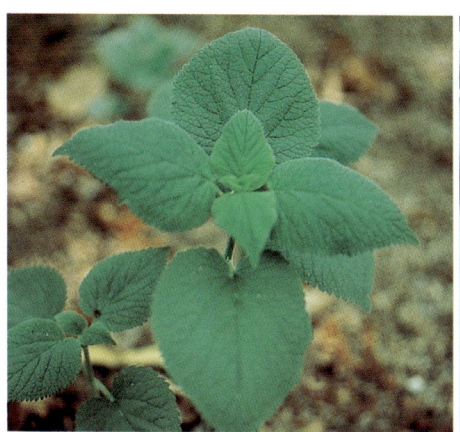
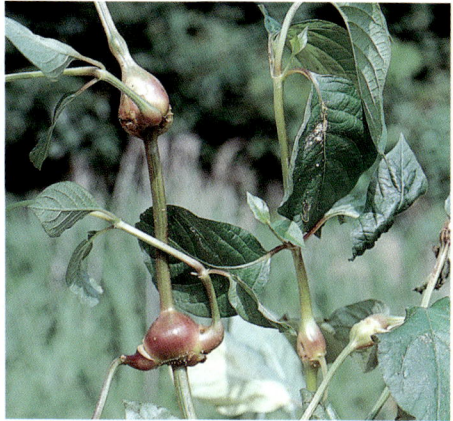

속단은 뼈를 튼튼하게 하고 허리를 튼튼하게 하여 요통을 낫게 한다(왼쪽). 쇠무릎지기는 콩팥 기능이 허약하여 허리가 아프고 무릎이 시린 데 좋다(오른쪽).

🌿 신장이 약해서 생긴 요통에 속단과 두충

속단 8~12그램을 부드럽게 가루 내어 한 번에 5그램씩 하루 두세 번 밥 먹고 나서 먹는다. 두충을 같은 양으로 넣고 달이면 효과가 더욱 좋다. 허리와 다리에 힘이 없는 데, 신장 기능이 허약하여 허리가 아픈 데 특히 좋다.

🌿 신장이 약해서 생긴 요통에 새삼씨와 쇠무릎지기

새삼씨와 쇠무릎지기를 각각 같은 양으로 하여 술에 담갔다가 말려서 가루 낸 다음 술을 넣고 쑨 풀로 반죽하여 한 알이 1그램쯤 되게 알약을 빚는다. 한 번에 5~7알씩 하루 세 번 밥 먹고 나서 먹는다. 신장기능이 허약하여 허리가 아프고 무릎이 시린 데 좋다.

🌿 허리를 삐었을 때 꿀 찜질

허리를 삐었을 때 이 치료법을 쓰면 잘 듣는다. 통증이 있는 부위의 직경 15센티미터 안에 꿀 8~10그램을 바르고 그 위에 얇은 비닐을 덮고 수건을 몇 겹 대고 전기다리미로 다림질하듯이 찜질을 한다. 하루 한두 번씩 5~7일 치료한다. 90퍼센트 이상이 낫거나 호전된다. 그러나 뼈에 문제가 있을 때에는 효과가 없다.

한눈에 보기

위령선

과 명	미나리아재비과
생약명	위령선威靈仙
속 명	으아리(참으아리, 큰꽃으아리, 외대으아리 등을 다 같이 약으로 쓴다)
분포지	우리나라 각지의 산기슭이나 골짜기
개화기	6~8월
꽃 색	흰색
결실기	9월
열 매	흰 털이 길게 나 있는 길이 2센티미터 가량의 둥근 열매
높 이	2미터 가량 자라는 여러해살이 덩굴식물
채취시기	가을이나 이른 봄에 뿌리를 캐서 쓴다
가공법	잘게 썰어 그늘에서 말린다
약 효	류머티스성 관절염, 요통, 신경통, 무릎 통증, 냉증, 생리통, 목구멍에 가시가 걸린 데, 풍습으로 인한 손발마비, 부종, 정신분열증 등

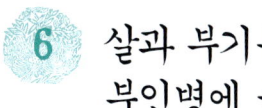

6 살과 부기를 빼며 온갖 부인병에 좋은 지치

　지치는 그 뿌리에서 보라색 물감을 얻는 까닭에 우리 겨레와는 퍽 친숙한 식물이다. 지치는 노란색과 붉은색 물감을 얻는 홍화, 파란색 물감을 얻는 쪽과 함께 우리 선조들이 염료식물로 즐겨 가꾸어 왔다. 지치 뿌리에서 얻은 보라색 물감을 자줏빛 또는 지치보라라 하여 특별히 귀하게 여겨 왕실이나 귀족들만 지치로 염색한 옷을 입을 수 있었다. 그러나 지치가 염료로서보다는 약용으로서의 쓰임새가 훨씬 더 뛰어나다는 사실을 아는 사람은 많지 않다. 지치는 놀랄 만큼 다양하고 뛰어난 효능을 지닌 약초다. 아마 단방으로 쓸 수 있는 약초 중에서 지치보다 훌륭한 약효를 지닌 것도 달리 없을 것이다. 수십 년 동안 약초를 캐며 살아온 채약꾼이나 민간의 노인들을 만나서 이야기를 들어 보면 오래 묵은 지치를 먹고 고질병이나 난치병을 고치고 건강

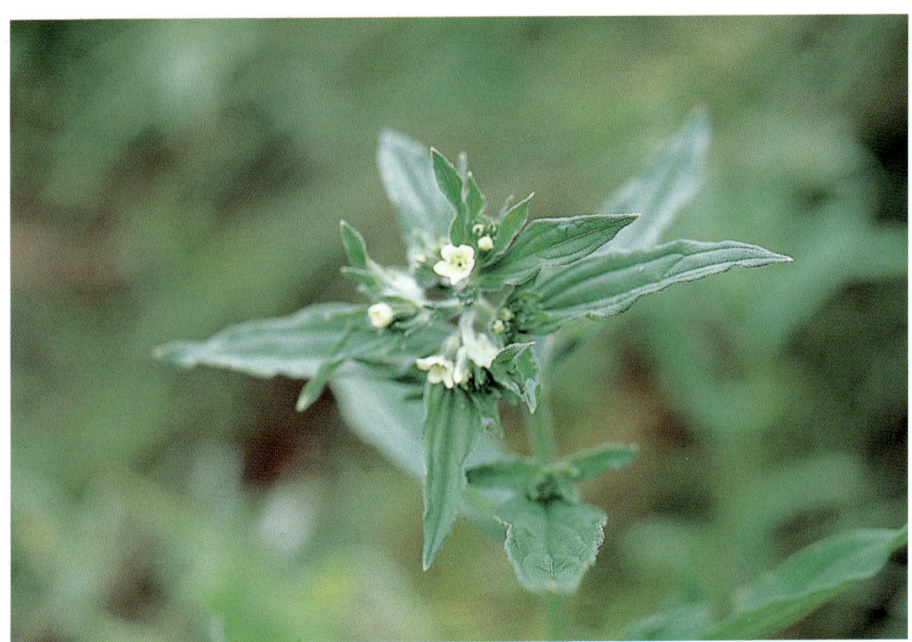
지치꽃. 5월에 핀다. 지치는 가장 좋은 해독제인 동시에 여성들한테 가장 좋은 보약이다.

하게 되었다는 사례를 흔히 들을 수 있다.

산삼 못지않은 약효를 지닌 야생 지치

민간에서 오래 묵은 지치는 산삼에 못지않은 신비로운 약효를 지닌 것으로 인식되어 왔다. 지치는 지초芝草, 자초紫草, 지혈芝血, 자근紫根, 자지紫芝 등으로 부르는 여러해살이풀이다. 우리나라 각지의 산과 들판의 양지바른 풀밭에 나는데, 예전에는 들에서도 흔히 볼 수 있었지만 요즘은 숲이 무성하게 우거지면서 햇볕이 잘 드는 풀밭이 없어져 버려서 산 속 깊이 들어가지 않으면 찾아보기 힘들 정도로 매우 희귀해졌다.

  지치는 뿌리가 선명한 보랏빛을 띤다. 그래서 자초라는 이름이 붙었다. 굵고 진한 보랏빛 뿌리가 땅속을 파고들면서 자라는데 야생 지치는 나사 모양으로 한두 번 꼬이면서 자라고 재배한 것은 곧게 자라는 것이 특징이다. 오래 묵은 것일수록 보랏빛이 더 짙고 약효도 더 강하다. 잎과 줄기 전체에 흰빛의 거친 털이 빽빽하게 나 있으며 잎은 잎자루가 없는 피침꼴로 돌려나기로 난다. 줄기는 연한 녹색이고 잎은 진한 녹색이며 꽃은 5~6월에 피기 시작하여 7~8월까지 계속 핀다. 꽃은 흰빛이며 작아서 거의 볼 수가 없다. 꽃이 지고 난 뒤에 둥글고 하얀 씨앗이 달린다.

지치는 신비로운 힘이 있는 풀이다. 겨울철 산에 눈이 쌓이면 지치가 있는 곳 주변에는 눈이 빨갛게 물이 든다. 지치 뿌리에서 뿜어 올리는 강력한 붉은 열기가 하얀 눈을 빨갛게 물들이는 것이다. 노련한 약초꾼들은 이른 봄철 눈이 녹기 전에 산에 올라가서 눈이 빨갛게 피처럼 물든 것을 보고 지치를 캐어 낸다. 지치는 하늘과 땅의 음한陰寒의 기운을 받아 화생한 약초인 까닭에 여성의 자궁처럼 생긴 장소에 많이 난다고 한다.

지치는 모든 약초 가운데서 인공으로 재배하기가 가장 어려운 것이다. 야생 지치는 몇 백 년 묵은 것도 간혹 발견되지만 사람이 재배하는 것은 2년을 넘기지 못하고 뿌리가 썩어 버린다. 산삼이나 지치는 사람의 땀 기운이나 땀 냄새가 닿으면 뿌리가 썩어 버린다고 한다.

지치는 10년 넘게 자란 야생 지치라야만 약효가 있다. 사람이 인공으로 재배한 것은 물감을 만드는 데나 쓸 수 있을 뿐 약용으로는 가치가 전혀 없다. 지치는 그 상서로운 보랏빛처럼 신성한 약초이다. 지치야말로 오래 복용하면 사람의 체질을 근본적으로 바꾸어 온갖 질병을 치료해 주는 약이라고 할 수 있다.

🌿 야생 지치와 다름없는 지치 재배법

그런데 야생 상태와 다름없이 지치를 재배할 수 있는 방법이 있으므로 여기에 소개한다. 먼저 야생 지치의 씨앗을 채집하되, 두터운 면장갑을 몇 겹 끼고 씨앗을 따 모아서 베자루에 담아 땅을 파고 묻어 보관한다. 이른 봄에 부숙질이 풍부하고 한 번도 농작물을 재배한 적이 없는 새 땅을 개간하여 밭을 일구어 씨앗을 뿌린다. 이 때에도 면장갑을 끼고 일해야 한다. 그리고 일체의 농약과 비료를 주어서는 안 되고 풀도 뽑아 주어서는 안 된다. 이렇게 몇 년을 키우면 야생 지치와 다름없는 상태가 되어 10년이 지나면 훌륭한 약재가 될 수 있다.

지치를 가공하고 법제하는 법도 다른 약초와는 다르다. 지치는 겉껍질에 약성이 모여 있으므로 물로 씻으면 약성이 씻겨 나가 약효를 잃어버리게 되므로 절대로 물로 씻어서는 안 된다. 부드러운 솔이나 망가진 칫솔 같은 것으로 뿌리에 붙은 흙을 털어 내고 그늘에서 말리되 하루에 한 번씩 증류하여 만든 소주나 청주를 뿌려 주면서 말려야 한다. 하루에 술을 한 번씩 뿌려 주면서 9일 동안 말리면 좋다. 따뜻한 방안 같은 데서 말리면 된다.

🌿 김장은 못 해도 지치는 구해야 한다

지치의 약효에 대해서는 전설 같은 이야기가 여럿 전한다. 글쓴이가 어렸을 적에 같은 동네에 사는 어떤 사람이 산에 올라갔다가 3일 동안이나 돌아오지 않았다. 무슨 사고를 당한 것이 아닌가 하고 가족들이 찾아 나섰다가 마침 산에서 내려오는 그를 만났다. 어떻게 된 거냐고 물었더니 산에서 팔뚝만한 지치 하나를 캐어먹고 쓰러져 잠이 들었다가 이제 깨어나서 내려오는 중이라고 하였다. 그 뒤로 그 사람은 얼굴빛이 좋아지고 한겨울에 홑옷을 입어도 추위를 모를 만큼 튼튼한 체질로 바뀌어 지금까지도 건강하게 살고 있다.

지치는 한방에서보다 민간에서 더 귀한 약으로 여겨 왔다. 50~60년 전만 해도 지치를 구하여 두고 오래 복용하는 사람들이 더러 있었다. 특히 전라도 지방의 토호나 선비들은 가을 김장 준비는 못 해도 지치는 구해야 한다는 말이 있을 정도로 지치를 귀한 보약으로 여겼다. 지금도 간혹 공부를 하는 숨은 유학자 중에 지치를 오래 복용하여 얼굴빛이 어린아이처럼 곱고 건강하게 사는 분을 만날 수 있다.

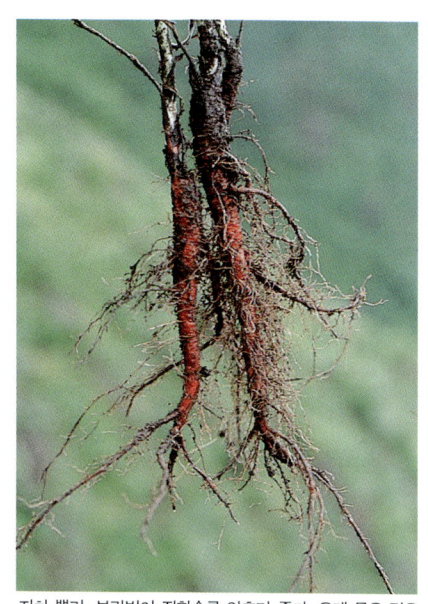

지치 뿌리. 보랏빛이 진할수록 약효가 좋다. 오래 묵은 것은 산삼을 능가하는 약효가 있다.

살결 곱게 하고 늙지 않게 하는 약초

지치는 약성이 차다. 열을 내리고 독을 풀어 준다. 특히 염증을 없애고 새살을 돋아나게 하는 작용이 뛰어나다. 갖가지 암, 변비, 간장병, 동맥경화증, 여성의 냉증, 대하, 생리불순 등에도 효과가 있으며 오래 복용하면 얼굴빛이 좋아지고 살결이 고와지며 나이가 들어도 잘 늙지 않는다.

지치의 약성은 매우 다양하다. 지치로 담근 술을 오래 마시면 정력이 놀랄 만큼 강해지고 비만증을 치료하는 데도 지치를 따를 만한 것이 없다. 지치를 가루 내어 한 숟가락씩 복용하면 포만감이 있어 음식을 먹지 않아도 배고픔이 느껴지지 않고 기운이 나며, 차츰 살이 빠져 몸무게가 줄어든다. 지치를 오래 복용하면 살이 웬만큼 빠진 다음에는 다시 음식을 마음대로 먹어도 여간해서는 살이 찌지 않는다. 뱃속에 덩어리가 뭉쳐 있기 쉬운 40대 이후의 여성들에게 제일 좋은 건강보조식품이라 할 만한 것이 지치이다.

지치는 해독효과도 뛰어나다. 갖가지 약물 중독, 항생제 중독, 중금속 중독, 농약 중독, 알코올 중독 환자에게 지치를 먹이면 신기할 정도로 빨리 독이 풀린다.

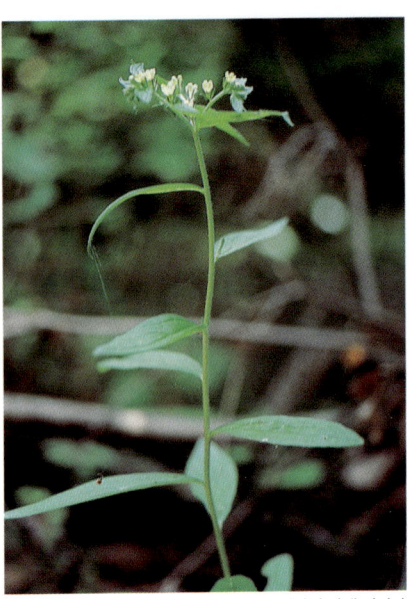

지치. 지치는 심장병, 비만증, 빈혈, 부종, 갖가지 암에 뛰어난 효과가 있는 선약이다.

또한 심장기능을 튼튼하게 하는 작용도 탁월하여 늘 가슴이 두근거리고 잘 놀라는 사람, 심장에 가끔 뻐근하게 통증이 있는 사람, 현기증이 있는 사람한테도 좋은 효과가 있다. 지치는 탁월한 심장병 치료약이다.

악성빈혈이나 재생불량성빈혈 환자도 6개월에서 1년쯤 꾸준히 먹으면 치유가 가능하고, 신장기능이 좋지 않아 손발이 자주 붓고 소변을 자주 보며 살결이 거칠고 얼굴이나 허리 등에 군살이 덕지덕지 붙은 사람도 지치를 꾸준히 먹으면 날씬하게 될 뿐만 아니라 살결이 고와지며 부종이 없어지는 효과를 동시에 거둘 수 있다.

🍃 **옛 문헌에 나오는 지치의 약성**

〈향약집성방〉은 다음과 같이 말하고 있다.

"지치는 맛은 쓰고 성질은 차며 독이 없다. 명치 밑에 사기邪氣가 있는 것과 다섯 가지 황달을 치료하고 비위를 보하며 기운을 돕는다. 또 막힌 것을 잘 통하게 하고 오줌을 잘 나가게 한다. 배가 부은 것, 아픈 것 등도 치료한다. 고약에 섞어 어린이의 살이 헌 데와 얼굴에 난 뾰루지를 치료한다. … 옛날 처방에는 지치를 드물게 썼는데 지금 의사들은 흔히 돌림병을 치료하거나 홍역으로 발진이 잘 돋지 않는 데 이것으로 약을 만들어 쓰고 있다."

북한의 〈동의학사전〉에는 이렇게 나와 있다.

"지치는 심포경, 간경에 작용한다. 혈분의 열을 없애고 독을 풀며 발진을 순조롭게 한다. 또한 혈을 잘 돌게 하고 대변을 잘 누게 하며 새살이 빨리 돋아나게 한다. 예전에는 홍역의 예방과 치료에 주로 써 왔으나 지금은 홍역이 없으므로 화농성 피부질환에 주로 쓴다. 또한 변비, 소변장애, 화상, 동상, 상처, 습진, 자궁경부미란 등에도 쓴다. 하루 6~12그램을 달여 먹는다. 외용약으로 쓸 때는 가루 내서 기름이나 기초제에 개어 바른다. 설사하는 데는 쓰지 않는다."

〈신씨본초학〉에 지치는 청열·해독·소염제로서 홍역의 예방과 치료 및 두창, 성홍열, 단독, 패혈증, 악창 같은 일체의 급성염증과 화농성 질병에 탁월한 효과가 있고 화상, 동상, 습진에도 쓴다고 적혀 있다.

🌿 갖가지 암과 종양 치료에 잘 듣는다

지치를 중국에서는 암 치료약으로 널리 쓴다. 특히 혀암, 위암, 갑상선암, 자궁암, 피부암 등에 지치와 까마중을 달여 복용하게 하여 상당한 효과를 거두고 있다고 한다. 북한에서도 갖가지 암과 백혈병 치료에 지치를 쓰고 있다.

지치는 몸안의 온갖 나쁜 것들은 내보내고 새살을 돋게 하는 작용이 아주 강력하다. 소염·살균 작용으로 암세포를 녹여 없애고 암으로 인해 생긴 부작용을 줄어들게 한다.

지치로 갖가지 암을 치료할 수 있는 민간처방을 소개한다. 유황을 먹여 키운 오리 한 마리와 말린 야생 지치 두 근에 찹쌀을 증류하여 만든 35도 이상 되는 소주 1말(18리터)을 붓고 뭉근한 불로 12시간 이상 달인다. 오래 달여서 건더기는 건져 버리고 달인 술물을 한 번에 소주잔으로 하나씩 하루 세 번 빈속에 먹는다. 술은 지치의 찬 성질을 없애고 약효 성분을 신속하게 온몸으로 운반하는 일을 한다.

술을 전혀 못 마시는 사람은 술 대신 물을 붓고 달여도 된다. 오리는 유황을 먹이지 않은 집오리를 써도 되지만 지치는 반드시 야생 지치를 써야 한다. 유황오리는 농약독, 공해독, 화공약독을 푸는 데 뛰어난 약재이고, 지치 역시 갖가지 공해로 인한 독과 약물 중독, 중금속독을 푸는 데 뛰어난 약재이다. 이 두 가지 약이 만나면 약성이 극대화되어 놀라운 치병효과가 일어난다.

오리와 거위는 구리나 유리를 소화시킬 수 있을 만큼 굳은 것을 삭이는 힘이 있으니 딱딱한 종양덩어리도 녹여낼 수 있다. 또 오리나 거위의 핏속에는 산이나 알칼리 효소에 파괴되지 않는 극미립자의 항암물질이 들어 있다. 지치 또한 막힌 기혈을 뚫어 주고, 생혈生血, 활혈活血하며 종기를 삭여 내는 힘이 지극히 강한 데다가 내장을 보호하고 기운을 늘리는 작용까지 겸했으므로 이 두 가지가 만나면 암 치료에 으뜸가는 약이 될 수 있는 것이다.

경기도 부천에 사는 한 주부는 손목관절 부위에 악성종양이 생겨 6년 동안을 고생했다. 종양세포는 차츰 자라나 어린아이 주먹만한 크기로 자랐고, 암세포가 혈관을 타고 다른 곳으로 전이되어 양발의 발목 부위에도 혹이 자라기 시작했다. 병원에서는 손을 잘라야 된다고 했으나 민간요법으로 치료하기로 결심했다. 그리고 손목에 있는 종양 덩어리를 쑥뜸으로 윗부분은 태워 버리고 밑부분에 남아 있는 딱딱하고 흰 비계 같은 것은 칼로 잘라 내었다. 그 후에 지치 가루를 복용하기 시작하였더니 몹시 딱딱하던 덩어리가 차츰 풀리기 시작하여 5개월쯤 후에는 보통 살과 다름없을 정도로 부드럽게 되었다고 한다. 이를 보면 지치가 몸에 있는 딱딱한 덩어리를 풀어 주는 힘이 놀랍도록 뛰어나다는 것을 알 수 있다.

🍃 화공약독, 공해독 갖가지 난치병을 고친다

지치는 산중에서 수도하는 사람들이나 절간의 스님들이 비밀리에 환골탈태하는 선약을 만드는 데 쓴다. 불사신방不死神方이라고 부르는 이 선약을 오래 복용하면 한겨울에 홑옷만 입어도 추위를 타지 않고 몸이 따뜻해지며 넘어져 다치거나 심하게 부딪혀도 어혈이 생기지 않고 피부가 잘 익은 대춧빛처럼 붉어지며 놀랄 만큼 기운이 솟구치게

지치 뿌리는 탈 없는 피임약

지치는 피임효과가 있어 피임약으로도 쓸 수 있다. 북한에서 펴낸 〈약초의 성분과 이용〉을 보면 지치의 잎, 꽃, 씨, 뿌리의 추출물이 동물의 생식선자극호르몬을 중화하고 난소의 호르몬 기능을 억제하며 정자를 죽이고, 성기관, 가슴샘, 뇌하수체의 무게를 줄이고 성장발육을 억제한다고 하였다. 젊은 여성이 생리가 끝나는 날부터 열흘 동안 지치 뿌리 가루를 한 번에 한 숟가락씩 하루 두 번 먹으면 임신을 하지 않게 된다. 또 폐경기에 다다른 여성이 지치를 오래 복용하면 빨리 늙지 않는다. 지치가 뇌하수체호르몬, 특히 항체생성호르몬의 생성을 억제하여 노화를 방지하기 때문이다. 그러므로 지치는 갱년기 질병의 치료에 매우 좋은 약이 된다.

된다고 한다. 이 선약을 만드는 방법은 다음과 같다.

지치 네 근(말린 것), 인삼 세 근(말린 것), 부자 두 근(경포부자를 오골계 뱃속에 넣은 다음 오골계 털을 뽑지 않고 황토 흙으로 싸서 불에 구워 법제한 것), 창출 한 근(노랗게 볶은 것)을 한데 합쳐 곱게 가루를 내어 한 번에 밥숟가락으로 하나씩 하루 두세 번 밥 먹기 전에 먹는다.

지치는 화공약독, 공해독, 농약독으로 갖가지 난치병이 창궐하는 오늘날을 위해 조물주가 지금껏 감추어 두었던 약초이다. 옛사람도 이를 알고 지치에 대한 예언을 노래로 남겼다. 조선시대 중기의 대학자이며 영의정을 지낸 동고東皐 이준경李浚慶 선생이 지은 것으로 전해지는 시절가에 다음과 같은 구절이 있다.

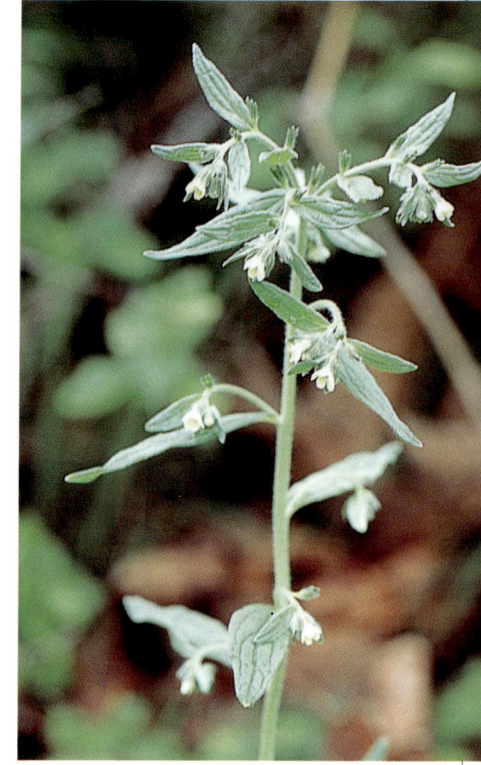

지치 줄기와 꽃. 옛 스님들이나 도인들은 무병장수하고 환골탈태하는 선약을 만드는 데 썼다.

"무산천無山川 갓가오니 무명악질無名惡疾 독한 병이 함문곡성緘門哭聲 어이 할꼬. 약이야 잇것마난 지초오리 구해다가 소주 한 잔 전복하소 빅씨하나 살릴 손야."

여기서 무명악질은 암, 에이즈 같은 현대의 난치병을 가리키고, 함문곡성은 문을 닫고 통곡한다는 뜻인데 에이즈나 성병 같은 수치스런 병에 걸렸으니 숨어서 혼자 울고 밖으로 나타나지 않는 것을 가리키는 말이다. '빅씨하나 살릴 손야'는 백 명 중에 한 사람은 살릴 수 있지 않겠느냐는 뜻이다.

이 약성가에서 지치와 유황오리가 에이즈 같은 난치병을 치료할 수 있다는 뜻이 감추어져 있음을 짐작할 수 있다. 자세히 밝히기 어렵지만 실제로 에이즈 환자가 앞에 쓴 지치와 유황오리 처방으로 거의 완치에 가깝게 회복된 사례가 있으며 이에 대해서는 몇 사람이 더 깊이 연구하는 중이다.

지치로 온갖 부인병, 난치병 다스리기

🌿 냉증 · 대하증

몸의 윗부분에 열이 있고 아랫도리가 허해서 생긴 여성의 냉증, 곧 상기증으로 인한 냉증에는 지치를 잘게 썰어 참기름에 넣고 40시간 이상 끓여서 복용한다. 하루 세 번, 한 번에 밥숟가락으로 두 숟가락씩 복용하면 여성의 냉증, 대하, 신경통, 무릎이 차고 힘이 없는 데 효과가 있다.

🌿 두통

상초上焦의 열로 인한 두통에는 지치를 부드럽게 가루 내어 따뜻한 물과 함께 먹는다. 한 번에 밥숟가락으로 한 숟가락씩 하루 서너 번 빈속에 먹는다. 지치는 상초의 열로 인하여 머리가 아프고 어깨가 뻐근하게 아픈 것을 치료한다.

🌿 위장병 · 부종

위장에 탈이 생겨 소화가 잘 안 되고 밥맛이 없고 기운이 없으며 몸이 붓고 복수가 찰 때에는 생지치를 잘게 썰어 토종꿀에 40시간 이상 끓여 한 번에 한 순가락씩 하루 3~5번 먹는다. 토종꿀에 끓이는 것은 지치의 찬 성질을 없애기 위해서다.

🌿 변비 · 고혈압 · 동맥경화 · 중풍 · 악성빈혈

변비, 고혈압, 동맥경화, 중풍에는 지치 가루를 더운물로 한 번에 밥 순가락으로 두 순가락씩 하루 3~5번 먹는다. 지치는 혈액순환을 좋게 하고 막힌 기혈을 뚫어 주며 혈압과 열을 내리고 마비된 것을 풀어 주는 작용이 있다.

🌿 경기, 놀라서 병이 난 데

어린이가 경기를 할 때에는 지치 생즙을 한 순가락씩 하루에 서너 번 빈속에 먹이거나 지치에 술과 물을 반씩 섞어서 붓고 끓여서 먹인다. 아니면 참기름에 지치를 넣고 달여서 먹여도 좋다. 지치는 심장을 튼튼하게 하는 작용이 있어서 경기, 간질, 잘 놀라는 데 모두 좋은 효험이 있다.

   어린이가 경기를 하거나 어른이 갑자기 놀라서 생긴 병에는 거름기 없는 좋은 황토를 술을 부어 반죽한 다음, 그 황토 반죽으로 어린아이 오줌에 하룻밤 담가 두었던 지치를 싸서 잿불에 굽는다. 이렇게 구운 지치를 부드럽게 가루 내어 한 번에 3~5그램씩 하루 세 번 빈속에 먹이거나, 술을 뿌려서 말린 지치를 부드럽게 가루 내어 한 번에 3~5그램씩 더운물과 함께 하루 세 번 먹인다.

🌿 뱃속에 딱딱한 덩어리가 있을 때

위장이나 뱃속에 딱딱한 덩어리가 생긴 데는 지치를 부드럽게 가루 내어 따뜻하게 데운 술 한 잔과 함께 한 번에 4~5그램씩 하루 세 번 밥 먹기 전에 먹는다. 술은 순수한 곡식으로 만든 증류주여야 한다. 지치는 딱딱한 덩어리를 풀어서 무르게 하는 작용이 있다.

🍃 원인을 알 수 없는 두통, 소화불량

원인을 알 수 없는 두통이나 위장기능이 허약하여 소화가 잘 되지 않을 때에는 지치를 술에 담가 마시면 즉시 효과가 있다. 지치를 35도 이상의 증류주에 담가서 3개월 이상 우려내어 한 번에 소주잔으로 두 잔씩 하루 세 번 마신다.

🍃 비만증

비만증에는 지치 가루를 한 번에 밥숟가락으로 한 숟가락씩, 곧 4~5그램을 하루 세 번 빈속에 먹는다. 지치를 먹으면 포만감이 있어서 음식을 먹지 않아도 배가 고프지 않고 기운이 빠지지도 않는다. 지치는 가장 이상적인 다이어트 약초라고 할 수 있다. 5개월쯤 먹으면 정상체중으로 살이 빠지고 다시는 살이 찌지 않는다.

🍃 타박상 · 어혈 · 신경통

동맥경화, 어혈, 신경통, 타박상에는 지치와 장뇌삼을 같은 양으로 하루에 한 번씩 날로 꼭꼭 씹어서 복용하면 특효가 있다.

🍃 백전풍 · 자전풍

백전풍이나 자전풍에는 지치를 말려 가루 내어 한 번에 5그램씩 하루 세 번 복용하는 한편, 지치 가루를 자신의 침으로 개어 아픈 부위에 하루 세 번쯤 바른다. 바르고 나서 한 시간쯤 뒤에 반창고를 붙여 둔다. 반창고를 붙여 두었다가 떼어 내면 반창고에 흰 가루 같은 것이 조금씩 묻어 나온다. 반창고를 하루 한 번씩 갈아붙이되 흰 가루 같은 것이 더 이상 묻어 나오지 않을 때까지 한다. 완전히 낫기까지 2개월쯤 걸린다.

🌿 고혈압 · 동맥경화

동맥경화와 고혈압에는 지치 가루와 느릅나무 뿌리껍질 가루를 같은 양으로 하여 더운물로 한 번에 5~10그램씩 하루 세 번 빈속에 먹는다. 대개 3개월쯤 복용하면 낫는다. 지치는 혈액순환을 좋게 하고 심장을 튼튼하게 하므로 동맥경화나 고혈압, 심장병에 매우 좋은 효과가 있다.

한눈에 보기 — 지 치

과 명	지치과
생약명	자초紫草, 자근紫根
속 명	지치, 주치
분포지	나무가 별로 없는 야산
개화기	5~6월
꽃 색	흰색
결실기	8~9월
열 매	반짝반짝 윤이 나는 둥근 열매
높 이	30~70센티미터 자라는 여러해살이풀
채취시기	가을이나 겨울, 이른 봄에 뿌리를 채취한다
가공법	술을 뿌려서 말리기를 아홉 번 한다
약 효	갖가지 암, 백혈병, 홍역, 피부병, 생리통, 비만증, 냉증, 변비, 부종, 신장염, 습진, 심장병, 양기부족, 자궁염, 악성빈혈 등

대하증과 장염에 좋은 쇠비름

쇠비름은 길 옆이나 밭에 흔하게 자라는 잡초다. 밭농사를 짓는 사람들한테 쇠비름은 골칫덩어리다. 아무리 뽑아버려도 끈질기게 자라 나오며 아무리 가물어도 죽지 않고 제초제를 쳐도 잘 죽지 않는다. 뽑아서 밭둑에 쌓아 놓아도 여간해서는 마르지 않으며 비만 오면 다시 살아나서 꽃을 피우고 열매를 맺는 근성이 지독한 식물이다.

쇠비름은 줄기와 잎이 다육질이며 잎은 긴 타원꼴이고 줄기는 붉다. 한해살이풀로 줄기는 밑동에서 갈라져 땅을 기면서 자라고 꽃은 6월에서 가을까지 노랗게 피며 열매는 꽃이 지고 난 뒤에 까맣게 익는다.

쇠비름은 잎 모양이 말의 이빨을 닮았다고 해서 마치현이라고도 부른다. 쇠비름을 오행초라고도 부르는데 이는 다섯 가지 색깔, 즉 음양오행설에서 말하는 다섯 가지 기운을 다 갖추었기 때문이다. 쇠비름의 잎은 푸르고 줄기는 붉으며, 꽃은 노랗고, 뿌리는 희고, 씨앗은 까맣다.

한여름 태양의 정기를 받은 생명력 강한 풀

쇠비름은 유난히 여름철의 뜨거운 햇볕을 좋아하는 식물이다. 한 여름철 대낮의 뙤약볕 아래에서는 모든 식물이 시들시들해져서 잎이 축 늘어지지만, 쇠비름은 햇볕이 강할수록 오히려 더 생생하게 생기가 나며, 잎과 줄기에 수분을 많이 저장하고 있어서 아무리 가물어도 말라죽지 않는다. 쇠비름의 이런 성질을 나타내는 다음과 같은 전설이 있다.

옛날, 중국에 하늘에 태양이 열 개나 나타나서 모든 강과 시냇물이 마르고 강한 햇볕으로 땅이 거북이 등처럼 갈라졌으며 곡식과 나무와 풀들이 모두 누렇게 말라 죽었다. 사람들은 하나같이 하늘을 원망하면서 산 속에 있는 동굴에 숨어 살았다.

이 때 후예라고 하는 몹시 힘이 세고 용기가 뛰어난 장수가 나타났다. 그는 백성들을 강한 뙤약볕으로부터 구해 내기 위해 활을 쏘는 법을 익혔다. 마침내 그는 활 쏘는 법을 완전히 익혀서 태양을 향해 활을 쏘아 하나씩 떨어뜨렸다.

후예가 아홉 개의 태양을 떨어뜨리고 나자 마지막 한 개 남은 태양은 두려워서 급히 쇠비름의 줄기와 잎 뒤에 내려와 숨었다. 이렇게 해서 태양은 후예의 화살을 피할 수 있었다.

그 뒤로 태양은 쇠비름에게 은혜를 갚기 위해 뜨거운 뙤약볕 아래에서도 말라죽지 않게 하였다. 그 덕분에 한 여름철 강한 햇볕에 다른 식물들이 모두 축 늘어져 있지만 쇠비름은 저 혼자서 싱싱하게 살아

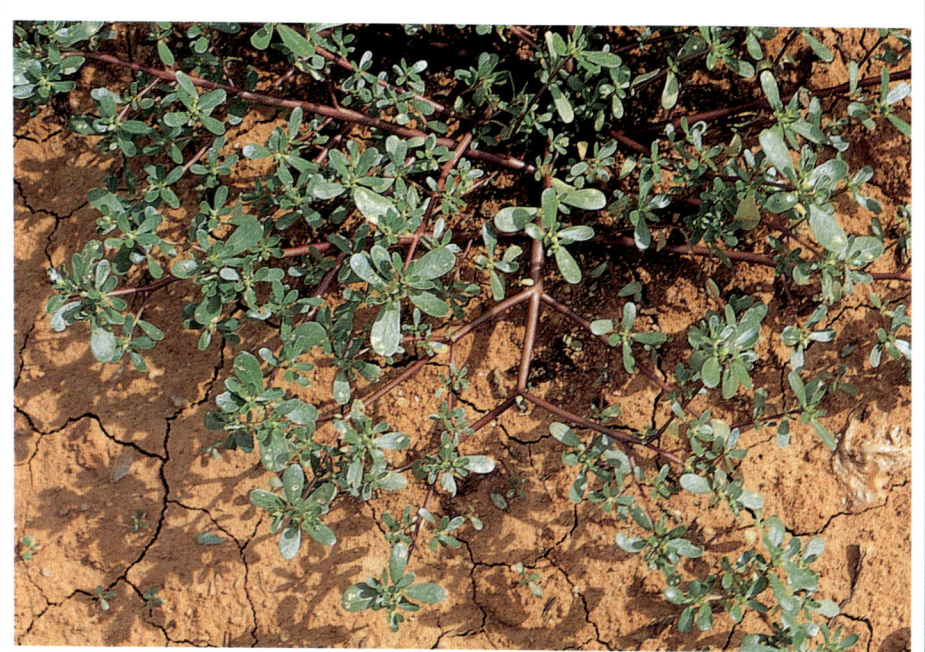
쇠비름은 가장 흔한 잡초이면서도 갖가지 종기와 염증, 당뇨병, 대하증 등에 좋은 효험이 있는 약초이다.

있을 수 있게 되었다고 한다. 쇠비름은 태양의 정기를 온 몸으로 흠뻑 받으면서 자라는 약초이다. 그런 까닭에 생명력이 가장 억세고 기운이 충만하다.

악창과 종기, 오래된 흉터에 신통한 효험

쇠비름은 갖가지 악창과 종기를 치료하는 데 놀랄 만큼 효험이 있는 약초이다. 쇠비름을 솥에 넣고 오래 달여 고약처럼 만들어 옴, 습진, 종기 등에 바르면 신기할 만큼 잘 낫는다. 오래된 흉터에도 바르면 흉터가 차츰 없어진다.

쇠비름은 피부를 깨끗하게 하는 효과도 있다. 쇠비름은 봄부터 가을까지 계속 연한 순이 나오므로 아무 때나 뜯어서 데쳐서 찬물로 우려 낸 다음 양념을 해서 먹으면 맛도 괜찮고 장이 매우 튼튼해진다.

쇠비름은 이질이나 만성장염을 치료하는 약으로 옛날부터 이름이 높았다. 장이 깨끗해지면 혈액이 맑아지고 살결이 고와지며 몸 속에 있는 온갖 독소들이 빠져나간다. 쇠비름은 장을 튼튼하게 할 뿐만 아니라 대변과 소변을 잘 나오게 하는 작용도 있다.

피부에 생긴 염증이나 종기에는 쇠비름을 날로 짓찧어 붙이면 잘 낫고 설사나 만성대장염 등에는 쇠비름과 쌀을 같이 넣고 죽을 끓여 먹으면 잘 낫는다.

쇠비름은 우리 선조들이 나물로 많이 먹었다. 부드러운 잎과 줄기를 소금물로 살짝 데쳐 햇볕에 바싹 말려 저장해 두었다가 물에 불려 양념을 넣고 무치든지 기름에 약간 볶아서 먹으면 맛이 썩 좋다. 쇠비름은 아무 곳에나 흔하기 때문에 잘 준비해 두면 좋은 겨울 찬거리가 된다. 옛날부터 쇠비름을 장명채長命菜라고 하여 오래 먹으면 장수한다고 하였고 또 늙어도 머리카락이 희어지지 않는다고도 하였다.

그리스의 크레타 섬에 사는 사람들은 4천 년 전이나 지금이나 음식을 먹는 습관이 거의 같다고 하는데 이 섬에 사는 사람들은 심장병이나 관상동맥질병으로 죽는 사람이 매우 드물다고 한다. 크레타 섬의 주민들은 주변의 다른 지역 사람들과 비슷한 음식을 먹고 있지만 한 가지 다른 것은 밭에 잡초로 자라는 쇠비름을 늘 먹는다고 한다.

오메가-3 지방산이 가장 많이 들어 있는 약초

학자들의 연구에 따르면 쇠비름에는 사람의 몸에 유익한 기름 성분이 많이 들어 있다고 한다. 쇠비름의 잎이나 줄기가 매끄럽고 윤이 반짝반짝 나는 것은 그 속에 들어 있는 기름 성분 때문이다.

쇠비름에 들어 있는 오메가-3라는 지방산은 혈액순환을 좋게 하고 콜레스테롤이나 중성지방질 같은 몸 안에 있는 노폐물을 몸 밖으로 내보내며 혈압을 낮추어 주는 등의 작용이 있다. 쇠비름은 지상에 자라는 식물 가운데서 오메가-3 지방산이 가장 많이 들어 있다고 한다.

마당에 놓아 먹이면서 쇠비름을 많이 뜯어 먹고 자란 닭이 낳은 달걀에는 오메가-3 지방산과 오메가-6 지방산의 비율이 1대 1인 것에 견주어 곡식을 주어서 키운 보통 닭이 낳은 달걀은 1대 20으로 오메가-6 지방산이 20배나 더 많이 들어 있었다고 한다. 오메가-6 지방산은 옥수수 기름, 면실유, 해바라기씨 기름 등에 많이 들어 있는 기름으로 많이 먹으면 암, 우울증, 비만증, 알레르기, 자가 면역질병, 당뇨병 같은 온갖 질병에 걸리기 쉽다고 한다. 오메가-3 지방산은 갖가지 약초, 녹색 채소, 잣, 호도, 콩 등에 많이 들어 있고 기름 중에서는 아마인유와 대마인유, 동백씨앗 기름, 생강나무씨앗 기름에 많이 들어 있다.

영국의 뇌영양화학연구소 소장인 크로포드 박사는 쇠비름 100그램에는 300~400밀리그램의 오메가-3 지방산인 알파리놀렌산이 들어 있는데 이는 상추에 들어 있는 것보다 15배나 많은 것이라고 한다. 이와 함께 항산화제도 많이 들어 있다고 한다. 쇠비름 나물

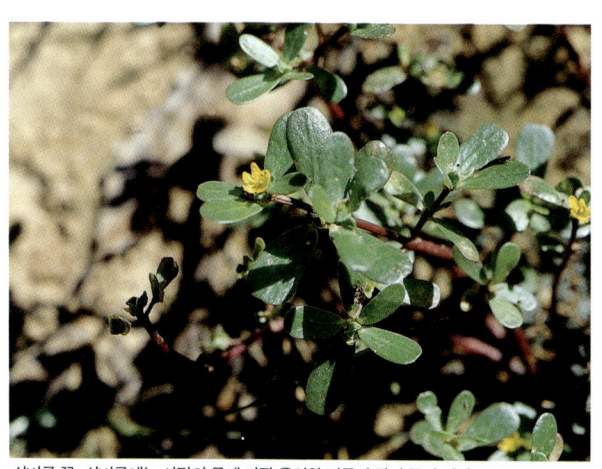

쇠비름 꽃. 쇠비름에는 사람의 몸에 가장 유익한 기름이 많이 들어 있다.

을 한 끼만 먹어도 하루에 필요한 비타민 E·C, 베타카로틴, 글루틴 같은 것이 충분히 공급될 수 있다는 것이다.

오메가-3 지방산을 알맞게 꾸준히 섭취하면 중성지방질이 몸 밖으로 빠져 나가고 부정맥, 관상동맥경화증, 고혈압, 당뇨병, 암, 관절염, 혈소판감소증이나 다발성경화증 같은 자가 면역질병, 대장염, 건선이나 종기 같은 갖가지 피부병 등이 낫거나 호전된다고 한다.

쇠비름은 지구상에 있는 모든 식물 가운데서 여덟 번째로 널리 퍼져 있는 야생 식물로 남극이나 북극, 시베리아 같은 몹시 추운 지방을 제외하고는 거의 세계 모든 나라와 섬에 널리 퍼져 자란다. 쇠비름은 아마 인류가 가장 먼저 먹기 시작한 식물 가운데 하나인지도 모른다. 그리스의 한 구석기 시대 동굴에서 1만 6천 년 전의 쇠비름 씨가 발견되었다고 한다.

쇠비름은 당뇨병의 혈당치를 낮추는 데에도 매우 좋은 효과가 있다. 그늘에서 잘 말린 것을 하루 30~40그램 물로 달여서 먹거나 생즙을 내어 한 잔씩 하루 서너 번 마시면 혈당치가 떨어지고 기운이 나며 당뇨로 인한 모든 증상이 차츰 없어진다. 쇠비름은 매우 뛰어난 당뇨병 치료약이다. 쇠비름을 1년 동안 열심히 달여 먹고 몹시 심한 당뇨병 환자가 완전히 건강을 회복하는 것을 보았다.

쇠비름을 생즙을 내어 먹어도 좋다. 저혈압, 당뇨병, 대장염, 관절염, 변비, 여성의 적·백대하, 임질, 설사 등에 효과가 좋다. 대개 소주잔으로 한 잔씩 아침, 저녁으로 하루 두 번 마시면 된다.

쇠비름에 대해 〈동의학사전〉에는 이렇게 적혀 있다.

"맛은 시고 성질은 차다. 심경, 대장경에 작용한다. 열을 내리고 독을 풀며, 어혈을 없애고 벌레를 죽이며 오줌을 잘 누게 한다. 약리실험에서 강심작용, 혈압을 높이는 작용, 억균작용, 자궁을 수축시키는 작용, 피를 멎게 하는 작용 등이 밝혀졌다. 대장염의 예방과 치료에 주로 쓴다."

종기와 종창을 없애는 쇠비름 수은

쇠비름에는 수은이 들어 있다. 쇠비름에 들어 있는 수은은 금속수은과는 달리 독이 없다. 쇠비름의 마디와 잎 사이에 수은이 들어 있어 이를 추출하는 방법이 옛 의학책에 적혀 있다.

쇠비름으로 자궁염·질염·질궤양·대하 고치기

흔히 말하는 대하나 냉증은 자궁에 생긴 염증이다. 질이나 자궁에 염증이 생겨서 분비물이 빠져나오는 것이다. 자궁과 질의 염증과 궤양에는 쇠비름과 달걀 흰자위로 치료하면 잘 낫는다. 쇠비름 생즙 한 잔과 달걀 흰자위 두 개를 함께 먹으면 된다.

달걀 흰자위는 심장 아래에 감추어져 있는 열을 없애고 쇠비름의 작용을 도와 준다. 신선한 쇠비름을 뿌리째 채취하여 줄기와 잎을 깨끗하게 씻은 다음 짓찧어 즙을 짠다. 한편 달걀 흰자위 두 개를 따뜻하게 데워서 쇠비름 즙 100~150밀리리터와 함께 하루 세 번 밥 먹기 30분 전에 먹는다.

이것은 자궁질부의 점막상피가 파괴되어 없어졌을 때, 자궁내막염이나 자궁경관내막에 염증이 생겨서 나오는 분비물이 질부를 자극할 때, 난포호르몬이 너무 많이 분비될 때, 자궁이 외음부까지 탈출했을 때 사용하면 좋다. 또 끈끈적끈적한 대하가 많이 나오고 성행위를 할 때 피가 조금씩 나오는 증상에도 좋다. 모든 종류의 대하증에 이 치료법을 쓰면 70퍼센트 이상이 완전히 낫고 30퍼센트는 좋아진다.

옛 의학책에 쇠비름은 성질이 차고 맛은 시고 미끄러우며 독이 없다고 하였다. 찬 성질은 하초의 열을 내리며 신맛은 거두어 들이는 작용을 하면서 동시에 염증을 낫게 한다. 열을 내리고 독을 풀며 종기를 삭이는 효능이 있으므로 여성의 대하에 널리 쓸 수 있다. 중국 명나라 때의 본초학자 이시진이 지은 〈본초강목〉에 따르면 쇠비름에는 잎이 작은 것과 큰 것이 있는데 잎이 작은 것만을 약으로 쓴다고 하였다. 잎이 큰 쇠비름이 무엇을 가리키는지 알 수 없고 요즈음 쇠비름은 모두 잎이 작은 것이다.

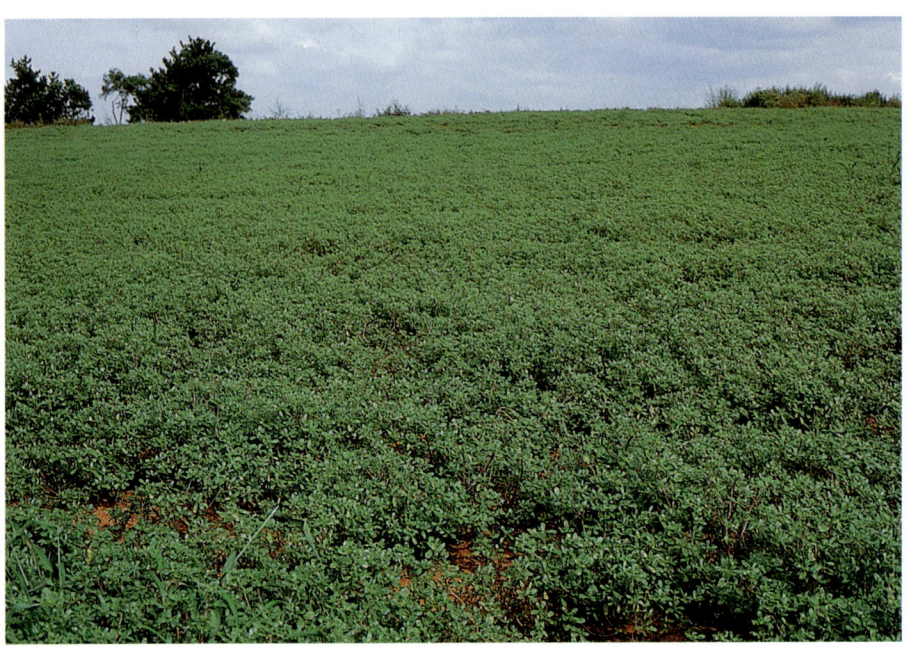
넓은 밭에 쇠비름이 일부러 심은 것처럼 빽빽하게 자랐다. 쇠비름을 늘 나물로 먹으면 오래 산다고 하여 장명채라고도 부른다.

먼저 쇠비름을 채취하여 엮어서 처마 밑에 걸어 말려야 하는데 쇠비름은 물기가 많아 잘 마르지 않는다. 뙤약볕에 열흘 동안을 내놓아도 물기가 그대로 남아 있기 예사다. 몇 달을 햇볕에 내어 놓았다가도 물을 축여 주기만 하면 살아난다. 쇠비름이 잘 마르지 않을 때에는 회화나무 가지로 하루에 몇 번씩 툭툭 쳐 주면 잘 마른다.

잘 말린 쇠비름을 불에 태워서 재를 얻는다. 쇠비름 태운 재 16근을 오지그릇 속에 넣고 뚜껑을 덮은 다음 이를 석 자 깊이의 황토 속에다 묻어 두었다가 21일 만에 꺼내면 재 속에 있던 수은이 항아리 아래쪽에 모두 모인다. 대개 쇠비름 재 16근에서 수은 한 근을 얻을 수 있다고 한다. 이 수은을 종기나 종창 치료에 쓰면 그 효과가 신통하다.

쇠비름은 매우 흔한 풀이지만 그 약효는 몹시 귀하다. 늘 나물로 먹으면 피가 맑아지고 장이 깨끗해져서 건강하게 오래 살 수 있다. 아무도 거들떠보지 않는 풀이 가장 좋은 약초라는 것을 잊지 말아야 한다. 불로초는 결코 먼 곳에 있지 않다. 죽여 없애려고 애를 써도 결코 죽지 않는 쇠비름이야말로 진정한 불사초인 동시에 불로초다. 요즘 사람들은 왜 이 불로초를 뽑아 없애려고 혈안이 되어 있는 것일까. 뽑아 없애려고 애쓰지 말고 놀고 있는 땅이나 밭에 한번 열심히 심어 보자.

쇠비름으로 장염·유선염·방광염·온갖 난치병 치료하기

🍃 만성대장염

쇠비름 10그램, 오배자·목향·앵속각 각 4그램을 부드럽게 가루 내어 꿀로 알약을 만들어 한 번에 7그램씩 하루 세 번 먹는다. 오배자를 구할 수 없을 때에는 붉나무 잎이나 잔가지를 대신 쓰고, 앵속각을 구할 수 없을 때에는 넣지 않아도 된다. 앵속각은 양귀비의 줄기로 옛날부터 복통을 치료하는 약으로 이름이 높았다. 쇠비름 한 가지만을 진하게 달여서 그 물을 마시거나 가루 내어 한 번에 10그램씩 하루 세 번 밥 먹기 전에 먹어도 좋다. 쇠비름은 장을 튼튼하게 하고 염증을 없애며 치질을 낫게 한다.

🍃 혈뇨

붉은팥 30~35그램, 당귀 12그램, 쇠비름 30그램을 물에 달여 15~30일 동안 먹는다. 쇠비름은 출혈을 멎게 하는 작용이 있다.

🍃 방광염·신우신염

신선한 쇠비름을 날것으로 500그램을 잘게 썰어서 흑설탕 100그램과 함께 질그릇에 넣고 물 1리터를 붓는다. 30분 동안 달여 찌꺼기를 버리고 물이 400밀리리터가 되게 달여 하루 세 번에 나누어 먹는다. 말린 것은 150그램을 물에 두 시간 동안 담가 두었다가 먹는다. 급성요로감염증에 좋은 효과가 있다. 쇠비름은 소변을 잘 나가게 하고 콩팥의 열을 내리는 작용이 있어서 모든 콩팥과 방광의 질병에 쓸 수 있다.

🍃 화농성 피부염

신선한 쇠비름에 물을 쇠비름 양의 10배를 넣고 오랫동안 달여서 진득한 고약처럼 만든 엑기스 15그램에 고백반 3그램, 바셀린 90그램을 섞어 연고처럼 만들어 피부염이 있는 부위에 바른다. 고백반이란 백반을 열 시간 이상 구워서 가루 낸 것으로 염증을 없애고 습기를 없애며 나쁜 살을 없애는 데 좋은 효능이 있다. 쇠비름으로 만든 고약을 천연 섬유로 된 천에 발라서 아픈 부위에 대고 반창고를 붙이거나 붕대를 감아 준다.

날마다 한 번씩 갈아 주거나 하루 걸러 한 번씩 갈아붙인다. 대개 한두 번 발라 주면 거의 다 낫는다. 고름이 나고 염증이 생기는 화농성피부염에는 거의 100퍼센트 효과가 있다. 고백반이나 바셀린이 없으면 쇠비름 고약만을 발라도 된다.

🍃 큰 종기

쇠비름 말린 것 500그램과 참기름 1킬로그램을 같이 솥에 넣고 끓이다가 쇠비름이 누렇게 되면서 마르면 건져 내고 송진 300그램을 넣는다. 송진이 다 녹은 다음에 황단 250그램을 천천히 넣으면서 거품이 없어질 때까지 계속 젓는다. 황단은 납을 가열하여 만든 것으로 그렇게 하면 처음에는 붉은 색깔이던 것이 빛깔이 차츰 연해지면서 엿처럼 되는데 이 때에 물을 몇 방울 떨어뜨려 봐서 물방울이 구슬방울처럼 구르면 고약이 다 만들어진 것이다. 아직 화독이 남아 있으므로 화독을 없애기 위해 30일 동안 찬 곳에 두었다가 쓴다.

이 고약은 고름이 생기지 않았을 때에는 삭이는 작용을 하고 고름이 생겼을 때에는 터지게 하여 고름을 빨아 내는 작용을 하며 새살을 나오게 하고 상처를 아물게 한다.

아픈 곳 주변을 알코올을 묻힌 솜으로 소독하고 고약을 기름종이 같은 데 고루 발라서 붙인 다음 소독한 천을 덮고 반창고로 고정한다. 붕대는 하루에 한 번씩 갈아붙이도록 한다. 고름이 터져 나오면 과산화수소에 적신 솜으로 깨끗하게 닦고 소독한 솜으로 고름을 깨끗하게 닦아 낸 다음 고약을 붙여야 새살이 잘 돋아 나온다.

🌿 유선염

9~10월에 쇠비름을 캐서 깨끗하게 씻은 다음 절구에 넣고 짓찧어 멍울이 생긴 부위에 붙이되 아픈 부위를 다 덮고도 남을 정도로 넓게 5~10밀리미터 두께로 붙인다. 하루 한 번씩 갈아붙이도록 한다. 7일 동안 붙이고 하루를 쉰 다음 다시 7일 동안 붙이기를 몇 차례 반복한다. 대개 3~4주일 붙이면 멍울이 물렁물렁하게 되면서 차츰 줄어드는 것을 느낄 수 있다. 멍울이 콩알만큼 작아지거나 완전히 없어질 때까지 반복해서 붙인다. 10~20일 붙여도

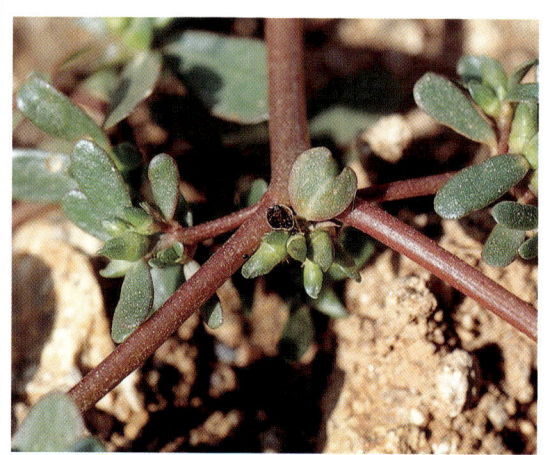

까맣게 익은 쇠비름 씨.

효과가 신통치 않을 때에는 쇠비름 3에 참마 1의 비율로 날것을 짓찧어서 붙인다. 신선한 쇠비름을 구할 수 없는 계절에는 말린 쇠비름을 6시간 동안 물에 불려서 사용한다. 90퍼센트 이상이 완전히 낫거나 호전된다. 30~90일 동안 치료한다. 쇠비름은 유방에 딱딱하게 멍울이 생긴 것을 풀어 준다.

한눈에 보기

과 명	쇠비름과
생약명	마치현, 장명채長命菜
속 명	쇠비름
분포지	묵은 밭이나 길가
개화기	6~10월
꽃 색	노란색
결실기	7~10월
열 매	찌그러진 타원꼴의 씨앗이 까맣게 익는다
높 이	20~30센티미터 자라는 한해살이풀
채취시기	여름이나 가을
가공법	그늘에서 말린다
약 효	대장염, 무좀, 습진, 피부암, 부종, 신장염, 이질, 폐결핵, 냉증, 대하, 관절염, 저혈압, 당뇨병, 악창, 종기 등

쇠 비 름

8 피부가 꽃처럼 고와지는 천문동

 흔히 피부는 내장의 거울이라고 한다. 피부를 보면 내장 상태를 알 수 있다. 피부가 맑고 윤이 나면 내장이 건강한 것이요, 피부가 거칠고 탁하면 내장이 병들어 있는 것이다. 곧 살결이 고우면 온몸이 건강하다고 볼 수 있다. 옛날 명의들은 사람의 살결만 보고도 온몸의 건강 상태를 알았다.

 옛사람들은 얼굴이 잘 익은 대추 빛깔처럼 붉고 윤이 나는 사람을 일러 흔히 신선 같다고 하였다. 조선 세종 임금 때 펴낸 의학백과사전인 〈향약집성방〉에는 '신선방'이라 하여 잘 먹으면 신선처럼 되게 한다는 약이 많이 나온다. 그런 약으로 석창포, 구기자, 회화나무 열매, 운모, 황정, 천문동, 복령, 닥나무 열매 등을 꼽고 있다. 그 중에서도 진액을 늘리며 살결을 어린아이처럼 곱게 하는 데는 천문동天門冬이 으뜸이라고 하였다.

얼굴빛이 고와지고 몸에서 향기가 난다

글쓴이의 지인 중에 전북 정읍에서 한약방을 운영하는 박 선생은 한의학을 비롯하여 음양오행과 풍수지리, 도가사상 등에 두루 일가견이 있는 분이다. 박 선생은 스무 살 무렵에 산 속에 들어가 몇 달 동안 수련을 한 적이 있다. 그때 산 속에서 수련하던 노인 한 분을 만났는데 노인은 신선이 부럽지 않은 건강법이라는 말과 함께 평생 동안 천문동을 먹으라며 복용법을 자세히 일러 주었다고 한다.

산을 내려온 뒤에 박 선생은 40년 동안 그 일을 까맣게 잊고 한약방을 운영하는 일에만 몰두했다. 나이가 들어 한약방을 아들한테 맡기고 다시 산을 열심히 다니던 중에 문득 천문동을 먹으라던 노인의 말이 생각났다. 틈틈이 천문동을 캐서 말린 후 가루 내어 조금씩 먹어 보았다. 과연 맛도 좋고 먹을수록 힘이 솟고 희끗희끗하던 머리가 까맣게 되었을 뿐만 아니라 험한 산을 온 종일 뛰어다녀도 피곤한 줄을 몰랐다. 박 선생은 시험삼아 천문동을 온 가족에게 권해 보았다. 그랬더니 놀라운 일이 일어났다.

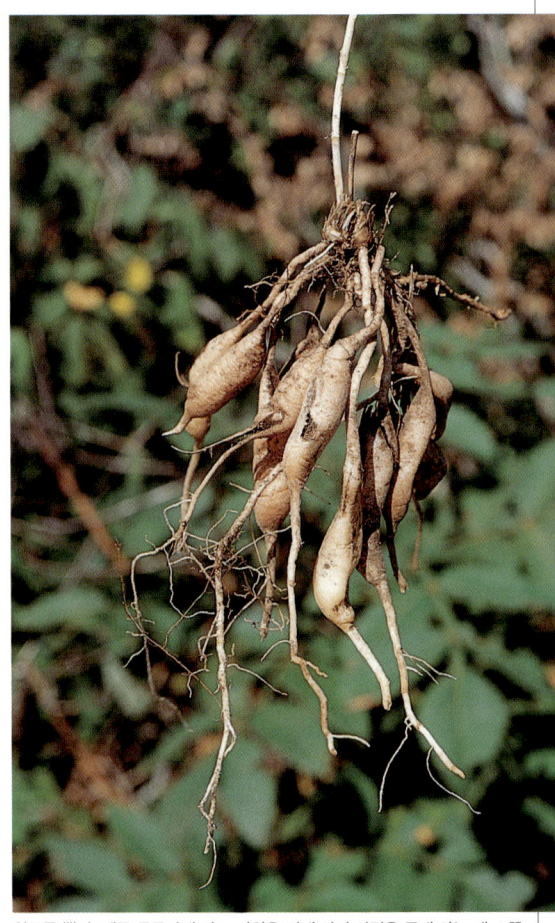

천문동 뿌리. 폐를 튼튼하게 하고 기침을 멎게 하며 살결을 곱게 하는 데 으뜸이라고 할 만한 약초이다.

60세가 넘은 박 선생의 아내는 천문동을 복용한 후 살결이 고와지고 주름살이 줄어들어 이웃들에게 20년은 더 젊어졌다는 말을 자주 듣게 되었다. 27살 된 딸은 여드름과 주근깨가 없어지면서 얼굴이 뽀얘졌으며 심한 생리통도 씻은 듯 사라졌다. 박 선생 가족은 둘째가라면 서러워할 천문동 예찬론자들이다.

🍃 천문동 가루 먹는 법

신선방에서 천문동을 이용한 건강법과 장수비결 세 가지를 옮겨본다.

- 천문동 뿌리 12킬로그램을 잘게 썰어 그늘에서 말린 다음 가루 내어 한 번에 12그램씩 하루 대여섯 번 술에 타서 먹는다. 2백 일 동안 먹으면 몸이 오그라들던 것이 펴지고 여윈 것이 튼튼해지며 3백 일 동안 먹으면 몸이 거뜬해진다. 법제한 송진과 꿀을 같이 섞어서 먹으면 더 좋고 많이 먹을수록 좋다. 단, 이때 잉어를 먹지 말아야 한다.

- 천문동 뿌리 1.2킬로그램과 숙지황 600그램을 가루 내어 졸인 꿀에 반죽하여 달걀 노른자만하게 알약을 만든다. 이것을 한 번에 세 개씩 하루 세 번 더운 술에 풀어서 먹는다. 이렇게 먹으면 산을 오를 때나 먼 길을 갈 때 곡식을 먹지 않아도 배고프지 않고 10일 동안 먹으면 몸이 거뜬해지고 눈이 밝아지며 20일 동안 먹으면 온갖 병이 낫고 얼굴빛이 꽃처럼 고와진다. 30일 동안 먹으면 흰머리가 검어지고 빠졌던 이가 다시 나오며 백 일 동안 먹으면 오래 살 수 있게 된다. 약을 먹는 동안 잉어를 먹지 말아야 한다.

- 천문동 뿌리 12킬로그램을 음력 7~9월 사이(음력 정월에 캐도 되는데 이때가 지나면 약효가 없다고 한다)에 캐서 깨끗하게 씻어 햇볕에 말린 다음 가루 내어 한 번에 12그램씩 하루 세 번 술에 타

서 먹는다. 생것을 캐서 술을 만들어 먹으면 더 좋다. 오래 먹으면 물에 들어가도 몸이 잘 젖지 않고 오래 살며 정신이 맑아지고 흰 머리칼이 검어지며 빠졌던 이가 다시 나오고 피부가 윤택해지며 귀와 눈이 밝아진다. 마찬가지로 약을 먹는 동안 잉어를 먹지 말아야 한다.

진액을 늘리고 뼈와 골수를 튼튼하게 한다

천문동은 백합과에 딸린 여러해살이 덩굴성식물이다. 따뜻한 바닷가 지방의 풀숲이나 모래땅에 드물게 자란다. 잎 모양은 아스파라거스를 닮았고 뿌리는 작은 고구마를 닮았다. 봄철에 손가락 모양의 연한 순이 나오는데 이것을 나물로 먹을 수 있다. 줄기는 2미터쯤 덩굴로 자라고 잎은 바늘잎 모양으로 마주나는데 끝이 뾰족하여 가시와 같다. 5~6월에 엷은 노란색 꽃이 잎맥에 두세 개씩 피고 팥알 만한 둥근 열매가 연한 녹색으로 익으며 열매 속에 까만 씨가 한 개씩 들어 있다.

  땅 속에 방추형으로 구부러진 고구마 모양의 길이 6~15센티미터쯤 되는 괴근이 5~15개 달린다. 겉은 밝은 갈색이고 속은 반투명한 흰빛이다. 맛은 달면서도 뒷맛이 약간 쓰다. 이 덩이뿌리를 천문동이라고 부른다.

  천문동은 우리나라의 남부지방과 섬 지방에 더러 자란다. 중국에서 수입한 것을 시중에서 쉽게 구할 수 있지만 이것은 이상하게도 약효가 별로 없다. 중국산은 우리 땅에서 자란 것보다 뿌리가 더 굵고 빛깔이 희며 찰기가 적다.

  천문동은 끈적끈적한 점액질이 매우 많다. 이 점액질 성분이 진액을 늘리고 폐와 골수를 튼튼하게 한다. 천문동은 여간해서는 잘 마르지 않으므로 가루로 만들기가 어렵다. 완전히 말렸다고 할지라도 가루를 내면 떡처럼 뭉친다. 고운 가루로 만들려면 쪄서 말린 후 가루 내기를 서너 번 반복해야 뭉치지 않고 제대로 가루가 된다. 이렇게 만든 가루를 한 번에 5~10그램씩 하루 세 번 먹는다. 천문동 가루에 쥐눈이콩이나 복령 가루를 반씩 섞어서 먹어도 좋다. 천문동을 먹을 때 잉어를 먹으면 안 된다는 얘기가 여러 곳에서 나오는데 잉어를 먹으면 약효가 줄어들고, 더덕이나 지황 등을 쓰면 약효가 훨씬 높아진다고 한다.

옛문헌에 나타난 천문동의 약효

천문동 뿌리는 옛날부터 강장제이자 선약으로 이름이 높았다. 중국 진나라 때의 이름난 방사方士 갈홍이 지은 책 〈포박자〉에는 천문동을 삶거나 쪄서 먹으면 곡식을 먹지 않고도 살 수 있다고 했다. 또한 가루로 만들어 먹거나 술로 담가서 먹거나 짓찧어서 즙을 내어 먹어도 그 효과가 좋다고 하였다. 두자미라는 사람은 천문동을 먹고 80명의 첩을 거느리고 130명의 자식을 낳았으며 140세까지 살았는데 하루에 300리를 걸어도 지치지 않았다는 전설 같은 이야기가 실려 있다.

천문동의 약효에 대해서 〈향약집성방〉에 나온 내용을 요약하면 다음과 같다.

"맛은 달고 쓰며 성질은 평하고(몹시 차다고도 한다) 독이 없다. 풍습으로 인한 중풍을 치료하고 골수를 보충해 준다. 또 뱃속의 벌레를 죽이고 폐를 튼튼하게 하고 한열을 없앤다. 갈증을 멈추게 하고 소변이 잘 나가게 한다. 성질이 차면서도 몸을 보하는 작용이 있어 몸이 허하면서도 열이 있을 때 쓴다. 오래 먹으면 기운이 나고 몸이 가벼워지며 배고픈 줄을 모르게 된다. 기침이나 천식으로 숨이 몹시 차는 것, 폐종양으로 고름을 토하는 것 등을 치료하고 신기身氣를 통하게 한다. 오래 먹으려면 삶아서 먹어야 한다. 오래 먹으면 살결이 윤택해지고 몸의 온갖 나쁜 기운과 더러운 것이 없어진다. 지황을 같이 쓰면 잘 늙지 않고 머리카락도 희어지지 않는다."

〈동의보감〉은 "폐에 기가 차서 숨이 차고 기침하는 것을 치료한다. 또 담을 삭이고 피를 토하는 것을 멎게 한다. 뿐만 아니라 마음을 안

폐와 위를 튼튼하게 하는 맥문동죽

천문동과 비슷한 효력이 있는 것이 맥문동이다. 약효나 약성은 서로 닮았지만 잎 모양은 전혀 딴판이다. 맥문동은 백합과에 딸린 늘푸른 여러해살이풀로 잎은 긴 칼처럼 생겼고 여름철에 보라색 꽃이 피어 겨울에 까맣고 둥근 열매가 달린다. 추위에 약하여 중부지방에서는 겨울철에 얼어죽기 쉽다. 주로 남부지방의 나무그늘 밑에서 무리를 지어 자라며 뿌리에 작은 덩이뿌리가 달린다. 덩이뿌리가 달리는 모양은 천문동과 비슷하지만 덩이뿌리가 천문동보다 훨씬 작다. 덩이뿌리가 보리를 닮았고 겨울철에도 잎이 시들지 않는다고 하여 맥문동麥門冬이라는 이름이 붙었으며 겨우살이풀이라고도 한다.

맥문동은 열을 내리고 염증을 없애고 기침과 가래를 삭이는 작용이 있다. 목이 마르고 폐열로 인해 마른기침을 할 때, 변비, 허약체질을 개선하는 데 쓴다. 기운을 늘리고 소변을 잘 나가게 하며 입이 마르고 갈증이 나는 데에도 좋은 효과가 있다.

전통 한의학에서는 맥문동을 천문동보다 더 많이 쓴다. 맥문동을 주약으로 한 처방이 많다. 그러나 옛 수행자들은 천문동을 훨씬 더 귀하게 여겼다.

폐의 진액이 말라서 기침을 하거나 피를 토할 때, 또는 몸이 몹시 쇠약하여 미열이 있고 위장 기능이 허약하여 음식을 먹기만 하면 토할 때, 목이 마르고 갈증이 날 때 맥문동으로 죽을 쑤어 먹으면 좋다. 맥문동 20~30그램, 물에 불린 쌀 80그램으로 죽을 쑤어서 하루 한두 번 먹는다. 먼저 맥문동에 물을 붓고 달여서 찌꺼기를 버리고 그 물에 쌀을 넣고 죽을 쑨다. 아침이나 저녁, 아니면 새참으로 먹는다. 감기로 인한 기침이나 추위로 인해서 생긴 기침에는 복용해서는 안 된다.

정시키며 오줌이 잘 나가게 한다."고 하였다.

　북한에서 펴낸 〈동의학사전〉은 "폐와 신장의 陰음을 보하고 열을 내리며 기침을 멈춘다. 약리실험에서 아스파라긴산 성분이 가래삭임작용, 기침멎이작용, 항암작용을 하는 것으로 밝혀졌다. 소갈병, 마른기침, 백일기침, 피를 게우는 데, 변비 등에 쓴다. 하루 6~12그램을 달임약, 약엿, 알약 형태로 먹는다. 설사하는 데는 쓰지 않는다."고 하였다.

　천문동은 맛이 달면서도 잘 씹어 보면 쓴맛이 나는데 이는 스테로이드와 글로코시드라는 성분으로 폐를 튼튼하게 하고 기력을 늘리며 암세포를 억제하는 작용을 한다.

　천문동은 항암작용도 매우 높다. 중국과 북한, 일본에서는 천문동을 암치료약으로 쓰고 있다. 약리실험에 따르면 급성임파구성 백혈병, 만성임파구성 백혈병 및 악성혈액암 등에 일정한 억제작용이 있는 것으로 밝혀졌다. 또 천문동만을 단방으로 써서 유선암 환자 치료에 뛰어난 효과를 보았다는 임상결과가 있다. 그러나 터져서 곪고 피가 나기 시작하는 유선암 및 넓게 전이된 말기 유선암에는 효과가 없다고 하였다. 중국 소주에서는 천문동을 유방암, 폐암, 식도암, 위암 등에 화학요법을 같이 써서 치료한 결과 84퍼센트의 효과가 있었다고 한다.

　암이 생긴 부위에 천문동을 짓찧어 붙이면 종양이 차츰 작아지며 물렁물렁해진다. 천문동은 악성종양이 아닌 양성종양에도 효과가 있다. 유방소엽이 증식된 때에는 종양의 크기에 상관없이 효과가 아주 빨리 나타나며 완치되는 경우가 많다. 유선암에는 신선한 천문동 100그램을 시루에 푹 쪄서 하루 세 번에 나누어 먹는다. 가루 내어 먹거나 꿀로 알약을 만들어 먹을 수도 있다.

천문동으로 갖가지 질병 고치기

🍃 기침·가래

천문동을 가루 내어 한 번에 4~6그램씩 하루 세 번 먹는다. 아니면 심을 없앤 천문동과 도라지, 백지를 각각 같은 양으로 섞어 가루 내어 꿀로 알약을 만들어 한 번에 2~3그램씩 사탕을 먹는 것처럼 침으로 녹여서 하루 네다섯 번 먹는다. 천문동은 폐를 윤택하게 하고 폐의 열을 없애며 염증을 없애고 가래를 삭이는 작용이 있어서 기침에 효과가 좋다.

🍃 입 안 염증·인후염

천문동·현삼·맥문동 각각 6그램을 부드럽게 가루 내어 꿀이나 설탕

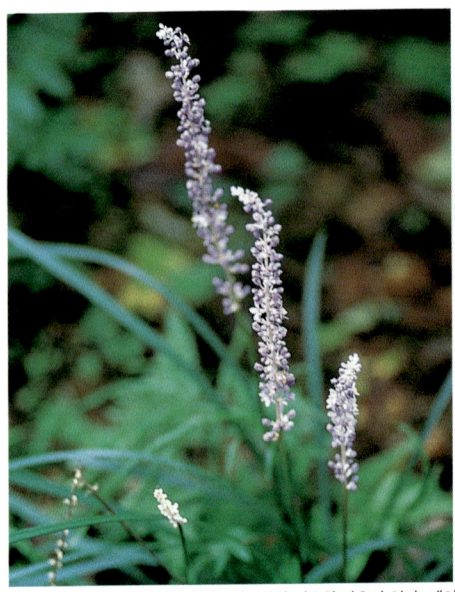 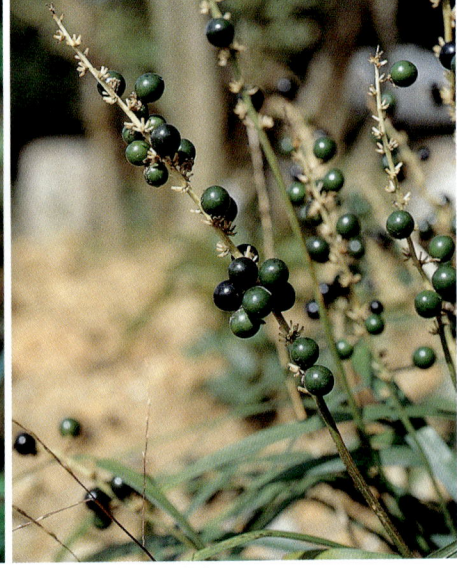

맥문동 꽃(왼쪽)과 열매(오른쪽). 천문동과 비슷한 약효가 있다. 폐의 열을 내리고 진액을 늘려 준다.

물에 반죽하여 알약을 만든다. 이것을 하루 세 번에 나누어 먹는다. 이 방법은 편도선염이나 인후염에도 효과가 좋다. 3~4일 먹으면 70퍼센트 이상이 낫거나 효험을 본다.

🌿 유방암

천문동을 60~100그램 정도 껍질을 벗겨 물 한 되에 넣고 물이 반으로 되게 달여서 하루 세 번에 나누어 먹는다. 쪄서 가루 내거나 물로 달여서 하루 세 번 밥 먹기 전에 먹어도 된다. 이와 함께 신선한 천문동을 짓찧어 아픈 부위에 붙인다. 하루 한 번씩 갈아붙인다. 천문동에 들어 있는 아스파라긴산 성분 등이 암세포의 성장을 억제한다. 유방암 초기에 쓰면 효과가 매우 좋다.

천문동

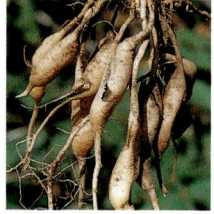

한눈에 보기

과 명	백합과
생약명	천문동天門冬
속 명	천문동
분포지	따뜻한 남쪽 지방 바닷가 근처의 산
개화기	5~6월
꽃 색	연한 황색
결실기	9~10월
열 매	지름 6밀리미터 정도의 둥근 열매가 흰 빛으로 익는다
높 이	1~2미터 자라는 바늘잎 모양의 여러해살이풀
채취시기	가을이나 봄에 뿌리를 캔다
가공법	심을 빼 버리고 쪄서 말린다
약 효	자양강장, 기침, 폐렴, 백일기침, 변비, 갈증, 유방암, 당뇨병, 피를 토하는 데, 갖가지 암 등

 냉증을 치료하고 살결이 고와지는 야생 돌복숭아

왜 산에서 사느냐고 묻기에
웃을 뿐 대답하지 않으니
내 마음 한가롭네

복숭아꽃잎 떨어져 아득히
물 따라 흘러가니
여기가 바로 별천지 홀연히 속세를 떠났구나

- 〈산중문답〉, 이백

세간의 명리를 떠나 자연과 더불어 사는 탈속의 경지를 노래한 시 문詩文에 약방의 감초처럼 등장하는 것이 바로 복숭아꽃이다. 복숭아

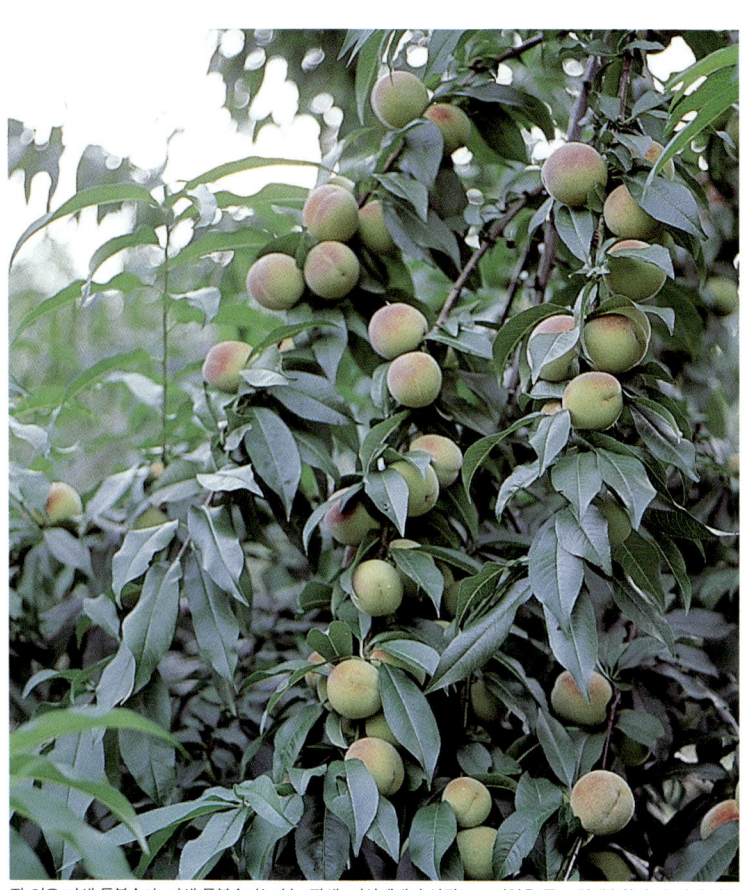

잘 익은 야생 돌복숭아. 야생 돌복숭아는 불로장생, 이상세계의 상징으로 어혈을 풀고 혈액순환이 잘 되게 하며 무병장수하게 하는 선과이다.

나무의 유래에 얽힌 이야기도 이백의 〈산중문답〉만큼이나 별스런 별천지를 그리고 있다.

옛날, 젊은 어부가 가진 것 없이 가난하게 혼자 살았다. 어느 날 바닷가에서 잠을 자다가 꿈을 꾸었다. 꿈 속의 어부는 깊은 산 속에서 길을 잃고 헤매다 조그만 집 한 채를 발견했다. 안으로 들어가니 집안은 완전히 딴 세상이었다. 천장은 하늘이고, 돌로 된 바닥에는 처음 보는 꽃들이 활짝 피어 있었다. 어부가 놀라서 어쩔 줄 몰라 하는데

아리따운 선녀가 나타나서 따라오라고 하였다.

선녀가 이끄는 대로 따라가니 머리카락과 수염을 하얗게 늘어뜨린 노인이 기다리고 있다가 어부한테 바깥에 나가면 하늘에서 보낸 씨앗이 있을 테니 그것을 갖고 다시 오라고 하였다. 어부는 성찬을 대접받고 다시 오겠다고 약속하고는 바깥으로 나왔다. 그 순간 잠이 깨었다.

그런데 바로 옆 모래밭에 처음 보는 큼직한 씨앗 하나가 파도에 밀려와 있는 것이 아닌가. 범상치 않은 꿈이라고 생각하고 어부는 깊은 산으로 들어가 그 씨앗을 심었다. 거기서 자란 나무가 복숭아나무다. 어부는 그 나무를 정성껏 가꾸었고, 여러 해가 지나 열매가 열리자 복숭아를 따먹으며 수백 년을 더 살다가 신선이 되어 하늘로 올라갔다고 한다.

복숭아는 동양문화권에서 불로불사와 신선세계, 이상향의 상징이었다. 우리나라와 중국에는 복숭아와 관련된 신선설화가 많이 전해 온다. 복숭아꽃이 만발한 골짜기, 곧 무릉도원은 신선들이 사는 곳이며, 동해의 선도성모仙桃聖母가 가꾸고 있다는 선도복숭아는 한번 먹으면 3천 년을 살 수 있다는 과일이다. 또 복숭아나무 가지는 온갖 잡귀를 내쫓는 선목仙木으로 전해져 온다.

몸 안에 있는 어혈, 뭉친 기운 내보낸다

복숭아에 대한 설화나 전설, 상징들은 나름대로 근거를 지니고 있다. 수천 년 전부터 우리 선조들은 복숭아를 선과仙果로 여겼으며, 산중에서 정신수련을 하는 사람들이나 의술을 연구하는 사람들이 귀중하게 약으로 썼다.

복숭아나무는 장미과에 딸린 잎지는 떨기나무다. 키는 4~5미터,

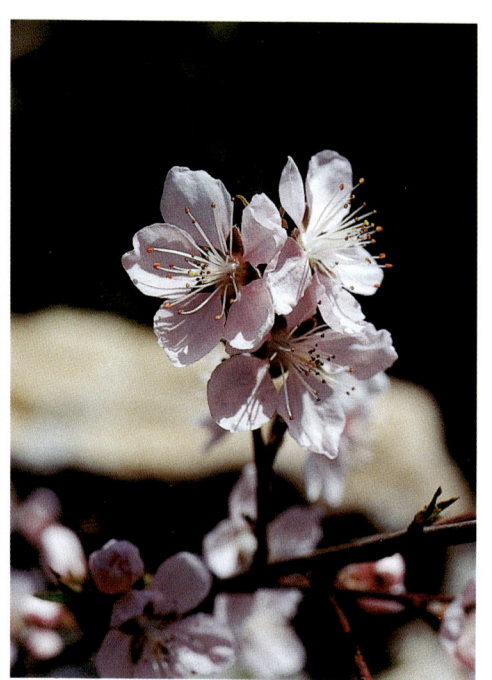

복숭아 꽃. 4월에 분홍빛 꽃이 피어서 가을에 열매가 익는다.

지름은 10센티미터쯤 자란다. 잎은 버들잎 모양이고 어긋나기로 난다. 봄철에 흰색, 또는 연한 분홍빛 꽃이 피어서 가을에 열매가 익는다. 옛 선비나 수도자들은 꽃을 즐기기 위해서나 약으로 활용하기 위해서 마을이나 집 주변에 돌복숭아나무를 많이 심었다. 강원도 삼척에 있는 무릉계곡 무릉반석 주변에는 〈제왕운기帝王韻紀〉를 지은 이승휴가 복숭아나무를 많이 심고 은거했는데 지금도 그때 심은 돌복숭아나무가 남아 있다. 영월 동강 주변에 무릉골이라는 곳이 있는데 옛 선조들이 복숭아나무를 많이 심었고 지금도 돌복숭아나무가 온 골짜기를 뒤덮고 있다.

〈향약집성방〉과 〈동의보감〉은 복숭아 씨와 꽃, 그리고 복숭아나무에서 나오는 진의 약성을 다음과 같이 밝히고 있다.

복숭아 씨는 어혈과 혈액순환이 되지 않아 막힌 것을 치료하고 나쁜 기운을 없애며 몸 안에 있는 벌레를 죽인다. 또한 기가 위로 치밀어 오르는 것과 기침을 멎게 하며 명치 밑이 단단한 것을 삭이며 어혈을 푼다. 또 월경을 통하게 하며, 명치 밑이 아픈 것을 치료한다.

복숭아꽃은 악한 귀신을 내쫓고 살결을 곱게 한다. 소변과 대변을 잘 나오게 하고 부은 것을 내리며 결석을 삭이고 뱃속의 벌레를 없애며 얼굴빛을 곱게 한다.

복숭아나무 진의 맛은 쓰고 성질은 약간 따뜻하다. 여러 가지 사기 邪氣로 인한 병을 치료하고, 명치 밑이 아픈 것을 없애며, 뱃속에 있는 덩어리를 삭인다. 위와 장을 튼튼하게 하고, 오래 먹으면 배고프지 않고, 추위와 더위를 타지 않는다. 보약을 만들 때 넣으면 효력이 한결 좋아진다.

〈향약집성방〉의 복숭아나무 진 복용법

〈향약집성방〉의 '신선방'은 복숭아나무 진을 오래 먹으면 신선처럼 된다며 복용법을 다음과 같이 적고 있다.

복숭아나무 진 12킬로그램을 명주자루에 담아 떡갈나무 잿물 10말에 넣고 3~5번 끓어오르게 달인 다음 자루를 꺼내어 높은 곳에 매달아 식혀서 다시 달이기를 세 번 거듭하여 햇볕에 말려서 가루를 만든다. 이것을 졸인 꿀로 반죽하여 벽오동 씨만하게 알약을 만들어 두고 날마다 빈속에 20알씩 먹는다. 곡식을 먹는 것을 끊으려면 하루 세 번 먹으면 된다. 백 일 동안 먹으면 온갖 병이 다 낫고, 1년 동안 먹으면

살결을 화사하게 하는 복숭아꽃 화장수 만들기

복숭아나무는 특히 여성들의 질병에 효과가 좋다. 혈액을 맑게 하고 혈액순환이 잘 되게 하기 때문이다. 변비가 있거나 소변이 잘 나오지 않을 때에는 돌복숭아나무 껍질이나 잎을 물로 달여서 차 마시듯이 마신다. 식물성 섬유질과 비타민 A·C 등이 많고 갖가지 염증을 없앤다.

또 복숭아꽃은 여성들의 살결을 곱게 하는 데 가장 효력이 좋다. 봄철에 복숭아꽃을 따서 술에 담가 마시든지 그 술에 물을 100배쯤 타서 화장수로 사용해도 좋다. 살결이 복숭아꽃처럼 화사하게 피어난다. 복숭아꽃 600그램을 소주 20리터에 담아 밀봉하여 어둡고 서늘한 곳에 60일 동안 두었다가 물을 100배쯤 타서 그 물로 하루 서너 번 세수를 하면 된다. 기미나 주근깨, 여드름 같은 것이 없어지고 살결이 윤이 나고 하얗게 된다. 2~3개월 꾸준히 하면 틀림없이 효과를 본다.

밥을 먹지 않아도 기운이 왕성해지며, 3백일 동안 먹으면 밤에도 눈이 밝아져서 사물을 볼 수 있게 되고, 몸에서 윤기가 난다. 효과가 빨리 나타나게 하려면 하루에 30알까지 늘려 하루 네 번 먹는다. 5백일 동안 먹으면 몸 속의 세 가지 벌레(三尸蟲)가 없어지고 장수한다.

같은 책에 복숭아꽃을 비롯한 여러 꽃으로 무병장수 하는 법이 나와 있어 함께 옮긴다. 복숭아꽃은 음력 3월 초에, 남가새꽃은 7월 초에, 국화꽃은 9월 초에, 구기자 잎은 봄에, 구기자 꽃은 여름에, 구기자 열매는 가을에, 구기자 뿌리는 겨울에 채취하여 그늘에서 말린 다음 각각 같은 양으로 부드럽게 가루 내어 한 번에 8그램씩 하루 세 번 물에 타서 먹는다. 백 일 동안 먹으면 몸이 좋아지고 2백일 동안 먹으면 힘이 백 배나 솟구치며 오래 먹으면 몸이 가벼워지고 장수한다.

🌿 기침 · 천식 · 기관지염에 좋은 복숭아 속씨

딱딱한 복숭아 씨의 껍질을 깨뜨리면 속씨가 나오는데 이를 도인桃仁이라고 한다. 복숭아 속씨는 폐를 튼튼하게 하고 뱃속에 있는 딱딱한 덩어리를 삭이며 기침을 치료하는 데 좋은 약이다. 잘 낫지 않는 기침이나 천식에는 말린 복숭아 씨 1킬로그램을 볶아서 부드럽게 가루 내어 꿀 2킬로그램에 고루 개어 두었다가 한 번에 한 숟가락씩 하루 세 번 밥 먹기 전에 먹는다. 일주일쯤 지나면 가래가 줄어들기 시작하여 기침, 가슴 답답한 것이 호전되며, 천식은 한 달쯤 지나서 없어지기 시작한다. 2~3개월 동안 꾸준히 먹으면 다른 약을 쓰지 않아도 병이 낫거나 한결 좋아진다.

복숭아 속씨를 노랗게 볶아서 죽을 끓여 먹거나 꿀로 알약을 만들어 먹어도 기침, 천식, 기관지염 등에 좋은 효과를 볼 수 있다. 아니면 복숭아 속씨를 35도 이상 되는 증류주에 담가서 6개월 이상 우려내어 한두 잔씩 먹어도 해소나 천식에 잘 듣는다.

타박상으로 퉁퉁 붓고 아플 때에는 복숭아 씨를 짓찧어 참기름으로 개어 아픈 부위에 두껍게 몇 번 바르면 낫는다. 겨울철에 손발이 트거나 갈라진 데에도 바르면 효과가 좋다.

냉증에는 복숭아꽃 수수지짐

복숭아꽃은 여성의 냉증 치료에 뛰어난 효과가 있다. 냉증에는 복숭아꽃 수수지짐을 만들어 먹으면 좋다. 복숭아꽃을 수수가루와 함께 부침개로 만들어 하루 세 번씩 일주일 동안 먹는다. 오랫동안 앓던 병이 이렇게 간단한 방법으로 나을 것 같지 않지만 한 번 해 보면 그 신기한 효과에 놀라게 된다.

신장염 · 안면신경마비에 복숭아나무 진

봄철에 복숭아나무에 상처를 내면 끈적끈적한 진이 흘러나온다. 이것을 긁어 모아서 말리면 탄력 있는 공처럼 되었다가 딱딱하게 굳는다. 이 복숭아나무 진이야말로 심장과 폐, 간, 신장, 위장을 고루 튼튼하게 하고 무병 장수하게 하는 선약 중의 선약이다.

복숭아나무 진은 간경화증이나 신장염, 신부전증 등으로 복수가 차고 몸이 부어오를 때 쓰면 효과가 좋다. 신장병으로 몸이 퉁퉁 붓고 복수가 심하게 찰 때는 복숭아나무 진과 물을 1대 5의 비율로 끓여 묽은 죽 같이 만든 다음 하루에 20그램 정도씩 세 번 먹는다.

늘 목이 마르고, 기침을 심하게 하며, 소변을 잘 보지 못하고, 팔다리가 붓고, 복수가 차서 다른 어떤 방법으로도 손을 쓸 수 없던 환자가 복숭아나무 진을 복용하고 사흘 뒤부터 구토가 없어지고 입맛이 좋아졌다. 20일 뒤에는 복수가 빠졌으며, 40일 뒤에는 완전하게 나아 다시 발병하지 않았다.

　복숭아나무 진은 안면신경마비에도 효과가 좋다. 갑자기 얼굴 한쪽이 마비되어 눈을 감거나 뜰 수도 없고 음식을 잘 먹을 수도 없을 때 복숭아나무 진 30~40그램을 그릇에 담아 태우면서 마비된 쪽에 그 연기를 쏘인다. 하루 서너 번 반복한다. 대개 빠르면 2~3일, 늦으면 7~10일이면 마비된 것이 풀린다.

반드시 야생 돌복숭아라야 한다

여러 해 전에 30년 동안 깊은 산 속에서 홀로 살아 온 스님을 만나 얘기를 나눈 적이 있다. 그 스님은 예순이 넘은 나이에도 얼굴빛이 마치 아이 같았고, 30대쯤으로밖에 보이지 않았으며 힘이 얼마나 센지 쌀 한 가마니를 한 손으로 번쩍 들어올릴 정도였다. 여러 날 같이 지내면서 서로 흉금을 터놓을 만한 사이가 되었는데 스님은 산중생활에 대해 자세히 말해 주었다.

　그는 본디 몸이 몹시 허약한 데다가 신장병을 심하게 앓아 수양을 하기 위해 혼자 산 속으로 들어갔다. 병을 고치지 못하면 산 속에서 죽겠다는 결심으로 지내는 동안 먹을 것이 떨어져 굶어 죽을 지경이 되었다. 어느 날 먹을 것을 찾아 산을 헤매다가 야생 돌복숭아가 가득한 골짜기를 만났다. 몹시 배가 고팠기 때문에 정신없이 복숭아를 따서 먹었다. 아마 수십 개는 따 먹었을 것이라고 한다. 그러고 나니 힘도 나고 몸이 이상하게 가벼워진 것 같았다. 그는 날마다 그 골짜기에 가서 야생 복숭아를 실컷 따 먹었다. 그렇게 한 달을 먹고 나니 신기하게도 신장병이 완전히 나아버렸다.

　그는 돌복숭아야말로 하늘이 자신의 병을 고치기 위해 내려준 것이라고 생각하여 복숭아와 복숭아 씨를 열심히 먹었고, 복숭아가 떨어지고 나면 복숭아 잎을 달여서 먹었으며, 그것도 없는 겨울철에는 복숭아나무에 상처를 내어 거기서 나오는 복숭아나무 진을 받아서 열심히 먹었다. 그러는 동안 그의 몸은 놀랄 만큼 건강해졌으며 혈색이 화사하게 돌아오고 힘이 났다. 그는 혼자 산 속에 살면서 돌복숭아를 연구했다. 10여 년 동안 자신의 몸을 대상으로 연구하면서 얻은 결론은 복숭아나무 중에서도 그 진이 만병통치에 가까울 정도의 효력을 발휘한다는 것이다. 그는 20년 가까이 복숭아나무 진을 먹었는데, 다른 음식을 거의 입에 대지 않아도 보통 사람보다 서너 배의 힘을 낼 수 있다고 하였다.

지금까지 말한 것은 모두 돌복숭아 또는 개복숭아라고 부르는 야생복숭아에 대한 것이다. 개량하여 가꾸는 복숭아는 약효가 형편없거나 아예 효과가 없다. 본래의 야생 성질을 종자개량이나 유전자조작으로 바꾼 복숭아는 이름만 복숭아일 뿐, 복숭아라고 할 수 없다. 비료와 농약을 잔뜩 뿌려서 키운 복숭아도 마찬가지다. 깊은 산 속에서 저절로 자란 야생 돌복숭아를 써야 효과가 제대로 난다.

돌복숭아나무로 갖가지 질병 고치기

🍃 주근깨 · 기미

그늘에서 말린 복숭아꽃에 동아 씨를 같은 양으로 섞어서 가루 내어 체로 친다. 이 가루를 꿀로 걸쭉하게 갠 후 자기 전에 얼굴에 바른다. 끈끈하므로 그 위에 분가루를 바르고 다음날 아침에 씻어낸다. 복숭아꽃으로 마사지를 하면 살결이 고와지고 기미, 주근깨 등이 없어진다. 복숭아꽃은 살결을 곱게 하는 데 그만이다.

🍃 만성기관지염

말린 돌복숭아 씨 1킬로그램을 볶아서 부드럽게 가루 내어 꿀 2킬로그램에 고루 개어 두었다가 한 번에 한 숟가락씩 하루 세 번 밥 먹기 전에 먹는다. 일주일쯤 지나면 가래가 줄어들기 시작하여 기침, 가슴 답답한 증상, 천식 등이 한 달쯤 지나서 없어지기 시작한다. 2~3개월 동안 꾸준히 먹으면 다른 약을 쓰지 않아도 전반적으로 병세가 없어지거나 가벼워진다. 야생

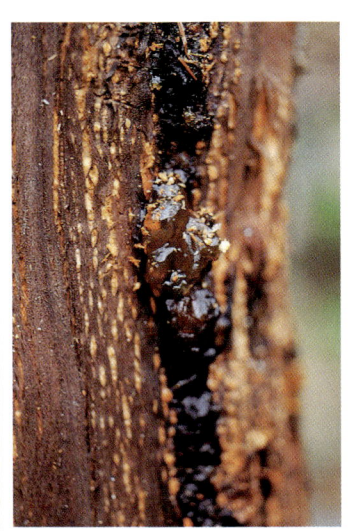

복숭아나무 진. 부종, 복수가 찬 데 등에 효과가 뛰어나다.

복숭아 씨는 폐를 튼튼하게 하고 기침, 기관지염을 치료하는 데 좋다.

🍃 폐농양

폐농양은 허파엽에 농양이 생겨서 피고름을 뱉는 병이다. 신선한 갈대 뿌리 30그램, 참외 씨 15그램, 복숭아 씨(껍질을 벗기고 뾰족한 끝은 떼어내지 않은 것) 9그램, 율무 24그램을 쓴다. 먼저 신선한 갈대 뿌리 30그램에 물 1.5리터를 붓고 물이 반이 되게 달여서 찌꺼기를 버리고 그 물에 참외 씨, 복숭아 씨, 율무를 넣고 다시 절반이 되게 달여서 하루 세 번에 나누어 밥 먹고 나서 먹는다.

🍃 류머티스성 관절염

복숭아 잎을 7~8월에 따서 말린 것 8그램, 귤껍질·인동꽃·백작약 각 4그램, 감초 2그램을 가루 내어 하루 세 번 밥 먹기 30분 전에 먹는다. 2~3개월 이상 꾸준히 복용하면 틀림없이 좋은 효과를 본다. 90퍼

센트 이상 효력이 있다. 재발한 환자나 다른 약을 써도 효과를 볼 수 없었던 환자들한테 좋은 방법이다. 돌복숭아나무 잎만을 가루 내어 한 번에 4~6그램씩 하루 세 번 먹어도 좋은 효과가 있다.

🍃 오심·구토

복숭아나무 잎을 한 줌 달여서 한 번에 먹는다. 복숭아나무는 구토를 멎게 하고 위장을 편안하게 한다.

🍃 개고기를 먹고 체했을 때

달걀 두세 개를 그릇에 깨트려서 넣고 식초 한 숟가락을 타서 잘 섞어 먹거나 오래 된 수숫대 서너 마디를 잘게 썰어 넣고 물로 달여 하루 두세 번 먹는다. 또는 복숭아 씨 열 개를 짓찧어 물에 우려서 찌꺼기를 버리고 한 번에 먹는다.

🍃 만성간염

참나물을 깨끗하게 다듬어 물을 7~8배 붓고 두 시간 동안 끓여서 거른다. 거르고 난 찌꺼기에 물을 붓고 한 시간 동안 끓여서 다시 거른다. 처음 거른 것과 나중에 거른 것을 합쳐 24시간 두었다가 졸여 물엿처럼 만든다. 돌복숭아 씨를 절구에 짓찧어 돌복숭아 씨 양의 여섯 배 가량 물을 붓고 세 시간 동안 끓인다. 끓일 때 위에 뜨는 기름이나 찌꺼기들을 여러 번 걷어내야 한다. 참나물 농축액과 복숭아 씨 농축액을 합치고 참나물 가루와 꿀을 알맞게 섞어 알약을 만든다. 이 알약을 한 번에 4~5그램씩 하루 세 번 밥 먹기 전에 먹는다. 20일 동안 먹어 봐서 효과가 뚜렷하지 않으면 한 번에 6~10그램씩으로 양을 늘려서 먹는다. 참나물 대신에 나물로 흔히 먹는 참취를 써도 효과는 같다.

🌿 여러 가지 신장병·부종

봄이나 여름철에 복숭아나무에 상처를 내면 끈적끈적한 진이 흘러나온다. 이 복숭아나무 진 1에 물 5의 비율로 섞고 끓여 묽은 죽 같이 되게 하여 한 번에 20그램씩 하루 세 번 먹는다. 목이 마르고, 천식이 있으며, 소변을 잘 보지 못하고, 속이 메스꺼워서 음식을 잘 먹지 못하며 팔다리가 붓고 복수가 차 전혀 손을 쓸 수 없던 환자가 이 방법을 써서 깨끗하게 나았다. 복숭아나무 진을 먹고 3일이 지나면서부터 속이 메스꺼운 증상이 없어지고 입맛이 좋아지기 시작하였다. 20일 뒤에는 부은 것이 내리고 소변에 단백질이 빠져나오지 않았으며 40일 뒤에는 복수가 빠지고 전반적인 상태가 좋아져서 다시 재발하지 않았다. 덜 익은 돌복숭아 열매에 상처를 내어 받은 진이 효과가 더 좋다. 반드시 야생 돌복숭아를 써야 하고 개량종 복숭아는 별 효과가 없다.

🌿 임파선결핵

복숭아나무 진을 말려서 가루 낸 것 100그램, 다시마 가루 50그램, 담배잎을 따고 남은 대궁을 썰어서 물을 붓고 끓여 찌꺼기를 버리고 엿처럼 되게 달인 것 150그램, 꿀 300그램을 한데 섞어서 고약을 만든다. 이 고약을 임파선 결핵으로 곪아서 구멍이 생긴 부위에 0.5~1센티미터 두께로 넓게 바르고 천으로 감아 준다. 날마다 또는 하루 걸러 한 번씩 갈아 붙인다.

복숭아나무 진과 다시마는 다 같이 결핵균을 죽이고 자라지 못하게 하는 작용이 있다. 이렇게 하면 한 달 동안은 고름이 많이 나오다가 점차 양이 적어지면서 증상이 호전된다. 한 달쯤 지나면 새살이 돋아나오면서 낫기 시작한다. 3개월 가량 치료하면 거의 다 낫는다.

대부분은 보통 2~3개월이면 낫지만 곪아서 생긴 구멍 주위에 살이 부어올라서 점점 커지는 증상이 있을 때에는 4개월 이상 치료해야 낫는다. 그리고 고름이 피부 안쪽에서 말라 붙어 있을 때에는 즉시 칼로 찢어 고름을 빼낸 다음 약을 바르는 것이 좋다.

복숭아나무 진 연고는 만드는 방법이 간단하고 마음만 먹으면 재료를 쉽게 구할 수 있으며 독성이나 부작용이 전혀 없으므로 널리 권장해 볼 만한 치료법이다.

비염

복숭아나무의 어린 가지에 달린 잎을 뜯어서 손으로 주물러 솜뭉치처럼 만든 다음 코 안에 밀어 넣는다. 10~20분 지나면 콧물이 많이 나오는데 그때 뽑아 버린다. 하루 네 번씩 7~10일 가량 치료하면 90퍼센트 이상이 낫거나 호전된다. 재발하면 같은 방법으로 며칠 동안 치료한다.

야생 돌복숭아

한눈에 보기

과 명	장미과
생약명	도인桃仁, 도교桃膠, 도엽桃葉, 도지桃枝
속 명	개복숭아, 산복숭아, 들복숭아, 복사나무
분포지	산이나 들
개화기	4~5월
꽃 색	연한 빨간색
결실기	8~9월
열 매	지름 3~4센티미터의 둥근 열매
높 이	3~5미터 자라는 잎지는 중간키나무
채취시기	봄이나 여름에 줄기에 상처를 내어 진을 받고, 꽃은 봄철에 따며, 열매는 8~9월에 딴다
가공법	진을 말려서 보관한다
약 효	변비, 설사, 부종, 복수가 차는 데, 살결을 곱게 하는 데, 주근깨, 기미, 생리불순, 생리통, 기침, 관절염, 무좀, 습진, 안면신경마비, 마비 등

4장
신비하고 영험한 약초 이야기

나쁜 기운 몰아내고 행복을 부르는 회화나무

　회화나무는 우리 선조들이 최고의 길상목吉祥木으로 손꼽아 온 나무다. 이 나무를 집안에 심으면 가문이 번창하고 큰 학자나 큰 인물이 난다고 하였다. 또 이 나무에는 잡귀신이 감히 범접을 못하고 좋은 기운이 모여든다고 하였다. 그런 까닭에 우리 선조들은 이 나무를 매우 귀하고 신성하게 여겨 함부로 아무 곳에나 심지 못하게 했다. 회화나무는 고결한 선비의 집이나 서원, 절간, 대궐같은 곳에만 심을 수 있었고 특별히 공이 많은 학자나 관리한테 임금이 상으로 내리기도 했다. 회화나무는 모든 나무 가운데서 으뜸으로 치는 신목神木이다.
　회화나무가 길상목으로 꼽히게 된 것은 중국의 주나라 때부터이다. 주나라 때에 삼괴구극三槐九棘이라 하여 조정에 회화나무 세 그루를 심었으며 우리나라로 치면 3정승에 해당하는 3공三公이 회화나무를 마주 보며 앉게 하였고, 또 좌우에 각각 아홉 그루의 가시나무를 심어

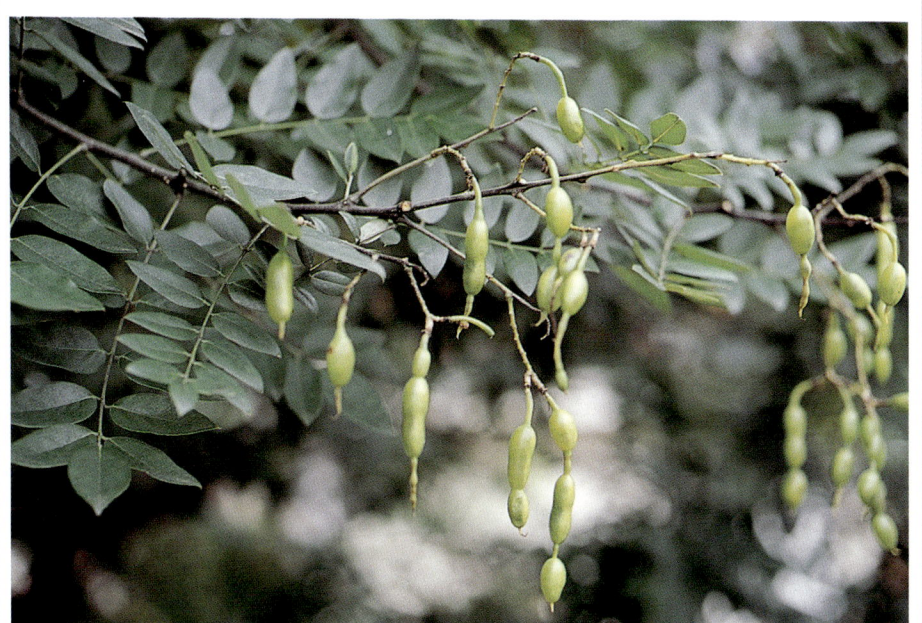

회화나무 열매. 회화나무를 집 안에 심으면 큰 인물이 나고 가정이 화목해진다고 한다. 회화나무는 치질 치료약으로도 유명하다.

조정의 대신이 앉게 하는 제도가 있었다.

이 회화나무를 심는 풍속 때문에 삼공三公의 위位를 괴위槐位라 하였고 대신의 가문을 괴문槐門이라 불렀다. 또 회화나무를 심으면 출세한다고 하였고, 선비가 이름을 얻은 뒤에 물러날 때에도 회화나무를 심었다고 한다.

회화나무는 회화목懷花木, 회나무, 홰나무, 괴화槐花나무, 괴목槐木, 괴수槐樹 등으로도 부르는 잎지는 큰키나무이다. 키 45미터, 지름 3미터까지 자라는 이 나무는 우리나라에서는 은행나무 다음으로 몸집이 크게 자란다. 수형이 웅장하고 단정하여 품위가 있어 정자나무로도 인기가 있다.

회화나무를 중국에서는 학자수, 출세수, 행복수라고도 부르는데, 이 나무를 심으면 집안에 학자가 나고 큰 인물이 나오며 집안에 행복을 부른다고 하여 붙인 이름이다. 실제로 이 나무는 그 수형에서 호탕한 영웅의 기개와 고결한 학자의 풍모가 함께 느껴진다. 한참 이 나무를 보고 있으면 그 엄숙한 위엄에 압도되어 존경하는 마음이 생기고 자신도 모르게 자세를 바로잡게 하는 힘이 있다.

영험한 힘을 지닌 신령한 나무

회화나무가 이처럼 신성한 나무로 숭상 받는 것은 나무의 수형이 위엄과 품위가 있어서이기도 하지만, 이 나무가 하늘의 뭇 별들 중에서 불과 해독작용을 주관하는 별인 허성虛星의 정기를 받아서 자라기 때문이라고 한다. 그래서 늙은 회화나무는 불을 잘 일으킬 뿐더러 그 속에 신선神仙이 깃들여 있다고 믿어왔다.

옛날 중국에서는 재판관이 송사를 들을 때 반드시 회화나무 가지를 들고 재판에 임했다고 한다. 회화나무에 진실을 가려 주는 힘이 있다고 믿었기 때문이다.

회화나무가 나라의 길흉을 예고한다는 얘기도 중국의 한 고사에서 유래한 것이다. 후한後漢의 광무제光武帝 때 궁전 뜰 앞에 높이 스무 길이 넘는 큰 회화나무가 있었는데 어느 날 바람이 불지도 않았는데 뿌리째 뽑혀 거꾸로 서 있었다. 이를 보고 나라의 흉조라고 하였으나, 광무제는 오히려 기뻐하며 이는 하늘의 뜻을 나타내는 것이라고 하여 재물을 털어 가난한 백성들을 구제하였다. 그러자 회화나무는 하룻밤 사이에 본디 모습대로 바로 일어섰으며 이파리 하나도 마르거나 상한 것이 없었다고 한다.

경상북도 안동 시내에 회화나무 거목이 많은데 이는 명재상으로 이름났던 맹사성이 심은 것이라고 한다. 맹사성이 안동 부사로 부임하여 거리를 순찰하는데 여기저기에서 여인의 슬픈 울음소리가 끊이지 않았다. 그 연유를 주위 사람들에게 물어 보니 안동에는 오래 전부터 젊은 과부가 많이 생겼는데 그 울음소리는 남편을 잃은 과부들의 곡성이라고 하였다. 풍수지리에 밝았던 맹사성이 안동의 지세를 살펴보니 과연 안동은 과부가 많이 날 형국이었다. 이를 막기 위하여 거리 곳곳에 회화나무를 심게 하였더니 그 후로는 과부가 더 이상 늘어나지 않았다고 한다.

회화나무는 중국이 원산지다. 우리나라에 있는 것은 중국에서 들여온 것이다. 한반도에는 야생 회화나무가 없으므로 본디부터 없던 것으로 보인다. 그러나 우리나라에 들어온 지 적어도 천 년이 넘었으므로 토종나무라 해도 별 무리가 없을 듯하다. 우리나라에 자생하는 나무 중에서 회화나무와 가장 닮은 것은 다릅나무이다. 민간에서는 이 다릅나무를 회화나무에 못지 않은 영험을 지닌 나무로 여겼다.

회화나무는 잎 모양이 아까시나무나 다릅나무 잎과 비슷하다. 달걀꼴의 잎은 길이 2~6센티미터, 넓이 1.5~2.5센티미터로 7~17장이 어긋나기로 한 잎대궁에 달린다.

꽃은 8월에 새로 자란 가지 끝에 연한 노란색으로 핀다. 이 꽃은 괴화槐花라고 하여 고혈압의 예방과 치료약으로 쓴다. 꽃피기 전의 봉우리를 괴미槐米라고 부르는데 그 모양이 쌀을 닮았기 때문이다. 회화나무 꽃에는 꿀이 많아 벌들이 많이 모여들고 회화나무꿀은 꿀 중에서 제일 약효가 높다고 한다. 회화나무꿀은 특히 항암효과가 높은 것으로 알려져 있다.

🌿 회화나무로 염색한 괴황지와 스스로 우는 꽃

괴화는 꽃이 벌어지기 바로 전에 따서 볕에 말려 두었다가 약으로 쓰는데 혈압을 낮추는 것 말고도 지혈, 진정, 소염 등의 작용이 있어 토혈, 대하, 임파선염, 치질, 이질, 피부병의 치료약으로 쓴다.

괴화에는 루틴이라는 노란색 색소가 20~30퍼센트 들어 있어 이것으로 천이나 종이를 염색할 수 있다. 회화나무 꽃이나 열매로 염색한 종이를 괴황지槐黃紙라고 부른다. 옛날에는 부적을 쓸 때 반드시 이 괴황지에 썼으며 괴황지에 쓴 부적은 매우 영험했다고 한다.

괴황지를 만들기는 쉽지 않다. 음력 칠월 칠석날에 따서 말린 괴화를 물에 담가 노란 색소를 우려내어 동짓달에 좋은 닥종이에 물을 들인다. 괴화를 우려낸 물에 닥종이를 담갔다가 말리기를 아홉 번 반복하여 진한 노란색이 나게 한다. 이 때 유의할 것은 마지막 아홉 번째 물들일 때의 시간이 반드시 동짓날 자시子時(밤11시 30분~1시 30분)여야 한다. 만약 5분이라도 틀리면 효력이 없다고 한다.

회화나무 열매를 달여서 우려낸 물로 괴황지를 만들기도 한다. 대개 아홉 번을 반복해서 물을 들여야 하며 신선한 열매를 짓찧어서 나오는 즙을 창호지에 발라 물을 들이기도 한다. 경신일庚申日, 계해일癸亥日, 경신시庚申時, 계해시癸亥時에 만들어야 된다고 한다. 일반 닥종이는 태우면 재가 거의 생기지 않지만 괴황지는 숯처럼 까만 재가 남는다. 또 일반 닥종이는 경면주사를 참기름으로 개어 부적을 그리면 번져서 사용할 수가 없지만 괴황지는 번지지 않는다.

주사朱砂나 영사靈砂로 괴황지에 지극한 정성을 모아서 그린 부적은 불가사의한 신통력과 영험을 지니고 있다고 한다. 괴황지에 그린 부적을 벽에 붙이거나 벽지를 괴황지로 바르면 온갖 잡귀가 물러가고 병에 걸렸던 사람이 나으며 사업이 번창하고 가족이 화목해지며 도와주는 사람들이 많이 모여든다고 한다. 보통 시중에 나돌아다니는 부적은 거의 모두가 괴황지로 만든 것이 아니라 화학물감이나 치자물을 들인 것이다.

회화나무에는 자명괴自鳴槐라 하여 스스로 우는 꽃이 나무마다 한 송이씩 있다는 얘기가 있다. 중국의 옛 책인 〈태을통독太乙通讀〉을 보면 까마귀가 이 자명괴를 따서 먹고 괴화의 정精으로 하늘과 땅과 인간세계의 길흉을 미리 아는 능력

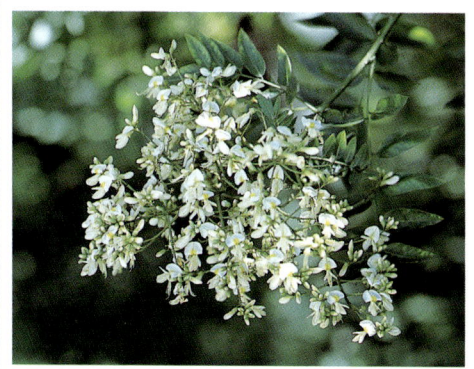

회화나무 꽃. 이 꽃을 우려낸 물로 창호지를 물들여 부적을 그리면 효과가 매우 영험하다고 한다.

을 얻어 흉한 일이 닥칠 집을 보고 까욱까욱 짖는다고 하였다. 자명괴를 얻는 방법은 다음과 같이 적혀 있다.

회화나무 꽃이 피기 시작할 때부터 큰 망태기를 메고 다니면서 한 송이도 땅에 떨어뜨리거나 빠뜨리지 말고 모두 따서 모은다. 이것을 여러 그릇에 나누어 담는다. 밤에 자지 않고 그것을 지키면 반드시 그릇 가운데 하나에서 은은하게 쇠붙이가 부딪히는 듯한 소리가 난다. 그러면 그 소리나는 그릇의 괴화를 다시 여러 그릇에 나누어 담고 밤새 지키기를 반복한다. 그릇 하나에 괴화 한 송이를 담을 수 있을 때까지 하다 보면 마침내 소리를 내는 괴화를 찾아낼 수 있게 된다. 이 소리내는 괴화를 먹으면 영통靈通해져서 천상의 일과 인간세계의 일을 모두 아는 신통력을 얻는다고 하였다. 그러나 자명괴는 어느 틈엔가 땅에 떨어져 버리므로 그것을 얻기가 지극히 어렵다고 적혀 있다.

압구정동과 연신내의 가로수가 바로 회화나무

우리나라의 오래된 절간이나 궁궐, 서원, 사당, 벼슬하던 양반집 뜰에 수백 년 묵은 큰 회화나무가 많다. 마을 들목이나 마을 가운데에 정자

목으로 심은 것도 더러 있다. 주로 영남 지방에 오래 묵은 거목이 많으며 요즈음에는 길가에 가로수로도 흔히 심는다. 서울의 압구정동과 연신내의 가로수가 거의 회화나무이다. 중국의 북경에도 회화나무 가로수가 많아 사람들이 떨어지는 괴화를 빗자루로 쓸어 모아 말려서 시장에 내다 판다. 중국에서는 아직도 부적을 만들 때 괴황지를 많이 쓴다.

우리나라에는 오백 년이 넘은 회화나무 거목이 꽤 많다. 이 나무들에는 대개 심을 때의 내력이 전해 오고 또 신목으로 받드는 것이 많다. 회화나무 거목에 치성을 드리면 병이 낫는다거나 집안이 화평해진다거나 전염병이 피해 간다거나 하는 전설도 적지 않다. 반대로 나무에 손을 대면 큰 횡액을 당한다는 얘기도 많다.

회화나무는 추위에 강하고 공해에도 강하므로 공원이나 길 옆에 가로수로 심기에 좋다. 수형도 단정하고 병충해도 거의 없다. 이 나무를 문 앞에 심어 두면 잡귀신이 가까이 오지 못하고 또 좋은 기운이 모여들어 만사가 형통한다고 한다.

회화나무는 가꾸기가 쉽다. 씨앗을 봄에 심으면 싹이 잘 난다. 옮겨 심어도 잘 살고 꺾꽂이나 접붙이기를 해도 잘 산다. 콩과에 딸린 식물이므로 뿌리혹박테리아가 질소를 만들어 내므로 척박한 땅에서도 잘 자란다. 땅은 토심이 깊고 비옥한 곳이 좋지만, 돌이나 모래가 많고 메마른 땅에서도 잘 자란다. 다만 습기가 많은 땅에서는 꽃이 잘 피지 않는다. 탄소동화작용이 활발하여 모든 나무 중에서 산소를 가장 많이 만들어 낸다고도 하고 식물에는 희귀한 게르마늄 원소가 가장 많이 들어 있다고도 한다.

회화나무는 우주의 상서로운 기운을 끊임없이 받아들여 인간에게 전해 주는 나무다. 회화나무가 있는 곳 근처에는 반드시 상서로운 기운이 서려 있고 재물이 모인다고 하였다. 장사하는 사람이 집 앞에 회화나무를 심으면 손님이 들끓게 되고 공부하는 사람의 집 앞에 심으면 문리文理가 트이게 된다고 하였다. 가문이 번창하는 집안에는 반드시 문 앞에 회화나무가 있기 마련이었다고 한다. 반대로 잘 되던 집안이 왠지 갑자기 몰락하는 일이 생겨 가 보면 회화나무를 소홀히 관리하여 말라 죽었거나 베어 버린 경우가 많았다. 이런 신령한 힘이 있었기에 회화나무는 일반 서민들의 집에는 심을 수 없었고 고관대작이나 나라에 공을 세운 신하, 고결한 학자의 집에만 심을 수가 있었다.

　회화나무는 우주의 기운을 인간세계에 전해 주는 전령사 역할을 하는 나무이다. 집안을 화목하고 건강하게 하려면 집안에 회화나무를 심고, 마을이 잘 되고 번성하게 하려면 마을 주위에 회화나무를 심을 것이며, 나라 전체를 부강하고 편안하게 하려면 금수강산 집집마다 마을마다 거리마다 회화나무를 심을 일이다.

신선이 되는 약으로 이름난 나무

회화나무는 예로부터 신선이 되게 하는 나무로 알려질 만큼 훌륭한 약성을 지닌 나무다. 꽃, 열매, 껍질, 줄기, 뿌리를 다 쓰는데 주로 고혈압, 뇌일혈, 중풍, 손발의 마비 등 순환기계 질병과 치질, 치루 등에 효과가 크다. 오래 먹으면 머리카락이 희어지지 않고 늙지 않으며 오래 산다고 한다. 먼저 옛 의학책에 적힌 회화나무의 약효를 알아보면 대략 다음과 같다.

　회화나무 열매를 괴실槐實, 괴각槐角 또는 괴관槐棺으로 부르는데 그 모양이 특이하다. 열매의 꼬투리가 염주를 줄에 꿰어 놓은 듯한 모양인데 회화나무 말고는 꼬투리 모양이 염주알을 꿰어 놓은 것처럼 보이는 나무가 달리 없다. 거대하고 장엄한 수형을 지닌 나무에 어떻게 괴상하게 생긴 열매가 가득 달리는 것일까.

회화나무 열매도 강장, 지혈, 양혈凉血 등의 효과가 있어 토혈, 각혈, 치질, 혈변, 혈뇨, 장염 등의 치료약으로 널리 쓴다.

열매는 완전히 익은 뒤에 따서 햇볕에 말려 꼭지를 떼어 내어 쓴다. 덜 익은 열매를 따서 즙을 짜서 쓰기도 하는데, 이 즙은 괴료槐療라고 하여 중풍이나 신경계통의 질병을 치료하는 데 쓴다. 드물게 이른 봄철 곡우 무렵에 회화나무 줄기에 상처를 내어 수액을 받아 약으로 쓰기도 한다.

해묵은 회화나무 밑동에 드물게 버섯이 나는 수가 있다. 회화나무에 나는 버섯을 괴이槐珥, 괴아槐蛾, 괴균槐菌, 괴치 등으로 부르며 신선이 되게 한다는 선약을 만드는 데 쓴다. 또한 이 버섯은 항암효과가 매우 높다.

🍃 〈향약집성방〉에 소개된 늙지 않고 오래 사는 비법

- 회화나무 열매를 음력 10월에 따서 독에 넣고 약 기운이 새지 않게 꼭 덮은 다음 진흙으로 싸발라 봉해서 14일 동안 두었다가 꺼내서 껍질은 버리고 첫날부터 매일 먹는다. 첫날에는 한 개를 물로 먹고 다음 날부터는 날마다 한 개씩 늘여 15일 동안 먹는다. 이렇게 달마다 먹으면 밤눈이 밝아지고 힘이 나며 장수한다.
- 회화나무 열매를 껍질을 벗겨 소 쓸개에 채워 넣고 그늘에서 백일 동안 말린 다음 한 번에 한 개씩 아침 빈속과 해질 무렵에 각각 한 번씩 깨끗한 물로 먹는다. 한 달을 먹으면 몸이 거뜬해지고 백일 동안 먹으면 빠졌던 이가 다시 나오고 달리는 말도 따라잡을 수 있게 된다.

■ 10월 상순에 좋은 회화나무 열매 두 말을 따서 질그릇에 담고 뚜껑을 꼭 덮은 다음 종이나 천 또는 진흙으로 잘 봉하여 49일 동안 두었다가 꺼내면 껍질에서 물이 생겨 물컹물컹하게 된다. 이것을 껍질을 모두 벗겨 천으로 깨끗하게 닦고 물로 잘 씻어서 닥종이로 만든 봉지에 넣어 두고 처음에는 한 개를 물이나 차로 먹는다. 다음부터는 매일 한 개씩 늘려서 10일 동안 먹는다. 그 다음부터는 다시 한 개부터 시작하여 매일 한 개씩 늘려서 10일 동안 먹는다. 이렇게 거듭해서 먹으면 장수하고 중풍도 치료되고 머리도 좋아지고 수염이 검어진다.

옛 책에는 "회화나무 열매는 갖가지 약 중에서 으뜸이다. 음력 10월 4일에 따서 물에 일거나 씻지 말고 크고 잘 여문 것만을 골라

머리가 좋아지고 눈이 밝아지는 회화나무 꽃차

회화나무 꽃을 늘 차로 마시면 고혈압을 예방, 치료하고 잘 늙지 않으며 뇌가 좋아지고 눈이 밝아진다.

만드는 방법은 여름철, 꽃이 피기 전에 봉우리 째 따서 꽃술을 버리고 그늘에서 말린다. 이것을 약한 불에서 살짝 볶아 물 500밀리리터에 말린 꽃 10그램 정도를 넣고 양이 반쯤 줄어들 때까지 은근한 불에 천천히 달인다. 이것을 하루 세 번에 나누어 마신다. 꿀이나 설탕을 타서 마셔도 좋고 감초나 결명자를 함께 넣어 달여도 좋다.

회화나무 꽃차(괴화차)는 중국사람들이 특히 좋아한다. 우리나라에서는 마시는 사람이 많지 않다. 맛이 특이하고 몸에도 좋으므로 널리 마셔 봄직하다. 조선 시대의 학자 이수광이 쓴 〈지봉유설〉에 6월 15일 유두날에 수단을 먹는 것은 옛날 회화나무 잎을 찬물에 띄워 먹던 것과 같은 것으로 액운을 쫓기 위한 것이라고 적혀 있다. 이것을 보면 옛날 우리 선조들은 회화나무 꽃차를 즐겨 마셨던 것 같다.

회화나무 열매나 껍질, 가지도 차로 끓여 마시면 뇌를 튼튼하게 하여 기억력을 좋게 하고 머리카락을 검게 하며 눈이 밝아지는 등의 효과가 있다.

특히 중풍으로 몸을 못 움직일 때에 회화나무 껍질 네 근에 물 한 말쯤을 붓고 푹 달여서 그 물을 마시면 잘 낫는다. 하루 세 번 한 번에 한 사발씩 마시는데 전갈, 두꺼비, 지네 가루와 함께 먹으면 효과가 빠르다. 대개 한 달에서 두 달쯤 꾸준히 먹으면 큰 효험을 본다.

하루에 다섯 개씩 깨끗한 물로 먹는다. 먹는 동안 꺼리거나 금할 것은 없다. 1년을 먹으면 수염이 검어지고 2년이면 몸이 거뜬해지며 3년 뒤에는 머리가 총명해지고 눈이 밝아진다. 오래 먹으면 효과가 이루 다 말할 수 없이 좋다." 라고 하였다.

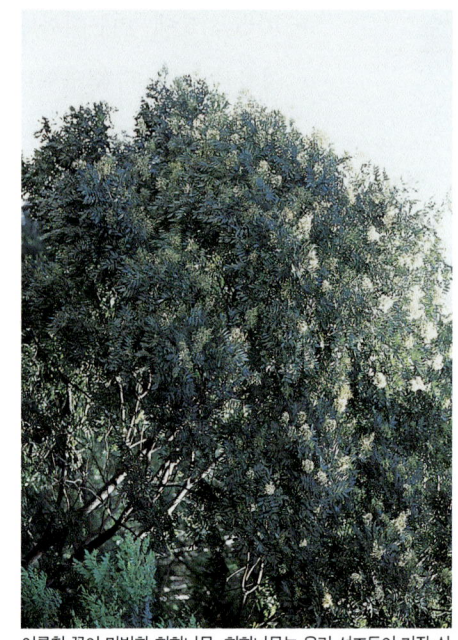

여름철 꽃이 만발한 회화나무. 회화나무는 우리 선조들이 가장 신성하게 여기던 나무 중에 하나다.

- 회화나무는 줄기나 가지로 지팡이를 만들어 짚고 다녀도 중풍에 걸린 사람이 낫는다고 할 정도로 중풍을 비롯한 온갖 질병을 낫게 하고 오래 살게 한다는 좋은 약이다. 껍질은 상처가 짓물러 곪은 데나 고름이 나오는 데 가루를 만들어 뿌리면 잘 낫는다. 줄기에 상처를 내어 받은 진은 여러 가지 중풍이나 힘줄이 오그라드는 데, 기침, 경풍 등에 신효하다고 할 만큼 효험이 있다. 회화나무 진은 중풍으로 인한 팔다리의 마비, 피부에 감각이 없는 데, 구안와사, 파상풍, 허리가 뻣뻣하고 힘이 없는 데 효과가 매우 좋다. 진을 말려서 가루 내어 먹기도 하고 다른 약을 달일 때 같이 넣을 수도 있으며 마르지 않은 것을 차나 음료에 타서 먹을 수도 있다.

- 열매는 오장에 있는 나쁜 기운을 몰아내고 열을 내린다. 신장의 기운이 허약하여 침을 흘리는 것을 멎게 하며 뼈가 부러진 것, 부인의 유방에 멍울이 생긴 것, 자궁이 몹시 아픈 것 등을 낫게 한다. 회화나무 열매를 식초에 오래 담가 두었다가 복용하면 중풍을

치료하고 예방하는 데 으뜸가는 약이 된다.
- 자궁의 통증을 치료하거나 남자가 양기를 세게 하려면 음력 칠월 칠석날에 회화나무 꽃을 따서 짓찧어 생즙을 내어 구리그릇에 넣고 은은한 불로 오래 달여 고약을 만든다. 여기에 느릅나무 껍질 가루를 조금 넣고 팥알 만하게 알약을 만들어 하루 두 번, 한 번에 대여섯 개씩 미지근한 물로 먹는다. 오래 먹으면 눈이 밝아지고 흰 머리가 검어지며 병 없이 오래 살게 된다고 한다. 실제로 이 방법으로 정력이 매우 강해진 사람이 있다. 여성의 자궁통증에는 이 알약을 한 번에 한 알씩 며칠 동안 성기 속에 넣는다.

회화나무의 약성에 관한 옛 문헌기록

🌿 회화나무 속껍질

〈본초강목〉에는 회화나무 속껍질을 끓여서 다섯 가지 치질과 악창 및 불에 데인 곳, 몹시 헤어져 헌 데를 씻는다고 나와 있다.

〈향약집성방〉에는 회화나무 속껍질을 후비증喉痺證(어혈로 인한 염증)으로 추우면서 열이 나는 것을 치료하고 약을 데우거나 태울 때 쓰는 초를 만드는 데 쓴다고 나왔다.

또 회화나무 속껍질은 맛이 쓰고 독이 없다. 입 안에 생긴 병이나 이가 아플 때에는 이것을 좁쌀 뜨물에 달여 입에 물고 있는다. 남자의 음낭이 부은 데는 회화나무 속껍질을 물에 달여 씻으면 낫는다고 전한다. 음력 8월초에 회화나무 큰 가지를 잘라서 새싹이 나게 한 다음 그것을 뜯어 달여서 술을 만들어 마시면 나병, 위증(몸이 오그라드는 증상), 비증(마비증)을 치료하는 데 효과가 있다.

회화나무 버섯은 맛이 쓰고 매우며 성질은 평하고 독이 없다. 다섯 가지 치질, 가슴앓이, 부인의 음부가 헐어 아픈 것들을 치료한다. 뽕나무 버섯처럼 단단한 것이 좋다.

🍃 회화나무 열매

〈향약집성방〉에는 회화나무 열매에 대해 이렇게 나와 있다.

맛은 쓰고 시며 짜고, 성질은 차고 독이 없다. 오장의 사기와 열을 없애고 침 흘리는 것을 멎게 하며, 다쳐서 부러진 것, 다섯 가지 치질, 불에 덴 것, 여성의 젖멍울 등을 치료한다. 자궁이 몹시 아플 때에는 음력 7월초에 딴 것을 짓찧어 즙을 낸 다음 구리그릇에서 알약을 빚을 수 있을 때까지 졸여 팥알만하게 알약을 만든다. 이것을 음부에 넣되 세 번만 바꾸어 넣으면 낫는다. 또한 이 방법은 태아를 유산시키는 데에도 쓴다. 오래 먹으면 눈이 밝아지고 기운이 나며 머리카락이 희어지지 않고 오래 산다.

🍃 회화나무 가지

〈향약집성방〉에는 종기가 난 데와 음낭 밑이 축축하고 가려울 때 회화나무 가지를 물로 달여서 씻는다고 전한다.

🍃 회화나무 진

〈향약집성방〉에 보면 회화나무 진은 여러 가지 중풍을 치료한다고 한다. 급경풍으로 이를 악물거나 팔다리가 마비된 것, 구안와사, 파상풍을 치료한다. 달여 먹거나 가루약 또는 알약으로 만들어 먹는다. 달여 먹을 때에는 다른 약에 섞어 쓴다.

🍃 회화나무 꽃

〈동의보감〉에 회화나무 꽃은 다섯 가지 치질, 가슴앓이를 치료하고 뱃속에 있는 벌레를 죽이고 열을 내린다고 적었다. 적백이질, 장풍腸風, 하혈도 치료하는데 약간 볶아서 쓴다. 회화나무 잎은 어린이 경기, 열이 날 때, 옴, 버짐 등을 치료할 때 물에 달여서 쓴다.

북한의 〈동의학사전〉에는 이렇게 나왔다. 회화나무 꽃은 맛은 쓰고 성질은 평하다. 간경, 대장경에 작용한다. 열을 내리고 혈분의 열을 없애며, 피나는 것을 멈춘다. 약리실험에서 꽃의 루틴 성분이 실핏줄의 투과성을 낮추고 염증을 없애며, 달임약은 혈압을 낮추고 핏속 콜레스테롤을 낮추는 것이 밝혀졌다. 루틴 함량은 꽃봉오리가 더 높다. 장출혈, 치루, 자궁출혈, 피를 토할 때, 코피, 혈리 등의 모세혈관 장애로 인한 여러 가지 출혈과 간열로 눈이 붉어진 데, 부스럼에 쓴다. 피가 나는 데는 거멓게 볶아서 쓰고 고혈압에는 약간 볶아서 하루 6~9그램을 달임약, 가루약, 알약 형태로 먹는다. 외용약으로 쓸 때는 달인 물로 씻거나 가루 내어 뿌린다.

한눈에 보기

회 화 나 무

과 명	콩과
생약명	괴목槐木, 괴화槐花
속 명	홰나무, 회화나무, 괴화나무
분포지	집 안이나 절간, 집 주변 등에 심는다
개화기	8월
꽃 색	황백색
결실기	9~10월
열 매	콩꼬투리 모양의 꼬투리에 까맣고 둥근 씨가 들어 있다
높 이	20~30미터 자라는 잎지는 큰키나무
채취시기	꽃은 8월, 열매는 10월, 뿌리껍질이나 껍질은 가을에 채취한다
가공법	그늘에서 말린다
약 효	치질, 동맥경화, 고혈압, 장출혈, 자궁출혈, 치루, 피똥을 누는 데, 잇몸염증, 부스럼, 화상 등

2 백발을 검어지게 하는 자양강장제, 하수오

하수오는 옛날부터 산삼과 견줄 만한 영약으로 알려져 왔다. 하수오를 먹고 신선이 되어 하늘로 올라갔다거나 수백 년을 살았다는 얘기가 여럿 전해 온다.

옛날 중국의 어느 남쪽 지방에 전하는 이야기이다.

하전아何田兒라는 사람이 있었는데 그는 몸이 몹시 허약하여 58살이 되도록 장가도 못 들고 혼자서 살았다. 어느 날 그는 집 뒤에 있는 작은 산에 올라갔다가 이상하게 생긴 넝쿨식물을 보고 흥미를 느꼈다. 두 그루의 넝쿨이 서로 엉켜 마치 사랑을 나누고 있는 것처럼 보였던 것이다. 그는 이 넝쿨식물의 뿌리를 캐어 집으로 돌아와서 친구들한테 보였으나 아무도 그것이 무엇인지를 알지 못했다. 그는 그 뿌리를 옆에 두고 누웠다가 깜박 잠이 들었다. 그런데 꿈 속에 홀연히 머리카락과 수염이 눈처럼 하얀 노인이 나타나더니 그를 불렀다.

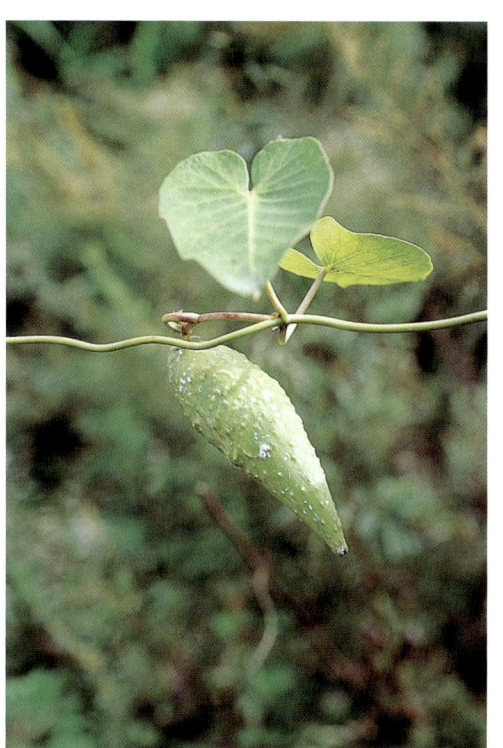
하수오 잎과 열매. 머리카락을 까맣게 하고 신장기능을 좋게 하는 약으로 이름이 높다.

"전아! 전아!"

그는 대답을 하려 했지만 말이 잘 나오지 않았다. 우물쭈물하고 있는 사이에 노인이 말했다.

"네가 오늘 산에서 캔 뿌리는 신선이 주는 선약이니 정성스럽게 먹도록 하여라."

하전아가 꿈에서 깨어 보니 한밤중이었다. 이상한 꿈이라고 생각하고 다시 잠이 들었다. 그런데 날이 밝을 때까지 똑같은 꿈을 세 번이나 꾸었다. 예사 꿈이 아니라고 생각한 그는 그 뿌리를 돌절구에 찧어서 가루 내어 하루 세 번, 밥 먹기 전에 먹었다. 한 달쯤을 먹고 나니 몸에 기운이 나고 머리도 맑아졌다. 그는 다시 산에 올라가 그 넝쿨의 뿌리를 많이 캐서 가루로 만들어 두고 일 년을 더 먹었다. 그랬더니 허약하던 몸이 쇳덩어리처럼 단단해지고 기운도 세어졌다. 나이는 비록 60살이 다 됐지만 머리카락이 까맣게 바뀌고 얼굴이 젊은이같이 바뀌어 보는 사람마다 이상하게 생각했다.

그는 60살에 아내를 맞이하여 아들을 낳고 아들의 이름을 연수라고 지었다. 연수가 건강하게 자라나 어른이 되었을 때 하전아는 아들에게 자신이 먹은 신기한 약초 뿌리에 대해 말해 주었다. 그들 세 식구는 산에 올라가 그 넝쿨식물의 뿌리를 캐서 말려 가루 내어 두고 날마다 열심히 먹었다. 그랬더니 아들 연수는 백살이 되었어도 머리카락이 까마귀처럼 검은빛이었고 아버지는 160살까지 살았다.

연수가 130살이 되었어도 머리카락이 까맣다고 하여 사람들은 그를 하수오何首烏라 불렀다. 그의 성이 하씨이고 머리카락이 까마귀같이 까맣다는 뜻이다. 그 뒤부터 사람들은 이들이 먹던 약초의 뿌리를 하수오라 부르게 되었다.

신장, 간장, 심장을 튼튼하게 한다

하수오는 옛날부터 자양강장약으로 이름높은 약초이다. 야합夜合, 지정地精, 교등交藤, 진지백眞知白, 산옹山翁, 산정山精 등의 여러 이름이 있다. 우리말로는 흔히 큰조롱 또는 은조롱이라고 하며 황해도나 경상도 지방에서는 새박덩굴이라 부르기도 한다. 우리나라의 경상남북도, 전라남도, 강원도, 충청북도, 평안도, 황해도 등지의 산이나 들의 양지바른 풀밭이나 바닷가의 비탈진 곳 등에 드물게 자란다.

여러해살이 덩굴풀로 줄기는 1~3미터쯤 자라고 뿌리는 원기둥 혹은 저울추 모양으로 구슬처럼 이어져 달린다. 뿌리는 길이 5~15센티미터, 굵기는 1~3.5센티미터쯤이고 큰 것은 옆으로 갈라지기도 한다. 뿌리는 겉은 누런빛이 도는 갈색이고 속은 흰빛인데 단단하고 약간 특이한 냄새가 난다. 맛은 약간 쓰면서도 떫다. 잘 씹어 보면 밤맛, 고구마맛, 배추뿌리맛이 섞여 있다.

줄기는 왼쪽 방향으로 주위의 나뭇가지나 풀 같은 것을 감으면서 자라는 성질이 있고 줄기나 잎을 자르면 흰 즙이 나온다. 잎은 마주나며 심장꼴이고 꽃은 연한 황록색으로 7~8월에 핀다.

열매는 길이 8센티미터, 지름 1센티미터쯤 되는 피침 모양으로 9월에 연한 갈색으로 익는다. 열매가 익으면 열매껍질이 터지면서 길고

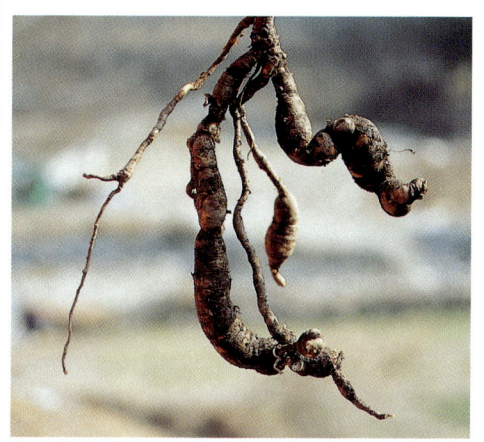

하수오 뿌리. 밤맛, 고구마맛, 배추뿌리맛이 섞인 듯한 맛이 난다.

흰 털이 붙은 씨앗이 프로펠러처럼 바람에 날려 사방에 흩어진다. 대개 5~10년쯤 자라다가 죽지만 간혹 수십 년이나 수백 년을 자란 것이 발견되는데 이런 것은 약초꾼들이 산삼보다도 더 귀하게 여긴다. 수십 년이나 수백 년 묵은 하수오 뿌리 중에는 간혹 속이 썩어서 물이 들어 있는 것이 있는데 이 물이 만병통치의 효능을 지니고 있다고 한다. 하수오뿐만 아니라 더덕이나 지치, 도라지 등 어떤 약초든지 수십 년씩 자란 것은 값을 따질 수 없는 보물이 되는 법이다.

하수오는 적하수오와 백하수오의 두 종류가 있는데 우리나라에 야생하는 것은 대개 백하수오이고 적하수오는 극히 드물게 발견된다. 적하수오는 대개 중국에서 많이 심어 가꾸고 우리나라에서는 제주도와 남부지방 일부에서만 난다.

약초꾼들 사이에 전해지는 말로는 하수오는 암수가 다른 식물로 서로 떨어져 있다가 밤이 되면 서로 엉켜 안고 지낸다고 한다. 그래서 하수오 한 뿌리를 발견하면 반드시 그 주위에 다른 한 뿌리가 있으며 또 밤중에 서로 교합하여 음기陰氣를 얻은 것이 약효가 더 높다고 한다. 그러나 실제로 하수오가 암수 딴그루식물인 것은 아니다. 다만 약초꾼들은 새박덩굴을 숫하수오로 여긴다. 새박덩굴은 잎이 하수오와 매우 닮았으나 덩이뿌리가 없다.

약초꾼들은 늦은 가을이나 이른 봄철에 말라죽은 줄기를 보고 하수오 뿌리를 캐낸다. 예전에는 약초 채취를 직업으로 삼는 약초꾼들이 흔했으나 지금은 거의 사라졌으므로 야생 하수오를 구하기가 쉽지 않다. 재배하거나 중국 같은 데서 수입한 하수오는 야생에 견주어 약효가 형편없이 낮다. 중국산 하수오는 우리나라 야생 하수오와 품종이 전혀 다르다. 또 우리나라에서 재배하는 것은 대개 중국 품종을 가져다가 심은 것이다. 중국 품종은 뿌리가 굵고 수확량은 많지만 뿌리에 녹말만 많을 뿐 약효는 형편없다. 반드시 우리나라에서 자란 야생 하수오를 구해 약으로 써야 제대로 약효를 기대할 수 있다. 우리나라에서 자란 것

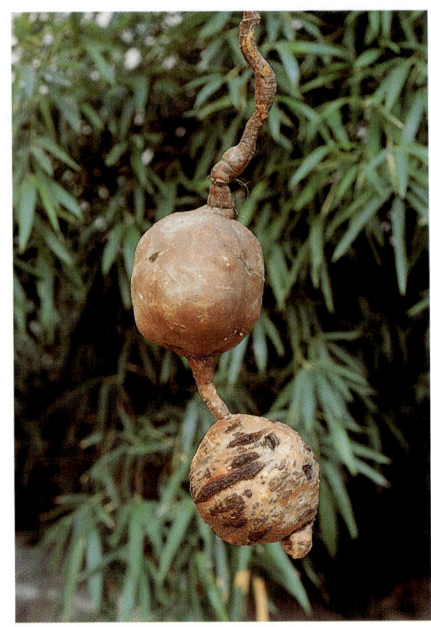

적하수오 뿌리. 우리나라에 야생하는 것은 대개 백하수오이고 적하수오는 극히 드물다.

도 지방에 따라 약효가 조금씩 차이가 나는데, 경기도 감악산 일대와 경북 소백산 부근에서 난 것이 약효가 가장 높다고 한다.

옛 문헌과 현대 문헌에 나온 기록

〈동의보감〉에는 하수오에 대해 이렇게 전한다.

"황해도와 강원도에서 난다. 성질이 따뜻하고 독이 없으며 맛은 쓰고 떫다. 염증을 삭이고 가래와 담을 없앤다. 갖가지 종기, 치질, 만성 피로로 몸이 마르는 것, 부인의 산후병, 대하 등을 치료하고 기氣와 혈血을 도우며 근골을 튼튼하게 하고 골수를 충실하게 하고 머리카락을 까맣게 하고 오래 먹으면 늙지 않는다."

〈본초비요〉에는 이렇게 전한다.

"성질은 평하고 맛은 달고 쓰다. 간과 신장을 보하고 피를 맑게 한

다. 정력을 세게 하고 아이를 낳게 한다. 온갖 풍을 없애고 근육과 뼈를 튼튼하게 하고 머리카락을 검게 한다."

북한의 〈동의학사전〉에는 이렇게 적고 있다.

"맛은 달고 쓰며 성질은 약간 따뜻하다. 간경, 신경에 작용한다. 간과 신을 보하며 뼈와 힘줄을 튼튼하게 한다. 또한 대변을 통하게 하고 헌 데를 낫게 한다. 약리실험에서 강장작용, 조혈기능 강화작용, 피로회복 촉진작용, 진정작용이 밝혀졌다. 허약한 데, 병후쇠약, 혈허증, 간과 신장이 허해서 허리와 무릎에 힘이 없는 데, 가슴두근거림, 불면증, 신경쇠약, 머리카락이 일찍 희어지는 데, 변비, 학질, 헌 데, 치질 등에 쓴다. 하루 9~18그램을 달임약, 가루약, 알약 형태로 먹는다. 외용약으로 쓸 때는 생것을 짓찧어 붙인다."

인삼, 구기자와 함께 3대 명약

예로부터 하수오는 신장기능을 튼튼하게 하여 정력을 높이고 머리카락을 검게 하며 병 없이 오래 살게 하는 약초로 이름이 높다. 간장의 기능을 좋게 하여 피곤함을 없애고, 살결을 곱게 하며, 뼈와 근육을 튼튼하게 하고, 심장을 튼튼하게 하여 신경쇠약이나 불면증 같은 데에도 효과가 있다. 조혈작용이 뛰어나 빈혈치료에도 좋고 여성의 생리불순, 자궁염, 만성변비 등에도 두루두루 널리 쓰인다.

또 하수오는 노인들의 기력을 돋구는 데 매우 좋은 약이다. 신장기능을 좋게 하여 머리카락이 희어지지 않게 하고 머리카락이 빠지지 않게 하며 오래 먹으면 노화를 예방한다. 중국 사람들은 하수오를 인삼, 구기자와 함께 3대 명약으로 여긴다.

하수오의 약성을 간략하게 정리하면 다음과 같다.

🌿 뇌를 튼튼하게 하고 혈을 보충한다

하수오는 약성이 온화하여 쓰임새가 넓다. 피를 토하거나 피를 많이 흘려 뇌빈혈이거나 여성이 아이를 많이 낳아 피가 부족할 때, 갖가지 만성병으로 체력이 약해졌을 때에 좋다. 마음을 안정시키고 머리를 맑게 하므로 신경쇠약 치료에도 효험이 크다.

머리가 어지럽고 아플 때, 기억력 감퇴, 주의력이 산만해질 때, 잠을 잘 못 자고 꿈을 많이 꿀 때 등에 복분자, 산조인, 백자인 등과 함께 알약을 지어 먹으면 효과가 좋다. 오래 먹으면 늙지 않고 머리카락이 희어지지 않는다.

🌿 허리를 튼튼하게 하고 신장기능을 강화한다

허리와 무릎을 튼튼하게 하고 체력을 강하게 한다. 오랜 병으로 몸이 약해졌을 때나 허리와 무릎에 힘이 없을 때, 허리와 무릎이 시리고 아플 때, 겨우살이, 두충, 속단 등과 같이 쓰면 좋다. 성기능 감퇴, 조루, 유정 등에는 육종용, 보골지, 토사자 등과 같이 쓴다.

🌿 생리불순을 치료하고 태아를 안정시킨다

월경량이 많거나 날짜가 5일 이상 늦어지거나 색깔에 이상이 있을 때 숙지황, 생지황, 당귀, 황기 등과 같이 쓰면 좋다. 유산을 막는 효과도 있어서 겨우살이, 토사자 등과 같이 쓰면 태아가 안정되고 임신으로 인한 복통이나 출혈에도 효과가 있다.

🌿 대변을 잘 나가게 하고 몸 안의 독을 푼다

하수오는 갖가지 병원성 미생물을 죽이고 약한 설사작용이 있어서 체력이 약한 변비환자에게 좋다. 하수오 뿌리에는 옥시메탈안트라키온

유도체 1.8퍼센트, 녹말 45퍼센트, 정유 3퍼센트, 레시틴 3.7퍼센트, 라폰틴 등이 들어 있는데 이들 성분들이 뇌를 튼튼하게 하고 마음을 안정시키고 혈압을 낮추며 몸의 면역기능을 높이는 작용을 한다. 또 소장에서 포도당과 아미노산의 흡수를 높이고 장관을 자극하여 변을 잘 통하게 하여 변비를 없앤다. 혈액 속의 콜레스테롤을 낮추는 데도 현저한 효능이 있다. 어느 한 실험에 따르면 80퍼센트 이상이 효과를 보았다고 한다.

🍃 혈압을 내리고 동맥경화를 예방한다

하수오는 부작용 없이 혈압을 낮추고 콜레스테롤이 간에 축적되는 것을 막는 작용이 있다. 날마다 15그램씩 달여서 복용한다. 3개월 이상 꾸준히 복용하는 것이 좋다.

증상에 따른 하수오 복용법

하수오는 체질에 상관없이 남녀노소 누구한테나 좋은 약초이다. 하수오 한 가지만으로도 정성을 들이면 훌륭한 약을 만들 수 있다. 단, 우리나라에서 난 야생 하수오를 써야 효과가 제대로 난다. 야생 하수오는 재배한 것과는 완전히 다르다. 재배한 것은 뿌리 모양이 대개 한 덩어리로 길게 뻗지만 야생은 구슬처럼 덩어리가

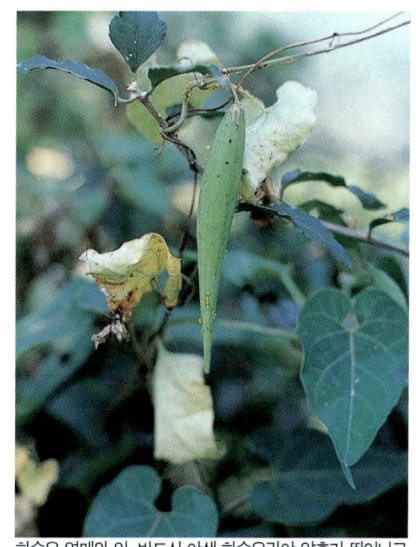

하수오 열매와 잎. 반드시 야생 하수오라야 약효가 뛰어나고 재배한 것이나 중국에서 수입한 것은 약효가 별로 없다.

이어져 달린다. 야생 하수오는 구하기가 어렵고 값도 꽤 비싸다. 야생 하수오 중에서도 적하수오가 특히 좋은데 이것은 구하기가 거의 불가능하다.

🍃 노화방지 · 정력감퇴 · 빈혈 · 만성변비

야생 하수오 말린 것 다섯 근(3킬로그램)을 구해 잘게 썰어서 쥐눈이콩 삶은 물에 하룻밤 담갔다가 꺼내어 떡 찌듯이 푹 찐다. 이것을 그늘에 말려 좋은 청주에 하룻밤 동안 담갔다가 다시 쪄서 말린다. 이같은 과정을 아홉 번 반복하면 하수오가 마치 불투명한 유리처럼 된다. 이것을 가루 내어 하루 세 번 빈속에 한 숟가락씩 더운 물로 먹는다. 노화방지, 정력감퇴, 빈혈, 만성변비, 성기능쇠약, 흰 머리를 검게 하는 데, 머리카락이 빠지지 않게 하는 데, 체력을 튼튼하게 하는 데 효험이 크다.

하수오로 만든 음식과 하수오술

하수오는 영양이 풍부하고 맛이 좋으므로 아이들도 잘 먹는다. 품질 좋은 꿀 속에 넣어 말랑말랑하게 된 것을 그냥 먹어도 맛이 있고 고구마처럼 쪄서 먹어도 괜찮다. 특히 성장기의 어린이나 노인들한테 좋은 음식이다.

중국 청나라 말기에 요녕성 천산에 살았던 이름난 도사이자 무술의 대가인 갈월담葛月潭은 평생 하수오를 음식으로 즐겨 먹었는데 114세로 죽을 때까지 몸이 날아갈 듯이 가벼웠고 머리카락이 희어지지 않았으며 기억력이 뛰어났다고 한다. 갈월담은 천산에 있는 유서 깊은 도교사원인 무량관無量觀의 지도자로 무술과 지략이 뛰어나고 덕망이 높아 그의 제자 중에는 이름난 의적들이 많았다.

하수오는 인삼이 몸에 맞지 않는 소양체질의 사람한테 좋다. 인삼을 쓸 때 하수오를 같이 쓰면 약성이 서로 조화되어 효력이 더 크게 나타난다.

민간에서는 하수오 잎은 끓는 물로 데쳐서 나물로 먹고 생잎은 짓찧어 종기에 붙인다. 고름을 빨아내는 작용이 있어서 뾰루지나 종기, 종창에 잘 듣는다.

하수오 뿌리를 35도쯤 되는 좋은 술에 담가

🌿 허약체질 · 노인 · 병후 조리

조선 세종임금 때 펴낸 세계 최대의 의학백과사전인 〈의방유취〉에 보면 허약체질이나 노인, 또는 앓고 난 사람에게 뼈와 근육을 튼튼하게 하고 장수하는 처방으로 다음과 같은 것이 있다.

하수오 세 근(1.8킬로그램)을 쌀뜨물에 하룻밤 동안 담가 두었다가 잘게 썰어 쇠무릎지기 잘게 썬 것 600그램, 쥐눈이콩 1.5킬로그램과 함께 시루에 쪄서 말리기를 세 번 거듭한다. 그 다음에 하수오, 쇠무릎지기를 가루 내어 찐 대추살로 반죽해서 0.3그램쯤의 무게로 알약을 만들어서 한 번에 30알씩 먹는다.

🌿 관절염

류머티스성 관절염이나 퇴행성 관절염으로 허리와 무릎이 아파 걸음을 잘 걷지 못할 때에는 하수오, 쇠무릎지기 각 600그램을 좋은 술로 2~3개월 동안 밀봉해 두면 하수오술이 되는데 여기에 꿀이나 설탕을 타서 아침, 저녁으로 한두 잔씩 마시면 정력이 좋아지고 얼굴빛이 고와지며 흰 머리카락이 검게 되며 젊어지고 오래 산다고 한다.

오발주烏髮酒는 하수오와 생지황 각 120그램, 숙지황 · 천문동 · 구기자 · 당귀 각 60그램, 맥문동 240그램, 우슬 · 인삼 각 30그램을 모두 가루 내어 누룩 열 덩어리를 넣고 기장쌀 2킬로그램으로 밥을 지어 반죽하여 술을 빚은 것이다. 이것은 살결을 곱게 하고 흰 머리카락을 검게 하며 허리와 무릎이 시리고 머리가 어지러우며 귀에서 소리가 나는 것을 치료하는 약술로 이름 높다. 아침밥 먹기 전에 소주잔으로 한두 잔씩 먹는다.

약초꾼들은 술을 마실 때 하수오 뿌리를 짓찧어 소주에 넣어 함께 마시곤 하는데 그렇게 하면 술맛이 훨씬 부드러워지고 술을 웬만큼 많이 마셔도 취하지 않을 뿐 아니라 숙취도 없어진다고 한다. 또 험한 산을 오르내리면서 하수오 뿌리를 조금씩 씹어 먹으면 몸이 더 가벼워지고 피로를 한결 덜 느끼게 된다고 한다.

하수오와 생지황으로 담근 술도 건강하게 오래 살게 하는 약술로 유명하다. 하수오를 먹는 동안 파, 무, 마늘을 먹지 말아야 한다. 하수오는 건강식품이나 의약품으로 개발할 가치가 매우 큰 약초라고 할 수 있겠다.

1.8리터에 7일 동안 담갔다가 햇볕에 말려 절구에 찧어 가루 낸 것을 대추살로 반죽하여 0.3그램 무게로 알약을 만들어 한 번에 30~50알씩 빈속에 먹으면 좋다.

🍃 흰 머리를 검게 하는 데

하수오는 희어진 머리카락을 검게 하는 데에 특효가 있다. 야생 하수오 한 근을 잘게 썰어 좋은 토종꿀 속에 백일쯤 담가 두었다가 한번에 양껏 먹는다. 이렇게 먹고 나면 대개 명현현상으로 취해 쓰러져 자게 되는데 이틀이나 사흘 동안 자는 사람도 있다. 깨어나면 몸이 가벼워지고 힘이 솟으며 오래 지나지 않아 머리카락이 까맣게 자라 나온다. 이 방법으로 흰 머리카락이 까마귀처럼 검게 된 경우가 꽤 여럿 있다.

🍃 신경쇠약 · 불면증 · 건망증 · 가슴두근거림

하수오는 불면증, 건망증, 가슴이 두근거리는 데 등에도 효과가 높다. 잠을 잘 이루지 못하고 꿈이 많으며 머리가 어질어질하고 기억력이 희미할 때에는 하수오와 오미자, 꿀을 함께 쓴다.

야생 하수오 250그램, 오미자 250그램을 깨끗하게 씻어 한 시간쯤 찬물에 담갔다가 꺼내 스테인리스솥에 담고 물을 8리터(넉 되)쯤 붓고 약한 불로 물이 반으로 줄어들 때까지 달여 찌꺼기는 건져내 버린다. 여기에 꿀 500그램, 흑설탕 250그램을 넣고 약한 불로 20분쯤 끓여서 식힌 다음에 병에 담아 두고 하루에 두 번, 점심 먹은 후와 자기 전에 한두 숟가락씩 뜨거운 물에 풀어 마신다. 6개월 이상 꾸준히 복용하는 것이 좋다.

신경쇠약은 증상이 복잡하고 치료에 시간이 오래 걸리는 병이다. 하수오와 오미자는 다같이 뇌를 튼튼하게 하고 간과 신장을 도우며 혈액을 잘 통하게 하기 때문에 신경쇠약과 기억력쇠퇴에 효과가 크다. 하수오 대신 산해박 뿌리를 쓰면 효과가 빼어나게 높지만 구하기가 지극히 어렵다.

한눈에 보기

하 수 오

과 명	박주가리과
생약명	하수오何首烏, 백수오白首烏
속 명	하수오, 큰조롱
분포지	양지바른 산기슭, 또는 바닷가 비탈
개화기	7~8월
꽃 색	연한 황록색
결실기	8~10월
열 매	길이 8센티미터, 지름 1센티미터의 피침형이고 그 속에 날개가 달린 씨앗이 들어 있다
높 이	길이 1~3미터 자라는 여러해살이 덩굴풀
채취시기	가을에 뿌리를 채취한다
가공법	쌀뜨물에 담갔다가 꺼내어 말린다
약 효	강장, 빈혈, 머리카락을 검게 하는 데, 신경쇠약, 변비, 불면증, 허약체질 개선, 동맥경화, 이명증, 무릎이 아프고 힘이 없을 때, 치질, 연주창, 피로회복 등

죽은 사람도 살려 내는 풀의 왕, 산삼

세 가지에 다섯 잎이
햇볕을 등지고 그늘로 향했구나
나를 얻으려 이곳에 오려면
피나무 아래로 찾아와 주려무나

- 〈고려산삼찬〉, 작자미상

  우리나라는 지구 위의 신령스런 약이 모여 있는 곳이다. 그 가운데서도 예로부터 불로장생하는 선약이자 만병통치약의 으뜸으로 알려져 온 것이 산삼이다. 우리나라는 산삼의 나라이며 산삼은 우리나라를 대표하는 약초다. 중국이나 러시아, 일본, 북미대륙에도 산삼이나

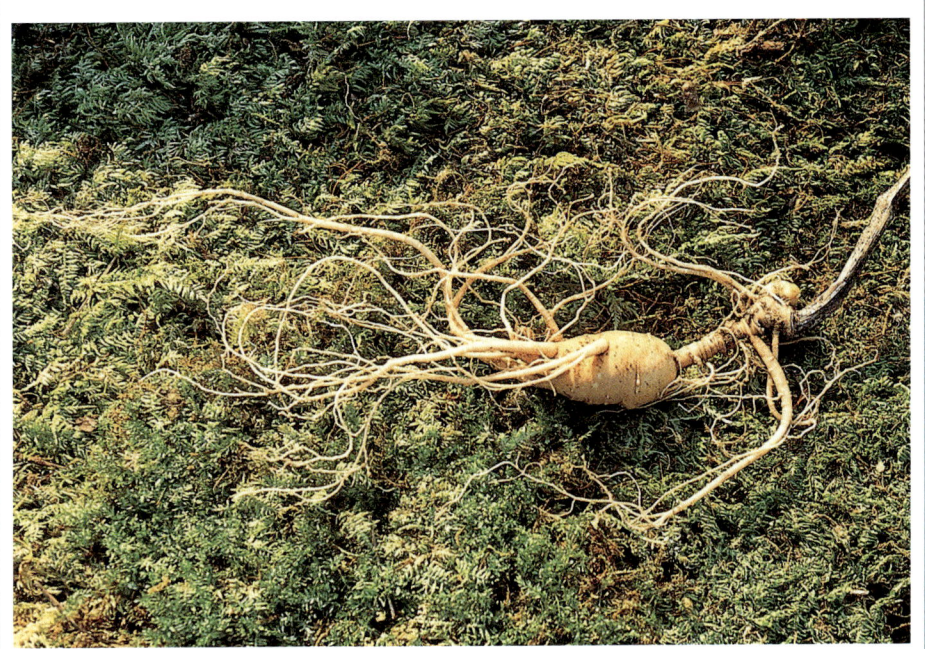

3백 년쯤 묵은 야생 산삼. 지리산 자락에서 캔 것이다. 산삼은 모든 풀의 왕이며 신초이다.

산삼 비슷한 식물이 자라며, 또 우리나라 인삼을 가져다가 재배하고 있지만 그 약효는 우리나라의 도라지 정도밖에 되지 않는다.

  재배 인삼의 원종은 산삼이며 옛날에는 인삼이라면 거의 산삼을 의미했다. 옛날 의학책에 인삼이라고 쓰여진 것은 거의 산삼이다. 산삼은 자연적인 것이지만 인삼은 인위적인 손길이 가해진 것이다. 산삼이 인삼보다 성분이나 효능이 훨씬 나을 것임에는 두말할 나위가 없다. 산삼은 모든 풀의 왕이며 신초神草다.

  산삼은 깊은 산, 수풀 아래 그늘에서 자라는 음지식물로 제주도를 뺀 우리나라 전역에서 난다. 만주의 백두산 일대, 길림성, 흑룡강성 근처의 밀림, 그리고 러시아의 연해주에서도 나는데 이 지역들은 상고 때부터 우리민족의 본거지였고 고구려와 발해시대까지 우리 땅이었으며 지금까지도 우리민족이 많이 살고 있다. 이런 것을 감안한다면 산삼을 한반도 강역彊域에서만 자라는 고유의 민족식물이라고도 할 수 있겠다. 우리나라에서 나는 산삼 중에서도 강원도와 지리산 부근, 곧 옛 신라와 백제 땅에서 나는 산삼이 약효가 가장 높은 것으로 알려져 있다.

산삼은 재배해 가꾼 인삼과는 쉽게 구별할 수 있다. 잎 색깔이 인삼보다 옅어 연한 녹색이고 두께가 종이처럼 얇아 반투명에 가깝다. 엽록소의 수가 인삼보다 훨씬 적어 강한 햇빛을 받으면 곧 시들어 버린다. 잎 뒷면에는 잎맥을 따라 흰털이 나 있어 은빛으로 보이므로 노련한 심마니는 눈을 가늘게 뜨고 몸을 낮춰 살펴보다가 저만큼 멀리 있는 산삼을 단번에 찾아 낸다.

산삼은 잎자루가 부풀어 있고 가을철에 빨갛게 익는 열매 모양도 인삼 열매보다 약간 넓고 잘며 누런빛이 돈다. 뿌리 모양에서도 상당한 차이가 나는데 산삼 뿌리는 가늘고 길며 가로줄이 많다. 잔뿌리도 길고 옥주玉珠라 부르는 작은 혹이 달리며 싹이 나서 말라 죽은 흔적인 뇌두가 길다.

생육 조건이 까다롭고 성장이 느리다

산삼은 생육 조건이 몹시 까다롭다. 소나무, 떡갈나무, 단풍나무, 물푸레나무, 오리나무, 피나무, 옻나무 등의 낙엽이 잘 썩어서 발효된 깊은 갈색 흙에서 나는데 여름철 한낮의 온도가 섭씨 20도쯤 되는 서늘한 곳에서 자란다. pH 농도 6.1~6.3쯤 되는 흙에서 잘 자라고 산성이 된 흙에서는 자라지 않는다. 조선시대에 서유구라는 사람이 지은 〈임원십육지林園十六志〉에는 산삼의 성질과 생육 환경이 꽤 자세히 적혀 있는데 이를 간략하게 간추리면 다음과 같다.

"삼이 나서 자라기는 쉽지 않다. 삼은 물을 좋아하나 습기를 싫어하고 그늘을 좋아한다. 삼은 싹이 나더라도 땅 위가 마르고 흙에 물기가 많으며 부식토가 얕거나 햇볕이 세게 쬐거나 바위 그늘에 가려 햇볕이 전혀 없으면 자라지 않는다. 흙이 기름지며 빛나고 숲이 우거져 키 큰 나뭇잎 사이로 햇볕이 산란광으로 가늘게 흩어져 들어오는 곳이어야 하는데 이런 곳에서 싹이 나더라도 잘 자라는 일은 드물다."

이를 요약하면 산삼은 너무 가물지도 습하지도 않은 곳, 음지도 양지도 아닌 곳에서만 자란다.

산삼은 주위의 숲과 밀접한 관련이 있다. 산삼은 피나무, 오동나무, 옻나무, 가래나무 등과 친해 그 밑에서 잘 자란다. 피나무와 단풍나무가 섞인 숲에서 잘 자라고 순수한 소나무 숲에서는 자라지 못한다. 소나무에서 나오는 어떤 화학물질이 산삼의 성장을 억제하기 때문이다.

〈임원십육지〉에서는 피나무가 산삼과 제일 친한 것으로 적혀 있다. 피나무가 자라는 곳이 산삼의 생육 조건에 알맞고 피나무 잎 썩은 거름이 산삼이 자라는 데 가장 좋은 것 같다.

산삼은 성질이 고고해서 이웃하는 풀을 많이 가린다. 대개 산삼 옆에는 다른 풀이 자라지 않

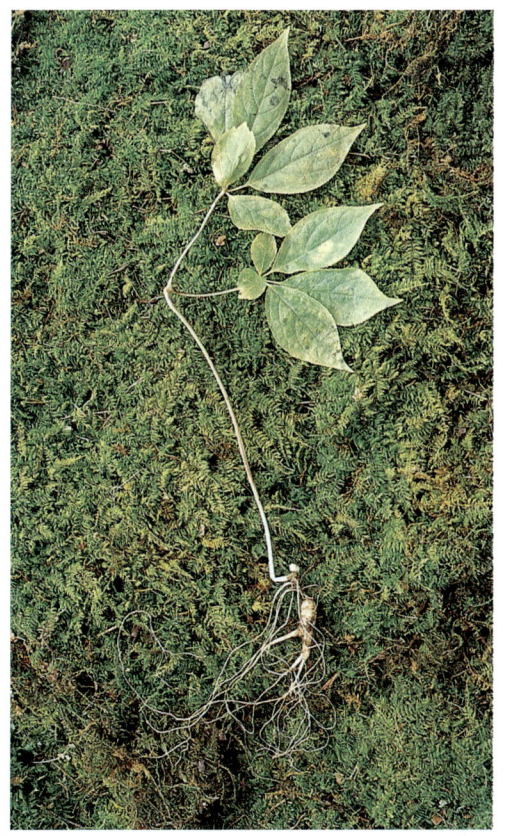

30~40년쯤 된 야생 산삼의 잎과 뿌리.

고 자라더라도 산삼보다 키가 작다. 이는 산삼의 타감작용으로 인한 것이다. 타감작용이란 식물이 주변에 다른 식물이 자라지 못하도록 어떤 화학물질을 분비하는 것을 말한다.

오동나무, 소나무, 회화나무, 쑥 등은 주위에 어떤 화학물질을 뿜어내서 주위에 나는 식물을 죽이거나 자라지 못하게 한다. 물기 많은 바위에 붙어 자라는 이끼는 강력한 항균물질을 내뿜어 말라 죽기 전에는 결코 썩지 않고 주위에 있는 다른 물질도 썩지 않게 한다.

산삼과 사이좋게 자라는 식물은 고사리, 고비, 오미자, 괭이밥, 속새 등이다. 특히 고사리 밭에서 산삼이 발견되는 수가 많다. 고사리와 산삼은 다같이 그 기원이 아주 오랜 식물이라는 점이 특징이다.

산삼은 대기만성을 신조로 하는 식물이어서 성장이 몹시 느리다. 20년을 자라도 뿌리 무게가 3그램도 안 되기 예사며 심지어 150년을 자라도 2~3그램밖에 안 나가는 것도 있다. 어릴 적에는 한 해에 0.01~0.05그램씩 크다가 나이가 들수록 빨리 자라고 웬만큼 자라고 나면 성장이 다시 늦어진다.

대개 무게가 한 냥(37.5그램)쯤이면 80~100년은 된 것으로 본다. 산삼 뿌리에는 가로줄이 빽빽하게 나 있는데 이것은 산삼이 땅 속으로 파고든 흔적이다. 산삼 뿌리는 땅 속으로 파고드는 성질이 있어 해마다 8~9월에 1센티미터쯤 땅 속으로 기어든다. 이는 겨울을 안전하게 보내기 위해서라고 여겨지는데 산삼은 추위에는 매우 강한 편이어서 땅이 꽁꽁 얼어도 죽지 않는다.

산삼은 주위의 여건이 자라기에 알맞지 않으면 싹을 내지 않는다. 뿌리만 흙 속에서 잠을 자는데 이를 산삼의 휴면休眠이라고 한다. 짧게는 2~3년, 길게는 수십 년 동안 잠을 자는데 토양, 햇빛의 양, 숲의 종류 등이 바뀌거나 가뭄이나 산불이 생겼을 때, 또는 뿌리 한 부분이 상처를 입거나 동물에게 뜯어 먹혔을 때 잠을 잔다.

잠을 잘 때에는 잔뿌리를 떼어 버리고 뿌리가 오므라들어 딱딱해지며 빛깔이 흑갈색으로 변하고 무게도 가벼워진다. 몇 년이나 몇십 년 뒤 다시 싹을 낼 때에는 잠자기 전에 있던 수만큼 잎이 달린다. 지금까지 관측된 것으로는 24년 간 잠을 잔 기록이 있다. 산삼 말고 더덕이나 잔대 같은 식물도 잠을 잔다.

산삼은 씨앗이 산새들에게 먹혀서 번식하거나 씨앗이 땅에 떨어져 번식하는데 번식력이 몹시 약하다. 산삼은 생육 조건이 좋은 곳에서는 6~7년 만에 꽃이 피고 생육 조건이 나쁜 곳에서는 20년 넘게 자라야 꽃이 핀다.

처음 핀 꽃에서는 열매가 두세 개 달리고 두 번째 핀 꽃에서는 6~10개쯤 달린다. 산삼 열매는 덜 익은 채로 새한테 먹히면 새의 뜨거운 위장을 지나는 동안 어떤 화학적 변화가 생겨 씨앗이 빨리 싹틀 수 있게 된다. 산삼 씨앗이 땅에 떨어져서는 2~5년쯤 지나야 싹이 난다. 그러나 산삼 열매는 새가 먹기 전에 들쥐가 먹어 버리는 일이 많다.

산삼의 나이와 수명

산삼이 얼마나 오래 사는지에 대해서는 많은 사람들의 관심의 대상이다. 고작해야 30년 밖에 못 산다는 학자도 있으나 심마니들은 대개 수백 년을 산다고 주장한다. 산삼의 씨앗을 받아 산 속에서 거의 자연 상태와 다름없이 재배한 것을 장뇌삼 또는 산양삼이라 부른다. 장뇌삼 중에는 150년쯤 키운 것이 더러 있는 것으로 보아 산삼은 적어도 수백 년 동안 살 수 있는 것이 분명하다.

산삼의 나이를 알아내는 방법은 여러 가지가 있다. 첫째, 산삼 몸체

위로 길게 뻗은 뇌두가 많을수록 오래 묵은 것이다. 뇌두는 줄기가 붙어 있던 부분이 가을에 말라 죽으면서 생긴 흔적으로 해마다 하나씩 생긴다. 뇌두가 30개면 그 산삼의 나이는 적어도 30살이 넘은 것이 틀림없다. 산삼은 자는

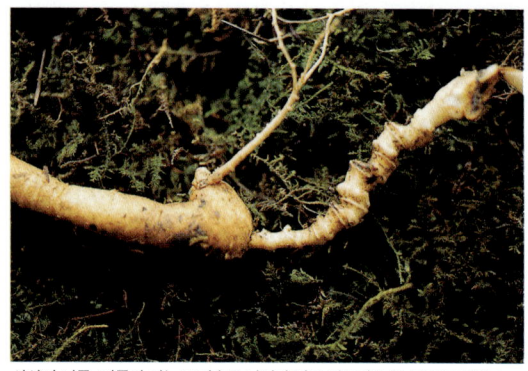

산삼의 뇌두. 뇌두가 가늘고 길수록 나이가 많고 약효가 높은 것으로 여긴다.

동안에는 뇌두가 생기지 않고 또 오래된 뇌두는 말라서 흔적이 없어지거나 희미해지므로 뇌두 수로 정확한 나이를 알 수 없다. 대개 뇌두 수는 실제 산삼의 나이보다 적다.

둘째, 산삼 몸통에 있는 가로줄을 보고 나이를 짐작한다. 가로줄은 산삼이 땅 속으로 파고들 때 생기는 것으로 역시 해마다 하나씩 생긴다. 심마니나 산삼 전문가들은 가로줄을 보고 산삼의 품질을 판단한다. 가로줄이 많고 선명한 것일수록 좋은 것으로 친다. 산삼이 잠자는 동안에는 가로줄이 생기지 않는다.

셋째, 잎과 줄기의 모양을 보고 나이를 짐작할 수 있다. 산삼은 3년이 지나야 잎이 두 장 달리고 4년째에는 세 장, 5년째에는 네 장, 6년이 넘어야 다섯 장이 달린다. 그러나 조건이 나쁜 곳에서는 7~8년이 되어도 잎이 한 장밖에 달리지 않는다. 가지를 많이 치고 잎이 많이 달린 것일수록 오래 묵은 것이다.

넷째, 산삼의 실뿌리에 붙은 작은 구슬처럼 생긴 옥주를 보고 나이를 판단한다. 이 옥주가 많을수록 품질이 좋고 나이가 많은 것이다. 옥주는 해마다 봄철에 영양분을 빨아들이기 위해서 가늘고 흰 뿌리가 생겼다가 가을에 떨어져 나간 흔적이다. 지름이 3~4밀리미터쯤

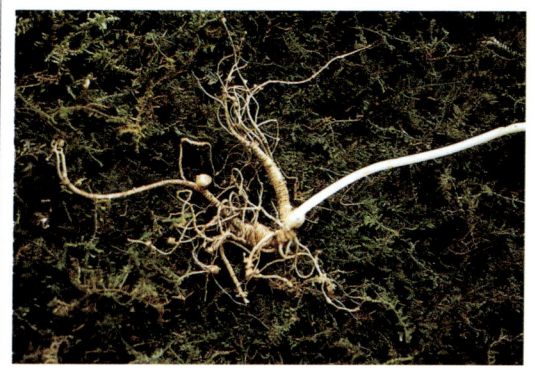
산삼 옥주. 뿌리에 구슬처럼 달린 옥주가 많고 클수록 품질 좋은 산삼으로 친다.

되는 뿌리혹박테리아집 비슷한 것도 있다. 심마니들은 이 옥주를 매우 소중한 것으로 여기고 있으나 산삼이 잠을 잘 때는 옥주를 비롯하여, 웬만한 잔뿌리는 다 떼어 버리므로 옥주의 숫자로도 나이를 알 수는 없다.

러시아 연해주에서는 140개의 뇌두가 달린 산삼이 발견된 일이 있는데 뇌두 길이가 16센티미터였다고 한다. 이것은 최소 140년은 묵은 것이다. 산삼이 140년 이상 살 수 있는 것은 틀림없으나 그 이상 얼마나 사는 지는 아무도 모른다는 것이 바른 대답이다.

진짜 삼과 가짜 삼을 가려 내는 비밀은 향기

산삼이 있는 곳 주위에는 보랏빛 서기가 뻗치고 하늘에 상서로운 기운이 나타난다고 했는데 과연 그럴까? 심마니들은 한결같이 그렇게 믿는다. 산삼은 신령한 기운이 깃든 영초임에 틀림없다. 식물에게도 의식이 있고 감각이 있으며 생각할 수 있는 능력이 있다. 식물도 주변에 다가오는 위험을 감지하고 식별할 뿐만 아니라 식물들끼리 의사소통을 한다는 것이 요즘 과학으로도 증명되고 있다.

어쩌면 식물은 문명의 해독으로 본능이 퇴화되고 타락한 인간보다 훨씬 민감한 감각을 지녔는지도 모른다. 심마니들은 꿈을 중요하게 여기고 반드시 꿈으로 영감을 얻은 다음에야 산삼을 얻는다고 믿고 있다. 수명을 다했거나 다른 어떤 목적으로 산삼이 자신을 채굴할 좋은 심마니를 기다리며 끊임없이 신호를 보내 마음이 정화된 심마니에게 산삼의 염력이 와 닿을 수 있는 것이 아닌지?

　심마니의 8할 이상이 꿈에서 신령의 계시를 받아 산삼을 얻었다는 통계가 이를 뒷받침한다. 산삼은 심마니에게 계속 영적인 신호를 보내 자기가 있는 곳을 가르쳐 준다. 산삼이 자기가 죽을 것을 알면서 자신의 위치를 가르쳐 주는 것은 무엇 때문일까?

　산삼을 옛날에는 방초芳草라 불렀는데 이는 향기 나는 풀이라는 뜻이다. 산삼에는 독특한 향기가 있다. 진짜 산삼과 가짜 산삼을 가려내는 방법은 간단하다. 바늘 끝만한 실뿌리를 하나 떼서 씹어 보면 단번에 알 수 있다.

　그 비밀은 향기에 있다. 산삼 향기는 아주 부드러우면서 진하고,

산삼이나 장뇌삼을 바르게 먹는 법

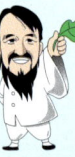

　아무리 좋은 약이 있어도 바르게 먹지 않으면 좋은 효과를 볼 수 없다. 산삼도 마찬가지이다. 올바른 방법으로 먹어야 제대로 효과를 볼 수 있다. 산삼을 무 뿌리 먹듯 아무렇게나 씹어 먹어서는 안 된다. 옛말에 산삼은 새벽에 날이 밝기 전에 먹으라는 말이 있다. 뱃속이 깨끗하게 비어 있을 때 먹어야 산삼의 모든 유효 성분이 남김없이 몸 안에 잘 흡수될 수 있기 때문이다.

　산삼을 먹으려면 먼저 하루는 죽을 먹고 이틀이나 사흘 정도를 굶어서 뱃속을 깨끗하게 비운다. 구충약을 먹어서 뱃속의 벌레를 없애는 것도 중요하다. 그리고 마음을 편안하고 정결하게 한다. 그렇게 준비를 한 다음에 새벽 세네 시무렵에 일어나서 바로 앉아 산삼을 천천히 꼭꼭 씹어서 먹는다. 여러 뿌리가 있으면 그 중에 제일 큰 것부터 먹는데, 잔뿌리에서 시작하여 차츰 몸통 부분을 먹는다.

　잔뿌리 하나라도 수백 수천 번 씹어 아주 천천히 조금씩 삼킨다. 뇌두 부분은 먹지 않는다. 한 뿌리를 먹는 데 몇 시간이 걸리도록 천천히 아주 천천히 수천 수만 번을 꼭꼭 씹어서 먹어야 한다.

　대개 산삼을 먹고 나면 몸이 나른해져서 쓰러져 잠을 자게 된다. 기분 좋게 자고 일어난 후 배가 고프다고 해서 바로 밥을 먹으면 안 된다. 하루 이틀 정도를 더 굶은 다음에 그 다음날 하루는 죽을 먹고 그 다음날부터 마침내 밥을 먹는 것이다.

달면서도 쓰며, 음식을 먹지 않으면 입 안에서 향기가 5~6시간 남고 목이 마르지 않는다.

산삼의 향기 성분은 파나센이라는 정유 물질로 여러 가지 복합 성분인데 그 성분이 아직 정확하게 밝혀지지 않았다. 산삼의 향기 성분은 낙엽이 썩은 부식토와 관련이 깊다. 나뭇잎이 썩어 발효하면서 좋은 냄새를 내뿜는데 이것은 여러 물질이 화학반응을 일으키면서 생기는 것이다.

산삼의 독특한 향기 성분은 피나무, 참나무, 오리나무 등 활엽수들이 썩어 발효할 때 생기는 향기를 흡수한 것으로 짐작된다. 마찬가지로 더덕이나 잔대, 무 같은 것도 낙엽 썩은 것을 거름으로 해서 키우면 맛과 향이 훨씬 좋아진다.

산삼을 먹기 전이나 먹고 난 뒤에는 다른 보약이나 양약, 비린 음식, 모든 고기류를 먹지 말고 성행위를 하지 말아야 한다. 몸이 몹시 허약하고 위장기능이 허약하여 산삼을 제대로 소화할 능력이 없을 때에는 좁쌀과 함께 죽을 쑤어서 먹는다.

그러나 많은 사람들이 산삼을 먹기 위해 여러 날을 금식할 수 있는 형편이 못 되므로 조금 더 간편한 방법으로 먹을 수도 있다.

아침과 점심을 굶은 다음에 저녁에 죽을 조금 먹고 일찍 잠자리에 들어서 새벽 세네 시 무렵, 곧 미명未明에 일어나서 몸가짐과 마음을 단정하게 하고 앉아서 산삼을 천천히 꼭꼭 씹어서 먹는다.

장뇌삼은 약효가 산삼의 10분의 1 이하이므로 한두 뿌리를 먹어서는 별로 효과를 보지 못한다. 하루에 한 뿌리나 두 뿌리씩 아침, 저녁으로 아침이나 저녁을 굶은 다음에 역시 천천히 꼭꼭 씹어서 먹되 20~50뿌리 가량을 먹어야 제대로 효과를 본다. 잎이나 줄기가 있다면 차 끓이듯이 달여 놓고 물 대신 수시로 마신다.

몸에 열이 많은 사람이나 상기증이 있는 사람은 조금씩 조심해서 먹거나 아니면 먹지 않는 것이 좋다.

산삼이나 장뇌삼을 잘못 먹으면 열이 넘쳐 심장에 크게 무리가 가서 돌이킬 수 없는 지경에 이를 수도 있다. 산삼뿐만 아니라 지치, 오래 묵은 더덕, 도라지, 석청 같은 것들도 마찬가지다.

산삼의 신비한 약효

산삼의 약효에 대해서는 아직 많은 부분이 전설에 가려져 있다. 워낙 귀하고 실험하기 어려운 까닭에 과학적으로 밝혀진 것이 별로 없다. 러시아 학자들의 연구에 따르면 산삼은 인삼보다 약효가 월등하게 높다고 한다. 피로회복 효과를 보면 인삼이 124퍼센트, 산삼은 136퍼센트라고 한다. 또 인삼을 먹인 쥐의 수영 능력은 156퍼센트, 산삼을 먹인 쥐는 210퍼센트, 장뇌삼을 먹인 쥐는 167퍼센트로 나타났다고 한다. 이는 삼을 먹이지 않은 쥐를 100퍼센트로 한 것에 대한 수치다.

산삼은 기사회생의 영약으로 알려져 왔다. 숨이 막 넘어가는 환자가 산삼을 먹고 다시 살아나서 수십 년을 더 살았다는 얘기를 종종 들을 수 있다. 반대로 산삼을 먹었으나 별 효과를 못 봤다는 사람도 더러 있다.

산삼을 먹고 나병을 고쳤다는 사람도 있고 당뇨병, 성병, 아편 중독, 고혈압, 간경화 등을 고쳤다는 얘기도 있다. 대개 산삼을 먹으면 평생 추위를 타지 않아 겨울철에 홑옷만 입어도 추위를 모르고 눈이 밝아져서 안경을 쓰던 사람이 안경을 벗는다고 한다.

산삼을 먹으면 취하여 몸에 열이 나서 화끈거리거나 맥이 빠져 나른해지고 의식이 희미해져 판단력이 없어지거나 황홀한 기분이 드는 등의 여러 증세가 나타나는데 이를 명현반응이라고 부른다. 〈본초강목〉에는 산삼을 먹고 황홀해진 기분을 장자莊子의 표현을 빌어 '무하유지향無何有之鄕'이란 말로 표현했다.

산삼은 이제 지극히 희귀해진 약초가 되었다. 멸종됐다고 하는 사람도 있으나 거의 멸종 직전에 다다른 것으로 보인다. 산삼을 캐냈다 하더라도 주변에 잠을 자고 있는 산삼이 있을 수 있고 또 산삼 씨앗이 땅에 떨어져서 2~5년쯤 뒤에 싹이 나는데 이런 것들이 산삼의 멸종을 막는 요인이 된다. 현재 우리나라에서 진짜 천종天種 산삼은 한 해에 기껏해야 몇 십 뿌리쯤 채굴되고 있을 뿐이다.

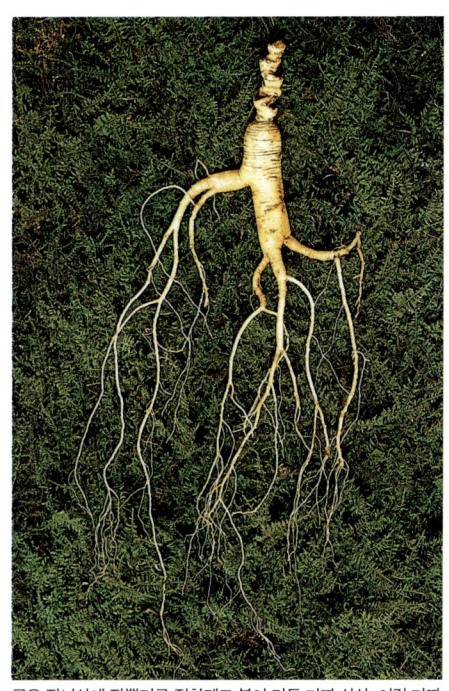

굵은 장뇌삼에 잔뿌리를 접착제로 붙여 만든 가짜 산삼. 이런 가짜 산삼이 시중에 흔히 유통된다.

산삼 씨앗을 산 속 그늘에 심어 자연 상태와 별로 다름 없이 키운 것을 장뇌삼, 혹은 산양삼이라고 한다. 장뇌삼은 형태와 효능이 산삼에 거의 가깝다. 지금 강원도, 경상북도, 경기도, 전라북도 등 산간 오지에 장뇌삼을 재배하는 사람이 수백 명 있다.

장뇌삼의 재배 역사는 퍽 오래됐고 4대에서 5대에 걸쳐 백 년 이상 묵은 장뇌삼을 키우는 사람도 있다. 백 년 이상 묵은 장뇌를 자연삼인 천종에 견주어 지종地種이라 부르며 매우 귀하게 여긴다. 장뇌삼은 인삼과는 전혀 다르나 여러 모로 산삼을 빼 닮았으며 값은 천종의 10분의 1이하다.

장뇌삼은 산삼과 마찬가지로 생육 환경과 지역에 따라 뿌리의 생김새가 약간씩 다르다. 강원도 화천이나 양구 등 북쪽 지방에서 자란 것은 뿌리가 가늘고 길며 흰빛이 나는 것이 특징이다. 삼척이나 평창 등 약간 남쪽 지방에서 자란 것은 뿌리가 굵고 노란빛이 난다.

장뇌는 대개 15년 넘게 자란 것이어야 약으로 쓸 수 있으며 25년에서 30년쯤 묵은 것이어야 제대로 약효가 난다. 요즘은 중국이나 백두산에서 난 것이 더러 들어오는데 향기나 약효가 훨씬 떨어지고 값도 싸다.

우리나라는 세계에서 유일하게 산삼 재배가 가능한 곳이므로 장뇌 삼밭을 많이 만들어 활용한다면 국민의 건강을 증진시키는 것은 물론 나라살림에도 큰 보탬이 될 수 있을 것이다.

한눈에 보기 — 산삼

과 명	오갈피나무과
생약명	야생삼, 인삼
속 명	산삼, 천종天種
분포지	깊은 산 그늘진 숲
개화기	4~5월
꽃 색	연한 녹색
결실기	9월
열 매	둥글고 빨간 열매가 모여서 달린다
높 이	30~80센티미터로 자라는 여러해살이풀
채취시기	가을에 뿌리를 캐서 쓴다
가공법	가공하지 않는다
약 효	강장, 당뇨병, 갖가지 암, 저혈압, 허약체질 개선, 중풍, 면역강화 등

불로장생약의 첫째로 손꼽히는 솔

　솔은 맑고 고운 우리 겨레의 마음이요, 빼어난 우리 산천의 혼이다. 비틀린 줄기에 가지를 늘어뜨린 늙은 솔 하나로 우리 산야는 얼마나 감동적인 풍경이 되는가. 솔 한 그루로 우리 강산은 선경仙境이 되고, 우리 마음은 신선이 되며, 우국지사가 되고 음유시인이 된다. 솔을 생각하는 마음만으로도 청아한 솔바람이 쏴아쏴아 마음을 씻어내 주는 것 같지 않은가.

　솔은 우리 겨레의 나무요, 우리의 심성에 가장 잘 어울리는 나무다. 그 고절한 기상과 아름다움, 웅장한 기품, 사람의 감정에 젖어드는 친화력을 따를 나무가 없다. 늘푸른 성정, 유현幽玄한 품격, 천 년을 사는 장수, 청아한 운치, 만 가지의 쓰임새, 죽을 사람도 살려 내는 신비한 약효, 그 어느 것 하나만 치더라도 솔을 당해 낼 나무가 없으니 솔이 있어 우리나라는 선인의 나라요 군자의 나라다.

소나무, 아! 푸르구나

초목 중에 군자로다

눈서리에 상하지 않고

비 오고 이슬 내려도

웃음을 보이지 않네

좋을 때나 슬플 때나

변함이 없어라

겨울이나 여름이나 늘

푸르고 푸르도다

달 돋아 오르면

잎 사이로

달빛을 금모래처럼 체질하고

바람 일면 맑은 노래 부르네

- 〈청송사靑松辭〉, 사명대사

절개와 탈속을 상징하는 겨레의 나무

솔은 우리나라의 산에 가장 많이 나는 나무로 현재 우리나라 삼림 면적의 40퍼센트쯤을 차지하고 있다. 백 년쯤 전만 하더라도 우리나라 임야의 70퍼센트 이상이 아름드리 소나무 숲이었으나 이것을 탐낸 일본인들이 숱하게 베어 갔다. 해방 후에는 농민들이 땔감으로 함부로 베어서 아궁이에 집어넣었다. 거기다가 일본인 학자 혼다 세이로꾸가 쓴 '소나무 망국론'이란 엉터리 학설을 무조건 신봉하여 나라에서도 소나무를 심고 가꾸지 않았다. 그 바람에 그 좋던 소나무 숲은 거의

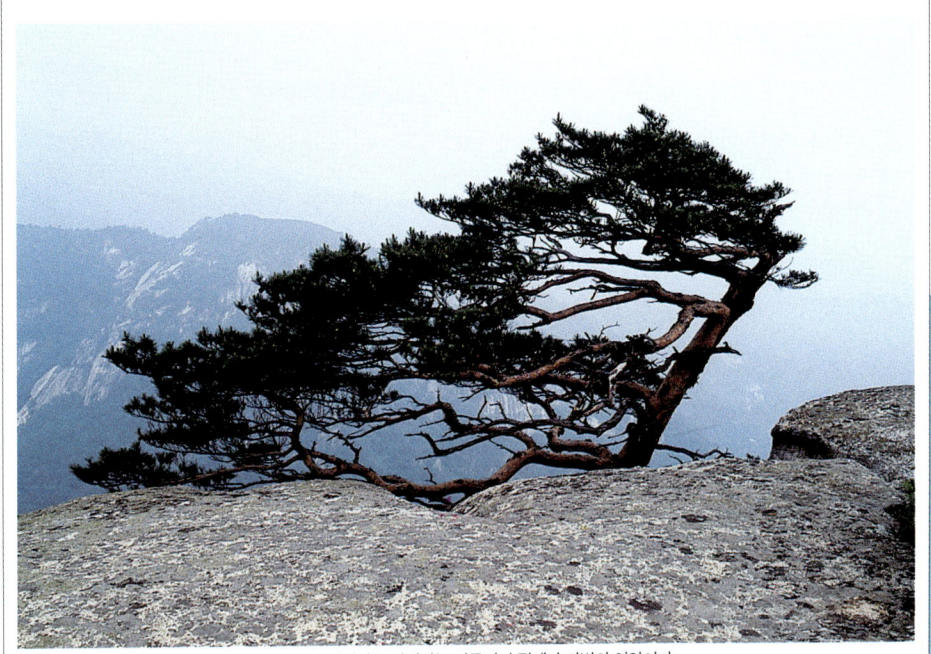
산꼭대기 바위 틈에 자라는 소나무. 소나무는 우리나라를 상징하는 나무이며 전체가 만병의 영약이다.

사라져 버리고 구불구불 뒤틀린 소나무만 남아 있게 된 것이다. 참으로 애통할 일이다.

솔은 우리나라가 원산지이며 우리나라에서 가장 많이 난다. 소나무 속屬에 드는 식물은 지구의 북반구에만 퍼져 있는데 그 이유는 잘 모르지만 우리나라에 나는 것과 똑같은 소나무는 우리나라 전역과 일본, 중국 일부에서만 난다. 우리나라에는 남쪽 끝부터 북쪽 끝까지 전국에 퍼져 있지만 일본에는 큐우슈우의 남쪽 끝에서부터 본섬의 북쪽 끝인 아오모리까지만 자라고 홋카이도오에는 없다. 중국에는 두만강 건너 북간도의 일부에 조금 나고 만주에는 전혀 없으며 중국 본토에는 다만 산동반도의 한 귀퉁이에 조금 자생할 뿐이다. 따라서 솔은 우리나라를 대표하는 나무 가운데 제일 첫 번째로 꼽을 만하다.

솔을 한자로 '소나무 송松'으로 적는 것은 잘못된 것이다. 중국 사람들이 '소나무 송松' 자를 써서 나타내는 나무는 소나무 속이기는 해도 우리가 보는 소나무가 아닌 다른 나무이다. 중국 대륙에 자라는 소나무들은 우리나라의 소나무와는 다르다. 글쓴이는 중국의 여러 지방을 다녀 보았지만 우리나라에 나는 소나무와 비슷한 것은 어디에도 없었다.

소나무 속에 드는 식물 중에서 우리가 참솔, 솔, 육송陸松, 적송赤松, 여송女松 등으로 부르는 소나무는 늘푸른 바늘잎을 가진 큰키나무로, 키가 35미터까지 높게 자라고 지름은 2미터 가까이까지 자란다. 줄기는 본래 곧게 자라지만 소나무 좀벌레가 줄기에 구멍을 뚫고 들어가 잎에서 만든 양분을 빼앗아 먹기 때문에 구불구불하게 자라는 것이 생긴다. 우리나라 남부지방 소나무들 거의 모두가 이 소나무 좀벌레의 피해를 입어 줄기가 굽어 있다. 소나무 좀벌레의 피해를 막고 관리를 제대로 하면 대관령이나 명주군의 소금강, 인제군 기린면 진동리 등에서 볼 수 있는 것처럼 곧고 아름다운 소나무로 키울 수 있다. 강원도는 해발고도가 높아 기온이 한랭하기 때문에 해충이 적어서 소나무들이 잘 자란다.

소나무 껍질은 줄기 윗부분이 붉은빛이 도는 갈색이고 밑동은 어두운 갈색이다. 오래 된 나무 밑동에는 꽤 두꺼운 껍질이 붙어 있어서 아이들이 껍질을 떼어 내어 여러 가지 놀이감을 만든다.

바늘처럼 가늘고 긴 잎은 두 개씩 마주 붙어 나는데 눈으로 봐서는 잘 보이지 않는 톱니가 있다. 잎 길이는 8~9센티미터쯤, 지름은 1.5밀리미터쯤 된다.

울퉁불퉁하게 거북등처럼 갈라진 소나무 껍질.

솔꽃은 5월에 암꽃과 수꽃이 한 가지에 함께 핀다. 수꽃은 새로 난 가지의 밑부분에 돌려 붙으며 길이 1센티미터쯤 되고 노란색이다. 둥글고 보랏빛인 암꽃은 가지 끝 부분에 피고 길이는 6밀리미터쯤 된다. 이 암꽃이 차츰 자라나서 솔방울이 된다. 솔꽃이 피면 수꽃의 가루가 하얗게 바람에 날려 떨어져 멀리서 보면 마치 흰 구름이 흩어지는 것 같다. 예전에는 이 송화가루를 모아서 다식茶食을 만들어 먹었는데 맛보다는 그 향기를 사랑할 만하다.

보통 소나무는 한 곳에 나는 잎의 숫자에 따라 종류를 나누는데 한 곳에서 한 장이 나는 것을 일엽송이라 하고 두 장이 나는 것을 이엽송, 세 장이 나는 것을 삼엽송, 다섯 장이 나는 것을 오엽송이라고 한다. 일엽송은 우리나라에 없다. 우리나라에 많은 소나무와 해송, 그리고 만주에 나는 만주흑송은 모두 이엽송이다. 잎이 세 장 달린 것으로는 한때 우리 땅에 많이 심은 리기다소나무, 대왕송, 테다소나무, 폰데로사소나무, 제프리소나무 따위로 주로 미국에서 건너온 것들이다. 줄기가 눈처럼 희고 껍질이 비늘처럼 벗겨지는 백송白松은 6백 년쯤

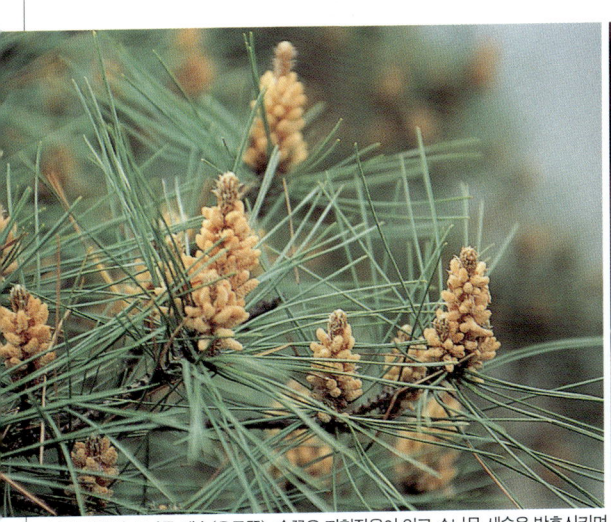
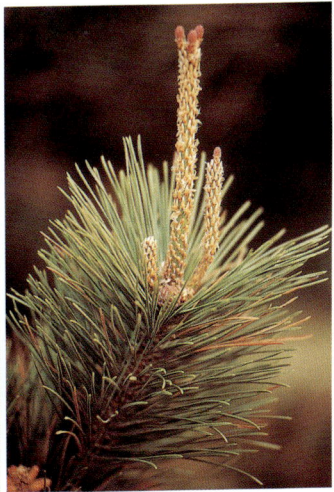

솔꽃(왼쪽)과 소나무 새순(오른쪽). 솔꽃은 지혈작용이 있고 소나무 새순은 발효시키면 약효가 뛰어난 음료가 된다.

전에 중국에서 가져다 심은 것인데 이것도 세 장의 잎이 달린다.

잎이 다섯 개인 것은 우리나라의 잣나무, 섬잣나무, 누운잣나무 등 잣나무류들이다. 그런데 우리나라의 재래종 소나무도 잎이 두 장인 것뿐만 아니라 드물게 세 장씩 달린 것도 있어서 어느 것이 순수한 한국 토종 소나무인지 판단을 내리기 어렵다.

우리나라 소나무에는 몇 가지 성질이 다른 품종이 있다. 반송盤松, 처진소나무, 금강송金剛松, 금송金松, 은송銀松, 미인송美人松, 춘양목 春陽木 등이 그 성질과 지방에 따라 이름난 소나무들이다.

생명력이 가장 강한 식물

소나무 숲이 있으면 대개 나무 아래에 다른 식물이 적다. 소나무에서 나오는 어떤 물질이 특정 종류의 식물, 이를테면 비름, 명아주, 쇠비름, 강아지풀, 참취 같은 풀이 자라지 못하도록 방해한다. 이와 같이 어떤 화학 물질이 이웃 식물에게 영향을 주는 것을 '타감작용' 또는 '알랠로파티allelopathy'라고 한다.

소나무 아래 다른 풀이 적으니 자연히 벌레들이 적고 개구리가 없기 때문에 뱀도

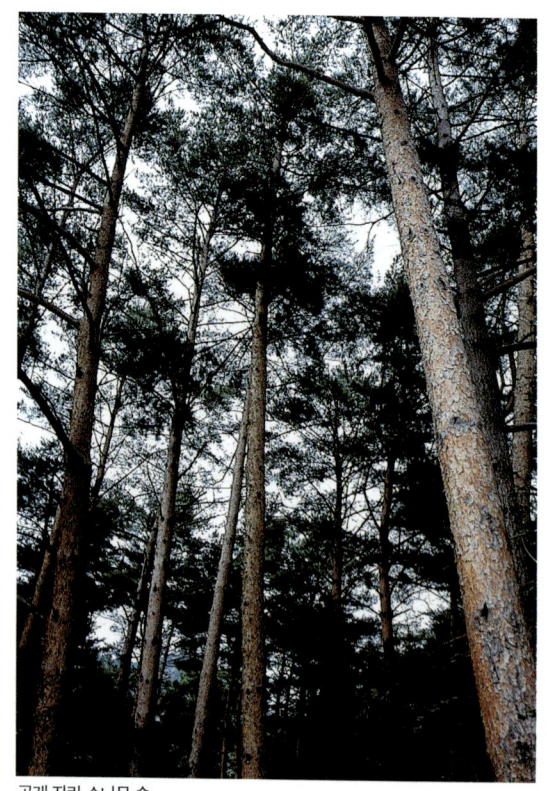

곧게 자란 소나무 숲.

거의 없다. 또한 백 년쯤 전만 해도 온 산에 들끓으면서 사람과 가축에게 큰 피해를 입혀 온 호랑이도 숨을 장소가 마땅치 않은 소나무 숲에는 오지 않았다. 사람들이 솔을 즐겨 가꾼 것에는 이런 이유도 있었을 것이다.

소나무에는 몇 가지 특성이 있다. 먼저 솔은 가지가 돌려나기로 나는데 한 해에 한 마디씩 자라므로 30년쯤 자랄 때까지는 이 마디를 세어 보면 그 나무

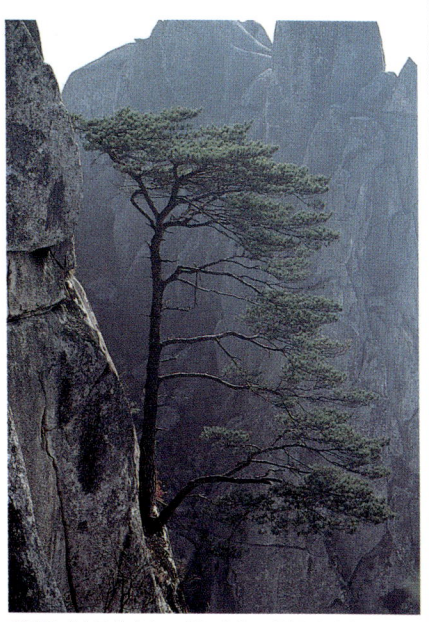

절벽 틈에서 곧게 자란 소나무. 강원도 화천군 용화산에 있다.

의 나이를 알 수 있다. 그러나 그보다 나이가 많아지면 줄기의 마디가 잘 드러나지 않고 그때까지 원추형이던 나무 모양이 점점 우산 모양으로 바뀐다. 그것은 소나무가 다른 나무보다 유달리 빛을 좋아하는 성질이 있기 때문이다. 빽빽한 소나무 숲 밑에서 더디게 자라는 키가 작은 나무들은 소나무 그늘에 가려 햇볕을 제대로 받지 못하고 말라 죽는다. 외따로 떨어져 있는 나무도 윗가지가 만드는 그늘 때문에 밑의 가지가 말라죽어서 차츰 수형이 우산 모양으로 바뀌게 된다.

다른 한편으로 소나무는 척박한 땅에서도 잘 자란다. 그만큼 환경에 대한 적응능력이 강한 나무다. 흙 한 줌 있을 것 같지 않은 바위 틈에서도 푸르고 울창하게 자라는 솔을 보면 그 강인한 생명력에 감탄하지 않을 수 없다. 솔이 보통 메마르고 건조하며 바람이 많은 곳에 나기 때문에 소나무가 좋은 땅을 싫어하고 나쁜 땅을 좋아하는 것으

로 생각하기 쉬우나 그런 것이 아니다. 좋은 땅이라야 좋은 소나무가 자라는 법이다.

　나무들 사이에도 동물들처럼 치열한 다툼이 있다. 예를 들어 단풍나무 숲에 소나무가 끼어들게 되면 서로 살아남기 위해서 치열한 싸움이 벌어진다. 이럴 때에 땅 힘이 좋은 곳에서는 소나무가 단풍나무나 떡갈나무, 물푸레나무 같은 나무들한테 져서 쫓겨나지만, 땅 힘이 약하고 건조한 곳에서는 소나무가 이기게 된다. 그러므로 바위 틈에 자라는 소나무는 좋은 땅에서 쫓겨나서 다른 나무들이 자랄 수 없는 곳에 뿌리를 내린 것이다.

　소나무는 식물 중에서 생활력이 가장 강한 축에 든다. 그런 소나무가 병들어 죽는다는 것은 우리나라의 생태계가 그만큼 심각하게 파괴되었다는 것을 뜻한다. 소나무가 살 수 없는 땅은 바로 사막이 된다. 다른 아무 식물도 자랄 수가 없는 것이다. 우리 소나무의 죽음은 우리 산하의 회생할 수 없는 파괴를 의미한다. 소나무의 죽음은 중대한 생태계의 경고이다.

구황 식량이며 선인의 양식

솔은 옛사람들에게 구황 식량이기도 했다. 조선시대 때는 말할 것도 없고 일본이 이 나라를 다스릴 때에도 이 땅의 농민들 대부분이 해마다 혹독한 보릿고개를 겪어야 했다. 그때마다 그들은 소나무 속껍질인 송기를 벗겨 내어 삶고 물에 씻어서 떫은맛을 없앤 다음 수수 가루, 옥수수 가루, 조 가루 등을 섞어서 떡을 만들어 먹었다. 그냥 먹으면 변비가 생기므로 느릅나무 껍질을 우려낸 즙과 함께 먹거나 설사약인 피마자기름을 많이 발라서 먹기도 했다.

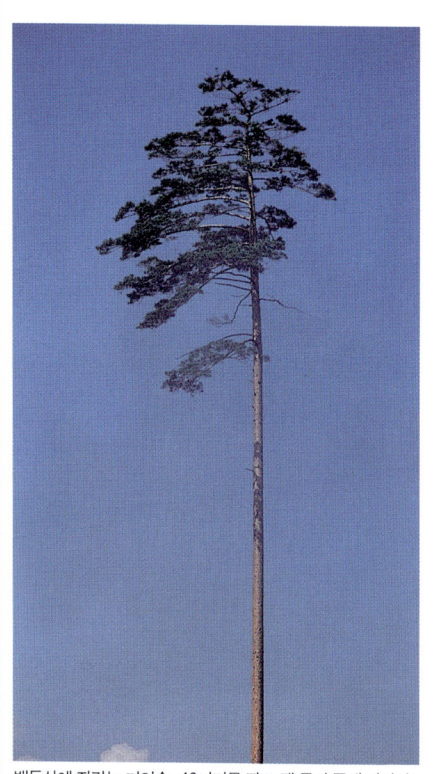

백두산에 자라는 미인송. 40미터를 자로 잰 듯이 곧게 자랐다.

　소나무야말로 우리 민족이 춘궁기를 이길 수 있게 해준 가장 고마운 존재였다. 일제시대 때에는 신의주에서 부산까지 기차를 타고 여행을 할 때면 기찻길 양 옆의 산에 껍질이 허옇게 벗겨진 소나무들을 흔히 볼 수 있었다고 한다. 이른바 초근목피로 연명한다고 할 때의 목피란 바로 소나무 껍질을 일컫는 것이었다.

　1660년에 발간한 〈신간구황촬요新刊救荒撮要〉라는 책을 보면 소나무 껍질과 솔잎의 영양 효과와 먹는 법에 대해서 아주 자세하게 적혀 있다. 솔이 내장을 편안하게 하고 배가 고프지 않게 할 뿐더러 수명을 길게 하며 위장을 튼튼하게 하므로 다른 곡식들보다 낫다고 나와 있다.

　선가에서는 솔잎이나 송화가루만 먹고 살았다고 하는 선인이나 고승들의 이야기가 많이 전해 온다. 솔과 함께 살면서 솔을 먹으며 사니 어찌 신선의 풍모가 없겠는가. 옛 기록에는 솔잎을 먹고 신선이 되었다거나 백발의 노인이 다시 머리가 검어져 홍안의 젊음을 되찾았다는 이야기가 적지 않다. 적송자赤松子나 송수선인松壽仙人 같은 사람들이 솔을 먹고 선인이 되었다는 전설적인 인물들이다.

　솔은 사람의 마음을 깨끗하게 씻어 순화시켜 주는 힘이 있다. 한여름 낮에 목침을 베고 누워 솔잎 사이로 바람이 지나가는 길고 긴 노래 소리를 들어 보라. 음악의 차원을 넘어서 무념무상의 경지로 이끄는 듯한 느낌이 들 것이다. 솔은 마음의 때를 씻어 주는 명약이다.

우리 마음과 우리 산야에 솔처럼 어울리는 나무는 따로 없다. 맑은 날 눈을 하얗게 덮어 쓴 솔을 생각해 보라. 비가 막 지나간 뒤 솔의 푸르름을 생각해 보라. 고요한 달밤에 외따로 달빛을 받고 있는 소나무를 상상해 보라. 소나무에는 어떤 말로도 설명할 수 없는 고결하고 소박하고 자연스러우며 신비로운 아름다움이 있다.

우리 소나무에는 서기瑞氣가 서려 있다. 우리 겨레의 정신을 지켜 온 것은 솔의 상서롭고 이로운 기운, 감로정甘露精 이슬 머금은 맑은 기운이었다. 이 땅에 솔이 다시 살아나는 날 민족의 기운도 다시 살아날 것이다.

버릴 것 하나 없는 솔의 쓰임새

소나무만큼 쓸모가 많은 나무는 달리 없다. 먼저 소나무는 땔감의 왕이다. 우리 조상들은 수천 년 동안 소나무의 은혜 아래 살아왔다. 가을에 떨어져 붉은 비단처럼 땅을 덮는 마른 솔잎을 솔갈비라고 하는데, 솔갈비는 불 힘이 좋을 뿐 아니라 불 힘을 마음대로 조절할 수 있고, 밥을 지으면 솔잎 향기가 스며들어 밥맛이 아주 좋아서 밥을 짓는 데 최고의 땔감으로 썼다.

소나무 장작 또한 불 힘이 좋고 도끼질 한 번에 짝 갈라지며 송진이 들어 있어 불이 잘 타기 때문에 군불을 때는 데에 가장 우수한 재료이다. 고려자기의 맑은 빛깔도 소나무 장작으로 구워 만들었고 묵화를 그릴 때 쓰는 먹도 소나무 장작을 때서 나오는 그을음을 뭉쳐 만들었다.

한약을 달일 때에도 소나무 숯을 많이 썼는데 그 이유는 소나무 숯이 독이 없고, 몸에 이로우며 불 힘이 은근히 지속되어 약을 달이기가 좋커니와 약효도 잘 우러나오기 때문이었다.

집을 지을 때에도 반드시 소나무 목재를 쓴 까닭이 있다. 소나무 목재로 지은 집에는 늘 청향淸香이 그윽하고 수백 년이 지나도 기둥이나 서까래가 휘는 법이 없으며 풍상風霜에 닿아도 부드러운 무늬와 대팻자국이 살아 있어 고색창연한 아름다움을 그대로 전해 주기 때문이다.

일본 사람들도 우리나라 소나무를 높이 쳐서 우리나라 솔잎을 따서 담배에 꽂아 피우고 말려서 가루를 내어 약을 만들어 상품으로 만들어 팔기까지 하였다.

송화가루로 음식을 만들어 먹고, 소나무 순으로 술을 빚고, 소나무 속껍질로 떡을 해 먹고, 솔잎으로 송편을 쪄서 먹었다. 청솔방울로는 장판을 바르고, 마른 솔방울로 불씨를 묻고, 송진을 약재로 썼다. 송진이 오래 묵어서 호박이 되고 밀화가 되면 귀중한 보석이 되었다.

섶을 베어 울타리를 치고, 관솔을 캐어 연료로 썼고, 뿌리를 캐서 가구를 만들고, 줄기를 베어 널을 짜고, 무덤가에는 둘러 심었고, 아이를 낳으면 청솔가지를 새끼줄에 꿰어 달았으니 솔엔 버릴 것이 하나도 없고 솔이 우리 겨레 곁에서 떠난 적도 없다. 진실로 우리 문화는 소나무의 문화요, 솔은 우리 민족의 나무다.

솔의 약성과 신비한 약효

🌿 가장 흔하면서도 귀한 약재

솔은 전체가 만병의 영약이다. 솔잎, 소나무 속껍질, 솔방울, 솔씨, 송진은 말할 것도 없고 솔뿌리, 솔꽃, 솔마디, 뿌리에 생기는 복령, 솔 아래 나는 송이버섯, 솔가지에 실처럼 늘어져 기생하는 송라松蘿, 심지어는 소나무를 태워 만든 숯까지 모두 중요한 약재로 쓴다. 소나무를 잘 활용하면 어떤 병이든지 고칠 수 있다는 말이 있을 정도이다.

솔은 흔하면서도 가장 귀한 약재이다. 중국사람들이 의약의 신으로 떠받드는 염제 신농씨가 지은 〈신농본초경神農本草經〉에는 인간의 수명을 늘리는 120가지 상약上藥 중에서 솔을 제일 첫머리에 놓고 있다. 예로부터 전해 오는 솔의 약성에 대한 기록을 종합하여 요약하면 대략 다음과 같다.

솔잎은 성미는 따뜻하고 독이 없으며 맛은 시다. 풍습을 없애고 몸안의 벌레를 죽이며 가려움을 멎게 하고 머리털을 나게 한다. 내장을 고르게 하고 배고프지 않게 하며 오래 살게 한다.

소나무 속껍질은 성미는 따스하고 맛은 달다. 피를 멈추게 하고 설사를 그치게 하며 살이 썩지 않게 한다. 오래된 설사, 이질에 잘 듣는다.

솔마디는 소나무 가지나 줄기에 송진이 침착된 것으로 어린 가지를 잘라 쪼개서 물에 담갔다가 쓰는데 성질은 따뜻하고 폐와 위를 튼튼하게 한다. 풍습을 없애고 경련을 멈추며 경락을 고르게 한다. 뼈마디가 아플 때, 각기병, 타박상, 관절염 등에 달이거나 술을 담가 먹는다.

솔방울은 성미가 달고 따스하며 독이 없다. 변비와 풍으로 인한 마비를 낫게 한다. 골절풍과 어지럼증을 고치며 죽은 살을 없앤다.

복령은 구멍버섯과에 딸린 복령균의 균핵을 말린 것이다. 소나무를 벤 곳에 있는데 죽은 소나무 둘레를 쇠꼬챙이로 찔러서 찾아 낸다. 겉껍질을 벗겨 내고 잘게 썰어서 햇볕에 말려서 쓴다. 속의 빛깔이 흰 것을 백복령 붉은 것을 적복령이라 하고 솔뿌리를 싸고 있는 것을 복신이라 한다. 맛은 달고 심심하며 성질은 평하다. 오줌을 잘 나오게 하고 정신을 안정시킨다. 비장이 허하여 붓는 데, 복수, 구토, 설사, 건망증, 소화기 질병에 쓴다.

송화가루는 봄에 수꽃 이삭을 따서 꽃가루를 털어 체로 쳐서 쓴다. 풍과 염증을 없애고 피를 멈추게 한다. 허약체질, 감기, 두통, 종기 등에 쓴다. 가루를 그냥 먹거나 술에 담가 먹으며 상처에는 그대로 바른다.

🌿 재래종 솔뿌리는 산후풍·신경통·관절염에 특효

황토에서 자라 10년쯤 된 어린 소나무의 동쪽으로 뻗은 뿌리는 부인의 산후풍과 신경통, 관절염 등을 고칠 수 있는 명약이다. 민간의학자로 이름을 떨친 인산 김일훈 선생은 그가 지은 책인 〈신약神藥〉과 〈신약본초神藥本草〉에서 황토에서 생장하는 소나무의 동쪽으로 뻗은 뿌리에는 신비한 약효가 있다고 했다.

〈신약〉에 보면 "우리나라 토종 솔뿌리는 근골을 튼튼하게 하고 어혈을 다스리며 거악생신去惡生新하고 청혈윤신淸血潤身하니 이러한 약리 작용은 이 나라 땅의 감로정에서 기인한다. 솔뿌리는 중풍, 산후풍, 결핵관절염, 신경통, 요통, 골수염, 골수암의 치료에 좋은 효능을 보이는 묘약이다. 소나무는 감로정의 힘과 황토지령黃土之靈의 힘과 태양광선에서 통하는 우주정宇宙精의 힘을 흡수하

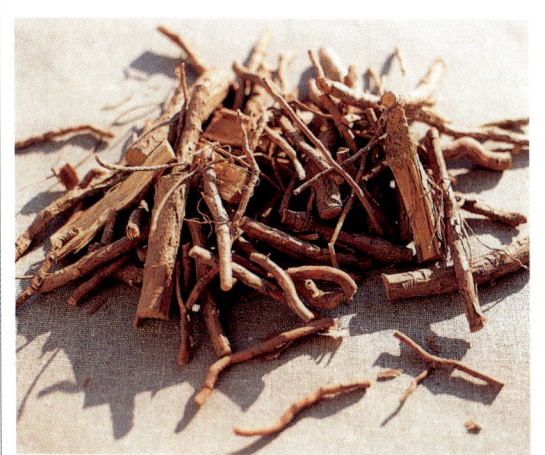
솔뿌리. 솔뿌리를 식혜로 만들어 먹으면 산후통, 신경통, 관절염에 효과가 좋다.

여 장수하는 영목으로 나무 중의 왕이다."라고 적고 있다.

〈신약본초〉에도 "황토에서 생장하는 소나무의 동쪽으로 뻗은 뿌리는 솔잎에 맺히는 밤이슬의 감로정으로 인해 영약이 된다. 아침에 해가 뜰 때에 감로정이 함유된 이슬을 동쪽 뿌리가 흡수하므로 만병의 약이 된다."고 적고 있다.

솔뿌리는 황토에서 10~15년쯤 자란 나무에서 채취한 것이 좋다. 오래 묵은 나무에서 채취한 것은 송진이 많고 독이 있다. 깊은 산 속 길 옆에서 자라 뿌리가 땅 밖으로 드러나서 사람이 많이 밟고 다닌 것도 약으로 쓰면 좋다. 그늘에서 말려 잘게 썰어서 쓴다. 그냥 달여 먹으면 소화가 잘 되지 않아 설사가 날 수 있으므로 솔뿌리 달인 물로 식혜를 만들어 먹거나 다른 약재와 함께 약 달일 때 넣어서 쓰기도 한다.

🌿 고혈압과 간경화 다스리는 '솔잎땀' 요법

옛날부터 내려오는 전통적인 치료법 중에 솔잎을 이용하여 땀을 흠뻑 내는 방법이 있다. 이를 '솔잎땀' 이라 하여 고혈압, 간암, 간경화, 골수암, 어린이뇌염, 간질, 산후풍, 늑막염, 신경통, 저혈압 등을 치료하는 데 신통한 효과가 있다.

황토온돌방 바닥에 깊은 산에서 따온 솔잎 두 가마니를 3~5센티미터 두께로 고루 깔고 방바닥이 뜨겁도록 불을 땐 다음 솔잎 위에 홀이불을 펴고 얇은 속옷만 입은 채 그 위에 누워 이불을 덮는다. 머리에도 수건을 쓴 다음 흠뻑 땀을 낸다.

솔잎땀을 내면 몸 속 깊은 곳에 있는 염증이나 병균이 송진의 힘에 밀려 땀과 같이 증발하여 땀구멍을 통하여 밖으로 빠져나온다. 또 송진의 약효가 땀구멍을 통해 몸 안으로 들어가서 힘줄과 뼈를 튼튼하게 하고 기생충을 죽이며 썩은 살을 없애고 새살이 살아 나오게 한다.

솔잎땀 요법은 몸 속에 쌓인 온갖 독소를 빼내는 데 좋은 방법이다.

솔잎땀을 낼 때 토종 웅담 0.4그램을 술에 타서 마시고 땀을 내면 효과가 더욱 크다. 요즘에는 웅담을 구하기가 어려우므로 토종꿀 한 순가락을 먹고 나서 솔잎땀을 내면 같은 효과가 있다. 땀을 식힐 때 갑자기 식히거나 찬바람을 쏘이지 않도록 주의해야 한다. 갑자기 땀을 식히면 한기가 몸 안으로 들어가 도리어 해롭다. 또 솔잎땀을 내는 도중이나 내고 나서 목이 마르다고 하여 찬물을 벌컥벌컥 마시면 안 된다.

솔잎은 깊은 산 속 오염되지 않은 곳에서 딴 것이라야 하며 솔잎땀을 한 번 내고 말 것이 아니라 수시로 자주 내야 한다. 솔잎은 경상북도 춘양 지방에서 자라는 것이 맛과 향기, 약효가 가장 좋다. 건강한 사람도 솔잎땀을 한 번 내고 나면 몸 안에 쌓여 있던 온갖 독소가 깨끗하게 빠져 나와 몸이 날아갈 듯 가뿐해진다. 솔잎을 늘 깔아놓고 생활하거나 이불에 솜 대신 솔잎을 넣는 것도 좋은 방법이다. 마른 솔잎에서 섬유질을 뽑아 만든 이불은 세상에서 제일 귀한 물건 가운데 하나였다. 솔잎땀 요법은 지금도 산간 지방에서 더러 쓰고 있다.

🍃 솔의 정기를 모은 불로괴와 송화대력주

소나무를 이용한 치료법 중에서 가장 신비로운 효과가 있는 것은 불로괴不老塊와 송화대력주松化大力酒이다. 불로괴는 수백 년 묵은 노송에서 나오는 송진을 이용해서 만든다. 만드는 방법은 다음과 같다.

백 년 넘게 자란 재래종 소나무의 뿌리 밑을 파고 들어가서 원뿌리의 중간 부분을 자른다. 그 다음에 세 말 이상 들어가는 오지항아리에 참기름을 큰 소나무면 석 되, 보통 소나무면 두 되쯤 넣는다. 그런 뒤에 항아리 바닥에 소나무의 잘린 원뿌리가 닿도록 하고 물이나 공기가 스며들어가지 않도록 항아리 입구를 잘 밀봉한 다음 흙을 본래대로 덮어 둔다.

그런 다음에 6개월에서 5년쯤 지난 뒤에 항아리에 담긴 것을 꺼내어 약으로 쓴다. 음력 3월에 묻어 9~10월에 파내며 오래 된 것일수록 약효가 좋다. 이것은 소나무가 참기름을 다 빨아들였다가 다시 뱉어내기를 반복한 것으로 소나무 한 그루의 정기가 농축된 것이다. 검은 빛깔이 나는 것이 가장 약효가 좋고 그 다음에는 황백색 나는 것이 좋다. 이것을 좋은 술과 섞어서 1년 동안 복용한다. 불로괴를 만들고 나면 그 소나무는 말라 죽거나 기력이 몹시 쇠약해진다.

불로괴는 양기부족과 고혈압에 특효가 있고 중풍이나 갖가지 피부병에도 효과가 뛰어나다. 그리고 간경화증, 관절염, 신경통, 신장의 기운이 허해서 생기는 요통, 뱃속의 여러 질환, 귀먹은 데, 종창, 치통 등에도 선약이라 할 만하다. 오래 먹으면 갖가지 암과 당뇨병 등을 예방하고 건강하게 오래 살 수 있게 된다. 불로괴를 옛사람들은 천하으뜸의 영약으로 여겼다.

참기름 대신에 좋은 술을 항아리에 넣는 방법이 있는데 이렇게 만든 술을 송화대력주 또는 백송주白松酒라고 한다. 3년이나 5년 뒤에 꺼내면 술이 녹색 빛깔이 나며 맛이나 향이 천하일품이며 몸을 튼튼하게 할 뿐만 아니라 정신을 맑게 하고 오래 살게 한다. 이 술은 한 사람이 일생 동안 한 번만 먹어야 한다.

아무 것도 아닌 것으로 보이는 재래종 솔은 이 땅이 빚어낸 보물 가운데 하나다. 소나무의 송진은 땅 속에서 수천 년이 지나면 호박이라는 보물이 되고 몇 억 년이 지나면 야광주夜光珠가 된다고 한다. 송진은 만 년을 지나도 썩지 않는 물질이다.

🌿 송진의 독을 없애는 방법

송진을 그냥 먹는 사람이 있는데 송진에는 독이 있으므로 오래 먹으면 생명에 지장이 있을 수도 있다. 솔잎이나 솔마디 같은 것을 약으로 쓸 때에도 가능하다면 송진을 빼고 먹는 것이 좋다. 우리 조상들은 솔잎을 흐르는 물에 오래 담가서 송진을 빼고 먹었다. 송진은 몸 안에서 분해 흡수되지 않고 혈관을 따라 몸 속을 흘러다니다가 미세한 뇌혈관에 침착되어 치매증상이나 건망증 등을 일으킬 수 있다. 따라서 솔잎을 10년이나 20년씩 오래 먹는 것은 건강에 좋지 않은 영향을 미친다.

   솔잎에 흑설탕 끓인 물을 붓고 20일쯤 따뜻한 곳에 두면 솔잎이 발효되어 송진이 위로 뜬다. 송진을 걷어 내고 1년쯤 발효시키면 맛과 향이 일품인 음료가 된다. 이것도 송진의 독을 없애는 좋은 방법이다. 이 솔잎 효소는 고혈압, 양기부족, 변비, 감기예방 등에 좋은 효험이 있다.

소나무로 갖가지 질병 다스리기

🌿 기관지천식

감꼭지 열 개와 솔잎 한 줌에 물을 적당하게 넣고 달여서 그 물을 한 번에 다 마시되 하루에 세 번씩 빈속에 마신다.

🌿 설사

봄철에 소나무 속껍질을 벗겨 햇볕에 말렸다가 절구에 짓찧어 가루를 내서 한 번에 3~4그램씩 하루 세 번 더운물로 먹는다. 또는 백복령을 말려서 가루 낸 것과 송화가루를 2대 1의 비율로 섞어서 꿀이나 설탕

물에 반죽하여 한 번에 10그램씩 하루에 세 번 밥 먹고 나서 먹는다. 송화가루를 구할 수 없을 때에는 백복령만으로 해도 효과가 있다. 다른 방법으로 찹쌀가루와 송화가루를 같은 양씩 꿀에 섞어서 콩알 크기로 알약을 만들어 한 번에 5~7알씩 하루 세 번 밥 먹은 후에 먹어도 좋은 효험이 있다.

🍃 폐결핵

솔잎을 따서 3개월 동안 술에 담가 두었다가 그 우러난 물을 한 번에 두 순가락씩 하루 세 번, 밥 먹기 30분 전에 먹는다. 또는 6월에 소나무에서 자연스럽게 흐르는 송진을 깨끗하게 받아서 한 번에 3그램 정도씩 하루 세 번 밥 먹기 전에 먹는다.

🍃 간염

사철쑥 2, 솔잎 1, 대추 1의 비율로 섞은 다음 물을 넉넉히 붓고 푹 달여서 자주 먹는다.

🍃 구토 · 설사

솔잎이나 청솔방울, 또는 솔뿌리를 짓찧어서 물을 약간 넣고 성긴 천으로 짜거나 진하게 달여서 빈속에 먹는다. 서너 살의 어린아이는 한 번에 작은 잔으로 한 잔씩, 어른은 작은 공기로 한 공기씩 먹는다.

🍃 만성위염

솔잎을 그늘에서 말려 가루 낸 것 12킬로그램과 씨를 뺀 대추 300그램, 찹쌀밥을 말려서 가루 낸 것 300그램을 한데 잘 섞고 여기에 꿀이나 엿을 넣어서 한 개의 무게가 10그램 정도 되는 과자를 빚는다. 이것을 한 번에 서너 개씩 하루에 두세 번 먹으면 좋은 효과가 있다.

🌿 이질

솔잎 2킬로그램, 씨를 뺀 대추 300그램, 쌀가루 300그램을 잘 섞어서 시루에 쪄서 햇볕에 말린 다음 보드랍게 가루로 만든다. 이것을 물엿에 반죽하여 한 개의 무게가 10그램쯤 되게 과자를 만들어 한 번에 서너 개씩 밥 먹은 후에 먹는다. 설사가 심할 때에는 솔잎의 양을 늘린다.

🌿 기생충

솔잎을 그늘에서 말려 가루로 낸 다음 꿀에 반죽하여 팥알 만하게 알약을 만들어 아침 해뜨기 전에 7~8알씩 먹는다.

🌿 유정遺精

백복령과 적복령을 각각 같은 양씩 가루 내어 물에 여러 번 담가 잡물과 거품을 없앤 후에 건져 말린다. 여기에 생강즙을 넣어 밤알 크기로 알약을 빚어서 한 번에 한두 알씩 하루 세 번 밥 먹기 30분 전에 먹는다.

🌿 두통

소나무 순을 5~6월에 뜯어서 500그램쯤을 단지에 넣고 물 한 사발과 설탕 다섯 숟가락을 넣고 끓여서 식힌 다음 단지에 부어 넣는다. 이 단지를 잘 밀봉하여 땅에 열흘 동안 묻어 두었다가 위에 고인 물을 마시는데 한 번에 한 잔씩 하루 세 번 밥 먹기 전에 먹는다.

🌿 요통

술 반 리터에 솔잎 150~200그램을 넣고 밀봉하여 두었다가 2주일 후에 찌꺼기를 버리고 한 번에 한 잔씩 하루 세 번, 밥 먹기 전에 먹는다. 또는 솔잎을 깨끗이 짓찧어 즙을 내서 그 즙 1리터에 소주 3리터를 넣고 마개를 막아 일주일 간 두었다가 한 번에 한 잔 정도씩 하루에 세 번 먹는다. 이 방법 말고 솔잎에 쌀을 섞어서 술을 만들어 먹어도 좋다.

🌿 관절염

솔잎을 따서 천에 싼 다음 뜨겁게 하여 아픈 뼈마디에 하루에 두 번 정도 갈아붙인다. 몇 번 계속하면 아픈 느낌이 없어질 뿐만 아니라 부었던 것도 내린다.

🌿 더위를 먹었을 때

신선한 솔잎과 복숭아나무 잎을 같은 양으로 섞은 다음, 물을 약간 넣고 짓찧어 즙을 내어 한 번에 50~70밀리리터씩 하루 세 번 빈속에 마신다.

🌿 종기와 부스럼

마르지 않은 송진과 느릅나무 뿌리 껍질을 같은 양으로 넣고 끈끈하게 풀이 나오도록 짓찧어 부스럼에 붙이면 나쁜 것은 빨아 내고 새살이 빨리 돋는다.

🌿 어혈

소나무 속껍질을 말려서 가루 낸 다음 황단을 가루 내어 적당히 섞고 여기에 송진과 참기름을 넣고 개어서 상처에 붙인다. 하루 한 번씩 갈아붙이면 효과가 있다.

🍃 음낭부종

솔방울 한 되에 물을 적당히 넣고 달여서 그 물로 음낭을 하루에 두 번씩 씻는다.

🍃 화상

소나무 껍질을 벗겨 겉껍질을 긁어 내어 버리고 햇볕이나 불로 덖어 말려서 가루를 낸다. 이것을 참기름에 개어서 화상 부위에 바르면 매우 잘 낫는다. 하루 한 번씩 갈아붙이도록 한다.

🍃 동상

소나무 속껍질을 벗겨서 얇게 만들어 동상을 입은 곳에 붙인다. 그러면 열도 없어지고 쉽게 낫는다.

🍃 치통

충치로 이가 아플 때에는 깨끗한 송진을 끓여서 엷은 천에 받아 낸다. 이것을 한쪽 끝이 뾰족하도록 연필 모양으로 뭉쳐 벌레 먹은 구멍에 끼워 두면 잘 낫는다.

소나무를 이용한 건강 식품

🍃 솔씨죽

가을철에 송이가 약간 벌어진 솔방울을 따서 털어 씨앗을 받아 죽을 끓여 먹는다. 쌀이나 조 같은 곡식과 섞어서 죽을 쑤어도 좋다. 솔씨로 끓인 죽은 맛도 좋고 영양이 풍부하여 충분히 식량 대용이 될 수 있다. 이 송자인죽松子仁粥은 심장과 폐를 튼튼하게 하고 대장의 기능을 튼튼하게 하는 것으로 옛날부터 이름이 높다. 쌀 80그램, 솔씨 40그램을 섞어서 죽을 쑤면 된다.

🌿 송피고와 솔꽃 다식

옛날 춘궁기에 먹을 것이 없을 때에는 소나무 속껍질을 벗겨서 밥 대신 먹었다. 피 나는 것을 멎게 하고 염증과 종기를 삭이며 암세포를 억제하는 효능이 있다. 소나무 속껍질에 물을 붓고 달이면 처음에는 물빛깔이 까맣게 되다가 차츰 호박색으로 바뀌면서 소나무 향이 진하게 나는데 이것을 송피고松皮膏라고 한다. 송피고를 찻숟가락으로 한 스푼씩 하루 서너 번 먹으면 폐결핵, 기침, 각혈, 여성들의 빈혈, 생리통, 생리가 없을 때 등에 좋은 효과가 있다.

솔꽃은 봄철 솔꽃이 한창 바람에 날릴 때에 따서 모아 다식을 만들어 먹는다. 솔꽃은 심장과 폐를 튼튼하게 하며 설사와 피 나는 것을 멎게 하는 효과가 있으나 너무 많이 먹으면 상초上焦에 열이 생겨서 상기증에 걸리기 쉬우므로 너무 많이 먹거나 오래 먹지 않도록 한다.

🌿 솔잎술 · 솔잎차 · 솔잎식초

솔잎은 술을 담거나 차를 달이거나 식초를 만들거나 발효액을 만드는 등으로 널리 활용할 수 있다. 소나무의 새순이나 어린 잎을 따서 잘게 썰어 항아리에 담는다. 곡식으로 빚은 증류주를 솔잎 분량의 세 배쯤 부은 뒤에 항아리를 잘 밀봉하여 땅 속에 파묻는다. 1년쯤 뒤에 꺼내면 향기가 뛰어나고 독한 술이 된다. 이것을 한두 잔씩 하루 세 번 밥 먹을 때 반주로 마신다. 고혈압과 중풍, 신경통 등에 효과가 뛰어나다.

솔잎을 잘게 썰어서 같은 양의 흑설탕과 버무려 항아리에 담아 따뜻한 곳에 한 달쯤 되면 솔잎이 발효되어 맛있는 음료가 된다. 여기에 물을 서너 배 타서 수시로 차 대신 마시면 기침, 변비, 고혈압, 위장병, 양기부족 같은 것들이 없어지고 면역력이 높아져서 잔병에 잘 걸리지 않는다. 흑설탕을 진하게 끓여서 식힌 다음에 넣어서 발효시켜도 된다. 흑설탕의 양을 적게 하여 발효시키면 솔잎식초가 된다. 솔잎식초는 냉증, 생리통, 생리불순, 당뇨병, 단전호흡을 잘못 해서 생긴 상기증 등에 좋은 효험이 있다.

솔잎은 오장을 튼튼하게 하고 머리털을 잘 자라게 하고 혈액순환을 잘 되게 하며 중풍과 고혈압을 낫게 한다. 배고픔을 잊게 하고 비만증을 치료하며 머리를 맑게 하는 효과도 있다. 그러나 솔잎을 그대로 생

산후풍과 신경통, 관절염에 효과 높은 솔뿌리 식혜

산후풍은 아이를 낳고 나서 갑자기 찬바람을 쏘이거나 조리를 잘 못해서 생기는 병으로 온몸의 뼈마디가 시리고 저리고 쑤시고 아픈 등의 증상이 나타난다. 신경통과 관절염은 약은 많지만 여간해서는 잘 낫지 않는 난치병이다. 산후풍과 신경통, 관절염에는 솔뿌리를 진하게 달인 물로 식혜를 만들어 먹으면 효과가 매우 좋다.

황토 흙에서 10~15년쯤 자란 솔뿌리를 캐서 잘게 썬다. 솔뿌리는 땅 속을 깊이 파고 들지 않으므로 캐기가 어렵지 않다. 굵은 뿌리는 캐지 말고 손가락 굵기 되는 것을 캐도록 한다. 동쪽으로 뻗은 솔뿌리가 좋은데 대개 솔뿌리는 동남쪽으로 많이 뻗으므로 일부러 동쪽으로 뻗은 것만 골라서 캘 필요는 없다.

잘게 썬 솔뿌리 3킬로그램에 물 한 말을 붓고 서너 시간 달여서 우려 내어 그 물을 엿기름으로 당화시켜 식혜를 만든다. 솔뿌리를 달일 때 삽주 뿌리나 오갈피 같은 것을 넣어도 좋다. 이렇게 만든 식혜를 한 잔씩 수시로 물이나 차 대신 마신다.

위장이 튼튼한 사람은 솔뿌리 30~50그램을 물로 달여서 마셔도 된다. 그러나 솔뿌리는 소화가 잘 되지 않고 설사하기 쉬우므로 식혜를 만들어 먹어야 몸에 잘 흡수된다.

솔뿌리 대신 잣나무 뿌리를 쓰면 효과가 더 좋다. 그러나 리기다소나무나 해송의 뿌리는 쓰지 않는다. 소나무 마디나 땅 위에 울퉁불퉁 드러난 솔뿌리도 효과가 좋다.

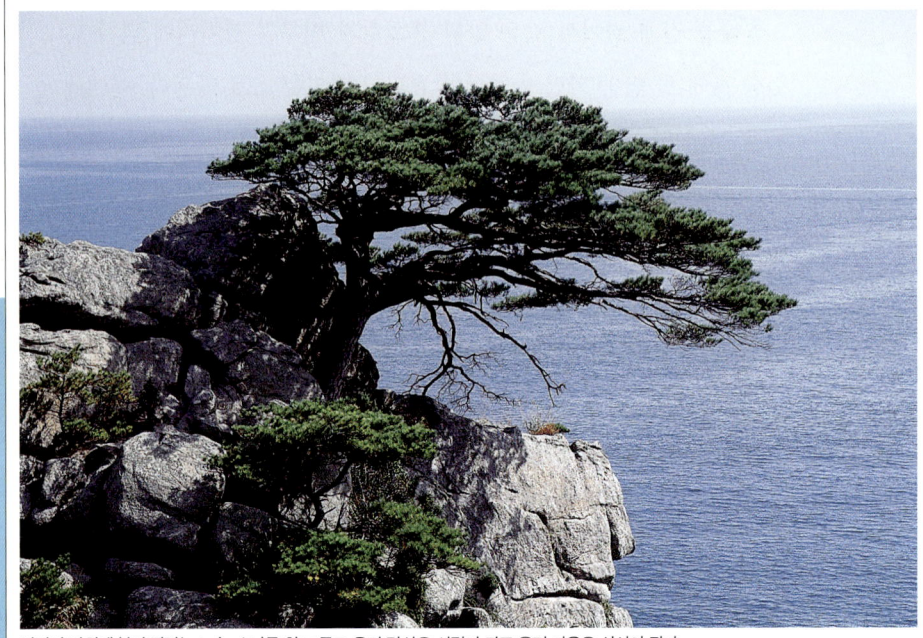
바닷가 바위에 붙어 자라는 노송. 소나무 한 그루로 우리 강산은 선경이 되고 우리 마음은 신선이 된다.

즙을 내어 먹거나 가루 내어 먹거나 알약을 지어 먹는 것은 좋지 않다. 솔잎에 들어 있는 송진에 독이 있기 때문이다. 솔잎을 하루에 20~30개씩 꼭꼭 씹어서 먹는 정도는 괜찮지만 많은 양을 먹으면 뇌의 모세혈관이 막혀서 치매, 건망증 등이 온다.

복령 칼국수와 복령 수제비

복령은 소나무를 베고 나서 4~5년 뒤에 뿌리 주변에 기생하는 균핵으로 신령한 효험이 있다고 하여 복령茯笭이라고 부른다. 적송에서 생기는 것은 흰 빛깔로 백복령이라고 하는데 약성이 좀 낮고, 해송의 뿌리에서 나는 것은 담홍빛으로 적복령이라고 하여 약성이 더 높은 것으로 여긴다. 우리나라에서는 백복령이 흔하고 적복령은 드물게 난다.

복령은 소변을 잘 나가게 하고 기운을 나게 하며 심장을 튼튼하게 하고 폐를 윤택하게 하며 무병장수할 수 있게 하는 매우 좋은 약이다. 복령을 가루 내어 밀가루나 율무 가루를 섞어 반죽하여 수제비나 칼국수를 만들어 먹으면 비만을 치료하는 음식으로 아주 훌륭하다. 복령 수제비나 복령 칼국수를 먹으면 배고픔을 모르고 소변이 잘 나가며 정신이 맑아지고 살결이 고와지며 몸이 날아갈 듯이 가벼워지고 힘이 난다. 복령 수제비나 복령 칼국수는 다이어트 식품으로도 훌륭하다. 우리나라에서 나는 복령은 중국이나 일본에서 나는 것보다 약효가 훨씬 높고 찰기가 많으며 맛이 좋다. 밀가루나 율무 가루 600그램에 복령 가루 160그램의 비율로 반죽을 하면 된다. 복령 수제비나 복령 칼국수는 산 속에서 수도를 하는 사람들이 즐겨 먹던 신선식이다.

한눈에 보기

솔

과 명	소나무과
생약명	송엽松葉, 송지松脂, 송절松節, 송화松花
속 명	소나무, 육송陸松, 조선소나무, 솔
분포지	산과 들
개화기	5월
꽃 색	연한 노란색
결실기	꽃이 피고 나서 이듬해 9월에 익는다
열 매	솔방울 속에 작은 날개가 달린 타원꼴의 씨앗이 들어 있다
높 이	30~40미터 자라는 늘푸른 큰키나무
채취시기	새순과 잎은 5~6월, 뿌리는 가을, 열매는 9월에 채취한다
가공법	씨앗은 햇볕에서 말리고 잎과 뿌리는 잘게 썰어서 말리거나 흑설탕을 넣어 발효시키거나 식혜로 만든다
약 효	고혈압, 당뇨병, 흰머리카락을 검게 하는 데, 감기, 두통, 중풍, 동맥경화, 관절염, 산후풍, 신경통 등

수행자들이 애용하던 만병초

옛날, 백두산 깊은 골짜기 외딴집에 젊은 며느리와 시어머니가 사이좋게 살았다. 그런데 어느날 저녁 며느리가 부엌에서 밥을 지으려는데 별안간 '휙' 하는 소리가 나더니 집채만한 호랑이 한 마리가 부엌으로 뛰어들었다. 호랑이는 왕방울만한 눈을 부릅뜨고 입을 쩍 벌리며 며느리를 노려보았다. 며느리는 기겁을 하여 호랑이 앞에 넙죽 절하며 말했다.

"호랑이님, 배가 고프면 나를 잡아먹으시고 우리 시어머니만은 해치지 말아 주십시오."

그러자 시어머니가 방에서 나와 호랑이 앞에 꿇어 엎드리며 말했다.

"아닙니다. 호랑이님, 쓸모없는 이 늙은이를 잡아먹으시고 우리 며느리는 꼭 살려 주십시오."

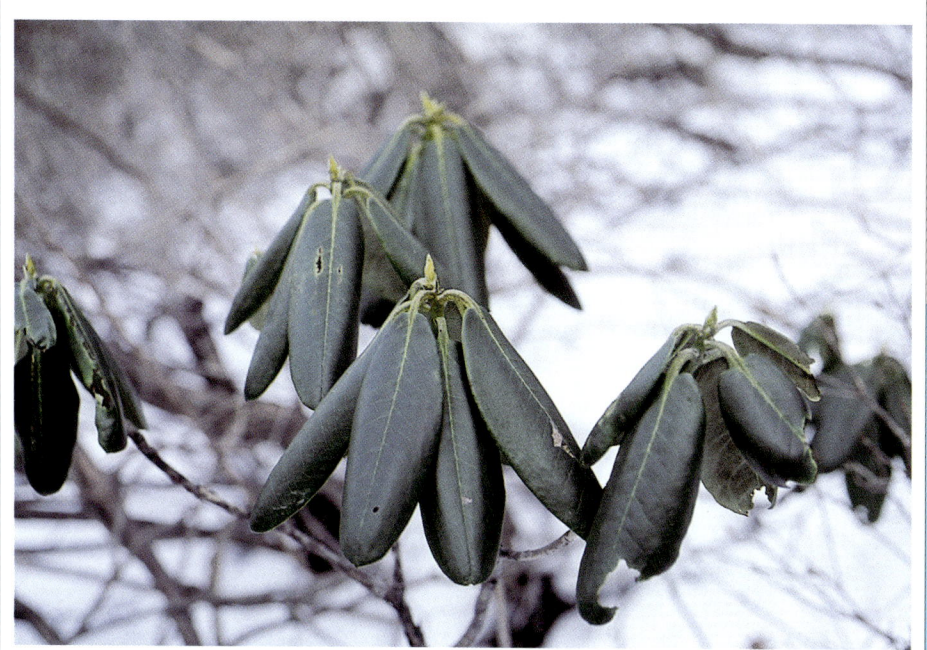

만병초. 만병에 효과가 있다고 하여 만병초라는 이름이 붙었다.

그러나 호랑이는 입을 쩍 벌린 채 꿈쩍 않고 앉아 있기만 할 뿐이었다. 이상하게 여긴 두 여인네가 호랑이 입안을 들여다 보니 목구멍에 헝겊뭉치 같은 것이 꽉 박혀 있는 것이 아닌가.

"아, 이것을 빼달라는 것이구나."

며느리는 얼른 손을 넣어 그 헝겊뭉치를 빼내어 던졌다. 목구멍이 시원해진 호랑이는 고개를 숙이며 고맙다는 뜻을 전하고는 목구멍에서 빼낸 헝겊뭉치를 물어다가 며느리 앞에 놓았다. 며느리는 낡은 헝겊뭉치를 왜 자기 앞에 가져다 놓는지 알지 못해 다시 저만치 던졌다. 그러자 호랑이는 얼른 그것을 물어다 며느리 앞에 가져다 놓았다. 며느리가 무슨 일인가 싶어 헝겊뭉치를 풀어 보니 그 속에 길쭉하고 까맣고 자잘한 씨앗이 가득 들어 있었다.

며느리는 호랑이에게 고맙다는 인사를 하고 그 씨앗을 가져다가 뜰에 심었다. 알뜰히 가꾸기를 몇 년, 드디어 환하고 향기로운 꽃이 뜰 가득 피어났다.

며느리와 시어머니는 그 나무의 잎을 따서 조금씩 끓여 마셨는데 마실수록 몸에서 힘이 솟고 갖가지 병증이 없어지며 늙지 않고 오래오래 살았다고 한다. 그리고 그 꽃 이름을 두견새가 울 때 핀다 하여 중국에서는 두견화라 불렀다. 이 이야기는 중국의 조선족 사이에서 전해오는 이야기이다.

영적 감수성을 높이는 약초

만병초는 수련을 하는 도인들이 영적 각성을 위해 먹었던 약초로 민간에서 비밀스럽게 전해 내려온다. 이것은 히말라야 산맥에서 나는 석청(네팔이나 부탄, 티벳 지방의 해발 3500~4500미터 높이의 험한 바위 틈에 집을 짓고 사는 세계에서 가장 크고 사나운 벌인 아피스 라보리오사Apis Laboriosa의 벌집에서 따낸 꿀)에 비견된다. 석청은 요가 수행자나 라마교의 승려들이 복용하던 수행 식품으로 알려져 있다. 수행 전에 석청을 먹으면 영하 수십 도의 추위를 견딜 수 있는 체력이 생길 뿐 아니라 영적인 감수성이 높아져 높은 수준의 깨달음의 경지에 오를 수 있다고 전한다.

우리나라에도 약초를 통한 수행법이 있다. 만병초를 이용한 방법은 갖가지 수행법 중에서 가장 빨리 그리고 항구적으로 영적인 각성을 얻을 수 있는 방법으로 전해진다. 하지만 사람들이 함부로 사용하여 그 본질이 상당히 왜곡되었을 뿐만 아니라 수행법의 체계가 대부분 사라지고 극소수의 사람들한테만 비밀리에 전수되고 있다.

만병초 외에도 산삼, 석창포, 왕삼, 천문동, 구룡목, 봉목, 천우향나무, 선화삼, 자초, 남사삼, 황매목, 황철목, 신기초, 주사, 영사 등이 옛날 우리 선조들이 영적인 수행 도구로 사용했던 약재들이다. 이 약초들을 잘 활용하면 몸의 성질과 구성요소가 바뀌어 환골탈태하여 무병장수를 누릴 수 있고, 의식이 각성되어 높은 차원의 지식을 얻을 수도 있으며, 환상을 보거나 유체이탈을 하는 등 신통력을 얻을 수도 있다고 하였다. 그러나 잘못 사용하면 목숨을 잃거나 정신이 이상하게 되거나 몸이 마비되는 등의 부작용이 따르므로 스승이나 자격을 갖춘 안내자 없이 함부로 사용해서는 안 된다.

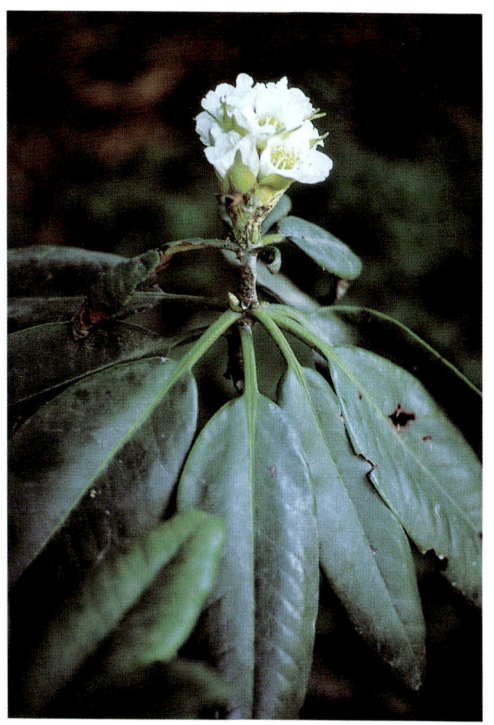

만병초 꽃. 대개 흰 꽃이 피지만 붉게 피는 것도 있고 노랗게 피는 것도 있다.

만병에 잘 듣는 만병초의 효능

만병초는 이름 그대로 만병에 효과가 있는 약초이다. 한방에서는 별로 쓰지 않지만 민간에서는 거의 만병통치약처럼 쓰고 있다. 만병초는 고혈압, 저혈압, 당뇨병, 신경통, 관절염, 두통, 생리불순, 불임증, 양기부족, 신장병, 심부전증, 비만증, 무좀, 간경화, 간염, 축농증, 중

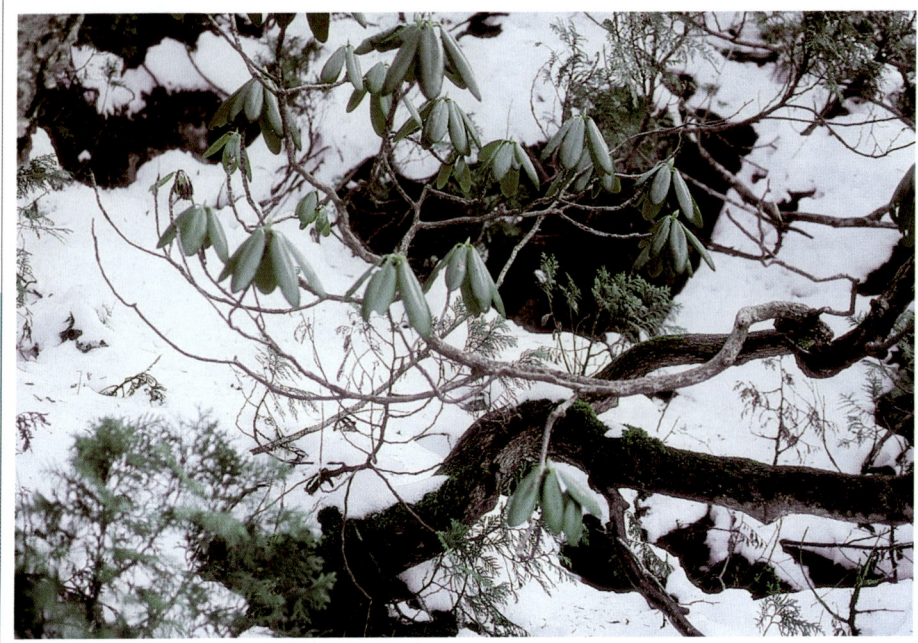
만병초는 몹시 추운 산꼭대기에서 자라며 겨울에도 잎이 떨어지지 않는다.

이염 등의 갖가지 질병에 효과가 있다.

중국의 의학사전인 〈중약대사전〉에 "성질은 평하고 맛은 달고 시큼하며 생리불순, 토혈, 자궁출혈, 직장궤양출혈, 이질, 관절염을 치료한다."고 하였다.

〈중국장백산약용식물채색도지〉에는 "중추신경을 억제하여 통증을 멎게 하고 혈압을 뚜렷하게 낮추며 수렴, 발한, 항균, 강심작용이 있어 이질과 사지마비, 신경통, 류머티스성 관절염 등을 치료하는 효능이 있다."고 하였다.

만병초는 높고 추운 산꼭대기에서 자라는 늘푸른 떨기나무다. 잎은 고무나무 잎을 닮았고 꽃은 철쭉꽃을 닮았으며 꽃빛깔은 희다. 천상초, 뚝갈나무, 만년초, 풍엽, 석남엽 등의 여러 이름이 있다. 천상초는 하늘의 신선들이 가꾸는 꽃이라 하여 붙인 이름이고 만년초는 만년 동안을 산다고 하여 붙은 이름이다.

　만병초를 중국에서는 칠리향七里香 또는 향수香樹라는 이름으로 부르는데 꽃에서 좋은 향기가 나기 때문에 붙은 이름이다. 만주 지방에 사는 사람들은 제사를 지낼 때 향나무 대신 만병초 잎을 태운다고 한다. 만병초 잎은 향기가 좋아 백두산 밑에 사는 사람들이나 일본의 아이누족은 만병초 잎을 말아서 담배처럼 피우기도 한다.

　만병초는 춥고 바람이 많은 산꼭대기에서 자란다. 우리나라에는 태백산, 울릉도, 한라산, 지리산, 오대산, 소백산, 설악산, 개방산의 해발 천 미터가 넘는 곳에서 난다. 북한에는 백두산에 노란색 꽃이 피는 노란만병초의 큰 군락이 있고, 울릉도에는 붉은 꽃이 피는 홍만병초가 있다.

　만병초는 생명력이 매우 강인한 나무다. 영하 30~40도의 추위에도 푸른 잎을 떨어뜨리지 않는다. 이 나무는 날씨가 건조할 때나 추운 겨울철에는 잎이 뒤로 도르르 말려 수분 증발을 막는다.

🍃 여성들의 불감증 · 간경화 · 당뇨병

만병초는 잎과 뿌리를 약으로 쓴다. 잎을 쓸 때는 가을이나 겨울철에 채취한 잎을 차로 달여 마시고 뿌리를 쓸 때는 술을 담가서 먹는다. 만병초 잎으로 술을 담글 수도 있다.

　만병초 잎을 차로 마시려면, 만병초 잎 5~10개를 물 두 되(3.6리터)에 넣어 물이 한 되가 될 때까지 끓여서 한 번에 소주잔으로 한 잔씩 식사 후에 마신다.

　만병초 잎을 달인 차를 오래 마시면 정신이 맑아지고 피가 깨끗해지며 정력이 좋아진다. 특히 여성들이 먹으면 불감증을 치료할 수 있고 정력이 좋아진다고 한다. 습관성이 없으므로 오래 복용할 수 있고 간경화, 간염, 당뇨병, 고혈압, 저혈압, 관절염 등에도 좋은 효과가 있다. 그러나 만병초 잎에는 안드로메도톡신이라는 독이 있어 한꺼번에 많이 먹으면 중독되므로 주의한다.

🌿 피부의 흰 반점

만병초 잎은 백설풍 또는 백전풍이라고 부르는 백납에도 좋은 효과가 있다. 백납은 피부에 흰 반점이 생겨 차츰 번져 가는 병으로 여간해서는 치료가 어렵고, 치료가 된다고 하더라도 완치되기까지 2~3년이 걸리는 고약한 병이다. 백납 환자는 서울에만도 5만 명이 넘는다는 통계가 나와 있으나 이를 완치할 수 있는 약은 아직까지 없는 상태이다.

　백납에는 환부에 1푼(0.3밀리미터) 깊이로 침을 빽빽하게 찌른 다음 만병초 달인 물을 면봉 같은 것으로 적셔서 하루에 서너 번씩 발라 준다. 빨리 낫는 사람은 일주일, 상태가 심한 사람은 2~3개월이면 치유가 가능하다.

🌿 무좀 · 습진 · 건선

만병초 잎은 균을 죽이는 힘이 매우 강하여 무좀, 습진, 건선 같은 피부병을 치료하는 데도 쓴다. 만병초 달인 물로 자주 씻거나 발라 주면 된다. 만병초 달인 물을 진딧물이나 농작물의 해충을 없애는 자연농약으로 쓸 수도 있다. 화장실에 만병초 잎 몇 장을 넣어 두면 벌레가 꼬이지 않는다. 만병초 달인 물로 소, 개, 고양이 등을 씻어 주면 이, 벼룩, 진드기 등을 없앨 수 있다. 만병초는 진통작용이 강하여 말기 암 환자의 통증을 없애는 데도 쓴다. 통증이 심할 때 만병초 달인 물을 마시면 통증이 급격히 완화된다.

만병초는 만병에 효과가 있는 만능 약초이다. 다만 높은 산꼭대기에서만 자라기 때문에 구하기 어려운 것이 흠이다.

한눈에 보기

만 병 초

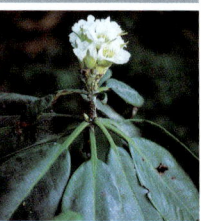

과 명	진달래과
생약명	만병초萬病草
속 명	뚝갈나무, 천상초天上草
분포지	설악산, 성인봉, 소백산, 태백산 등의 높은 산
개화기	7월
꽃 색	흰색, 연한 붉은색, 노란색
결실기	9월
열 매	길이 2~3센티미터의 삭과朔果
높 이	3~5미터 자라는 늘푸른 넓은잎 떨기나무
채취시기	가을이나 겨울에 잎을 채취한다
가공법	그늘에서 말린다
약 효	고혈압, 당뇨병, 류머티스성 관절염, 갖가지 암, 신경통, 간경화증, 간염, 지방간, 비만증, 백랍, 무좀, 탈모증 등

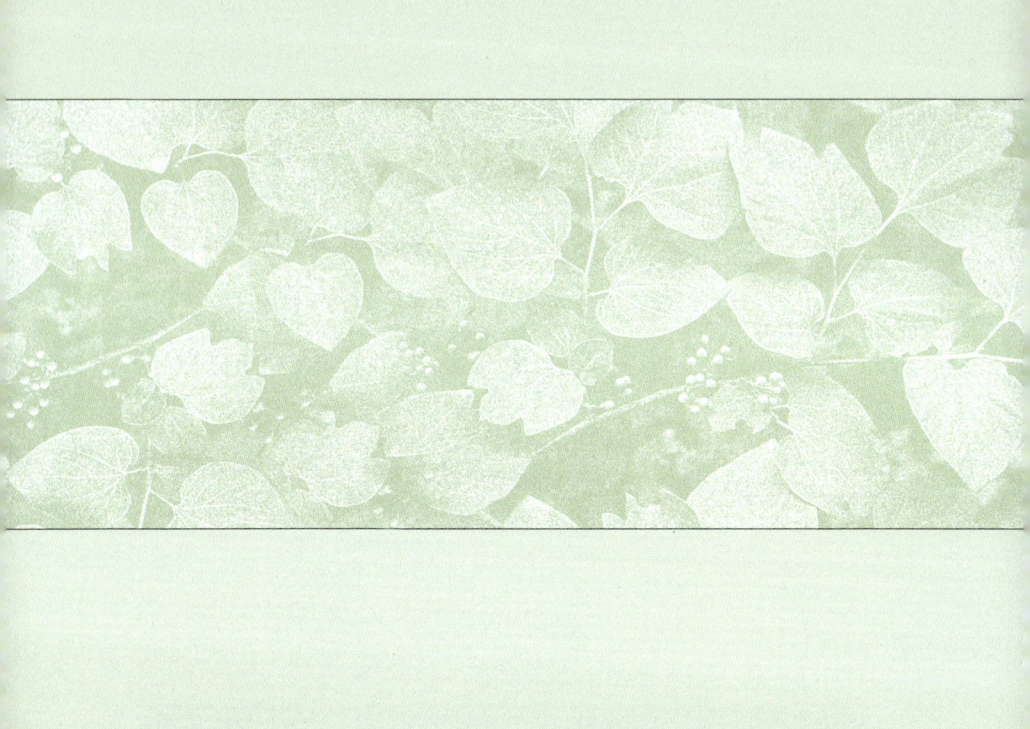

5장

피곤에 지친 직장인을 위한 활력 약초

중풍·고혈압·두통·스트레스 날려 보내는 천마

한국인의 사망원인 1위는 뇌혈관질환, 그 중에서도 중풍이다. 암으로 죽는 사람보다 중풍으로 죽는 사람이 더 많은 것이다. 특히 추운 겨울철에 중풍 발병률이 높다. 이것은 온도가 낮아지면 혈관이 수축되고 혈액이 응고되기 쉬워 혈액의 흐름에 장애가 생기기 때문이다. 날씨가 추워지면 동맥경화증이 있거나 혈압이 높거나 혈관이 약해져 있는 사람은 혈관이 터질 염려가 많다. 고혈압 환자가 아니더라도 날씨가 추워지면 혈압이 조금씩 높아지므로 유의해야 한다.

중풍을 조심해야 하는 사람

〈동의보감〉에는 뚱뚱한 사람이 중풍에 걸리기 쉽다고 하였다. 뚱뚱한 사람은 기혈이 제대로 순환하기 어려워 쉽게 울체되어 중풍에 걸릴 위험이 그만큼 높다.

중풍은 대개 50세가 넘어서 생기지만 요즈음에는 젊은 사람 중에도 중풍 환자가 늘어나고 있다. 몸이 비대하여 겉으로는 튼튼하게 보이지만 속이 허약한 사람들한테 중풍이 오기 쉽다.

중풍에 잘 걸리는 사람은 살이 찌고 목이 짧고 얼굴이 불그레한 사람이다. 이런 사람이 뒷목이 뻣뻣하고 숨이 차면서 몸이 뻐근하고 무겁게 느껴지는 등의 증상이 나타나면 중풍이 올 징조라고 보고 각별히 조심해야 한다. 비만한 사람이 아니더라도 혈압이 높은 사람은 중풍에 걸리기 쉽고 혈압이 높지 않더라도 혈관이 약하면 중풍에 걸리기 쉽다. 당뇨병도 혈액을 탁하게 하고 혈관을 약하게 하여 중풍에 잘 걸리게 한다.

혈압도 높지 않고 뚱뚱하지도 않으며 당뇨병도 없으며 나이도 많지 않은데 중풍에 걸리는 사람이 있다. 이런 사람 중에는 심장판막증이나 심근경색증 같은 심장질병이 있는 경우가 많다.

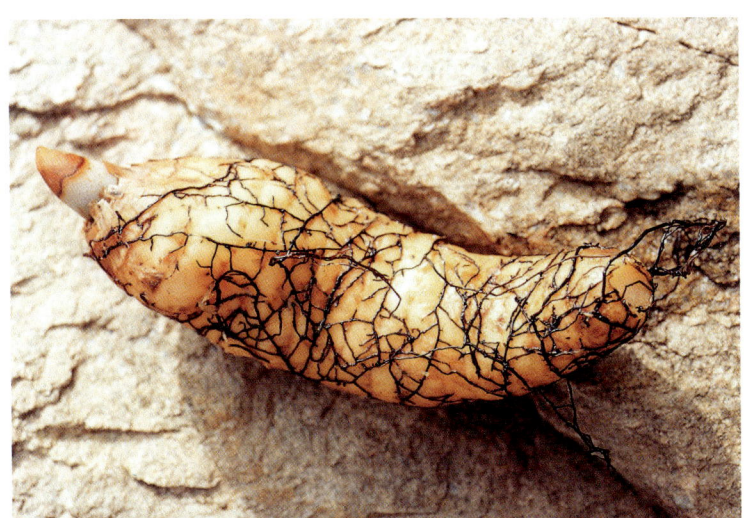
천마 뿌리. 천마는 참나무 뿌리가 썩은 곳에서 자라며 뽕나무버섯균과 공생한다. 천마는 중풍이나 갖가지 뇌질환에 최고의 신약이다.

🍃 중풍을 예방하는 방법

중풍을 예방하는 섭생법과 생활수칙을 간단히 적어보면 다음과 같다.

첫째, 감자와 고구마를 많이 먹는다. 감자와 고구마에는 중풍을 예방하는 효과가 있는 포타슘 성분이 들어 있다. 포타슘은 칼슘의 한 종류로 토마토, 곶감, 시금치, 근대, 귤 같은 야채나 과일에 많이 들어 있다. 포타슘은 몸 안에 있는 소금이 빨리 배설되게 하여 혈압이 올라가는 것을 막는다.

둘째, 가벼운 운동이 좋다. 하루에 30분 정도 걷거나 자전거를 타거나 등산을 하는 등 가벼운 운동을 한다. 그러나 숨이 찰 정도의 심한 운동을 15분 이상 지속하는 것은 좋지 않다. 운동을 하면서도 10분 간격으로 휴식을 하고 가능하면 새벽에는 운동을 하지 않는 것이 좋다.

셋째, 냉온욕을 피한다. 혈액이 지나치게 묽어지면 뇌로 올라가는 혈류가 약해져서 뇌출혈에 걸릴 위험이 오히려 높아진다. 흔히 냉온욕이 모세혈관을 튼튼하게 한다고 알려져 있으나 사실은 그렇지 않다. 혈압이 높거나 혈액순환이 잘 되지 않는 사람한테는 몹시 위험하다.

다섯째, 특히 오전에는 마음을 편안하게 한다. 중풍은 오후보다는 오전에 발생하기 쉽다. 특히 혈전으로 인해 뇌혈관이 막혀서 생기는 뇌경색은 상당수가 오전 8시~10시 사이에 일어난다. 그러므로 오전에 화를 내거나 스트레스를 심하게 받거나 찬 공기에 갑자기 노출되는 일이 없게 해야 한다.

🍃 중풍의 전조증상

- 손발이 저리거나 힘이 없어진다. 특히 엄지와 검지가 더 저리다.
- 말이 어눌해지거나 뒷목이 뻣뻣해진다.
- 얼굴이 자주 붉어지며 열이 위로 솟구쳐 올라오는 듯한 느낌이 온다.

- 머리가 무겁고 두통이 자주 생긴다. 특히 아침에 일어났을 때 머리가 아프다.
- 어지러우며 속이 메스껍다.
- 사물이 두 개로 보이거나 눈이 침침하다.
- 귀에서 소리가 난다.
- 눈까풀이 자주 떨린다.
- 얼굴이 마비되는 듯한 느낌이 들 때가 있다.
- 눈이 쉽게 충혈되고 눈의 혈관이 터진다. 눈의 혈관과 뇌혈관의 상태가 비슷하므로 특히 눈이 쉽게 충혈되는 사람은 중풍을 조심해야 한다.

중풍은 뚜렷한 전조증상 없이 갑자기 오는 경우도 있으므로 자신의 몸을 세심하게 관찰하여 몸의 작은 변화에도 민감하게 대처하여 중풍을 예방하는 것이 바람직하다.

🍃 중풍의 응급처치

- 마음과 몸을 편안하게 안정시켜 주는 것이 무엇보다 중요하다.
- 상반신을 높게 해서 심장보다 머리를 높여 주고 뇌압이 올라가지 않게 한다.
- 옆으로 눕게 하여 구토를 하더라도 음식물이 기도로 넘어가지 않게 한다.
- 머리를 뒤로 젖혀 기도가 바로 되게 하여 숨이 막히지 않게 한다.
- 열이 심할 때에는 알코올이나 찬물을 수건에 적셔서 이마나 앞 가슴 등을 닦아 준다.
- 열 손가락 끝을 모두 따 주는 것도 좋다.

- 그런 다음에 천마 생즙을 갈아서 먹이거나 떫은 감즙을 먹이거나 생무를 즙을 내어 먹이거나 하는 등의 응급조치를 한다.
- 중풍으로 쓰러지면 한시라도 빨리 치료를 시작하는 것이 좋다. 발병한 지 오래 될수록 치료가 어렵고 회복된다고 해도 시간이 오래 걸린다.

쉽게 할 수 있는 중풍 치료법

🍃 활석 · 율무 · 산사를 이용한 치료법

활석 700그램을 물로 씻어 말려서 콩알 정도 크기로 부스러뜨린 다음 가루를 낸다. 그것을 다시 물 속에서 갈아 고운 체로 친다. 물 속에서 가는 것을 수비水飛한다고 하는데 전통 한의학에서 광물성 약재를 가루 낼 때 쓰는 방법이다.

광물성 약재는 직접 몸 안에 흡수되는 것이 아니라 이온 상태로 흡수되는데 입자가 가늘어질수록 표면적이 넓어져서 많은 이온이 방출된다. 활석은 흔히 말하는 차돌을 가리킨다. 차돌은 열을 내리고 막힌 기혈을 뚫어 주며 마음을 안정시키는 작용이 있다.

그 다음 율무 50그램을 볶아서 가루 내고 산사 말린 것 250그램을 곱게 가루 낸다. 산사는 심장병과 동맥경화, 고혈압 같은 심장혈관계의 질병에 매우 좋은 효과가 있는 약이다.

위의 세 가지 가루를 한데 섞어 고운 체로 친다. 이렇게 만든 약가루를 한 번에 5~6그램씩 하루 세 번 밥 먹기 30분 전에 먹는다.

이 약을 먹기 시작하면 대개 2~3일 만에 효과가 나타나기 시작하여 60일 가량 지나면 언어장애가 없어지고 마비가 천천히 풀리기 시작하여 차츰 완전하게 회복된다. 특히 뇌혈전증 후유증으로 인하여 기억력이 없어지고 정신상태가 흐려진 것을 좋게 하는 데 효과가 뛰어나다. 70퍼센트 정도 호전되거나 치유된다.

🌿 40~50대 장년층의 중풍

황기 40그램, 천궁 20그램, 현삼 30그램, 적작약 10그램, 복령 10그램, 칡뿌리 20그램, 감초 3~5그램에 물 400밀리리터를 붓고 그 양이 3분의 1이 되게 달여 하루 세 번 밥 먹기 30분 전에 먹는 방법으로 30일 동안 치료한다.

60대나 70대의 나이가 많은 사람보다는 40~50대 장년층의 중풍에 좋다. 뇌출혈로 인한 후유증보다는 뇌혈전증으로 인한 후유증에 효과가 높다. 황기, 천궁, 현삼, 적작약, 복령, 칡뿌리 같은 약초들은 모두 한약 건재상에서 쉽게 구할 수 있다. 다만 중국산을 구하지 않도록 유의해야 한다.

🌿 뇌혈전으로 인한 중풍 치료법

복숭아씨·홍화·천궁 각 5그램, 당귀 10그램, 적작약 7그램, 거머리·백지·산사·백출·진피(귤껍질)·감초 각 4그램, 대추 2그램을 물로 달여서 농축하여 가루를 만든다. 이것을 한 번에 3그램씩 하루 세 번 밥 먹기 30분 전에 따뜻한 물에 타서 먹는다. 50일 동안 먹는다.

뇌혈전증으로 중풍이 온 환자 여러 사람한테 이 처방을 써 보았더니 대개 15일 만에 다리가 무거운 것과 몸의 반쪽이 저린 느낌이 모두 없어졌고 머리가 띵한 증상도 없어졌다. 다리의 마비도 풀리기 시작하여 차츰 무릎과 발목을 움직일 수 있게 되었으며 팔도 마음대로 움직일 수 있게 회복되었다. 중풍을 앓은 지 2개월이 지나지 않은 상태에서 이 치료법을 쓰면 60퍼센트 이상이 낫고 20~30퍼센트가 호전된다. 특히 뇌혈전증으로 인한 중풍에 효과가 좋다.

🌿 익모초를 이용한 중풍치료법

말린 익모초에 물을 열 배 가량 붓고 섭씨 100도에서 두 시간 끓여 1차 추출액을 얻고 남은 찌꺼기에 다시 물을 7배 붓고 한 시간 끓여 2차 추출액을 얻는다. 이 두 가지 추출액을 한데 합쳐서 물엿처럼 될 때까지 졸인다.

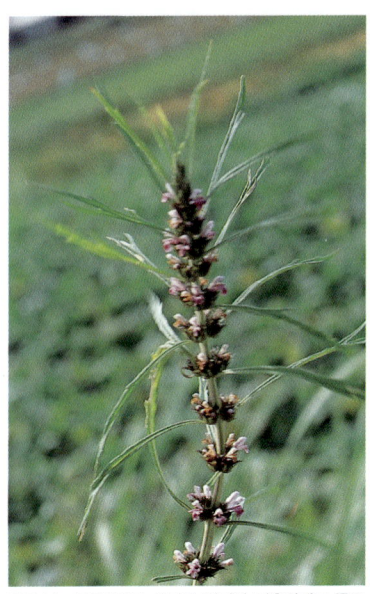

익모초는 부인병에도 효과가 있지만 뇌출혈에도 좋은 효험이 있다.

여기에 부드럽게 가루 낸 익모초 가루와 익모초 농축액을 1대 2의 비율로 섞어서 한 알이 0.3그램쯤 되게 알약을 만든다. 이것을 한 번에 1그램씩(세 알 정도) 하루 세 번 밥 먹기 전에 먹는다. 뇌혈전증으로 인한 중풍을 치료하는 데 매우 좋은 효과가 있다.

　익모초는 혈압을 떨어뜨리고 혈액순환을 좋게 하며 혈전을 풀어 주는 작용이 있어서 뇌혈전증이나 고혈압 치료제로도 쓸 수 있다. 익모초는 산이나 들에서도 흔히 볼 수 있고 한약 건재상에서도 쉽게 구할 수 있으며 값도 매우 싸다. 값은 싸지만 그 효과는 매우 값진 것이다.

온갖 뇌질환에 최고약, 천마

신농가神農架는 중국에서 약초가 많이 나기로 이름난 산이다. 중국 사람들이 의약의 신으로 떠받드는 신농씨가 이 산에 살면서 온갖 풀로 의약을 연구했다고 하여 신농가라고 부른다.

옛날에 이 신농가 산기슭에 큰 부자가 살았는데 그 부잣집 외동딸이 두통이 몹시 심하였다. 집안 식구들이 크게 걱정하여 온갖 좋다는 약을 다 구하여 먹여 보고 이름난 의사를 찾아다니며 치료를 받았으나 별 효험도 없고 두통은 더 심해졌다.

어느 날 밤이었다. 어머니가 딸을 간호하다가 지쳐서 깜박 잠이 들었는데 꿈에 수염이 하얀 할아버지가 나타나서 말했다.

"네 딸의 병은 신농가의 신마神馬가 아니면 고칠 수 없느니라."

꿈에서 깬 어머니는 걱정이 태산 같았다. 신농가는 몹시 험하고 맹수와 독사가 들끓어 아무도 들어가지 못하는 산이었다. 그런데 누가 그 산에 들어가서 신마를 잡아온단 말인가? 고민 끝에 딸의 부모는 방을 써서 붙였다.

"신농가의 신마를 붙잡아 오는 사람과 내 딸을 혼인시키겠노라."

그러나 목숨을 걸고 신농가에 올라가서 신마를 잡아오겠다는 사람이 없었다. 그런데 옆 동네에 어려서 부모를 잃고 혼자 가난하게 사는 한 젊은 사냥꾼이 있었다. 이 사냥꾼이 소문을 듣고 딸의 부모를 찾아갔다.

"제가 신농가에 올라가서 신마를 잡아오겠습니다."

"네 뜻이 장하구나. 부디 꼭 성공해서 돌아오기를 기다리겠다."

사냥꾼은 험한 고개를 넘고 개울을 건너고 가시덩굴을 헤치고 맹수와 독사와 싸우면서 신농가 깊숙이 들어갔다. 여러 날 산을 뒤졌으나 신마는 보이지 않았다. 어느 날 사냥꾼이 지쳐서 숲 속에서 쉬고 있으려니 푸드득 하는 소리가 나더니 하늘에서 붉은 갈기를 휘날리며 말 한 마리가 숲으로 내려왔다.

"저것이 신마가 틀림없다! 게 섰거라."

 사냥꾼은 힘껏 달리며 올가미를 던졌으나 신마는 발굽으로 땅바닥을 한번 치더니 붉은 갈기 한 가닥만을 남기고 땅속으로 사라져버렸다. 사냥꾼은 갈기를 따라 땅을 파기 시작했다. 그러나 한참을 파도 신마는 보이지 않고 둥글납작하고 주먹만한 뿌리 같은 것이 하나 나왔는데 그것은 땅 위에 있던 붉은 갈기와 이어져 있었다.

 "신마를 놓친 것이 원통하지만 이거라도 가지고 가야겠다."

 사냥꾼은 딸의 부모를 찾아가 말했다.

 "아깝게도 신마를 놓쳤습니다. 대신 신마가 사라진 곳의 땅을 파 보니 이상한 뿌리 같은 게 있어서 가지고 왔습니다."

 "음, 신마가 남기고 간 것이라면 이것이 두통을 고치는 좋은 약이 될지도 모르겠군. 이것을 내 딸한테 달여 먹여 보겠네."

 과연 그 약은 두통에 신기한 효험이 있어 병이 씻은 듯이 나았다. 약속대로 사냥꾼은 부잣집 외동딸과 결혼하게 되었다.

 그 뒤로 그 약초 뿌리를 하늘이 신마를 통해 보내 준 약초라 하여 신마神馬라고 부르게 되었는데 차츰 세월이 지나면서 천마天馬, 또는 천마天麻로 부르게 되었다.

참나무의 정기를 먹고 자라는 풀

천마는 난초과에 딸린 여러해살이풀이다. 키가 30~100센티미터쯤 되며 외줄기로 곧게 자라고 뿌리는 고구마처럼 덩이졌다. 덩이뿌리는 긴 타원형이며 길이 10~18센티미터, 지름 2~4센티미터쯤이고 옆에는 뚜렷하지 않은 테가 있다. 줄기는 붉은 밤색이며 조그마한 잎이 듬성듬성 난다. 5~6월에 싹이 나서 6~7월에 흰 빛깔의 꽃이 피었다가 곧 시든다. 꽃줄기는 길이 10~30센티미터이고 작은 꽃이 많이 달린다. 9월에 길이 1.2~1.5센티미터쯤 되는 달걀 모양의 삭과朔果(속이 여러 칸으로 나뉘고 칸마다 씨가 많이 들어 있는 열매)가 익는다. 뿌리를 천마라고 하고, 줄기를 적전赤箭, 또는 정풍초定風草라고 부른다. 참나무 뿌리가 썩은 데서 다른 버섯균과 공생하여 자라는 반기생식물이다.

우리나라에서는 제주도를 비롯하여 경상북도, 경기도, 강원도, 함경도, 평안도의 깊은 산 참나무 밑에서 드물게 난다. 때로 수백 또는 수천 포기가 무리 지어 자라기도 한다.

🌿 천마의 성질과 약성

천마는 뇌질환 계통의 질병에 최고의 신약이다. 두통, 중풍, 불면증, 고혈압, 우울증 같은 두뇌 질환에 불가사의하다 할 만큼 뛰어난 효력을 발휘한다. 그뿐만 아니라 위궤양, 간질, 간경화증, 당뇨병, 식중독, 디스크, 백혈병, 암에 이르기까지 광범위한 질병에 두루두루 뛰어난 효력을 발휘한다.

천마는 신경을 튼튼하게 하여 신경쇠약과 불면증을 치료한다. 오래 복용하면 간, 신장, 폐, 대장이 튼튼해지고 살결이 옥같이 고와지며 머리카락이 까맣게 되고 혈액이 깨끗해지며 장수한다.

천마는 청혈, 해독, 소염, 항암 효과가 뛰어나서 사람의 체질에 따라 제대로 쓰기만 하면 거의 만병을 물리칠 수 있다. 천마의 성질과 약성을 간결하게 정리하면 다음과 같다.

- ■ 천마는 양陽이면서도 음陰에 딸린 약초다. 자연 퇴비나 나뭇잎이 썩어서 생긴 진균眞菌을 좋아하고 사람이나 동물이 건드리는 것

을 싫어한다.
- 천마는 달고, 쓰고, 짜고, 맵고, 시고, 담담하고, 구수하고, 아리고, 노리고, 비리고, 찌리한 맛 등 온갖 맛을 지니고 있어서 모든 장부와 경락에 다 들어간다.
- 피를 맑게 하고, 어혈을 없애며, 담과 습을 제거하고, 염증을 삭이고, 진액을 늘리며, 피나는 것을 멎게 하며, 설사를 멈추고, 독을 풀어 주며, 갖가지 약성을 중화하고 완화하며, 아픔을 멎게 하며, 마음을 진정시키는 등의 작용이 있다.
- 천마는 다음의 질병을 치유하거나 호전시킨다.

고혈압, 저혈압, 중풍, 반신불수, 뇌일혈, 타박상, 뇌출혈, 뇌진탕, 당뇨병, 간경화증, 가스 중독, 농약 중독, 백혈병, 혈우병, 어지럼증, 두통, 귀울림, 차멀미와 배멀미, 혈액순환이 잘 안 될 때, 크게 잘 놀라는 병, 하반신 마비, 목덜미와 어깨·잔등이 당기고 뻣뻣한 데, 지방간, 간염, 어깨가 차가운 증상, 팔다리에 열이 나는 데, 손발이 뒤틀리는 데, 심장병, 신장병, 어린이 간질, 감기몸살,

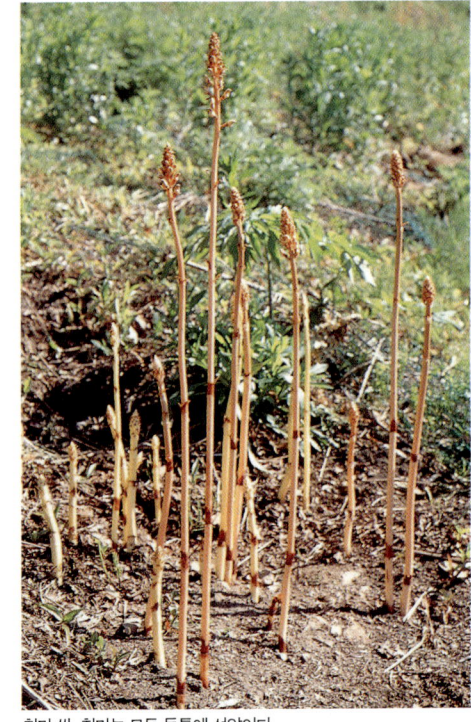

천마 싹. 천마는 모든 두통에 선약이다.

관절통, 좌골신경통, 손발이 삔 데, 위장병, 장출혈, 어혈, 뱃속에 딱딱한 덩어리가 있는 데, 음부 가려움증, 습진, 무좀, 피오줌을 누는 데, 끓는 물이나 불에 덴 데, 쇠독, 갖가지 암, 동상, 마른버짐, 변비, 설사, 곽란, 후두염, 몸이 붓는 데 등이다.

이 밖에 근육과 뼈를 튼튼하게 하고 장부를 튼튼하게 하며 오래 먹으면 기운을 돋우고 체력을 늘리는 등 그 효과를 일일이 말로 다할 수 없다.

반드시 날것으로 먹어야 효과가 있다

천마는 날것으로 써야 약효가 제대로 난다. 쪄서 말리면 천마에 들어 있는 갖가지 특이한 효소 성분이 당분으로 바뀌어 약성을 잃어버리게 된다.

날것을 1년쯤 소주에 담가서 약효 성분을 우려내어 복용하거나 날것을 썰어 말려 가루 내어 쓰는 것이 좋다. 그러나 가장 좋은 방법은 생즙을 내어 꿀이나 흑설탕을 넣어 1년 이상 발효시켜 먹는 것이다. 발효시킨 것은 약효도 높을 뿐더러 맛도 좋아 먹기에도 좋다. 천마 발효액은 온갖 종류의 두통, 중풍, 간질, 중독, 어지럼증, 고혈압 등에 뛰어난 효과가 있다.

천마를 잘 활용하면 당뇨병, 간염, 간경화증, 에이즈, 중풍, 갖가지 암, 잘 낫지 않는 피부병 등 온갖 난치병을 고칠 수 있다. 실제로 에이즈 환자가 천마 생즙을 한두 달 복용하여 건강을 되찾은 사례가 여럿 있다.

천마로 담근 술도 고혈압, 두통, 어지럼증, 피부병 등에 효험이 뛰어나다. 천마를 35도 이상 되는 소주에 담가 섭씨 40도 이상의 온도에서 1년 이상 숙성시켜 복용한다. 오래된 것일수록 맛이 순하고 약효도 높다. 술에 취한 사람이 이 술을 한잔 마시면 술이 금방 깨버린다. 천마술은 금방 취하고 금방 깨며 숙취가 없는 것이 특징이다. 오래 복용하면 살결에 윤이 나고 주름살이 생기지 않는다.

그러나 중국에서 수입한 천마는 약효가 신통찮다. 맛, 품질, 약효 등 모든 면에서 우리나라에서 난 것보다 형편없이 떨어진다.

뛰어난 항암·진통 효과

천마는 항암작용이 매우 강하다. 날것을 잘게 썰어 그늘에서 말려 가루 내어 한 번에 한 숟가락씩 하루 3~5번 먹거나 항암작용이 있는

떫은 감즙으로 중풍을 퇴치한다

민간의학에서 풋감의 떫은 즙과 감나무의 잎을 중풍, 고혈압 등의 치료와 예방에 쓴다. 감식초, 감떡, 곶감 등 감으로 만든 여러 가지 식품들도 건강을 지키는 데 좋은 약이 된다.

떫은 감즙은 중풍의 명약이다. 풋감을 절구에 넣고 짓찧은 다음 여기에 감 부피의 10분의 1 분량의 물을 붓고 통에 옮겨 담은 뒤에 날마다 한 번씩 잘 저어서 5~6일쯤 두었다가 자루에 넣고 짜거나 고운 체로 잘 거른다.

이렇게 만든 감즙을 5~6개월 동안 두었다가 약으로 쓴다. 감즙을 만들 때 썩은 감이나 익은 감이 한 개라도 들어가면 떫은 맛이 없어지고 약효도 없으므로 주의해야 한다. 중풍으로 쓰러져 인사불성이 되었을 때 이 감즙을 반 홉에서 한 홉 가량 마시면 즉시 효력을 보는 수가 있다.

감즙은 방부·방습·수렴 등의 효과가 있어서 화상이나 동상, 타박상 치료에 쓴다. 화상에 감즙을 바르면 흉터가 남지 않고 잘 나으며, 술에 취했을 때 감즙을 마

다른 약초와 같이 먹는다. 특히 백혈병, 폐암, 위암, 간암 등에 효과가 크다. 폐암, 위암, 직장암 환자가 천마 가루를 몇 달 복용하고 깨끗하게 나은 사례가 있다. 천마는 진통효과도 뛰어나서 말기암으로 고통이 극심할 때 통증을 완화하는 데에도 좋다.

한때 천마를 이용하여 종교가 생긴 적도 있다. 중국 청나라 말기에 지금의 만주지방 일대에 '대도회' 라는 비밀종교단체가 있었다. 대도회는 낡고 부패한 정권을 쓰러뜨리고 깨끗하고 질병이 없는 이상사회를 건설한다는 것을 기치로 내세운 비밀결사단체로 교리의 많은 부분을 노자의 〈도덕경〉에서 따왔다.

대도회 교주는 신도들이 병이 나면 천마를 달여서 먹게 하였는데 어떤 병이든지 대개 잘 나았다. 관절염이나 신경통에는 천마와 원지를 같이 달여 먹게 하기도 했다. 대도회 교주가 병을 잘 고친다는 소

시면 숙취가 없어진다.

떫은 감즙과 무즙을 섞어 마셔 중풍에 효과를 보는 수도 많다. 감즙 30밀리리터와 무즙 30밀리리터를 섞은 것을 한 번 먹는 양으로 하여 하루 두세 번 빈속에 복용한다. 이것을 7일 동안 마시고 7일 동안 쉬기를 몇 번 하면 효과가 나타나는데 병이 나으면 더 이상 복용하지 말아야 한다. 발병한 지 6개월 이내의 환자는 효과가 나타날 수 있지만 오래된 중풍 환자에게는 쓰지 않는 것이 좋다.

감잎은 비타민 C가 많이 들어 있어 차로 마시면 고혈압, 각기, 관절염, 갖가지 궤양과 염증, 괴혈병 등의 예방과 치료에 도움이 된다. 감잎차는 다음과 같은 방법으로 만든다.

감잎은 5~6월 새순이 난 것을 채취하거나 7~8월의 무성한 잎을 쓴다. 고욤나무나 돌감나무의 잎이면 더 좋다. 채취한 감잎을 실에 꿰어 그늘에 매달아 2~3일 간 말린 다음 3밀리미터 정도의 폭으로 잘게 썬다.

잘게 썬 감잎을 스테인리스 찜통이나 옹기시루에 3센티미터쯤의 두께로 넣고 수증기로 1분 30초에서 2분쯤 쪄서 30초 정도 식혔다가 다시 한번 1분 30초쯤 찐 다음 그늘에 말린다. 이렇게 만든 감잎을 비닐봉지에 넣어 창호지에 싸서 보관해 두고 60~70도의 물에 감잎을 적당히 넣고 10~20분쯤 우려내어 마신다. 좀이 먹지 않도록 보관할 때 세심한 주의를 기울여야 한다. 물 1리터에 감잎 10그램쯤을 넣고 달여서 차 대신 마신다.

문이 퍼져 수많은 신도가 몰려들어 한때는 신도수가 2백만 명이 넘었으며 50년 동안 크게 번성했다.

천마로 온갖 질병 고치기

🍃 두통 · 고혈압 · 어지럼증

천마는 두통과 고혈압, 어지럼증에 특효약이라 할 만하다.

어지럼증은 한의학에서 '현훈' 이라고 부르는데 대개 간과 신장의 기운이 손상되어 간의 열이 위로 오르고 몸 안에 담과 열이 서로 뭉치거나 몸 속의 체액이 제대로 흐르지 못하여 생긴다. 몹시 어지럽고 속이 메스꺼우며 구토가 나고 귀에서 소리가 나며 청력이 약해진다. 이럴 때 천마 가루를 한 번에 한 숟가락씩 밥 먹고 나서 먹거나 천마 말린 것 3~10그램을 끓인 물에 5분쯤 우려내어 하루 세 번 밥 먹고 나서 마신다.

천마는 간장의 열을 내리고 몸 속의 바람과 습기를 없애며 마음을 진정시키는 작용이 있다. 머리가 흐리고 눈앞이 어질어질하며 귀에서 소리가 나고 입 안이 쓰며 잘 놀라고 손발이 저리며 손과 발을 잘 쓰지 못하고 팔다리에 경련이 일어나는 사람한테 특히 효험이 크다.

천마와 오리를 함께 쓰기도 한다. 오리 한 마리를 잡아서 털을 뽑고 배를 갈라 똥만 빼낸 다음 천마 30~50그램을 오리 뱃속에 넣고 청주를 약간 붓고 흰 실로 오리 몸을 몇 바퀴 둘러 단단히 묶은 다음 세네 시간 동안 푹 찐다.

이것을 하루에 한 번, 한 그릇씩 밥 먹기 전에 먹는다. 먼저 국물을 마시고 뒤에 고기를 먹되 천마를 몇 차례에 나누어 오리고기와 같이 먹는다. 2~3일 안에 먹되 한꺼번에 너무 많이 먹지는 않는다. 이 방법은 고혈압과 어지럼증, 잘 놀라고 꿈이 많으며 말을 잘 못하고 손발이 저리는 등의 증상을 치료하는 데 좋은 효험이 있다.

🍃 뇌출혈

천마는 뇌출혈 즉, 중풍으로 쓰러졌을 때 생즙을 내어 먹이면 불가사의하다고 할 만큼 뛰어난 효과를 발휘한다. 실제로 중풍으로 쓰러져 의식이 없는 환자나 교통사고로 뇌를 심하게 다쳐 이미 병원에서 죽은 것으로 진단이 난 환자에게 생즙을 먹였더니 곧 의식이 돌아오고 후유증 없이 완치된 기적 같은 사례가 여럿 있다. 반드시 날것으로 생즙을 내어 먹어야 효과가 있고 익히거나 쪄서 말린 것은 효과가 훨씬 약하다. 천마는 중풍 치료에 신약이라 하겠다.

🍃 식중독 · 농약 중독

천마는 식중독이나 농약 중독에도 신기하다고 할 만큼 효험이 있다. 농약을 치다가 중독되어 쓰러졌거나 농약을 마셔 중독된 데에는 천마를 강판에 갈아서 그 즙을 몇 숟가락씩 떠서 먹인다. 대개 2~3일이면 깨끗하게 치유된다.

🍃 간질 · 중풍 후유증

뇌출혈로 뇌 수술을 해서 정신이상이 되었거나 간질병이 생긴 사람, 척추 수술로 몸이 마비된 사람, 교통사고로 몸이 마비된 사람, 중풍 후유증으로 몸을 잘 움직이지 못하고 말을 잘 못하는 사람 등도 천마 생즙이나 천마로 담근 술을 오래 먹으면 천천히 좋아지다가 완치가 된다.

🌿 피부암 · 악창 · 종기 · 무좀 · 습진 · 가려움증

생 천마를 강판에 갈아 그 즙을 바른 다음 천으로 싸매어 두면 잘 낫는다. 하루 한 번씩 갈아붙인다. 피부암, 무좀, 습진 등 온갖 피부병에 매우 잘 듣는다.

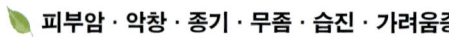

한눈에 보기

과 명	난초과
생약명	천마天麻, 정풍초定風草
속 명	수자해좆, 천마, 적전赤箭
분포지	참나무가 많은 그늘진 숲 속
개화기	5~6월
꽃 색	흰색
결실기	5~6월
열 매	계란형의 삭과
높 이	60~100센티미터
채취시기	가을이나 이른 봄에 뿌리를 캔다
가공법	생즙을 내어 쓰거나 잘게 썰어 말린다
약 효	두통, 어지럼증, 고혈압, 중풍, 심장병, 손발마비, 안면신경마비, 간질, 불면증, 정신분열증, 당뇨병, 피부병, 위암, 폐암, 무좀, 가려움증, 농약 중독, 신경쇠약 등

천 마

불면증 · 신경쇠약에 특효약 산해박

　신경쇠약은 지나친 긴장과 고민 등이 주요 원인으로 정신노동자에게 나타나기 쉽다. 또는 가정불화를 많이 겪거나 심한 좌절과 처절한 슬픔을 겪었을 때, 여러 사람에게 몹시 시달릴 때 등에 걸리기 쉽다. 신경쇠약증 환자에게는 대개 여러 가지 정신 증상과 신체 증상이 동시에 나타나는데 그 증상은 대략 다음과 같다.

　첫째는 쉽게 화를 낸다. 사소한 일로 몹시 슬퍼하고 눈물을 흘린다. 별일도 아닌 일로 고민하고 늘 긴장하고 흥분하며 과거에 어려웠던 일을 회상하며 슬퍼하다가 기뻐하다가 한다. 잠들기가 어렵고 깊이 잠들지 못하며 꿈에 시달리다가 놀라서 깨어나곤 한다. 머리 부분의 근육이 땅기고 온몸이 아프고 사지가 뻣뻣해지곤 한다.

　둘째는 병이 깊어지면서 체력이 달리고 힘이 없어진다. 모든 일에 의욕이 없고 늘 피곤해서 졸리며 깊이 잠들지 못하고 깨어난 뒤에도 개운치가 않다. 주의력이 산만해지고 기억력이 없어져서 금방 들은 것도 잊어버린다.

셋째는 정신이 흐리멍텅해지고 땀을 많이 흘리며 얼굴이 붉어지고 손발이 싸늘해진다. 밥맛이 없고 소화가 잘 안 되며 변비, 설사가 생기고 헛배가 부르다. 남자일 때는 음위, 유정, 조루가 나타나고 여자일 때에는 생리불순이 나타난다.

넷째는 늘 초조하고 불안하여 고민이 많아진다. 가슴이 뛰고 맥박이 빨라 심장병인가 여겨지기도 하고, 위장 기능이 나빠져서 위암에 걸린 것이 아닌가 여겨지기도 한다.

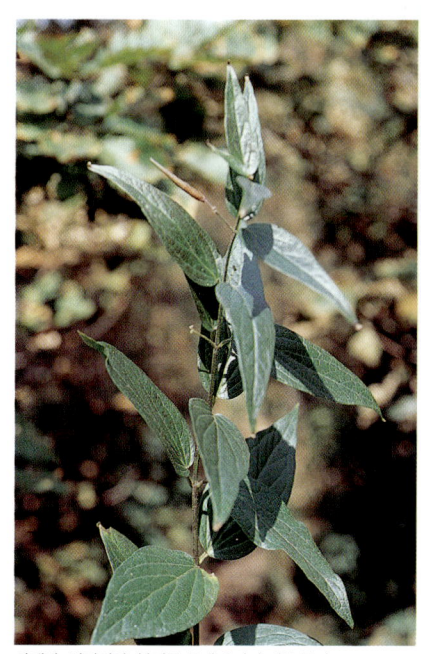
산해박. 신경쇠약, 불면증 등에 효과가 매우 좋다.

신경쇠약에 특효를 볼 수 있는 약초가 산해박이다. 그러나 몸이 너무 허약한 사람이 복용하지 않도록 주의해야 한다. 명현 반응이 몹시 심하게 나타날 수 있기 때문이다.

산해박은 이 밖에 류머티스성 관절염, 몸이 붓는 데, 이가 아픈데, 속이 더부룩하고 소화가 안 되며 가스가 찬 데, 생리통, 요통, 신경통 등에도 쓴다. 날로 생즙을 내어 습진, 타박상, 피부염에 발라도 효과가 있다.

산해박은 박주가리과에 딸린 여러해살이풀로 우리나라 어디에서나 흔하게 자란다. 대개 야산이나 풀밭 같은 데서 볼 수 있는데 한자로는 서장경徐長卿, 토세신土細辛, 천운죽天雲竹 등으로 쓴다.

키는 60센티미터쯤 자라고 잎은 마주 나는데 피침꼴로 끝이 뾰족하

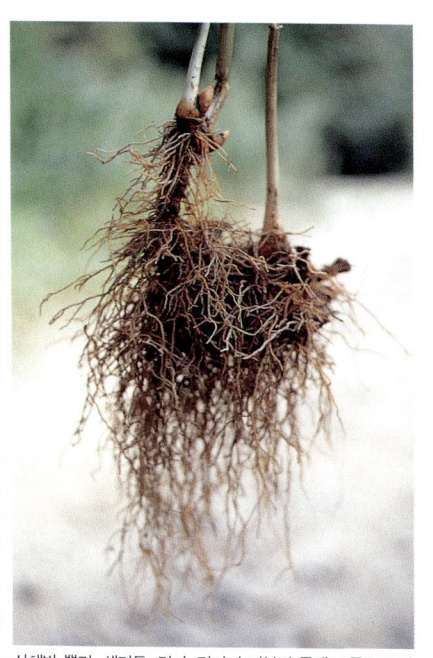

산해박 뿌리. 생리통, 멀미, 갖가지 피부병 등에도 좋은 효과가 있다.

고 뜯어 보면 흰 즙이 나온다. 굵은 수염 뿌리가 달렸는데 이 뿌리를 그늘에서 말려 약으로 쓴다. 꽃은 6~7월에 엷은 보랏빛으로 피고 열매는 8~9월에 익는다.

산해박으로 질병 고치기

산해박은 마음을 안정시키고 통증을 멎게 하는 작용이 강하여 신경쇠약을 치료하는 데 기초가 되는 약초이다. 뿌리, 줄기, 잎에 정유와 향기가 강한 쿠마린, 알칼로이드 등이 들어 있다. 뿌리에 1퍼센트쯤의 페오놀 성분이 들어 있다. 산해박을 달여서 먹을 때 너무 오래 달이면 정유 성분이 날아가 버리므로 20분 이상 달이지 않는 것이 좋다.

🌿 신경쇠약

산해박 뿌리, 줄기, 잎 등을 그늘에서 말려 가루 내어 한 번에 10~15그램씩 하루 두 번 먹는다. 또는 가루 낸 것을 꿀로 개어 5그램쯤 되게 알약을 만들어 한 번에 두 개씩 하루 두 번 먹는다. 대개 40~60일쯤 복용하면 치유된다. 신경쇠약증에 불가사의하다고 할 만큼 효과가 좋은 약초가 산해박이다.

🌿 만성기관지염

산해박 40그램을 물 1리터에 넣고 20분 가량 달여서 하루 세 번에 나

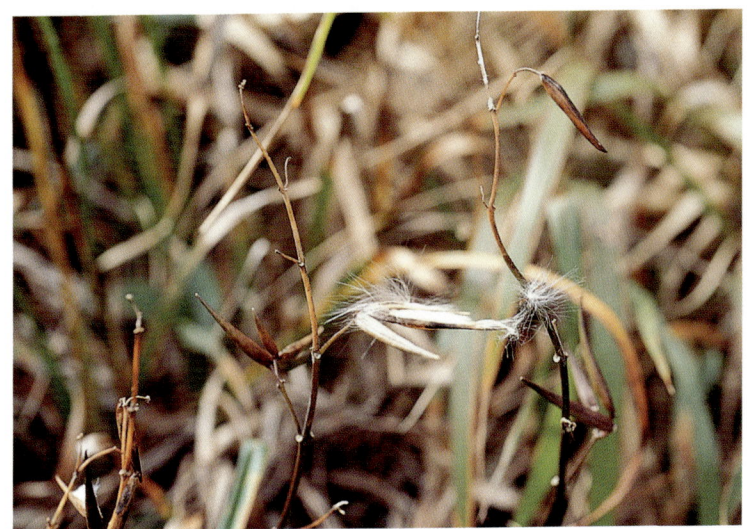
산해박 열매. 날개가 달린 씨앗이 바람에 날려 흩어진다.

누어 밥 먹기 전에 먹는다. 어성초나 더덕 20그램을 더 넣어서 달이면 효과가 더 좋다. 대개 일주일에서 열흘 정도 먹으면 좋은 효과를 볼 수 있다. 목이 마르고 속이 메스꺼운 등의 명현반응이 나타날 수 있다.

치통

산해박 20그램에 물 1.5리터를 붓고 3분의 1이 되게 졸인다. 한편으로 산해박을 그늘에서 말린 것을 곱게 가루 낸다. 이가 아플 때에는 산해박 달인 물 30밀리리터 가량을 2~3분 동안 입에 물고 있다가 뱉어내지 말고 삼킨다. 이와 함께 산해박 가루를 한 번에 3~4그램씩 하루 두 번 밥 먹고 나서 먹는다.

습진 · 피부가려움증 · 대상포진 · 두드러기 등의 피부병

산해박 40그램에 물 1.8리터를 붓고 30분 가량 달여서 그 달인 물로 아픈 부위를 씻는다. 이와 함께 산해박 30~50그램에 물 1리터를 붓고 20분 가량 달여서 하루 세 번에 나누어 먹는다. 산해박을 가루 내어 한 번에 5~10그램씩 하루 두세 번 먹어도 좋다. 산해박은 여러 종류의 피부병에 잘 듣는다.

🌿 정신분열증

산해박을 잘게 썰어 한 번에 10~15그램씩 뜨거운 물 한 대접에 넣고 우려내어 물 대신 조금씩 자주 마신다. 가루 내어 먹어도 좋고 가루를 알약으로 만들어 먹어도 된다.

🌿 생리통 · 생리불순

산해박을 곱게 가루 내어 한 번에 4~8그램씩 하루 두세 번 먹거나 물로 달여서 차 대신 마신다. 산해박은 어혈을 풀어 주고 혈액순환을 잘 되게 하며 마음을 편안하게 한다. 통증을 멎게 하는 작용이 있어서 생리통을 치료하는 데 매우 좋은 약초이다.

🌿 멀미

산해박 15~20그램에 물 1리터를 붓고 20분 가량 달여서 하루 세 번에 나누어 먹는다. 산해박은 모든 차멀미, 배멀미에 좋은 효과가 있다. 멀미는 귀 속에 있는 몸의 평형감각을 조절하는 부위에 탈이 생기면서 자율신경이 흥분하여 나타나는 증상이다. 자율신경이 흥분하여 뇌에 있는 중추신경에 반사되어 속이 메스껍고 구토가 나는 등의 증상이 생기는 것이다. 멀미에는 산해박 말고 국화꽃 10그램을 물로 달여서 마시거나 천마 15~20그램을 물로 달여 먹거나 날로 꼭꼭 씹어서 먹으면 즉시 멎는다. 아니면 콩알만한 송진 세 알을 따뜻한 물에 타서 먹은 후 차나 배를 타면 멀미가 나지 않는다.

관절통 · 요통

산해박을 곱게 가루 내어 한 번에 5~15그램씩 하루 세 번에 나누어 먹거나 꿀로 알약을 지어 먹는다. 산해박은 기력을 늘려 주고 뼈를 튼튼하게 하며 통증을 멎게 하는 효능이 있어서 풍습으로 인한 관절통과 요통에 효과가 좋다.

타박상

신선한 산해박을 짓찧어 상처 부위에 붙이고 이와 함께 산해박을 달여서 그 물을 마신다. 짓찧어 붙이면 곧 통증이 멎고 부은 것이 내린다. 뼈를 다쳤을 때에도 산해박을 짓찧어 붙이면 뼈가 빨리 아물어 붙는다.

한눈에 보기	산 해 박
과 명	박주가리과
생약명	귀독우, 별선종
속 명	산해박
분포지	양지바른 들, 산 속, 길 옆
개화기	8~9월
꽃 색	연한 황갈색
결실기	9월
열 매	길이 6~8센티미터의 뿔 모양이고 그 속에 날개가 달린 씨가 들어 있다
높 이	60센티미터 가량 자라는 여러해살이풀
채취시기	가을에 뿌리를 캐서 쓴다
가공법	잘게 썰어 그늘에서 말리거나 가루 낸다
약 효	이뇨, 해열, 부종, 두통, 신경쇠약, 멀미, 고혈압, 배가 아픈 데, 타박상, 두드러기, 습진, 이질, 뱀한테 물린 데, 신경통 등

부작용 없는 천연 비아그라 야관문

야관문은 콩과에 딸린 여러해살이풀이다. 우리말로는 비수리라고 하며 한자로는 절엽철소추截葉鐵掃帚, 야관문夜關門, 삼엽초三葉草, 야계초野鷄草, 반천뢰牛天雷, 폐문초閉門草, 공모초公母草, 음양초陰陽草, 백관문초白關門草, 야폐초野閉草 등의 여러 이름이 있다.

야관문은 밤에 빗장을 열어 주는 약초라는 뜻이니 그 이름이 묘하다. 이것을 먹으면 천리 밖에서도 빛이 난다고 하여 천리광千里光이라고도 한다. 또 큰 힘을 나게 한다 하여 대력왕大力王이라고도 하며, 뱀을 쫓는다고 하여 사퇴초蛇退草라는 이름도 있다.

야관문은 흔한 풀이다. 새로 찻길을 닦느라고 깎아낸 비탈 같은 곳에 무리지어 자란다. 고속도로 옆에 무리지어 자라는 것을 흔히 볼 수 있다. 옛사람들은 이 풀을 꺾어서 묶어 빗자루로 쓰기도 했다. 그러나 이처럼 흔하고 천대받는 풀이 비아그라 못지않은 효과를 지녔다고 하면 누가 믿기나 할까.

　야관문은 이름 그대로 밤에 닫힌 문을 쉽게 열게 할 수 있는 약초다. 여러 가지 남성 질병, 양기부족, 조루, 유정, 음위증 등을 치료하는 데 뛰어난 효력이 있다. 2~3일만 복용하면 그 효과를 확인할 수 있다. 부작용이 전혀 없는 천연 비아그라의 효능을 지닌 약초라고나 할까.

　그러나 야관문을 그냥 달여 먹거나 가루 내어 먹어서는 전혀 효과가 없다. 차로 끓여 먹어도 마찬가지다. 야관문은 반드시 술로 우려내야만 그 진가가 나타난다. 35도 이상 되는 증류주에 야관문을 술 양의 3분의 1쯤 넣고 3개월쯤 우려내어 한 잔씩 마신다. 특히 신장기능이 허약한 노인들의 양기부족에 탁월한 효과가 있다. 몇몇 사람들한테 야관문으로 만든 술을 마시게 하였더니 과연 효험이 있었다. 이렇게 좋은 약초를 길 옆에 내버려 두고 사람들은 왜 신장의 기능을 고갈시키고 부작용도 만만찮은 비아그라만 열심히 찾는 것일까.

　야관문은 맛은 쓰고 약간 매우며 성질은 평하고 독이 없다. 폐와 간, 콩팥에 주로 작용한다. 간과 콩팥을 튼튼하게 하고 어혈을 없애며 부은 것을 내리게 한다. 몽정, 대하, 설사, 타박상, 천식을 낫게 하고 눈을 밝게 하며 근육과 힘줄을 부드럽게 하며 혈액순환이 잘 되게 한다. 또 열을 내리고 뱃속에 있는 벌레를 죽이며 유방에 생긴 종기, 뱀에 물린 상처, 눈이 빨갛게 충혈된 것을 치료한다. 위궤양, 탈항에도 효과가 있다.

　야관문의 잎, 뿌리, 줄기에는 플라보노이드, 피니톨, 페놀, 탄닌, 시토스테롤 등이 들어 있는데, 이들 성분이 염증을 없애고 가래를 삭이며 황색포도상구균, 폐렴상구균, 연쇄상구균, 카타르구균 등을 죽이거나 억제한다.

기침에도 탁월한 효과

야관문을 9~10월에 채취하여 잘게 썰어 그늘에서 말려 약으로 쓰기도 하고, 신선한 것을 그대로 약으로 쓸 수도 있다. 말린 야관문 80그램에 물 한 되(1.8리터)를 붓고 약한 불로 천천히 달여서 100밀리리터쯤 되게 농축하여 설탕을 약간 넣고 한 번에 50밀리리터씩 아침, 저녁으로 하루 두 번 밥 먹고 나서 먹는다. 10일 동안 복용한 뒤에 3~4일 쉬었다가 다시 10일 동안 복용하기를 몇 차례 반복한다.

야관문은 기관지염이나 기관지 천식으로 기침을 심하게 하고 가래가 많이 나오는 데에도 뛰어난 효과가 있다. 3~4일 만에 효과가 나타나는 사람도 있고 10일 이상 지나야 조금씩 효과가 나타나는 사람도 있다. 약을 먹는 동안 일종의 명현반응으로 현기증이 나거나 속이 메스꺼우며 구토가 나고 설사를 하며 잠을 잘 자지 못하고 입 안이 허는 등의 증상이 나타날 수 있으나 며칠 지나면 저절로 없어진다. 증상이 가벼운 사람일수록 효과가 빠르고 증상이 몹시 심한 사람도 잘 듣는다. 80퍼센트 이상이 낫거나 호전된다.

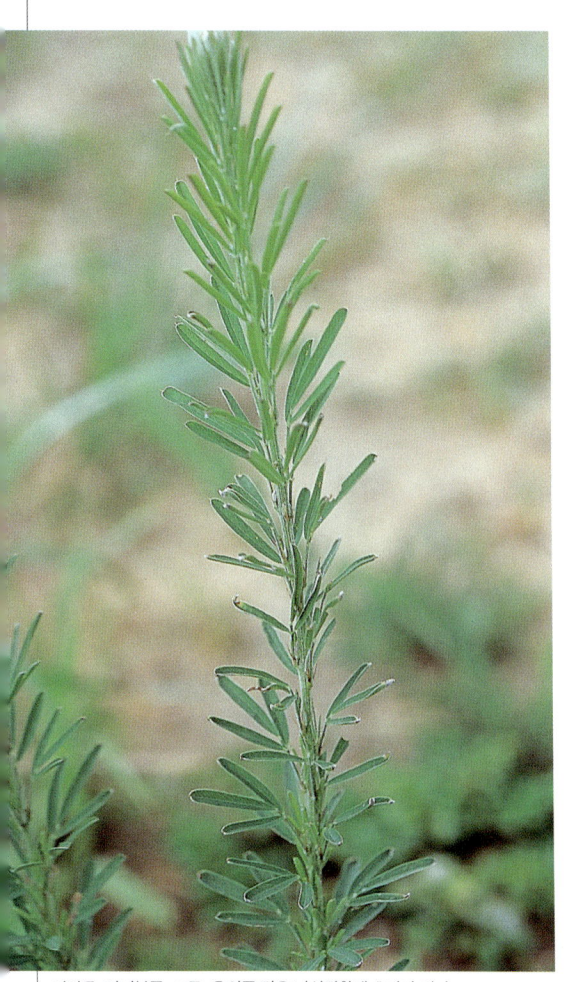

야관문. 양기부족, 조루, 음위증 같은 남성질환에 효과가 있다.

야관문으로 여러 질병 고치기

🌿 간열로 눈이 침침하고 눈이 충혈된 데

야관문 40그램과 꿀 약간에 물 1리터를 붓고 약한 불로 한 시간 가량 달여서 하루 두세 번에 나누어 밥 먹고 나서 먹는다. 혹은 가을철에 야관문 씨를 받아 가루 내어 한 번에 4~5그램씩 먹거나 가루를 꿀로 알약을 만들어 먹는다. 야관문을 오래 먹으면 눈이 밝아지고 눈병에 잘 걸리지 않는다.

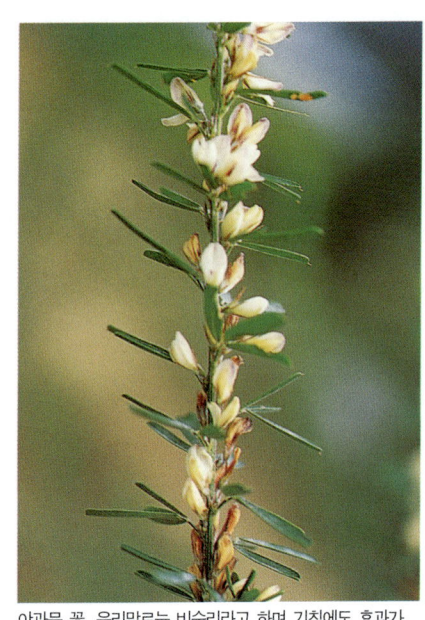

야관문 꽃. 우리말로는 비수리라고 하며 기침에도 효과가 있다.

🌿 설사·급성위염

야관문의 뿌리, 잎, 줄기 말린 것 100그램을 잘게 썰어 물 1.2리터에 넣고 200밀리리터가 되게 농축하여 고운 천으로 거른다. 이것을 3~5시간마다 어른은 50밀리리터씩, 아이나 노인, 허약한 사람은 어른 양의 반이나 3분의 2쯤으로 줄여서 계속 먹는다. 하루나 일주일 사이에 대개 낫는다.

🌿 당뇨병

야관문 30~50그램에 오골계 살코기를 적당하게 넣고 은근한 불로 푹 고아서 먹는다. 아니면 하루에 말린 야관문 40~80그램에 물 한 되를 붓고 물이 반으로 줄어들 때까지 달여서 수시로 차 대신 마신다. 야관문은 당뇨병의 혈당치를 낮추는 데에도 상당한 효력이 있다.

🌿 기력부족 · 허약체질

야관문 뿌리 40~80그램, 꿀 30그램에 물 1리터를 붓고 약한 불로 달여서 하루 두세 번에 나누어 먹는다. 야관문 씨를 가루 내어 한 번에 4~5그램씩 하루 두세 번 먹어도 좋다.

🌿 신경쇠약

야관문 뿌리 30~40그램에 물 한 되를 붓고 절반이 되게 달여서 하루 두 번에 나누어 먹는다. 야관문은 신경쇠약에도 좋은 효험이 있다.

한눈에 보기

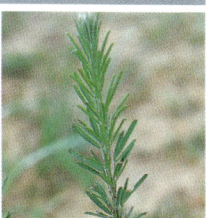

야 관 문

과 명	콩과
생약명	야관문夜關門, 천리광千里光
속 명	비수리, 대력왕大力王, 사퇴초蛇退草
분포지	황폐한 땅, 고속도로 옆의 비탈진 곳
개화기	5~6월
꽃 색	흰색, 또는 연한 붉은빛
결실기	9월
열 매	연한 회색의 작고 둥근 열매
높 이	60~100센티미터
채취시기	6~9월에 전초를 채취하고 9월에 씨앗을 채취한다
가공법	잘게 썰어 그늘에서 말리거나 술에 담근다
약 효	양기부족, 음위증, 조루, 기침, 백일해, 뱀에 물린 데 등

 ## 머리카락 검게 하고 대머리 다스리는 한련초

줄기에 상처를 내면 먹처럼 까만 즙이 흘러나오는 풀이 있다. 한련초는 잎이나 줄기를 꺾으면 맑은 빛깔이 나는 진액이 흘러나와 30초쯤 지나면 까맣게 바뀐다. 그래서 옛사람들은 한련초의 즙을 수염이나 머리카락을 까맣게 물들이는 데 썼다.

한련초는 우리나라 중부와 남부지방의 논이나 개울가, 물기 있는 땅에 자라는 한해살이풀이다. 예장초, 묵한련墨旱蓮, 묵두초墨頭草, 묵초墨草, 묵채墨菜, 묵연초墨烟草, 한련풀, 하련초 등의 여러 이름이 있는데 이는 모두 먹처럼 까만 즙이 나온다고 해서 붙은 이름이다.

키는 20~60센티미터쯤 자라고 잎과 줄기에 뻣뻣한 털이 있다. 잎은 마주나고 길이 3~9센티미터, 너비 5~15밀리미터쯤 되는 버들잎 모양이다. 줄기는 곧게 서거나 비스듬히 누워서 자라며 잎겨드랑이마다 가지를 치는 성질이 있다.

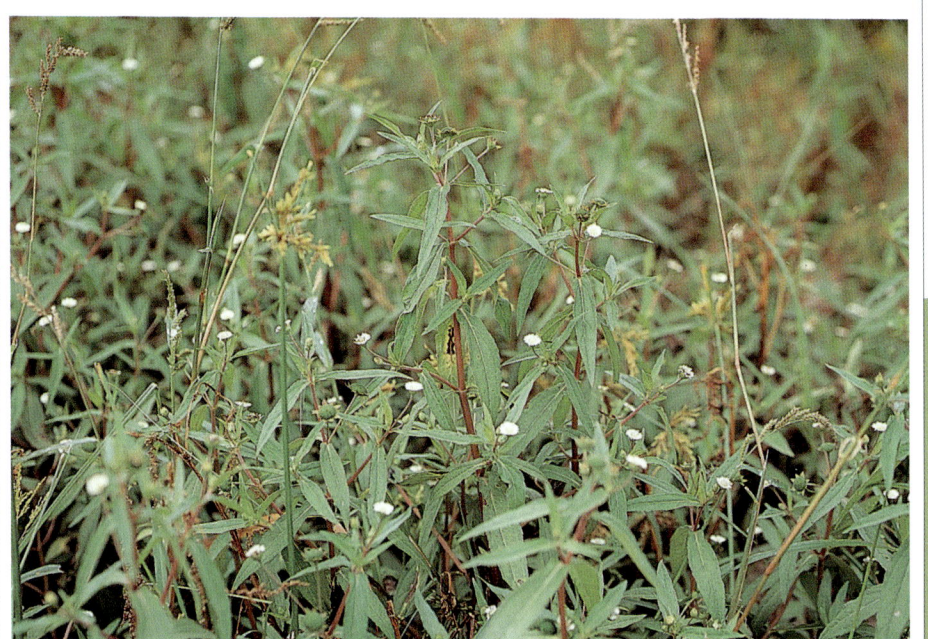

한련초는 논둑이나 개울가에 자라는 잡초이다. 머리를 까맣게 하고 콩팥을 튼튼하게 하며 암세포를 죽이는 효과가 있다.

8~9월에 가지 끝과 줄기 끝에 지름이 1센티미터쯤 되고 구절초 꽃을 닮은 꽃이 하나씩 흰 빛깔로 핀다. 꽃이 지고 난 뒤에 씨앗이 까맣게 익는다.

머리카락을 검게 하기로 이름난 약초

한련초는 희어진 머리를 검게 하고 수염을 잘 자라게 하는 약초로 이름 높다. 한련초를 꺾으면 까만 즙액이 나오고 또 줄기나 잎을 물에 담갔다가 손으로 비비면 까맣게 바뀌므로 옛사람들은 이 식물을 달인 물로 머리를 감으면 머리카락이 검어지고 숱이 많아질 것이라고 생각했다. 실제로 한련초 즙이나 진하게 달인 물을 먹거나 머리카락이나 수염, 눈썹 등에 바르면 머리카락이나 수염이 빨리 자랄 뿐만 아니라 빛깔도 검어지며 숱도 많아진다. 글쓴이가 잘 아는 한 명의는 한련초로 대머리 치료약을 만들어 대머리 환자 수십 명을 치료했다.

옛 의학책에도 한련초가 머리카락을 잘 자라게 하고 또 까맣게 한다는 기록이 적지 않게 나온다. 조선 세종 임금이 편찬한 세계 최대의 의학백과사전인 〈의방유취〉에 흰 머리카락을 검어지게 하는 처방이 다음과 같이 나와 있다. 한련초 반 근, 끓는 물에 담갔다가 밀기울과 함께 살짝 볶은 살구씨 한 근, 숙지황 한 근을 함께 짓찧어서 벽오동 씨만 하게 알약을 만들어 한 번에 30알씩 빈속에 따뜻한 술과 함께 하루 두 번 먹는다.

또 한련초 생즙 석 되, 검정참깨 기름 한 되, 우유 한 되, 감초 두 냥(80그램)을 한데 섞어서 달인 물을 콧구멍에 3~5방울씩 6~7번 떨어뜨리기를 반 년 동안 하면 희어진 머리카락과 털이 검어지고 빠진 털이 다시 나온다고 하였다.

한련초 생즙을 머리카락에 직접 바르는 방법도 있다. 양젖 한 되를 달여서 한 번 끓어오르면 한련초 생즙 석 되, 참기름 두 되, 돼지기름 한 되를 넣고 두세 번 끓어오르도록 달여서 식힌 다음 사기그릇에 담아두고 날마다 머리에 바르면 머리카락이 검어진다고 하였다.

〈수친양로서壽親養老書〉라는 옛 책에는 다음과 같은 얘기가 적혀 있다.

납합이라는 사람이 나이가 70이 넘었으나 머리카락과 수염이 모두 검으므로 그 이유를 물었더니 이렇게 대답했다.

"전에 우리 지방에 살던 행대라는 사람이 번진으로 출장을 나갈 때에는 수염과 머리가 하얗

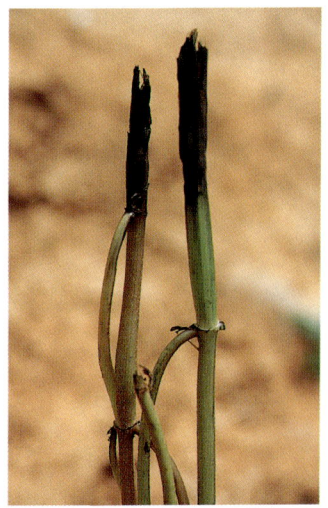

한련초 줄기를 꺾으면 즙이 까맣게 변한다.

다가 몇 해 뒤에 돌아왔을 때에는 수염과 머리카락이 까맣게 되었기 때문에 사람들이 다 이상하게 여겼습니다. 사람들이 그 이유를 물었더니 그는 오래 전에 이를 튼튼하게 하고 머리카락과 수염을 까맣게 하는 처방을 얻었으나 약의 분량을 알지 못하고 있던 중에 번진에 가서 그 방법을 배웠으므로 그대로 약을 써 본 것이라고 했습니다. 그 약을 만드는 방법은 다음과 같습니다.

한련초 100그램, 깻묵 140그램, 가자 20개, 조협 120그램, 누에똥과 소금 각각 100그램, 승마 100그램을 부드럽게 가루 내어 식초를 탄 묽은 풀로 반죽합니다. 이 반죽으로 탄알 만하게 알약을 지어 납작하게 떡 모양으로 눌러 말린 다음 항아리에 넣고 항아리를 물로 이긴 진흙으로 싸서 겻불에 묻어 연기가 나오지 않을 때까지 태웁니다. 이것을 두어 알씩 꺼내서 가루 내어 아침 저녁으로 치약처럼 이를 닦고 따뜻한 물로 양치질을 합니다. 머리카락과 수염을 검게 하는 약이 매우 많으나 이 방법이 특별하기 때문에 알려드리는 것입니다." 라고 하였다.

갖가지 남성질환에 탁월한 효과

한련초는 남성의 양기부족, 음위(임포텐츠), 조루, 발기부전 등 갖가지 남성질환을 치료하는 데에도 효력이 탁월하다. 보음補陰, 보정補精 작용이 뛰어나서 오래 먹으면 뼈와 근육이 튼튼해지고 몸이 날아갈 듯 가벼워지며 무병장수한다. 양기부족이나 음위증을 고치는 데에 으뜸가는 약초라고 할 만하다. 양기를 세게 할 뿐만 아니라 신장기능이 허약해서 생긴 요통, 오줌이 뜨물처럼 허옇고 걸쭉하게 나오는 증상, 사타구니가 축축하고 가려운 증상 등에도 효과가 좋으며, 여성의 자

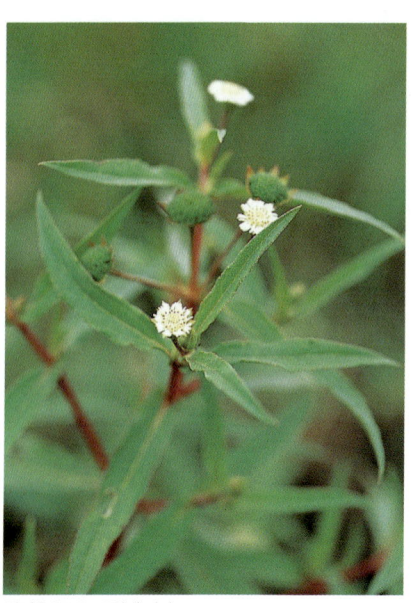
한련초 꽃. 8~9월에 핀다.

궁염이나 생리불순, 생리통, 냉증, 불감증 등에도 뛰어난 효력을 발휘한다.

한련초는 독성이 없으므로 한꺼번에 많은 양을 먹거나 오랫동안 복용하더라도 아무런 부작용이 없다. 어린 줄기와 잎을 나물로 먹으면 모든 장기가 튼튼해진다.

한련초에는 사포닌, 탄닌, 에크립틴, 쿠마린 화합물인 웨텔로락틴, 비타민 A 등이 들어 있다. 한련초의 즙이 옷이나 천에 닿으면 처음에는 아무 색깔이 없다가 차츰 검게 바뀌는 것은 웨텔로락틴이라는 성분이 공기와 닿으면 화학반응을 일으켜서 색깔이 까맣게 변하기 때문이다. 이 성분은 암세포의 성장을 억제하는 효력이 있다.

🌿 한련초의 약성에 대한 옛 의학책의 기록

〈향약집성방〉에 나온 기록은 다음과 같다.

"맛은 달고 시며 성질이 평하고 독이 없다. 피똥을 누는 데, 침을 맞은 자리나 뜸을 뜬 자리가 곪은 데와 피가 몹시 나면서 멎지 않는 데에 달여 먹거나 짓찧어 붙이면 곧 낫는다. 한련초 즙을 머리카락이나 눈썹에 바르면 머리카락과 눈썹이 빨리 자라면서 숱이 많아진다. 이것으로 고약을 만들어 코 안에 넣으면 뇌가 좋아진다. 고름을 빨아내고 피나는 것을 멎게 하며 소장을 통하게 한다. 또 수염과 머리카락을 자라게 하고 여러 가지 헌 데와 손바닥에 생긴 부스럼에 붙인다."

〈방약합편方藥合編〉에는, 한련초는 피나는 것을 멈추며 이질, 설사를 낫게 하고 머리카락을 검게 하며 수염도 나게 한다고 전한다.

〈동의보감〉에는 피똥을 누는 것과 침과 뜸으로 인한 상처를 주로 치료하고 피가 나서 멎지 않는 것을 낫게 한다, 머리카락을 나게 하고 일체의 창瘡을 치료한다고 전한다.

🌿 뛰어난 항암작용

한련초는 항암작용이 뛰어나다. 자궁암, 식도암, 피부암 등에 한련초를 써서 효과를 보았다는 기록이 있다.

자궁암에는 한련초에 만삼, 감초, 잔대, 석곡, 태자삼, 여정자, 백작약, 금은화, 복령 등을 넣고 달여서 복용하고, 식도암에는 신선한 한련초 250그램을 즙을 짜서 먹는다.

피부암에는 한련초, 당귀, 백작약, 산약, 백출, 단삼, 목단피, 복령을 달여서 먹는 한편 활석가루, 노감석, 주사, 용뇌, 얼레지 전분을 함께 가루 내어 참기름으로 개어 아픈 부위에 붙인다.

한련초는 요즘 사람들이 걸리기 쉬운 여러 질병에 두루 효험이 있다. 원기쇠약과 만성피로, 양기부족, 발기부전, 조루, 신장기능이 허약해서 오는 요통, 변비, 소변이 잘 안 나올 때, 음부가 축축하고 가려운 데, 여성의 생리불순, 자궁염, 만성장염, 갖가지 피부병, 상처와 염증, 치조농루, 풍치, 구내염, 입맛이 없는 데, 축농

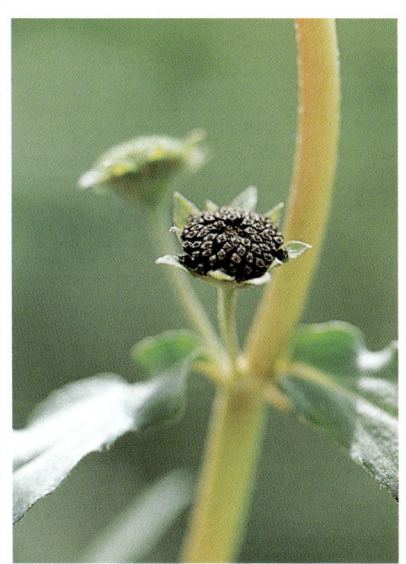
한련초 열매. 한련초는 항암작용이 매우 뛰어난 약초이다.

증, 어지럼증, 피가 멎지 않는 데, 머리카락이나 눈썹이 빠지는 데, 머리카락이 일찍 희어지는 데 등에 효과가 있다. 그러나 약성이 순하여 효과가 천천히 나타나므로 4개월 이상 꾸준히 복용해야 제대로 효과를 본다.

한련초를 복용하는 방법은 여러 가지가 있다. 한련초만을 하루 30그램쯤 물 600~700 밀리리터에 넣고 10분쯤 달여서 아침, 점심, 저녁으로 하루 세 번에 나누어 마실 수도 있고, 한련초 30그램, 어성초 10그램, 쑥 5그램을 물 1리터에 넣고 10분쯤 달여서 하루 세 번에 나누어 먹어도 좋다. 한련초를 그늘에서 말려 가루 내어 하루 세 번, 한 번에 5그램씩 먹어도 좋고 말린 한련초 가루로 오동나무씨만하게 알약을 만들어 한 번에 30~40개씩 하루 세 번 따뜻한 물과 함께 먹는 방법도 있다.

한련초는 다른 어떤 약초와 함께 먹어도 좋으며 많이 먹는다고 해서 부작용이 생기는 일은 없다. 질병이나 증상에 따라 마음대로 다른 약재를 가감하여 쓸 수 있다.

한눈에 보기

한 련 초

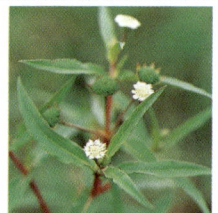

과 명	국화과
생약명	묵한련墨旱蓮, 한련초
속 명	한련초, 묵두초墨頭草, 묵초墨草, 묵채墨菜, 묵연초墨烟草, 한련풀, 하련초
분포지	습기 있는 양지쪽, 물가, 논둑
개화기	8~9월
꽃 색	흰색
결실기	9~10월
열 매	길쭉하고 까만 열매
높 이	30~100센티미터 자라는 한해살이풀
채취시기	6~9월
가공법	그늘에서 말린다
약 효	양기부족, 조루, 출혈, 흰머리를 검게 하는 데, 어지럼증, 요통, 변비, 비만증, 암, 갖가지 염증 등

5 강장 약초의 대명사 삼지구엽초

　옛날 중국의 사천 지방에 한 목동이 있었다. 어느 날 양떼를 몰고 산으로 올라갔다가 숫양이 암양과 교미하는 것을 보았는데 무려 백 번을 하고도 지치지 않는 듯 하였다. 목동이 이상히 여겨 그 숫양의 행동을 유심히 살펴 보았더니 어떤 풀을 열심히 뜯어먹는 것이었다. 목동이 그 양이 먹던 풀을 뜯어 먹었더니 허기도 들지 않고 정욕이 왕성해졌다. 그리하여 뒷날 음탕한 양이 먹는 풀이라 해서 그 풀을 음양곽淫羊藿이라 부르게 됐다.

　옛날 어느 마을에 칠순이 가까운 노인이 있었는데 어느 날 산에 나무를 하러 갔다가 처음 보는 풀을 발견하여 뜯어 먹었더니 갑자기 성욕이 일어나서 주체할 수 없었다. 지팡이를 내던지고 부랴부랴 집으로 돌아와 아내를 껴안았다. 뒷날 이 풀을 지팡이를 내던지게 한 풀이라 하여 방장초라고 불렀다.

삼지구엽초는 키가 30~40센티미터쯤 자라는 여러해살이풀로 한 줄기에서 가지가 세 갈래로 뻗고 거기에 잎이 세 장씩 돋아 잎이 모두 아홉 장이 된다 하여 삼지구엽초라 한다. 이 이름 말고 음양곽, 방장초, 선령비, 천량금, 강전, 팔파리, 기장초 등 여러 이름이 있다.

5월에 노란색 꽃이 피고 여름철에 잎이 무성하게 자란다. 우리나라의 강원도 경기도, 그리고 북한지방의 깊은 산 속 나무 그늘 밑에서 자란다.

불임증과 신경쇠약에도 잘 듣는다

삼지구엽초는 옛날부터 정력을 세게 하며 음위를 치료하고 불임증을 고치며 치매를 예방하는 약초로 이름이 높다. 특히 삼지구엽초로 담근 술은 선령비주라 하여 으뜸가는 강정약술로 꼽힌다.

삼지구엽초는 성기능을 높이고 뼈와 근육, 힘줄을 튼튼하게 한다. 음위증, 조루, 불임증, 냉병, 건망증, 마비증, 허약체질 등에 두루 쓴다. 소변을 잘 나가게 하고 혈압을 낮추며 저혈압, 당뇨병, 심근경색, 신경쇠약 등에도 효험이 있다.

삼지구엽초를 동물에게 먹이면 성욕이 왕성해지고 삼지구엽초에 들어 있는 성분인 에피메딘을 개에게 주사하면 정액이 훨씬 많이 분비되고 교미 시간도 늘어난다. 삼지구엽초는 성신경을 자극하여 정액을 많이 나오게 하고 성욕을 왕성하게 한다.

성행위를 지나치게 하여 허리가 아프고 쉽게 피로해지며 아침에 일어나기 어렵고 머리카락이 빠지고 다리에 힘이 없으며 꿈이 많을 때 삼지구엽초를 먹으면 효험이 크다.

삼지구엽초는 술에 담가서 먹는 것이 가장 효험이 좋다. 삼지구엽

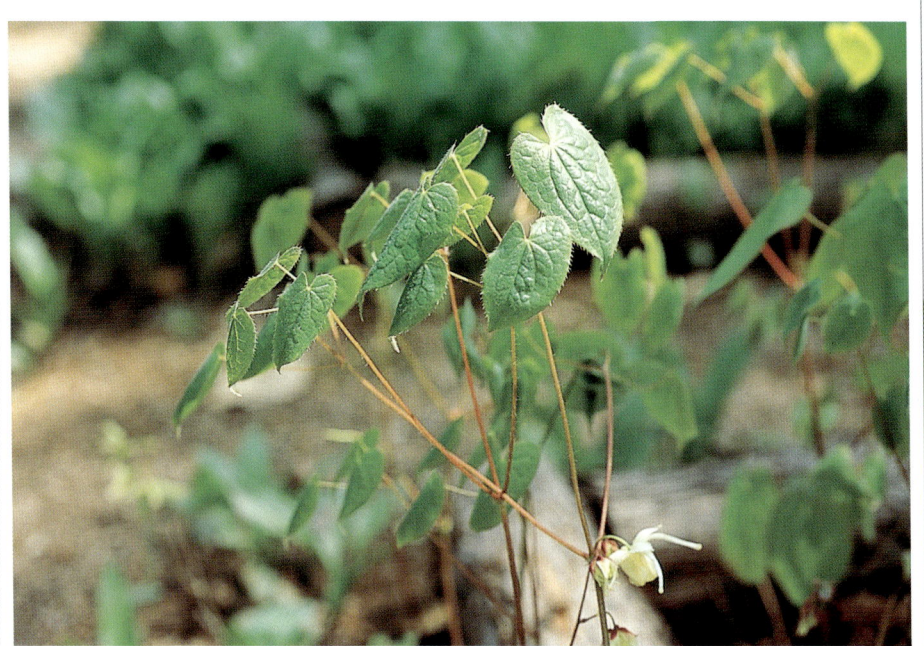
삼지구엽초. 세 가지에 잎이 아홉 개가 달린다고 하여 삼지구엽초라고 부른다. 성기능을 높여 주는 약초로 유명하다.

초 500그램을 술 3리터에 담가서 보름쯤 어둡고 서늘한 곳에 두었다가 날마다 조금씩 마신다. 또는 삼지구엽초 120그램, 복령 60그램, 꿀 200그램, 대추 60그램을 소주 2리터에 넣고 한 달쯤 어둡고 서늘한 곳에 두어 숙성시켰다가 날마다 잠자기 전에 소주잔으로 한두 잔씩 마신다. 삼지구엽초는 마늘, 복령, 숙지황, 육종용 등과 함께 쓰면 효력이 커진다. 다른 방법으로는 잎, 줄기, 뿌리, 열매 등을 잘게 썰어서 차로 끓여 마시거나 오래 달여 조청처럼 만들어 조금씩 먹는다. 하루 10~12그램을 쓴다.

여성과 남성의 불임증에는 삼지구엽초 15그램, 인삼 3그램을 물로 달여서 아침 저녁으로 마신다. 여성은 이와 함께 쑥이나 석창포 달인 물로 목욕을 하면 더욱 좋다. 몸이 차가워서 생긴 불임증과 성기 발육 부전으로 인한 불임증에 효과가 있다. 6개월 이상 꾸준히 복용하면 뜻밖에 좋은 결과를 볼 수도 있다.

　큰병을 앓고 나서 몸이 몹시 쇠약해졌거나 본래 체질이 허약한 사람은 삼지구엽초고를 만들어 먹으면 좋다. 삼지구엽초 1킬로그램, 새삼씨·더덕·잔대 각각 800그램을 진하게 달여 고약처럼 만든 뒤에 꿀을 적당히 넣어 엿처럼 되게 졸여 한 번에 15~30그램씩 하루 세 차례 복용한다. 삼지구엽초는 맛이 맵고 달며 성질은 따뜻하다. 신장과 간장에 작용하며 음위증, 불감증, 조루, 양기부족 등을 치료하고 혈압을 낮추고 말초혈관을 넓혀 혈액순환이 잘 되게 한다. 신경쇠약을 치료하고 기억력을 회복시켜 주며 염증을 없앤다.

　고혈압, 고지혈증, 신경성 고혈압 등 갖가지 고혈압에는 삼지구엽초와 선모를 각각 10~20그램씩 차로 끓여 마시면 효험이 있다. 이밖에 중풍으로 인한 마비, 손발저림, 생리불순, 이명, 현기증, 기침, 소아마비 등에도 삼지구엽초를 쓴다.

삼지구엽초의 약효와 질병치료법

삼지구엽초는 성질이 더우므로 몸에 열이 많은 사람이나 소양체질인 사람이 너무 많이 먹는 것은 좋지 않다. 소양체질의 사람이 삼지구엽초를 지나치게 많이 먹으면 어지럼증, 구토, 갈증이 생기고 코피가 나는 등의 부작용이 있을 수 있다. 또 한꺼번에 많은 양을 먹으면 소변이 잘 안 나올 수도 있으므로 부종 환자는 적은 양을 자주 복용하는 것이 좋다.

　삼지구엽초는 알칼로이드, 플라보노이드, 사포닌이 주성분이다. 줄기와 잎에 플라보놀 배당체인 이카리인, 세릴알콜, 팔미틴산, 스테아린산, 리놀레인산, 비타민 E가 들어 있고 뿌리에는 데스메틸이카리인, 마그노플로린 등이 들어 있는데 삼지구엽초의 강장·강정작용은 이카리인인 것으로 추측된다. 삼지구엽초에서 추출한 성분은 남성호르몬과 유사한 작용이 있어서 거세한 동물의 정낭을 크게 하는 작용이 있다. 거세한 닭의 볏을 자라게 하고 거세한 흰쥐의 정낭이 위축되는 것을 막아 주는 작용이 실험에서 밝혀졌다.

삼지구엽초는 온갖 균을 죽이는 작용도 있고 기침을 멎게 하고 가래를 삭이며 장운동을 억제하는 작용도 있다. 삼지구엽초의 약성에 대해 북한의 〈동의학사전〉은 이렇게 요약했다.

"신양腎陽을 보하고 정기를 도우며 힘줄과 뼈를 튼튼하게 하고 풍습을 없앤다. 강정작용, 이뇨작용, 혈압을 낮추는 작용 등이 실험으로 밝혀졌다. 음위증, 성신경쇠약증, 성호르몬 장애 등에 쓰며 소변불통, 귀울음, 건망증, 마비, 생리불순 등에 쓴다. 허약한 사람의 보약으로도 쓴다. 하루 6~10그램을 달임약으로 먹는다."

삼지구엽초는 여름철에 채취하여 그늘에서 말려 쓴다. 높은 산 바위 틈에 자라는 것이 효과가 더욱 높으며 중국산보다는 우리나라에서 자란 것이 훨씬 효력이 세다. 뿌리가 굵고 튼튼한 것일수록 품질이 좋다.

🌿 신경쇠약

삼지구엽초와 숙지황을 각각 10~15그램씩 달여서 하루 한 번 잠자기 전에 마신다.

🌿 음위·양기부족

삼지구엽초 300그램, 생강 70그램, 감초 40그램을 소주 4리터에 4~5일쯤 담아 뒀다가 그 술을 잠자기 전에 소주잔으로 한두 잔씩 마신다. 성기능을 높이고 몸을 튼튼하게 하는 데 매우 효험이 크다.

🌿 기관지염

삼지구엽초의 잎과 줄기와 뿌리를 그늘에서 말려 가루 낸 것 3~5그램을 하루 세 번 밥 먹고 나서 먹는다.

🌿 방사선 치료 후유증

삼지구엽초와 조뱅이 각 10~15그램을 한데 넣고 달여서 그 물을 하루 세 번 밥 먹고 나서 마신다. 삼지구엽초는 방사선을 쪼였을 때 나타나는 혈소판 감소를 줄이고 회복을 빠르게 한다.

🌿 당뇨병 특효약

염소에게 삼지구엽초를 먹여서 키워 약으로 쓰면 당뇨병을 치료하는 데 특효가 있다. 3~4개월 된 염소를 삼지구엽초, 옻나무 순, 인삼 가루 등을 먹여서 1년쯤 키운 뒤에 잡아서 약으로 쓴다. 먼저 간과 내장을 쪄서 말려 먹고, 다음에 고기와 뼈를 끓이거나 가루 내어 모두 먹는다. 웬만한 당뇨병은 이 염소 한 마리로 완치가 가능하다.

한눈에 보기	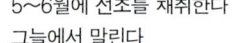
과 명	매자나무과
생약명	음양곽淫羊藿, 선령비仙靈脾
속 명	삼지구엽초, 방장초
분포지	우리나라 경기도 이북의 나무가 듬성듬성 있는 숲 속, 석회암 지대
개화기	5월
꽃 색	황록색
결실기	6~7월
열 매	지름 5~6밀리미터, 길이 10~13밀리미터의 끝이 뾰족한 유선형 열매
높 이	30센티미터 가량 자라는 여러해살이풀
채취시기	5~6월에 전초를 채취한다
가공법	그늘에서 말린다
약 효	고혈압, 음위, 양기부족, 불임증, 냉증, 이명증, 건망증, 마비, 생리불순, 허약 체질 개선 등

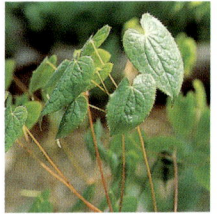

6 모세혈관을 튼튼하게 하는 토종 약쑥

우리 몸에 있는 모세혈관의 길이는 대략 1억 미터, 곧 10만 킬로미터쯤 된다. 이것을 한 줄로 늘어놓으면 지구를 두 바퀴 반이나 돌 수 있는 길이다. 머리카락처럼 가는 모세혈관이 우리 몸의 구석구석 도로망처럼 퍼져 있다. 이 속을 혈액이 흐르면서 60조나 되는 세포에 산소와 영양을 공급하고 대사부산물인 이산화탄소와 독소들을 간과 콩팥으로 운반하여 몸 밖으로 내보내는 일을 한다.

모세혈관의 상태는 건강 상태를 알 수 있는 중요한 지표가 된다. 옛말에 혈액이 순조롭게 잘 흐르면 만병이 스스로 물러가고 혈액이 잘 흐르지 않으면 백 가지 병이 저절로 생겨난다고 하였다. 모세혈관이 튼튼하고 혈액이 맑으면 혈액순환이 잘 되고 질병에 잘 걸리지 않는다. 반대로 모세혈관이 약해져 있으면 혈액순환이 제대로 되지 않고 탁한 피, 죽은 피와 대사부산물인 독소와 노폐물 찌꺼기 등이 엉켜 손

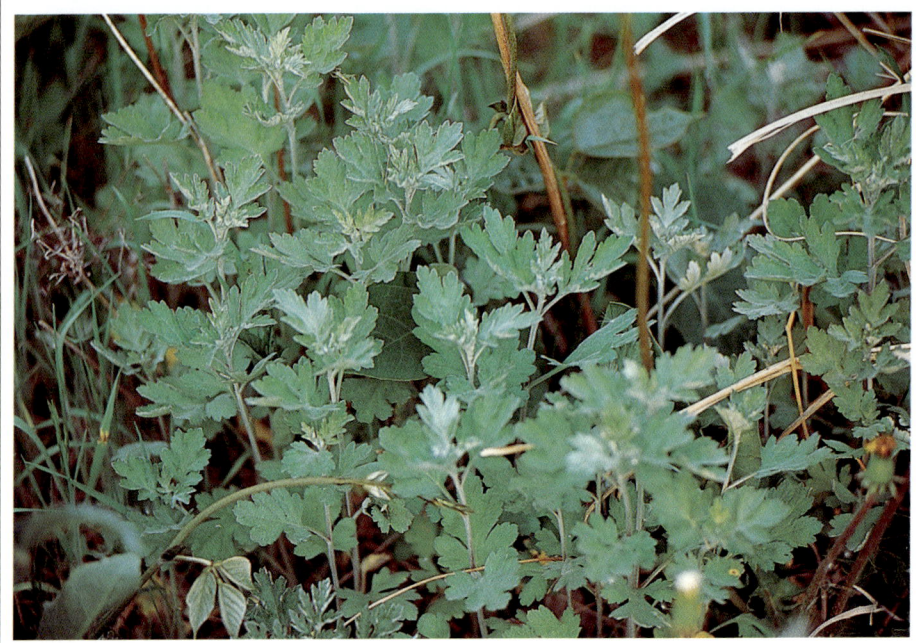
쑥은 서해안의 바닷가에서 자란 것이 약효가 가장 좋다. 백령도에서 자라는 싸주아리쑥.

발이나 아랫배가 차가와지고 암, 당뇨병, 관절염, 신경통, 중풍, 동맥경화, 고혈압, 심장병, 신장병, 위장병 등 만병의 원인이 된다. 곧 모세혈관이 튼튼하고 혈액이 깨끗하면 온몸이 건강한 것이고 모세혈관이 병들어 있으면 온몸이 병들어 있는 것과 같다.

모세혈관의 상태로 건강을 알 수 있다

 혈액순환이 잘 되면 얼굴빛이 잘 익은 대추빛처럼 붉고 손발이 따뜻하며 추위와 더위를 잘 타지 않고 면역력이 높아져서 어떤 질병에도 잘 걸리지 않으며 건강하게 오래 살 수 있다.
 모세혈관을 포함한 몸 전체의 건강은 나쁜 식습관으로 심각하게 손상을 입을 수 있다. 고기나 우유, 달걀 같은 육식은 요산을 많이 만들어 내어 모세혈관을 약하게 만들고 부풀어 오르게 한다. 모세혈관이 부풀어 올라 비대해지면 정맥에도 염증이 생기고 혈관이 부풀어 올라 몸 밖으로 울퉁불퉁하게 솟아오른다.

술이나 담배, 항생제, 방부제도 모세혈관을 변형시키고 손상을 입히며 염증이 생기게 하여 세포의 대사기능을 떨어뜨리고 몸 속에 갖가지 독소가 쌓이게 한다. 지나친 성행위와 방탕한 생활 역시 혈관을 긴장하게 하고 많은 독소가 생기게 하여 혈관을 망가뜨린다. 젊어서 방탕하게 지낸 사람이 나이가 들어서 중풍에 걸리는 일이 많은 것은 대개 이런 이유 때문이다. 모세혈관에 문제가 생기면 세포들이 제때에 영양을 공급받지 못하므로 근육과 신경세포가 늘어지고 노쇠하게 된다.

🌿 혈액순환이 잘 되면 만병이 물러간다

우리 몸의 동맥은 고속도로망과 같다. 혈액은 동맥을 통해 몸 속에 있는 수십 조의 세포에 영양과 산소를 공급한다. 각 세포에 미네랄, 비타민, 효소와 단백질을 합성하는 데 필요한 아미노산, 당분과 지방, 산소 등을 날마다 정확한 계획에 따라 운반한다.

모든 세포 하나하나는 작은 공장이고 그 대사과정에 따라 연료와 원료가 필요하다. 세포가 필요로 하는 것을 모두 제때에 공급해야 세포들이 맡은 일을 제대로 해낼 수 있다. 그런데 원료가 크게 부족하거나 질이 좋지 않으면 세포는 응급 해결책을 찾는다. 최악의 상황이 되면 세포는 살아남기 위해서 암세포나 다른 형태의 기형 세포로 바뀌게 되어 암, 근무력증, 근이영양증 같은 난치병을 유발한다.

세포에 영양을 공급하는 것만 중요한 것이 아니다. 우리 몸이 만들어 내는 노폐물, 곧 쓰레기를 처리하는 것도 매우 중요하다. 동맥은 대개 영양을 각 세포로 운반하는 일을 맡고 정맥은 대사과정에서 생기는 쓰레기들, 곧 이산화탄소나 요산 등을 실어 나르는 일을 한다. 이 쓰레기 중의 일부는 간에서 걸러 재활용하고 나머지는 콩팥에서 걸러 몸 밖으로 내보낸다. 만약 이 운반과정에 탈이 생기면 쓰레기가 몸 안에 쌓여 갖가지 문제가 생기게 된다. 이것을 의학적인 용어로 정맥류라고 한다.

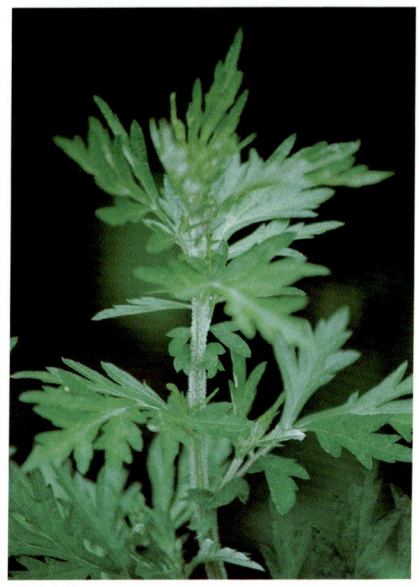
잘 자란 쑥.

몸을 무리하거나, 날씨가 몹시 춥거나, 흥분하거나, 열이 나면 혈액이 빨리 흐를 수 없게 된다. 스트레스나 불안, 좌절 같은 심리적 요인도 혈액순환을 느리게 할 수 있다. 음식을 잘못 먹고 체하면 혈관이 긴장하여 일시적으로 혈액이 흐름을 멈추게 된다. 이렇게 되면 수억 개의 세포에 영양을 제대로 공급할 수 없게 되어 병이 생긴다.

동맥경화는 단순한 상처나 궤양으로 보이는 작은 문제에서부터 비롯된다. 이 상처에 칼슘염이 달라붙어 연결된 다른 부위로 번져 나가고 그 결과로 동맥의 안쪽이 차츰 좁아져서 혈액이 순환할 수 있는 공간이 좁아지게 되는 것이다. 그러면서 동맥은 탄력을 잃고 굳어진다. 이렇게 되면 혈압이 오르고 뇌출혈이나 중풍, 뇌혈전증, 뇌경색, 심근경색증, 협심증, 심장혈관이상이나 출혈, 신장경화증 같은 온갖 질병이 생기게 된다.

동맥이 좁아지거나 가늘어져서 고칠 수 없는 지경이 되면 문제는 심각하다. 이런 사람은 몸이나 정신이 모두 쇠약해진다. 요즈음 잘못된 식생활과 운동부족, 스트레스로 인한 동맥벽의 질병으로 목숨을 잃는 사람이 갈수록 늘어나고 있다. 사람의 수명은 동맥벽의 상태에 따라 결정된다고 해도 크게 틀린 말은 아니다.

혈관질병의 원인과 예방

혈관질병의 가장 큰 원인은 지방질이 많은 음식, 특히 혈액 속의 콜레스테롤을 늘어나게 하는 동물성 지방질을 많이 먹는 것이다. 담배의 니코틴은 관상동맥을 좁게 만드는 가장 큰 원인이 될 수 있다. 동물성 단백질을 너무 많이 먹는 것도 동맥경화의 원인이 된다. 특히 고기, 우유, 달걀, 치즈를 많이 먹지 말아야 한다. 술은 모세혈관을 망가지게 한다.

혈관질병을 예방하기 위해서는 알맞은 운동과 바른 식생활을 하며 스트레스를 피하고 숨을 바르게 쉬어야 한다. 우리 몸의 세포를 건강하게 하는 것은 깨끗한 물과 온갖 종류의 오염되지 않은 곡식, 견과류, 야채, 과일 등이다.

강인한 생명력을 가진 만병의 약, 쑥

봄이면 어김없이 포근한 햇살 아래 달래, 냉이, 쑥, 꽃다지, 광대나물, 미나리…, 뽀오얀 솜털이 난 새싹들이 성깃성깃 돋아난다. 아무도 갈지 않는 땅에 누구의 도움도 없이 해마다 같은 자리에 돋아나는 이 새싹들처럼 사람을 경이롭게 하는 것이 또 있을까. 꽁꽁 얼어붙은 땅을 뚫고 올라오는 그 억센 생명력은 대체 어디에서 나오는 것일까.

봄을 알리는 새싹과 나물 중에서 그 생명력이 가장 강하고 나물감으로도 으뜸으로 칠 만한 것은 쑥이다. 농촌에서 어린 시절을 보낸 사람은 대바구니에 대칼을 들고 논다랑이나 밭다랑이를 돌며 쑥을 캐던 추억이 있을 것이다. 20년쯤 전만 해도 아녀자들이 아지랑이 피는 들판에 옹기종기 앉아서 쑥, 달래, 냉이 등 봄나물을 캐는 정경은 가장 흔히 볼 수 있는 풍경이었다.

아무렇게나 쑥쑥 잘 자란다고 해서 쑥이란 이름이 붙었다지만 쑥의 생명력은 놀랍도록 강하다. 일본 히로시마에 원자폭탄이 떨어져서 모든 식물이 죽었을 때 죽지 않고 살아남은 유일한 식물이 쑥이다.

쑥은 국화과에 드는 여러해살이풀로 키는 60센티미터에서 1미터쯤 자란다. 줄기는 곧게 서고 잎은 어긋나며 길쭉한 달걀꼴에 한두 번 깃털 모양으로 중간 정도까지 갈라진다. 갈라진 잎조각은 타원꼴로 겉은 녹색이고 뒷면엔 흰 털이 빽빽하게 나 있다. 전체에서 독특한 향기가 나며 맛은 씁쓰레하다. 7월에서 10월 사이에 줄기 끝이나 잎 사이에서 꽃대가 나와 연한 분홍빛의 작은 꽃이 여남은 송이쯤 이삭 모양으로 모여서 핀다.

우리나라, 중국, 일본, 몽고, 대만 등 아시아 각 나라의 산이나 들에 저절로 나서 자라는데 길 옆이나 논밭 둑, 마을부근 등 사람하고 가까운 곳에서 많이 난다. 폐허가 된 집터에 가보면 여러 해가 지나도록 쑥만 무성하게 자라는 것을 볼 수 있는데, 사람한테서 나오는 어떤 물질이 쑥을 잘 자라게 하는 것 같다. 황폐해진 마을이나 집터를 일러 '쑥대밭'이 되었다고 하지 않는가. 쑥은 사람과 친화력이 매우 깊은 식물이다.

수천 년 전부터 약으로 썼다

쑥은 한자로 애艾, 번繁, 호蒿, 봉蓬, 래萊 또는 애초艾草, 백호白蒿, 봉애蓬艾, 봉호蓬蒿 등으로 쓴다. 우리 겨레는 역사의 시초부터 쑥을 음식과 약으로 널리 써 왔다. 〈단군고기檀君古記〉와 〈삼국유사〉에 보면 우리민족의 시조인 단군의 출생에 관한 기록에서부터 쑥이 나온다.

"환웅은 하늘로부터 무리 3천을 이끌고 태백산 꼭대기에 있는 신단수 아래 내려와 신시를 열었다. 이때 곰 한 마리와 범 한 마리가 환웅에게 와서 사람이 되게 해 달라고 빌었다.

환웅은 신령한 쑥 한 뭉치와 마늘 스무 개를 주면서 '이것을 먹으며 백일 동안 햇빛을 보지 않으면 사람이 될 것'이라고 하였다. 범은 이를 잘 지키지 못했으나 곰은 삼칠일(21일)을 지켜 여자가 되었고 환웅은 이 여인과 혼인하여 아들을 낳았으니 그가 곧 단군 왕검이다."

우리 겨레는 일찍부터 과학과 의학에서 빛나는 업적을 많이 남겼는데 그 중에 특기할 만한 것은 '돌침'과 '뜸'이다. 위의 기록에는 환웅이 마늘 스무 개와 쑥 한 뭉치를 곰과 호랑이에게 주어 사람이 되게 하였다는데 그 쑥과 마늘을 어떻게 사용했는지에 대해서는 알 수가 없다.

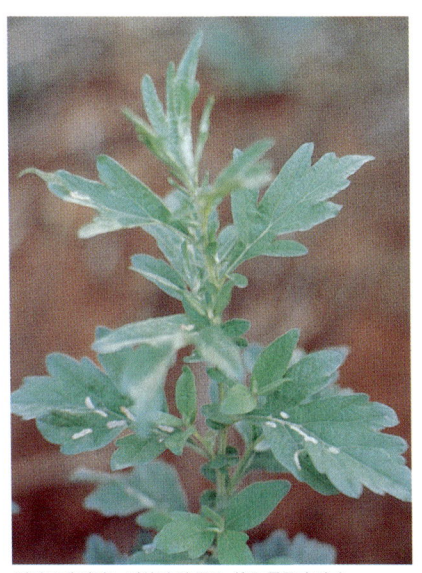
강화도에 자라는 약쑥의 한 종류. 쑥은 종류가 많다.

다만 '쑥 1심지'라고 쓴 것을 보면 지금 우리가 뜸을 뜰 때 쑥을 비벼 만든 불기둥을 쑥심지라고 부르는 만큼 그때도 이미 쑥을 뜸 재료로 이용한 것이 아닌가 짐작할 수 있다.

이같은 추측은 "오환인은 병이 있음에 오직 쑥뜸을 알뿐"이라는 〈삼국지·위지, 원기 용이전)의 기록과 "동쪽지역은… 바람은 차고 땅은 얼어 있어… 오장 육부가 차가워져서 병에 걸리기 쉬운데 이런 병에는 뜸을 지지고 볶는 요법이 적합하므로 이와 같은 치료법은 북방에서 발달하여 전해진 것이다."라는 〈황제내경〉 '소문편'의 기록이 이를 뒷받침한다.

쑥을 뜸으로 뜰 때 백혈구의 수가 평상시보다 두세 배로 늘어나며 면역력이 늘어난다. 쑥뜸은 역사가 가장 오래된 치료법으로 중국 고전 〈맹자孟子〉에 "7년 앓은 병에 3년 묵은 쑥을 구한다."는 말이 있으며 일본에서는 갓난아기의 등에 뜸을 뜨는 풍습이 있다.

우리나라에도 먼 길을 떠나기 전에 무릎 아래인 족삼리足三里혈에 뜸을 뜨는 풍속이 있다. 쑥뜸은 고대에 널리 그리고 흔히 사용하던 질병 치료법의 하나였다.

면역효과 높이는 비타민이 듬뿍

쑥은 비타민과 미네랄, 그 밖에 갖가지 영양분이 풍부하게 들어 있어서 식품으로도 매우 우수하다. 요즈음 거의 모든 식품은 물론 한약재까지도 공해독으로 오염되어 있는 데 견주어 볼 때 쑥은 화학비료와 농약을 치지 않는 산야에 자생하는 풀인 만큼 그 가치가 뛰어난 자연식품이라 할 수 있다.

농촌진흥청과 일본과학기술청에서 연구한 쑥의 성분 분석을 보면 무기질과 비타민이 많이 들어 있는 것이 특징이다. 특히 비타민 A가 많다. 비타민 A는 눈을 밝게 하고 피부를 튼튼하게 하며 병에 대한 저항력을 높이는 면역 효과가 있다. 또한 쑥에는 비타민 C도 많이 들어 있으므로 감기의 예방과 치료에도 효과가 있다.

쑥에는 독특한 향기가 있는데 이 향기는 치네올이라는 정유 성분이다. 대개 사람 몸에 이로운 식물은 특유의 냄새가 있다. 마늘, 깨, 생강, 인삼 등이 모두 강한 향기가 있다. 이 독특한 냄새 성분이 몸에 유익한 역할을 하는 것으로 알려져 있다. 그 중에서도 쑥 향기가 살균력과 살충력이 가장 강하다.

지혈작용, 만성간염, 간경화증에 효험

여름밤에 쑥으로 모깃불을 놓으면 쑥 타는 냄새에 모기들이 가까이 오지 못한다. 꿀을 뜨려고 벌떼를 쫓을 때도 쑥불을 지피면 벌들이 힘을 전혀 쓰지 못한다. 쑥 냄새는 파리, 모기 등을 죽일 뿐만 아니라 공기를 정화하는 역할도 한다.

쑥과 삽주 뿌리를 함께 태워서 연기를 쐬면 실내의 공기 소독에 대단한 효과가 있다. 쑥 향기는 황색 포도상구균, 용혈성 연쇄상구균, 대장균, 디프테리아균을 죽이거나 발육을 억제한다.

우리 선조들은 쑥 냄새를 좋아하여 신선하고 청순한 아가씨를 일러 쑥향 나는 낭자라고 했다. 오월 단옷날에 캔 쑥으로 기름불의 심지를 만들어 불을 밝히면 눈이 밝아지고 피부병이 생기지 않는다고 했다.

어렸을 적에 소먹이 꼴을 베다가 낫에 손을 베었을 때 쑥을 한 움큼 비벼 베인 곳에 문지르면 금방 피가 멎었으며 또 갑자기 코피가 날 때 쑥잎을 뜯어 코에 넣고 있으면 코피가 금세 멈추곤 했다. 이는 쑥이 혈관을 수축시키면서 지혈작용을 하기 때문이다.

쑥은 부인병, 토혈, 하혈, 코피 나는 데, 비위가 약한 데, 감기, 열, 오한 등에 그 약효가 매우 크다. 〈동의보감〉에는 "쑥은 독이 없고 모든 만성병을 다스린다. 특히 부인병에 좋고 자식을 낳게 한다."고 했다.

중국에서는 만성간염에 쑥으로 주사약을 만들어 1~2개월 동안 주사했더니 간염과 간경화증에 92퍼센트의 치료 효과를 냈다고 한다.

〈본초강목〉에는 "쑥은 속을 덥게 하여 냉기를 쫓으며 습기를 덜어 준다. 기혈을 다스리고 자궁을 따뜻하게 하며 모든 출혈을 멎게 한다. 배를 따뜻하게 하고 경락을 고르게 하며 태아를 편하게 한다. 또 복통, 냉리(몸을 차게 함으로써 배가 아프고 곱똥이 나오며 뒤가 묵직하게 느껴지는 병), 곽란(음식이 체하여 토하고 설사하는 급성 위장병)으로 사지가 틀리는 것을 다스린다."고 적혔다.

쑥의 약효 성분은 치네올, 콜린, 유칼리프톨, 아데닌, 모노기닌, 아르테미신 등으로 밝혀져 있는데 강한 정혈, 해독, 활혈, 강장, 강정, 소염, 진통, 면역, 이뇨, 지혈, 식욕증진 등의 효과가 있는 것으로 밝혀져 있다. 근래에는 쑥이 암세포를 억제하는 작용이 있는 것으로 밝혀졌다.

토종 약쑥의 뛰어난 효능

쑥에 담겨진 비밀을 온전히 깨닫는다면 화타와 편작을 능가하는 신의 神醫가 될 수 있다고 할 정도로 쑥의 효능은 깊고 다양하다.

쑥을 중국에서는 쑥 애艾자로 쓰지만 우리나라에서는 쑥 봉蓬, 또는 쑥 봉 자에 명아주 래萊자를 합쳐서 봉래蓬萊라고 쓴다.

세계의 모든 나라에 쑥이 자라지만 나라마다 그 성질이 각기 다르다. 유럽이나 러시아에 자라는 웜우드라고 하는 쑥은 독성이 강하여 약으로 쓸 수가 없다. 프랑스, 독일 등지에 자라는 압생트술의 원료로 쓰는 쑥은 간질발작이나 환각작용을 일으킬 수 있다. 프랑스의 시인 알프레드 뮈세, 화가인 로트렉, 빈센트 반 고흐가 모두 압생트술 중독

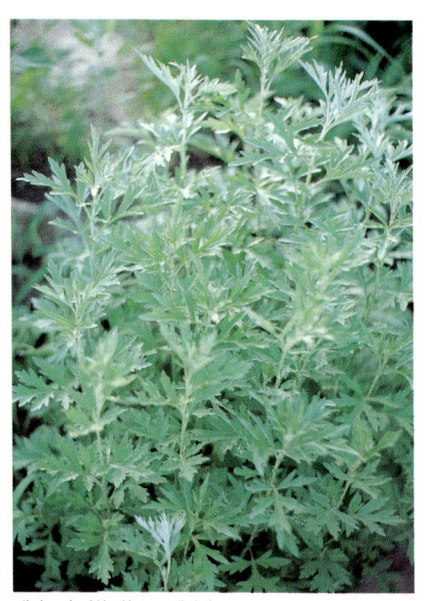

백령도의 약쑥. 쑥은 모세혈관을 튼튼하게 하는 효력이 뛰어나다.

으로 인한 간질발작으로 목숨을 잃거나 자살했다.

중국이나 일본 등지에 자라는 쑥도 우리나라의 쑥과는 조금 다르다. 다른 나라에 자라는 쑥들은 모두 독성이 있어서 음식으로도 쓸 수 없고 약으로도 쓰지 않지만 우리나라에서 자라는 쑥은 독성이 약하거나 없다.

중국에는 오래 전부터 삼신산三神山에 자라는 봉래가 바로 진시황이 찾던 불로초라는 말이 전해온다.

중국의 역사가 사마천은 〈사기史記〉에서 "발해의 삼신산에는 늙지 않고 오래 사는 약과 신선이 많다."고 기록하였는데 여기서 '삼신산'은 백두산, 지리산, 한라산을 가리키고 '봉래'와 '오래 사는 약'은 우리나라에서 자라는 쑥을 일컫는 것이라고 한다. 즉 불로초는 바로 우리나라에서 자라는 쑥을 의미한다. '봉래 신선장神仙杖'이라는 말도 있고 '봉래 벽사장劈邪杖'이라는 옛말도 있는데 쑥이 무병장수하고 나쁜 것을 물리친다는 것을 강조하는 말이다.

모세혈관을 강화하는 데 으뜸

쑥은 첫째, 모세혈관을 튼튼하게 하는 작용이 뛰어나다.

내가 아는 87세 된 할머니가 중풍으로 쓰러져 반신불수가 된 적이 있다. 평소에 혈압이 높아 최고 혈압이 180이나 되었다. 쑥잎을 차로 달여 조금씩 마시게 했더니 7일 만에 혈전이 다 풀리고 회복되어 걸어 다닐 수 있게 되었다. 혈압을 재어 보니 220이 넘었다. 계속 쑥을 달여 먹었으나 혈압이 낮아지지 않았다. 그러나 혈관이 몹시 튼튼해져서 다시는 중풍으로 쓰러지는 일 없이 99세까지 건강하게 살다 돌아가셨다. 쑥은 혈관을 튼튼하게 하여 혈압이 높더라도 혈관이 터지지 않게 한다.

혈관의 상태는 눈을 보면 알 수 있다. 눈이 붉게 충혈되고 핏발이 자주 서는 사람은 중풍에 걸릴 위험이 높은 사람이다. 혈압이 높고 낮은 것하고는 큰 상관이 없다. 혈압이 높더라도 모세혈관이 튼튼하면 뇌출혈을 일으키지 않는다. 눈의 혈관은 뇌의 혈관과 거의 같다. 눈이 붉게 충혈될 정도면 이미 수백, 수천 개의 혈관이 터져 있는 상태인 것이다.

눈이 충혈되었을 때나 핏발이 섰을 때 쑥잎을 달여서 마시면 얼마 지나지 않아서 핏발이 사라진다. 쑥은 모세혈관을 튼튼하게 할 뿐만 아니라 더 이상 출혈이 일어나지 않도록 막아 준다.

둘째, 쑥은 파혈작용이 강하다. 파혈작용이란 죽은 피나 어혈을 분해해서 몸 밖으로 빼내는 작용이다. 간경화증에 쑥이 특효약이다. 쑥이 간에 쌓여 있는 어혈과 지방 덩어리를 분해하여 간기능을 회복해 주기 때문이다. 간은 벌집 모양의 많은 방으로 구성되어 있는데 간기능이 나빠지면 간의 아랫 부분에서부터 기름이 끼기 시작하고 간이 울퉁불퉁하게 부어올랐다가 나중에는 딱딱하게 굳는다. 쑥은 이 딱딱하게 굳은 어혈과 기름 덩어리를 부수어 몸 밖으로 빼낸다. 간경화증 환자가 쑥만 먹고도 나은 사례가 많다.

셋째, 청혈·생혈작용이 강하다. 쑥은 피를 만들어 내는 작용을 돕고 혈액이 온몸으로 원활하게 흐르도록 도와 준다. 쑥은 간과 골수에서 혈액을 만드는 데 도움을 주고 몸을 따뜻하게 하며 기혈의 흐름을 순조롭게 하여 빈혈을 치료하고 예방한다. 쑥을 먹으면 혈액이 매우 깨끗해진다.

  넷째, 몸을 따뜻하게 하고 생리를 조절하며 낮은 혈압은 올려 주고 높은 혈압은 낮추어 혈압을 조절한다. 쑥은 빈혈, 생리통, 생리불순, 냉증 등을 치료한다. 생즙을 내어 먹으면 혈압을 떨어뜨리고 말려서 먹으면 낮은 혈압을 올려 준다.

  복용법은 하루 1~2그램을 뜨거운 물로 2~3분 우려내어 먹거나 3~4분 끓여서 차 마시듯 수시로 복용하면 된다. 술로 인한 간경화증에는 소쓸개를 같이 쓰는 것이 좋고 화학물질이나 약물 중독으로 인한 간경화증에는 땅속 1미터 이상의 깊이에서 파낸 품질 좋은 황토를 이용한 지장수를 같이 써야 한다. 염증 치료에 효과가 뛰어난 삼칠근을 같이 쓸 수도 있으나 삼칠근은 피부가 울퉁불퉁 튀어나오는 등 부작용이 심하게 나타나므로 조심스럽게 써야 한다.

가장 좋은 쑥은 어떤 것인가

쑥은 가짓수가 꽤 많아서 30가지쯤으로 나눈다. 흔한 것으로는 참쑥, 물쑥, 산쑥, 제비쑥 등으로 생김새가 거의 비슷비슷하다. 그밖에 간염 치료에 효과가 크다고 알려진 인진쑥, 위장병에 좋다는 개똥쑥, 풀이라기보다는 나무에 가까운 더위지기 등도 넓게 보아서 쑥 무리에 든다.

  쑥 중에서 나물이나 떡을 해 먹는 데 주로 쓰는 쑥은 참쑥, 물쑥, 쑥 등이고 뜸을 뜨거나 약으로 쓸 때에는 강화도와 인천 앞바다의 자월도에서 나는 싸주아리쑥이 가장 좋다고 한다.

  싸주아리쑥은 다른 쑥에 비해 키가 작고 잎에 윤기가 나며 잎끝이 둥글고 쑥대가 가늘며 흰 털이 나 있는 것이 특징으로 쑥 특유의 냄새가 좀 부드럽다. 싸주아리쑥 중에서도 서해안의 바닷바람을 많이 맞고 자란 쑥이 그 약성이 우수하다.

그러나 좋은 쑥을 구하기가 쉽지 않다. 좋은 쑥을 고르는 요령은 다음과 같다. 먼저 바닷가에서 바닷바람을 맞으며 자란 것이어야 한다. 대궁이 가늘고 키가 30센티미터를 넘지 않으며 잎과 줄기에 흰 털이 나 있고 줄기가 희며 잎이 연한 누런 빛을 띤 것이어야 한다. 대궁이 하나씩 난 것이 아니라 한꺼번에 줄기가 여러 개씩 모여서 난 것이어야 하고 비료와 농약을 주지 않은 땅에서 자란 것이어야 하며 향기가 독하지 않고 부드럽고 순한 것이어야 한다.

쑥을 재래식 화장실에 넣어 두면 화장실 냄새가 싹 없어진다. 그만큼 쑥은 나쁜 냄새나 공기 중에 있는 이물질을 흡수하는 성질이 강하다. 농약을 치는 밭 주변에서 자란 쑥은 농약 성분을 고스란히 흡수하면서 자란다. 적어도 1킬로미터 바깥에까지 농약을 치는 경작지가 없는 땅에서 자란 것이라야 안전하다. 우리나라에서는 강화도와 자월도, 남양반도, 백령도에 자라는 싸주아리쑥이 약효가 가장 좋은 것으로 알려져 있다. 비료나 농약을 주지 않고 야생으로 자란 싸주아리쑥은 정말 희귀하다.

쑥을 채취하는 시기도 중요하다. 음력 5월 단오 무렵에 채취해야 한다. 단오 이전의 쑥은 약성이 모자라고 단오가 지난 것은 독성이 있다. 단오 무렵에 채취해서 비와 이슬을 맞히지 않고 그늘에서 말리

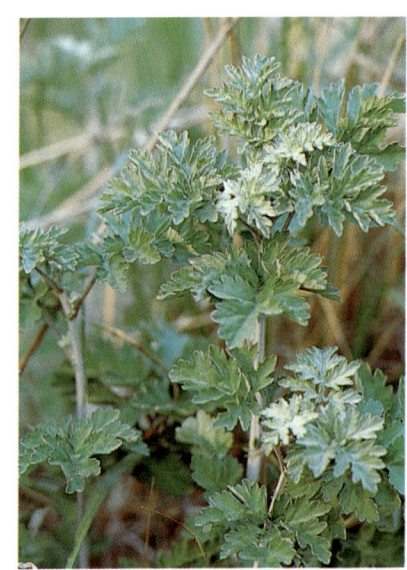
쑥은 단오 무렵에 채취해야 약효가 제대로 난다.

되 절대로 곰팡이가 피지 않게 말려야 한다. 작은 다발로 엮어서 처마 밑에 성글게 잎 부분을 아래 쪽으로 가게 하여 걸어서 말리면 된다.

완전히 바삭바삭하게 말리지 말고 수분이 약간 남아 있게 말려서 한지 같은 통풍이 잘 되는 종이로 싸서 공기가 잘 통하는 곳에 무거운 것으로 눌러 두고 보관한다. 수분이 약간 남아 있어야 쑥이 미생물로 인해 천천히 발효된다. 쑥은 3년 이상 묵은 것이라야 약으로 쓸 수 있으며 오래 묵은 것일수록 효과가 좋고 독이 없다. 이렇게 잘 말려서 3년이 지난 쑥은 천금보다 더 가치가 있다. 흔한 쑥은 약재시장에서 1~2천 원이면 구할 수 있지만 이렇게 제대로 된 쑥은 천금을 주고도 구하기 어렵다.

쑥으로 갖가지 질병 고친다

🍃 만성위염

5월 단오를 전후해서 채취한 쑥을 그늘에 말린 것 30킬로그램에 물을 적당히 넣고 오래 달인다. 찌꺼기는 짜 버리고 다시 그 물을 엿처럼 달여 쑥엿을 만든다. 거기에 삽주 뿌리·고삼 뿌리 각 30킬로그램을 보드랍게 가루 내 넣고 콩알 크기로 알약을 만든다. 이것을 한 번에 여섯 알씩 하루에 세 번 밥 먹은 후에 먹는다.

만성위염이 오래되어 간장염과 겹쳤을 때에는 사철쑥과 삽주 뿌리를 같은 양으로 하여 물을 적당히 넣고 달여서 찌꺼기는 짜 내어 버리고 다시 천천히 달여 엿처럼 만든다. 거기에 복령 가루를 넣어 콩알 크기로 알약을 빚는다. 한 번에 다섯 알씩 하루에 서너 번 밥 먹기 전에 먹으면 효과가 매우 크다.

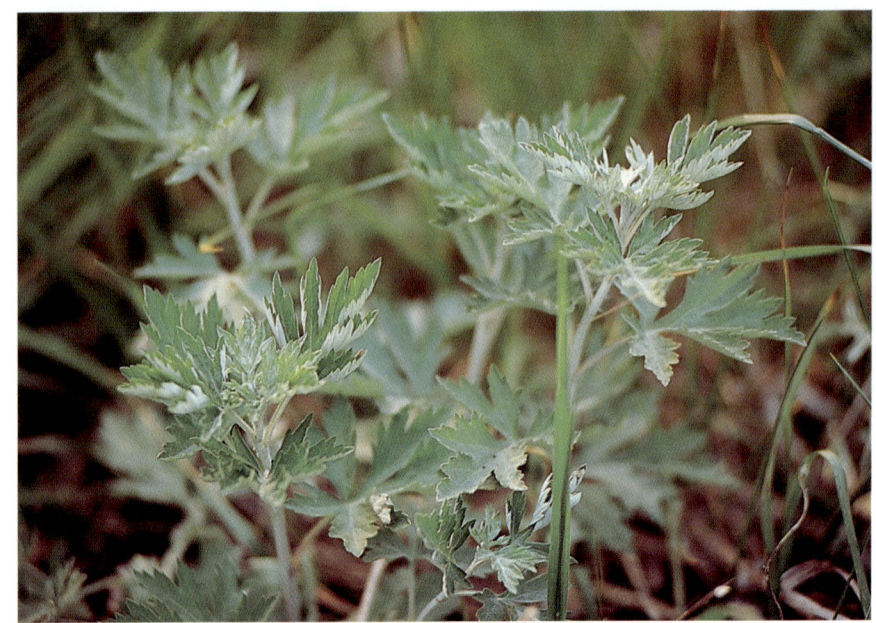
품질이 뛰어난 싸주아리쑥. 품질 좋은 쑥은 천금을 주고도 구하기 어렵다.

🌿 여성들의 요통

여성들이 아랫배가 차서 허리가 아플 때에 쓴다. 쑥을 오래 달여 엿처럼 만든 다음 승검초(당귀) 뿌리 가루를 적당히 섞어서 콩알 크기로 알약을 만들어 먹는다. 하루 세 번, 밥 먹기 30분 전에 10~20알씩 더운 물에 먹는다.

🌿 산후에 팔다리를 못 쓸 때

산후에 갑자기 팔다리를 못 쓸 때에는 쑥잎과 뽕잎을 섞어서 더운 방바닥에 깔고 땀을 푹 낸다. 매일 한 시간 정도씩 1주일 동안 하면 좋다.

🌿 생리불순

쑥을 4월 초와 6월 초에 뜯어서 햇볕에 말려 두고 쓰는데 5월 단옷날 해뜨기 전에 뜯은 것이 가장 좋다. 말린 쑥 30그램에 물 200밀리리터를 넣고 달여서 절반이 되면 찌꺼기는 짜서 버린다. 거기에 계란 흰자위 한 개를 풀어 넣고 잘 섞은 다음 밥 먹기 전에 마신다. 하루에 세 번 먹는다.

🌿 부인냉병

손발이 차가워지면서 아랫배가 차고, 생리 때 매우 아프고, 평소에 대하가 많을 때 쓴다. 5월 단오 전후에 쑥잎을 따서 천에 고루 펴고 그 위에 불에 달군 얇은 돌을 놓고 잘 싸서, 매일 한 번씩 한 달간 아랫배에 찜질하면 낫는다. 그밖에 하혈을 할 때는 햇볕에 말린 쑥을 가루 내어 한 번에 20그램씩 미음이나 죽에 섞어서 수시로 먹는다.

🌿 하혈

마른 쑥 40그램과 파 흰 밑동 두 개에 물을 두 그릇쯤 넣고 달여서 한 그릇이 되면 찌꺼기는 짜 내어 버리고 두 번에 나누어 그 물을 하루에 다 마신다.

🌿 폐결핵

폐결핵으로 가슴이 답답하고 아프며 미열이 계속 나고 때때로 가래에 피가 섞여 나올 때 쓴다. 닭을 잡아서 내장은 버리고 그 속에 쑥을 넣고 불을 붙여 방안을 연기로 채운 다음, 그 방안에 들어가 5분쯤 연기를 들이마신다. 하루에 두 번씩 반복한다.

🌿 불임증

삼지구엽초(음양곽)와 쑥을 같은 양으로 섞어서 오래 달여 찌꺼기는 짜서 버리고 물엿처럼 될 때까지 계속 달인다. 이것을 한 번에 반 숟가락씩 하루에 세 번, 밥먹기 전에 먹는다. 20~30일 이상 계속 먹는다.

쑥을 생활에 이용하기

어떤 방법으로든지 쑥을 꾸준히 먹으면 몸이 따뜻해지고 혈액순환이 좋아지며 생리통, 냉증, 대하 같은 갖가지 부인병이 없어지고 위장이 튼튼해진다. 봄철에는 어린 쑥잎으로 국, 떡, 차를 만들어 먹고 밥에 쑥을 섞어서 쑥밥을 지어 먹는다. 단오 무렵에 쑥을 채취해서 그늘에 말려 두고 뜨거운 물에 우려내어 수시로 차처럼 마신다.

🌿 쑥목욕 · 쑥즙

쑥은 하늘이 사람한테 준 가장 값진 선물이라고 할 수 있을 만큼 쓸모가 많다. 냉증이나 생리불순, 대하증 등 부인들한테 많은 갖가지 자궁질환이나 피부병에는 쑥 200~300그램을 진하게 달여서 그 물을 목욕물에 부어 하루 한 번씩 목욕을 한다. 위장병이나 폐질환 그 밖의 다른 여러 속병에는 쑥 50~100그램을 생즙을 내어 하루 두세 번 먹는다.

🌿 쑥찜질 · 쑥이불

어혈이나 근육통에는 신선한 쑥을 짓찧어 아픈 부위에 붙이면 통증이 없어진다. 쑥을 짓찧어 술이나 식초를 약간 섞어서 붙이면 요통, 관절염, 타박상, 신경통 등이 잘 낫는다. 요통에는 쑥떡을 만들어 따뜻하게 데워서 아픈 부위에 붙이고 천으로 싸매어 두면 잘 낫는다. 서너 번만 하면 신통한 효과를 볼 수 있다.

품질 좋은 약쑥을 그늘에서 말려 이불이나 요 속에 넣고 잠을 자면 잠을 편하게 잘 수 있을 뿐만 아니라 백 가지 병이 물러간다. 쑥 향기가 집 안에 가득하면 파리, 모기 같은 벌레들이 들어오지 않고 정신이 맑아진다. 아랫배가 늘 차갑고 소화가 안 되며 설사를 할 때에는 쑥을 아랫배에 대고 천으로 허리를 감고 지내면 좋다.

쑥엿 · 쑥 발효 음료 · 쑥식초

쑥으로 만든 음식은 무엇이든 많이, 그리고 자주 먹어 주면 좋다. 가을이나 겨울, 이른 봄철 싹이 나지 않았을 때에는 쑥 뿌리를 캐서 진하게 달여서 그 물로 식혜를 만들거나 엿을 만들어 먹고, 또 쑥을 진하게 달인 물로 막걸리를 만들어 두고 하루에 한두 잔씩 먹는다.

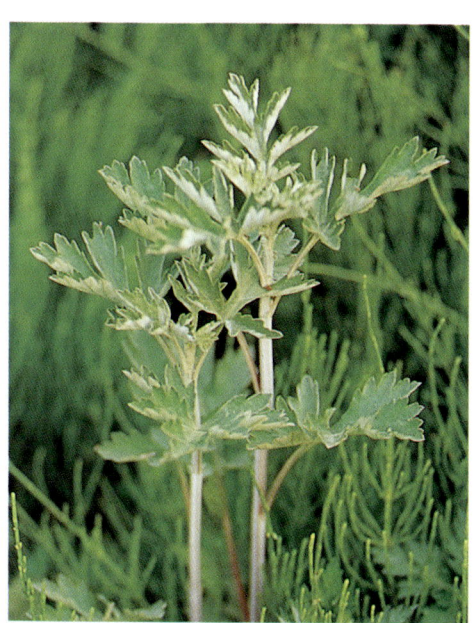

자월도에 자라는 약쑥. 쑥은 혈액을 맑게 하고 몸을 따뜻하게 한다.

신선한 쑥을 잘게 썰어서 항아리에 담고 쑥과 같은 분량의 흑설탕이나 꿀을 넣고 따뜻한 곳에 3개월 가량 두어 발효시키면 맛있는 쑥 음료가 된다.

이 쑥 발효액에 물을 서너 배 타서 한 잔씩 마시면 생리통, 생리불순, 냉증, 빈혈, 설사, 변비 등에 특효가 있다. 쑥식초를 만들어 작은 잔으로 한 잔씩 하루 두세 번 먹어도 생리통이나 생리불순, 불임증 등에 좋은 효과가 있다.

한눈에 보기

쑥

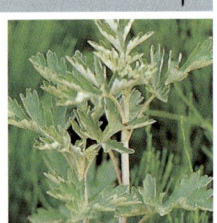

과 명	국화과
생약명	애잎, 애엽艾葉
속 명	쑥
분포지	길 옆, 들판, 야산
개화기	7~9월
꽃 색	황록색
결실기	8~10월
열 매	작은 씨앗이 잔가지에 빽빽하게 달린다
높 이	60~120센티미터
채취시기	단오 무렵
가공법	그늘에서 말린다
약 효	모세혈관 강화, 파혈, 생혈, 생리통, 냉증, 빈혈, 대하, 부인병, 위염, 간염, 고혈압, 저혈압, 출혈 등

머리를 맑고 명석하게 하는 석창포

옛말에 '만병일독萬病一毒'이라는 말이 있다. 여기서 한 가지 독이라고 하는 것은 어혈瘀血, 곧 더러워진 피를 가리킨다. 즉, 모든 병은 혈액이 더러워진 것에서부터 시작된다는 뜻이다.

그런데 요즘 사람들은 거의 대부분 혈액이 오염되어 있다고 해도 지나친 말이 아니다. 대인관계나 직장생활에서의 마찰, 가족 간의 불화 등 셀 수 없을 정도로 많은 심리적, 정신적 스트레스를 받으며 살고 있기 때문이다.

거기에다 식습관이 갑자기 바뀌면서 인체에 해로운 화학물질, 항생제, 농약, 방부제, 호르몬제 따위가 섞인 가공식품을 먹지 않고는 살 수 없게 되었다. 흰쌀, 흰설탕, 흰소금 등 극도로 정제된 식품을 먹고 스트레스까지 더해지니 이런 상황에서 혈액이 깨끗한 사람이 있다면 그것이 오히려 이상할 지경이다.

스트레스가 혈액을 오염시킨다

피가 탁해지는 제일 큰 원인 가운데 하나는 스트레스다. 억압이나 분노, 지나친 슬픔이나 외로움 등 감당할 수 없는 정신적 충격을 받으면 사람의 성격이나 행동이 바뀌게 된다. 우울증에 빠지기도 하고, 쓸데없는 고집을 부리기도 하며, 실성하기도 하고, 바보처럼 되기도 하며, 심하면 자살까지 한다.

스트레스는 현대병, 성인병을 생기게 하는 가장 큰 원인이다. 스트레스를 받는 사람은 그만큼 병에 걸리기 쉽고 잘 낫지도 않는다. 스트레스를 받고 있는 상황에서는 어떤 특효약도 효과를 보기 어렵다. 그러나 스트레스를 받지 않는 사람은 병에 걸리는 일이 드물다. 병에 걸리더라도 약도 잘 받고 치료 효과도 빠르다. 굳이 병원에 가지 않아도 하루쯤 잠을 푹 자거나 휴식을 취하면 자연치유력으로 인해 본래의 건강한 몸으로 되돌아간다.

사람은 스트레스 상황에 처하면 맞서 싸우거나 아니면 달아나거나 해서 그 상황으로부터 몸을 지키려는 본능을 지니고 있다. 얼굴이 불그락푸르락 해지면서 긴장 상태에 있을 때 혈액이 흐름을 멈추게 되는데 이 상태가 오래 가면 혈액이 탁해진다.

현대인 대부분은 스트레스를 끊임없이 받으면서 그때 생겨나는 콜레스테롤이나 지방산을 몸 속에서 활활 태워 없애지 못하고 혈액 속에 쌓아 두어 혈액을 오염시킨다. 혈관 속을 부드럽게 흘러야 할 혈액이 끈적끈적하고 탁하게 되어 시궁창의 물처럼 혈관 속에 괴어 있게 된다. 이것이 오랫동안 괴어 있으면 마침내 혈관 벽에 달라붙어 버린다. 곧 혈관에 쓰레기가 쌓여 혈관벽이 좁아지고 혈액이 원활하게 흐를 수 없게 된다. 이 상태를 바로 동맥경화라고 부른다.

피가 더러워지면 동맥경화나 고혈압의 원인이 된다. 그것이 빌미가

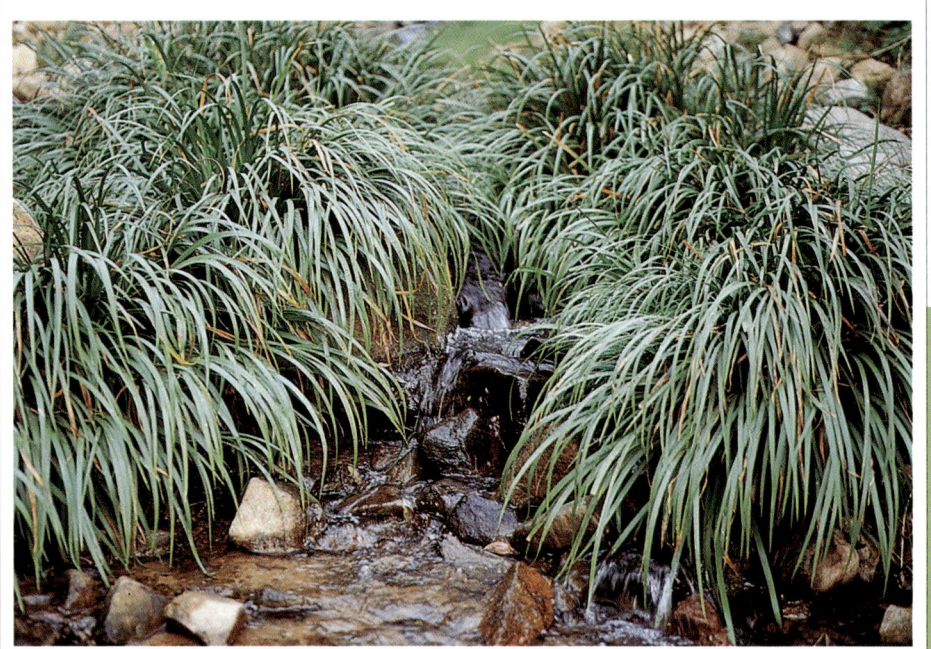
맑은 물가에 자라는 석창포. 석창포는 머리를 맑게 하고 기억력을 좋게 하는 데 매우 효과가 있는 약초이다.

되어 뇌출혈이나 뇌혈전증, 협심증, 심근경색으로 목숨을 잃는 경우도 많다. 그 밖에도 혈액이 더러워지면 혈액이 제대로 흐르지 못하게 되어 온몸의 장기에 탈이 나서 만병의 원인이 된다.

　건강을 지키고 몸에 활력을 얻으려면 혈액을 정화하는 수밖에 없다. 스트레스로 인하여 혈액이 더러워진 병을 치료하려면 피를 맑게 하는 방법밖에 없다. 혈액이 더러워져 있다는 것은 자동차의 기화기에 먼지가 잔뜩 끼어서 검은 연기를 내며 불완전 연소가 되는 것과 같은 상태라고 볼 수 있다. 이럴 때에 기름을 더 보태 줘 봐야 아무 소용이 없듯이 혈액이 더러워져 있을 때 보약을 먹거나 고기를 많이 먹어 영양을 보충해 준다고 해서 몸에 흡수될 리가 없다.

스트레스 확 풀어 주는 석창포

석창포石菖蒲는 천남성과에 딸린 여러해살이풀이다. 이름대로 산골짜기의 물살 센 바위 틈 같은 곳에서 흔히 자란다. 대개 '창포' 하면 수릿날에 아낙네들이 창포 삶은 물에 머리를 감는 옛 풍습을 생각하기 쉽지만 여기서 말하는 석창포는 머리 감는 창포와는 다른 풀이다.

창포속에 딸린 식물로는 전세계에 창포와 석창포 두 종이 있다. 창포는 석창포와 구별하여 백창포白菖蒲, 수창포水菖蒲, 향포香蒲 등으로 부르는데 길쭉한 칼 모양의 잎이 60센티미터에서 1미터쯤까지 자란다. 연못 주위나 방죽 옆, 소택지 같은 데서 저절로 나서 자라며 잎과 굵은 땅속줄기에서 독특한 향을 풍긴다.

수릿날에 창포 삶은 물로 머리를 감고 뿌리로 창포 술을 담그며 목욕제로 널리 써 오던 것이 바로 이 종류다. 석창포는 창포와 사촌이라 할 만한 식물이지만 생김새는 전혀 딴판이다. 깊은 산 속 물가 돌 틈이나 돌 위에 붙어 자라는데 창포와는 달리 상록성이어서 겨울에도 잎이 푸르다. 엄동설한의 모진 추위와 눈 속에서도 파랗게 살아 있는 것이 여간 신기하지 않다.

이처럼 겨울에 홀로 푸르러 돋보이나 오뉴월에는 다른 풀들과 어우러져 있으면 가려 내기조차 쉽지 않다. 잎이며 뿌리, 줄기, 꽃차례 등이 창포를 닮았으나 그보다 훨씬 작다. 창포보다 향이 약하며 잎이 곧추서지 않고 가로로 누워서 자란다. 잎은 좁은 칼 모양으로 끝이 날카롭고 윤이 나면서 몹시 질겨서 잎을 떼려면 뿌리까지 뜯겨져 나온다. 꽃은 이른 봄철에 노랗게 핀다.

잎을 떼어 보면 코를 톡 쏘는 듯한 독특한 향이 난다. 바로 이 향기 성분이 뇌를 튼튼하게 하고 기억력을 좋게 하며 마음을 안정시키고 아픔을 멎게 하는 작용을 한다.

석창포는 생명력이 몹시 끈질기다. 물이 없는 곳에서도 잘 자라며 번식력이 좋고 성질이 강인하여 여간해서는 죽지 않는다. 불로 태워도 여간해서는 죽지 않고 뿌리를 캐어 내도 작은 뿌리 하나만 흙 속에 남아 있으면 다시 살아난다. 심지어는 뿌리째 파내어 두 달쯤 햇볕에 말렸다가 심어도 다시 살아난다. 이 불가사의한 생명력에 신비로운 약효가 감추어져 있다.

석창포는 추위에 약한 편이어서 우리나라에서는 남쪽 지방에 많이 자란다. 제주도, 완도, 해남지방, 경상남도, 경상북도의 영주, 충청남도의 계룡산, 강원도 삼척의 두타산, 강릉, 거진, 그리고 황해도에서도 자란다. 추운 지방에서 자란 것이 마디 사이가 짧고 약효가 높다. 요즘엔 중국에서 수입한 것이 흔히 유통되고 있으나 이것은 약초로서 가치가 거의 없다.

석창포는 우리나라 남부 지방의 산골짜기에 흔한 풀이다. 그러나 이것을 약초로 알고 이용하는 사람은 극히 드물다. 문간이나 야산, 논밭 주변에 수북하게 자라서 시골 사람들에게는 오히려 골칫거리로 알려졌다.

뇌신경의 피로를 푸는 데 탁월한 효과

석창포는 그 성질이 따뜻하고 맛은 맵다. 가슴 위쪽으로 생긴 온갖 질병을 치료하고 막힌 것을 뚫으며 열을 내리고 위장을 튼튼하게 하고 담을 삭이며 체한 것을 내리는 작용이 있다. 마음을 굳세게 하고, 귀먹은 것, 귀울림, 종기, 악창을 치료하며, 눈과 귀를 밝게 하고, 목소리를 좋게 한다.

석창포는 뇌신경의 피로를 풀어 주는 효과가 탁월하다. 뇌신경이

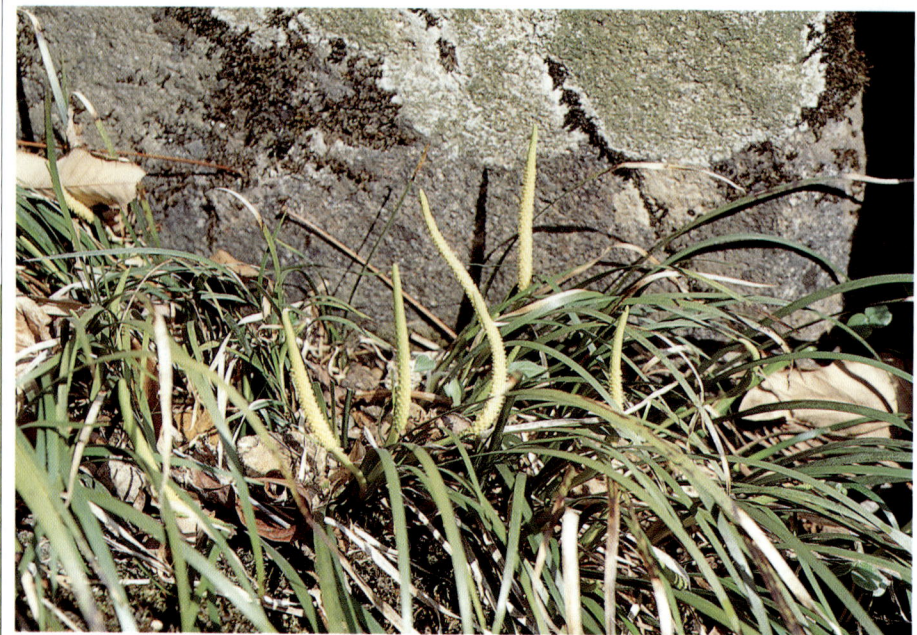
석창포 꽃. 석창포는 머리를 총명하게 하고 눈과 귀를 밝게 하는 데 좋은 약초이다.

피로하면 정신이 흐릿해지고 귓속에서 바람소리나 물소리 같은 것이 들리며 구토가 나고 밥맛이 떨어지고 소화가 잘 안 되며 기억력이 없어지고 현기증이 자주 나는 등의 증상이 나타난다.

이럴 때에 석창포 뿌리를 먹으면 머리가 맑아지고 기억력이 좋아지며 마음이 안정된다. 수험생이나 머리를 많이 쓰는 직업을 가진 사람들에게 매우 좋은 약초이다. 어떤 사람이든지 석창포를 오래 먹으면 머리가 총명해지고 눈이 밝아지며 기억력이 좋아진다. 어쩌면 공부하는 학생들에게 많은 돈을 들여 과외공부를 시키기보다는 석창포를 먹게 하는 것이 더 현명한 방법일 수 있다.

석창포는 건망증을 치료하고 두뇌를 총명하게 하는 약으로 옛날부터 이름이 높다. 한약에 총명탕이라는 약이 있다. 이 약은 석창포와 원지, 그리고 죽은 소나무 뿌리에 기생하는 균핵인 복신茯神을 각각 같은 양으로 거칠게 빻아서 한 번에 12~20그램씩 물에 달여서 빈속에 마시거나 보드랍게 가루 내어 한 번에 8~10그램씩 찻물에 타서 하루 세 번 먹는 것이다. 이 약을 먹으면 차츰 머리가 맑아지고 기억력이 좋아지며 뜻이 굳세어진다. 어려서부터 석창포를 계속 먹으면 머리가 영리해질 뿐만 아니라 일체의 잔병을 앓지 않는다.

석창포는 태음체질이나 소음체질의 사람에게 좋은 약초다. 그러나 땀을 많이 흘리는 사람에게는 쓰지 않는 것이 좋으며 약재를 가공하거나 달일 때 쇠로 된 물체에 닿지 않게 하는 것이 좋다. 쇠와 닿으면 약효가 줄어들기 때문이다.

손발이 차고 저리며 아랫배, 등, 허리, 무릎이 시리고 아픈 냉증은 우리나라 여성들에게 흔히 나타나는 질병이다. 냉증은 많은 여성들에게 엄청난 고통과 불편을 주고 있지만 병원에 가면 아무런 진단도 나오지 않고 원인도 모르며 치료법도 없다는 말을 듣기 일쑤다. 몸은 아파 죽겠는데 병원에서는 아무 이상이 없다고 하니 마치 남이 보기에 꾀병 같아 보이는 병이 바로 냉증이다. 우리나라 여성의 60~70퍼센트가 냉증으로 고생하고 있다는 통계도 있다. 석창포는 이와 같은 여성 특유의 냉증을 치료하는 데 도움이 된다. 옛날 창포 달인 물로 목욕하던 풍습에는 냉증을 치료하는 선조의 지혜가 깃들여 있다.

냉증에는 석창포 50~100그램을 넣은 자루를 목욕물에 넣고 목욕을 자주 하면 좋다. 목욕물은 45~50도쯤 되게 하고 여기에 쑥이나 솔잎 같은 것을 함께 넣어도 좋다. 석창포를 달인 물이 혈액순환을 좋게 하고 머릿결과 피부를 곱게 할 뿐 아니라 은은한 향기가 마음을 편안하게 한다.

냉증, 간질, 건망증, 정신병을 치료한다

석창포 뿌리를 가루 내어 하루 한 숟가락씩 먹으면 뱃속의 냉증이나 자궁냉증, 냉증으로 인한 소화불량, 두통, 복통, 불면증, 요통 등이 낫고 정신이 총명해진다.

석창포의 약효 성분은 뿌리줄기에 들어 있는 0.5~0.8퍼센트의 칼라메놀, 아사론, 팔미틴, 세키숀, 사프롤 등의 여러 정유 성분이다. 이 정유 성분은 잎에도 0.25퍼센트쯤 들어 있다. 이밖에 페놀성 물질, 팔미틴산, 그리고 갖가지 미량원소들이 많이 들어 있다.

일본에서는 석창포 뿌리줄기에서 정유 성분을 뽑아내어 진통제나 진정제, 또는 위장약으로 널리 쓴다. 일본 사람들은 석창포의 특이한 향기를 매우 좋아하여 향료나 향수의 원료로 많이 쓴다. 또 여염집은 말할 것도 없고 대중목욕탕에서도 석창포 달인 물로 목욕하기를 즐긴다.

이명증은 귀에서 바람 소리나 물 소리, 매미 울음 소리 같은 소리가 들리는 증상이다. 대개 간과 쓸개의 뜨거운 기운이 위로 치밀어 오르거나 간과 신장의 기운이 부족하여 생기는 경우가 많다.

이명증에는 석창포 뿌리줄기를 가루 내어 한 숟가락씩 오래 먹거나 쌀뜨물에 하룻밤 담갔다가 가루 내어 볶은 석창포 2그램, 으름덩굴 12그램, 계수나무 줄기·자석 각 15그램, 방풍·강활 각 30그램을 한 데 찧어 부수어 흰 천에 싸서 소주 5백 밀리리터에 1주일쯤 담가 둔다. 이것을 빈속에 10~20밀리리터씩 하루 서너 번 마신다. 이 방법은 귀가 잘 들리지 않는 이농증에도 효과가 있다.

석창포는 간질이나 정신병 같은 뇌질환에도 좋은 효과가 있다. 간질발작 때 석창포 12그램을 물 한 잔에 넣고 반 잔이 되게 달여서 하루에 세 번 나누어 마시기를 계속하면 발작 횟수가 차츰 줄어들고 발작이 가벼워진다. 오래 복용하면 완치도 가능하다. 스무 살이 안 된 사람이나 병이 생긴 지 5년이 안 된 사람은 효과가 빠르다.

또는 닭 한 마리의 배를 갈라 내장을 꺼내고 그 속에 석창포를 넣은 다음 푹 끓여서 그 물을 마시는 방법도 간질 치료에 효과가 크다. 남자는 암탉을 쓰고 여자는 수탉을 쓴다. 대개 10여 마리쯤 해서 먹으면 치유되는 경우가 많다. 석창포에다 원지, 울금, 백복신, 산조인 같은 약재를 더해 쓸 수도 있다. 정신분열증, 조울증, 정신불안증, 말을 많이 하고 잠을 안 자는 증상 등에는 석창포 20그램, 용담·시호 각 12그램, 대황 8그램을 달여서 하루 서너 번에 나누어 마신다.

석창포는 마음을 진정시키고 위벽에 붙어 있는 담을 제거하여 간질과 정신병을 치료한다. 꾸준히 오래 먹으면 정신병을 고칠 수 있을 뿐만 아니라 예방할 수 있다.

옛 의학책에서 최상품으로 치는 약초

석창포는 옛날부터 두뇌를 총명하게 하고 머리를 맑게 하며 기억력을 좋게 하고 오래 먹으면 늙지 않고 신선이 된다고 전해오는 약초다. 도가道家의 경전을 집대성한 책인 〈도장道藏〉에는 석창포를 먹고 신선이 된 사람의 얘기가 여럿 나온다.

〈열선전列仙傳〉에 '상구자'라는 사람이 일흔 살이 되도록 결혼도 하지 않고 혼자 살았는데 조금도 늙지 않았다는 이야기가 나온다. 사람들은 기이하게 여겨 그를 찾아가 늙지 않는 방법을 물었다. 상구자는 "백출과 석창포 뿌리를 먹고 물을 마시기만 하면 이처럼 배고프지도 않고 늙지도 않소."라고 대답했다. 황실의 귀인들과 부호들이 그 말을 듣고 백출과 석창포 뿌리를 구하여 먹었지만 1년을 넘기지 못하고 그만 두었다. 자신들이 게으르고 싫증난 탓인데도 숨겨 둔 다른 비술이 있을 것이라고 생각하였다. 그는 3백 년 동안 사람들 속에서 살다가 어디론가 사라졌다고 한다.

또 〈포박자抱朴子〉에는 "한중이라는 사람이 12년 동안 석창포 뿌리를 먹었는데 온몸에 털이 나고 겨울에 속옷만 입어도 춥지 않았으며 하루에 만 자가 넘는 글을 쓸 수 있었다."고 적혀 있다.

석창포는 〈신농본초경神農本草經〉을 비롯해 〈본초강목〉, 〈향약집성방〉, 〈동의보감〉 같은 옛 의학책에 늘 첫머리에 실려 있는 약초다. 상품上品 약초 중에서도 최상품으로 치는 약초인 것이다.

석창포는 뿌리줄기를 봄이나 가을철에 캐서 잘게 썰어 그늘에 말려 약으로 쓴다. 햇볕에 말리면 약성이 날아가 버린다. 석창포 뿌리줄기는 땅 밖으로 드러나거나 얕게 묻혀 있는데 두껍고 옆으로 뻗어 있으며 마디가 많다. 1촌 9절 또는 1촌 12절이라 하여 마디 사이가 짧은 것일수록 약효가 높다.

〈도장〉에는 석창포의 약성에 대한 다음과 같은 얘기가 있다.

"석창포는 온갖 물풀의 정기가 모인 것으로 신선이 되게 하는 영약이다. 물가 돌 위에서 자란 작고 단단하며 고기비늘처럼 생긴 것을 캐내어 쌀뜨물에 담가 하룻밤을 두었다가 껍질을 벗기고 말려 곱게 가루를 만든다. 이 가루 한 근을 찹쌀 죽에 넣고 끓여 꿀을 넣고 반죽하여 오동나무씨만하게 알약을 지어 자루에 담아서 바람이 잘 통하는 곳에 두어 말린다. 이것을 날마다 아침에 20개씩 먹고 저녁에 잠자기 전에 30개씩 먹는다. 한 달을 먹으면 소화가 잘 되고 두 달을 먹으면 담이 없어진다. 5년을 먹으면 흰머리가 검어지고 골수가 차며 얼굴빛이 고와지고 빠진 이가 다시 돋는다. 오래 먹으면 늙지 않고 추위와 더위를 타지 않는다."

〈선신은서仙神隱書〉라는 책에는 또 이렇게 적혀 있다.

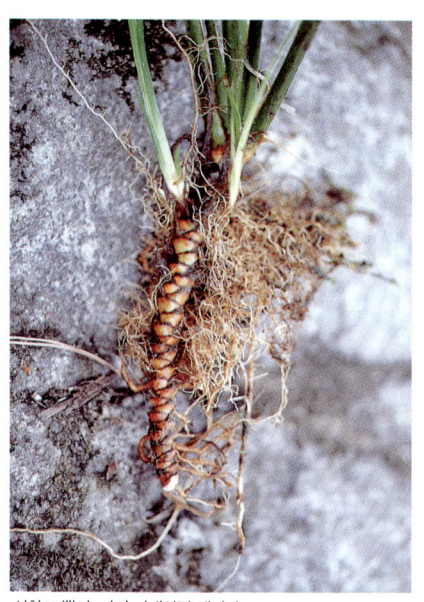
석창포 뿌리. 마치 지네처럼 생겼다.

"석창포 화분을 책상에 두고 밤을 새워 책을 읽어도 등잔에서 나오는 연기를 석창포가 다 빨아들이므로 눈이 피로하지 않다. 또 석창포 화분을 별이 잘 보이는 바깥에 두고 아침마다 잎 끝에 맺힌 이슬로 눈을 씻으면 눈이 밝아져서 오래 지나면 한낮에도 별을 볼 수 있다."

〈천금방千金方〉이라는 중국 의학책에는 또 다음과 같이 적혀있다.

"1촌에 아홉 마디가 있는 석창포를 백일 동안 그늘에서 말려 가루를 내어 한번에 한 순가락씩 하루 세 번 먹는다. 오래 먹으면 귀와 눈이 밝아지고 머리가 총명해지며 기억력이 좋아진다."

암세포를 죽이는 효과

석창포는 항암효과도 상당히 세다. 석창포를 달인 물이 암세포를 죽인다는 것이 밝혀졌고 민간에서는 갖가지 암 치료약으로 쓴다. 중국에서의 실험결과 강한 발암독소가 있는 균을 100퍼센트 억제할 뿐만 아니라 누런 누룩곰팡이 같은 곰팡이도 90퍼센트 이상 억제하는 것으로 밝혀졌다.

또 동물을 이용한 실험에서도 뚜렷한 항암작용이 있다는 것이 밝혀졌다. 석창포에 들어 있는 정유 성분이 뚜렷한 진정작용을 하므로 마음이 불안하고 약해지기 쉬운 암환자들에게 더욱 좋다. 석창포를 오래 달이면 정유 성분이 날아가 버리므로 오래 달이지 않는 것이 좋고 다른 약재와 함께 달일 때에는 제일 마지막에 넣어야 한다.

갖가지 암 치료의 보조요법으로 석창포 10그램을 달인 물을 하루 네 번 나눠 마시면 좋다. 자궁암에는 석창포와 보골지를 각각 반씩 섞어 가루 내어 한 번에 6그램씩 석창포 달인 물과 함께 먹거나 석창포를 우려낸 술과 함께 먹는다.

석창포와 함께 짚신나물, 삼백초, 느릅나무 뿌리껍질, 꾸지뽕나무, 일엽초, 겨우살이, 마름열매, 부처손, 천문동, 산죽잎, 청미래덩굴 뿌리, 대추, 생강, 감초 등을 함께 달여서 차로 수시로 마시면 갖가지 암 치료에 효과가 매우 좋다.

이들 약재는 반드시 우리나라에서 자란 토종이라야 제대로 효과가 나고 중국에서 수입한 것은 별 효과가 없다. 다만 감초는 우리나라에서 거의 재배하지 않으므로 중국산을 쓴다. 이들 약재 중 서너 가지를 빼고는 거의가 민간 약재들이므로 한약건재상 같은 데서는 구하기 어렵고 직접 산에 가서 구하는 것이 바람직하다.

한눈에 보기 — 석창포

과 명	천남성과
생약명	석창포
속 명	석창포, 돌창포
분포지	경상남북도, 전라남북도, 동해안, 충청남북도의 산 속 물가
개화기	5월
꽃 색	황록색
결실기	6~7월
열 매	녹색의 둥근 열매
높 이	20~30센티미터 자라는 늘푸른 여러해살이풀
채취시기	봄과 가을에 뿌리를 채취
가공법	잘게 썰어 말린다
약 효	두통, 중풍, 위장병, 냉증, 건망증, 관절염, 갖가지 암, 간질, 정신분열증, 기억력 쇠약 등

술중독 · 지방간 · 간염, 온갖 간질환에는 호깨나무

후한 시대의 명의 화타는 간은 보補하는 법이 없고 사瀉하는 것이 곧 보하는 것이라고 하였다. 그러나 현대의학에서는 간은 영양분을 저장하는 곳이므로 간이 병들면 영양을 제대로 저장하지 못하므로 매일 영양을 충분히 보충해 주어야 한다고 주장한다. 예를 들어 간염이나 간경화, 간암 환자는 날마다 쇠고기를 반 근 가량 먹어야 한다고 말한다.

그러나 동양의 전통의학에서는 간이 나빠지면 제 기능을 할 수 없으므로 간에 부담이 되는 영양물질을 먼저 없애야 한다고 본다. 간이 제 기능을 못하게 되면 몸에 허열이 생기고 소화가 잘 되지 않으며 음식이 잘 내려가지 않아 속이 더부룩하고 답답해지며 대변이 잘 나가지 않는다. 이런 상태가 오래 지속되면 몸이 천근만근 무겁고 기운이 쭉 빠진다. 이럴 때 설사를 하게 해 주면 곧 기운을 차리게 된다.

술독 푸는 데 불가사의한 약효

술은 백 가지 약 가운데 으뜸인 동시에 백 가지 독 가운데 으뜸이기도 하다. 술은 기분을 좋게 하고 혈맥을 통하게 하는 데는 좋으나 통증을 일으키며 오장을 상하게 하는 데는 이보다 더 나쁜 것이 없다.

무릇 술은 예부터 중요한 예식에만 써 왔다. 제사를 지낼 때, 손님과 친척이 모일 때, 약을 만들 때에만 쓰였다. 술은 쓸 때가 있고 먹는 데는 한도가 있는 법이다. 그런데 요즘 사람들은 술을 절제하지 못하고 함부로 마시고 함부로 취한다. 술을 함부로 마시는 까닭에 간장과 신장, 위장과 대장이 나빠진다. 또한 머리가 혼탁해지며 심하면 알코올 중독이 되어 패가망신하기도 한다.

알코올 중독이나 술을 많이 마셔 간장, 위장, 대장 등이 나빠진 것을 치료하는 약은 그다지 많지 않다. 예로부터 칡꽃, 팥꽃, 쥐눈이콩, 뽕잎, 오디, 팥, 녹두, 창포 등이 술독을 푸는 약재로 알려져 있으나 그 효과는 신통치 않다.

술을 많이 마셔서 간장과 대장이 망가진 것을 치료하고 술독을 푸는 데는 호깨나무가 불가사의하다고 할 만큼 효력을 발휘한다. 알코올 중독과 숙취를 없애는 데에 최고의 명약이라고 할 만하다. 이 나무의 열매나 잎, 줄기를 차로 달여 마시면 술을 웬만큼 마셔도 잘 취하지 않고 이미 술에 취한 사람도 금방 술이 깨버린다. 알코올 중독으로 폐인처럼 된 사람, 또는 술을 많이 마셔서 간이 망가져서 지방간이나 황달이 온 사람, 대장이나 뇌에 이상이 온 사람도 이 나무를 차로 달여 마시면 오래 지나지 않아 거짓말같이 회복된다. 술로 인해서 생긴 모든 병을 고치는 데에는 호깨나무보다 나은 것이 없다고 할 정도이다.

그런데 지금까지도 우리나라에서 이 나무의 약성을 아는 사람은 극히 드물다. 〈동의보감〉, 〈향약집성방〉 같은 옛 의학책에도 적혀 있지 않고 민간에서도 약으로 쓴 일은 거의 없었던 듯하다. 그러나 우리나라와는 달리 중국의 여러 의학책에는 호깨나무가 술독을 풀 뿐만 아니라 대소변을 잘 나가게 하고 치질을 낫게 하며 관절염에도 효험이 있는 약재로 썩 중요하게 다루고 있다.

꿀처럼 단맛 나는 호깨나무 열매

호깨나무는 갈매나무과에 딸린 잎지는 넓은잎 큰키나무다. 헛개나무, 허리깨나무라고도 하며 한자로는 지구枳椇, 백석목白石木, 목밀木蜜, 현포리玄圃梨 등으로 쓴다. 우리나라에는 중부 이남의 깊은 산속 개울가에 드물게 자란다. 키는 20미터, 지름은 1미터 넘게까지 자란다. 잎은 넓은 달걀 모양으로 산뽕나무 잎을 닮았고 6월에 흰 꽃이 피어 10~11월에 열매가 가지 끝에 갈색으로 익는다.

호깨나무는 붉은 과경果梗(열매 자루)의 생김새가 특이하여 사람의 눈을 끈다. 가지 끝에 붙은 꽃꼭지가 씨앗이 익을 무렵에 살

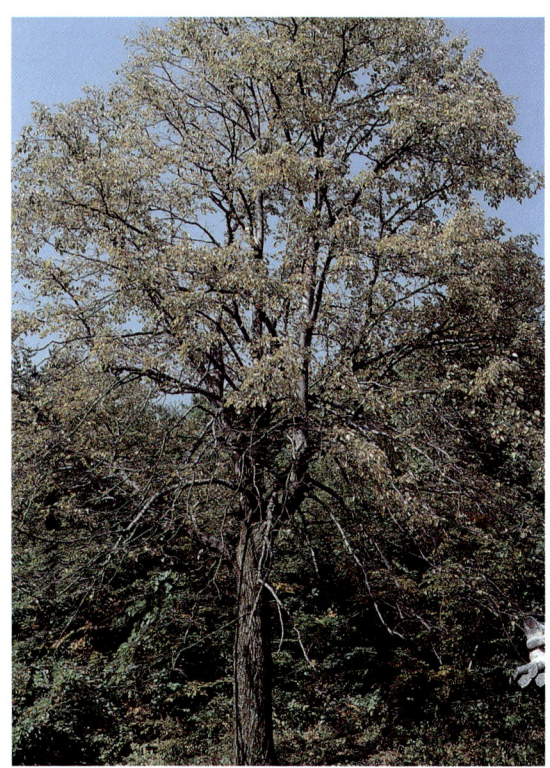

잘 자란 호깨나무. 술이 물이 되게 하는 나무로 유명하다.

이 쩌서 울퉁불퉁한 열매 자루가 되는데, 그 모양이 마치 산호珊瑚를 닮았으며 따서 먹으면 달콤하면서도 약간 떫은 맛이 난다. 옛 사람들은 이 과경의 맛이 꿀처럼 달다고 하여 나무꿀, 곧 목밀木蜜이라고 하였다. 또 중국의 곤륜산崑崙山 꼭대기에 있는 신선의 정원에 열리는 배라는 뜻으로 현포리라고 했다.

열매는 과경 끝에 동그랗게 달리는데 지름이 8밀리리터쯤 되고 갈색으로 익으며 세 개의 방에 씨앗이 각각 한 개씩 들어 있다. 씨앗은 갈색으로 겉껍질이 단단하고 윤이 나며 약간 납작하여 묏대추씨를 닮았다.

나무 전체의 모양새가 시원스럽고 단정하여 관상수로도 썩 품위가 있다. 목재는 질이 단단하고 치밀하여 그릇이나 악기, 조각작품 등을 만들기에 좋다.

우리나라에서는 설악산, 오대산, 지리산, 계룡산, 용문산, 백운산, 가야산, 덕유산, 한라산, 울릉도 등에 드물게 자란다. 간혹 몇백 년 묵어서 가슴 높이의 지름이 1.5미터가 넘는 것도 발견된다. 중·북부 지방보다는 따뜻한 남쪽 지방에 많은 편이고 산골짜기 계곡가에 드문드문 난다.

호깨나무는 우리나라뿐 아니라 중국과 일본에서도 자란다. 중국에서는 양자강 이남에 주로 자라는데 우리나라처럼 산골짜기에 저절로 나서 자라는 것보다는 감나무나 밤나무처럼 집 주위나 마을 가운데 심어 가꾸는 것이 더 많다. 중국에서 자란 것은 대개 열매가 작고 씨앗에 검은 빛이 돌며 단맛이 적다. 약효는 우리나라에서 자란 것보다 3분의 1이하로 떨어진다. 일본에서 자란 것 역시 우리나라에서 자란 것보다 약효나 품질이 훨씬 못하다.

호깨나무는 개울가 물기 있는 땅에서 잘 자란다. 줄기는 뿌리 부분

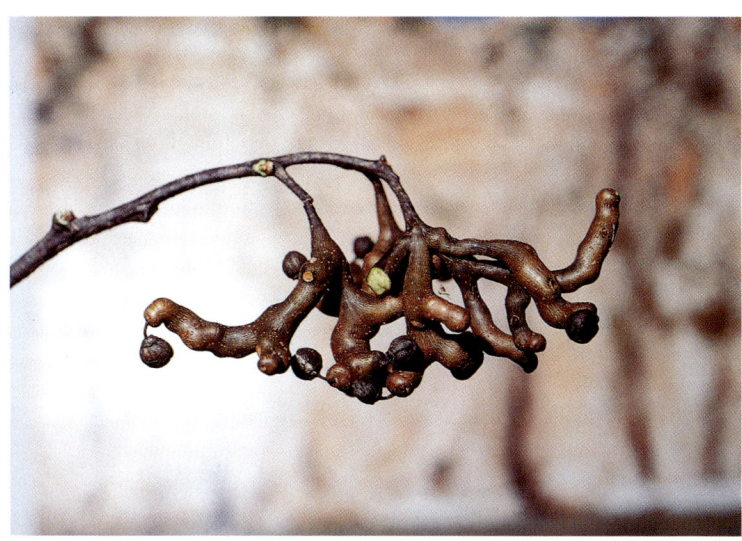

호깨나무 열매. 산호처럼 생겼다. 열매 자루는 단맛이 나는데 알코올 중독을 푸는 데 최고의 선약이다.

에서부터 여러 갈래로 갈라져 가족환을 이룬 것이 많으며 줄기가 곧고 매끈하며 키가 높게 자라서 밑에서는 잎이 제대로 보이지 않는다. 줄기에 상처를 내면 달콤한 향기가 사방에 진동하며 신선한 잎이나 열매를 끓일 때에도 구수하고 달콤한 향기가 온 집안에 가득하게 된다.

열매는 겨울철까지 가지 끝에 붙어 있다가 바람이 불면 흔들려서 떨어진다. 씨앗은 겉껍질이 단단하여 그대로 땅에 심으면 여간해서는 싹이 나오지 않으므로 호깨나무 묘목을 키우려면 10퍼센트쯤 되는 염산용액에 다섯 시간쯤 담가 두어서 겉껍질을 녹여낸 다음에 밭에 뿌리고 1~2센티미터 두께로 흙을 덮어 준다. 아니면 물로 적신 솜에 씨앗을 넣고 따뜻한 곳에 두어 싹을 틔운 다음에 땅에 심어도 된다. 가꾸기도 쉬워서 메마르고 가문 땅이 아니라면 아무 곳에서나 잘 자란다. 그러나 물이 흐르는 개울가나 물기가 많은 땅에 심은 것이 더 잘 자란다. 본디 야생 상태에서 잘 자라는 것이므로 화학비료나 농약 같은 것을 뿌릴 필요가 없다. 호깨나무는 자람이 왕성하여 한 해에 1미터 넘게까지 자란다. 씨앗을 틔우는 힘(맹아력萌芽力)도 강하여 밑동을 잘라 내면 곧 뿌리 부분에서 새순이 나서 자란다. 설악산에는 둘레가 두 아름이 넘고 키가 30미터나 되는 엄청나게 큰 호깨나무가 여러 그루 있다.

술을 물이 되게 하는 나무

중국의 여러 옛 의학책에는 호깨나무가 술독을 푸는 효과에 대한 재미있는 이야기가 몇 가지 적혀 있다. 중국의 맹선이라는 사람이 쓴 〈식료본초食料本草〉에 "옛날 어떤 남쪽지방에 사는 사람이 이 나무로 집을 수리하다가 잘못하여 토막 하나를 술독에 빠뜨렸더니 곧 술이 모두 물이 되었다."고 했다.

또 소송이라는 사람이 지은 〈도경본초圖經本草〉에도 호깨나무를 기둥이나 서까래로 써서 집을 지으면 그 집안에 있는 술이 모두 물이 되고 만다고 하였다. 또 주진형이 지은 〈본초보유本草補遺〉라는 책에도 "한 남자가 30년 동안 술을 계속해서 마시고 또 여색을 몹시 밝혀서 열이 심하게 나고 몸이 극도로 쇠약해졌다. 그래서 먼저 기혈氣血을 보하는 약을 먹인 다음에 술독을 풀기 위해 칡 뿌리를 먹였으나 땀만 약간 날 뿐 별로 효험이 없었다. 이는 기혈이 쇠약해진 데에 칡 뿌리를 썼기 때문이다. 술을 많이 마셔 기력이 약해진 데에는 호깨나무 열매를 넣는 것이 가장 좋다. 마침내 그 사람한테 호깨나무 열매를 달여 먹였더니 병이 곧 깨끗하게 나았다."고 적혀 있다.

이와 같은 옛 의학책의 기록이 조금도 과장이 아니라고 할 만큼 실제로 호깨나무 열매나 잎, 줄기는 술독을 푸는 데 신통한 효력을 발휘한다. 이 나무를 넣고 달인 차를 한 잔 마시고 나서 술을 마시면 평소주량의 3~4배를 마셔도 취하지 않는다. 술을 마시고 나서 숙취로 인하여 구토가 나고 목이 마르며 머리가 아프고 어지러울 때 호깨나무를 넣고 달인 차를 한 잔 마시면 얼마 지나지 않아 술이 깨고 숙취도 없어진다. 특히 소양체질인 사람은 그 효과가 눈부시게 빨라서 호깨나무를 달인 차가 목에 넘어가는 그 순간 머리가 시원해진다고 하는 사람도 있을 정도이다.

호깨나무 열매나 잎은 약간 단맛이 있어 마시기가 좋고 마시고 나면 입안에 향기로운 단맛이 한 시간쯤 남아 있어서 그 뒤에 어떤 음식을 먹어도 그 맛이 한결 좋아지므로 건강음료로도 일품이다. 음식을 먹고 나서 커피나 녹차 대신 마시면 몸에도 이롭고 맛도 즐길 수 있는 일거양득의 효과를 거둘 수 있다.

호깨나무 열매에는 과당, 설탕, 포도당, 카탈라제, 페록시다제 등의 당분이 13퍼센트쯤 들어 있고 칼슘을 비롯하여 칼륨, 철 등 미량 원소도 많이 들어 있다. 줄기에는 트리테르페노이드인, 호베니산이 들어 있고 잎에는 루틴이 들어 있어 고혈압에도 좋은 효과가 있다.

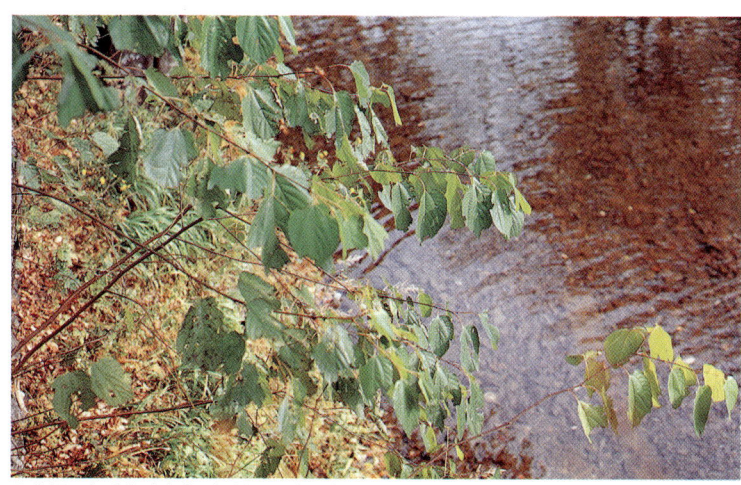

호깨나무. 잎, 껍질, 열매 자루가 간을 보호하고 알콜 중독을 풀어 주는 효력이 있다.

호깨나무는 열매, 잎, 줄기, 뿌리, 껍질 등 어느 부분이나 모두 약으로 쓸 수 있다. 옛 의학책에 열매는 오장의 기능을 순조롭게 하고 대소변을 잘 나가게 하며 술독을 풀고 풍습으로 인한 마비를 풀며 술과 여색을 심하게 밝혀 몸이 몹시 허약해진 것을 치료하는 데 쓴다고 하였다. 잎은 진하게 고약처럼 달여서 구토를 멎게 하거나 술독을 푸는 데 쓴다. 줄기는 몸이 몹시 쇠약하여 피를 토하거나 풍습으로 인해 뼈와 근육이 아픈 데에 쓰면 좋다고 하였다.

또 껍질은 음식이나 술을 먹고 체한 데나 쇠나 창에 다쳐서 생긴 독을 풀고 치질을 치료하는 데에 좋다. 이른 봄철 잎이 나기 전인 곡우 무렵 호깨나무 줄기에 상처를 내면 달콤한 맛이 나는 수액이 흘러나오는데 이 수액은 겨드랑이에서 나쁜 냄새가 나는 것을 치료한다. 호깨나무 수액은 고로쇠나무 수액이나 거제수나무 수액보다 맛과 향이 훨씬 좋다.

술로 인한 당뇨병을 고친 기록

450년 전 세종 임금의 왕명으로 편찬한 세계 최대의 의학백과사전인 〈의방유취〉 제 124권 '소갈문'에는 호깨나무의 약효에 대한 재미있는 이야기가 실려 있다. 내용을 옮기면 대략 다음과 같다.

미산 지방에 사는 계영신은 키가 7척이나 되고 말술을 마시며 기름진 음식을 좋아하며 성품이 호탕한 사람이었다. 그런데 갑자기 소갈병(당뇨병)이 생겨서 하루에 물을 몇 말씩 마시고 음식도 전보다 갑절이나 많이 먹었다. 그래서 소갈병을 치료하는 약을 1년 넘게 먹었으나 낫기는커녕 병은 갈수록 더 심해졌다.

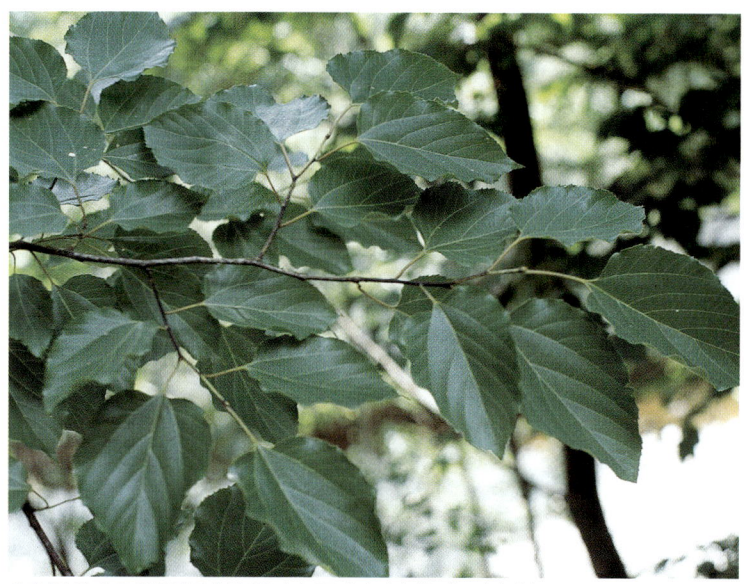
호깨나무 잎. 호깨나무를 집 안에 심어 두기만 해도 술이 익지 않는다는 말이 있다.

　게영신은 자기가 곧 죽을 것으로 여겨 죽은 뒤에 장사를 지낼 준비를 하게 하면서 어린 아들을 이웃 사람한테 맡기면서 키워 달라고 부탁했다. 그런데 어느 날 서쪽 지방에 사는 훌륭한 의사인 장립덕의 아들이 와서 그를 진찰하더니 웃으면서 이렇게 말했다.
　"당신은 죽을 뻔하였소. 그러나 걱정하지 마시오. 좋은 사향麝香을 술로 축여 알약 여남은 개를 만들어서 호깨나무 달인 물로 먹으면 나을 것이오."
　게영신이 시키는 대로 하니 과연 얼마 지나지 않아 병이 나았다. 주위 사람들이 어떻게 해서 병이 나았느냐고 묻자 의사 장씨는 이렇게 대답했다.
　"소갈병은 비장이 쇠약해지고 신장이 망가져서 비장이 물을 다스리지 못하고 신액腎液이 위로 오르지 못하기 때문에 생기는 것이오. 그런데 게영신의 맥을 보니 비장에는 열이 심하지만 신장은 쇠약해지지 않았소. 그러므로 이 사람의 병은 소갈병이 아니라 술을 지나치게 마셔서 비장脾臟에 허열虛熱이 성하여 생긴 것이오. 그 때문에 음식을 평소보다 갑절이나 많이 먹고 물도 많이 마신 것이지요. 그래서 사향과 호깨나무로 치료를 한 것이오. 사향은 술이나 참외, 과일의 독을 없애는 작용이 있어서 과일나무에 사향을 가까이 하면 열매가 달리지 않습니다.

호깨나무 또한 술독을 없애는 효능이 있지요. 집 밖에 호깨나무가 있으면 집 안에서 술을 빚어도 술이 익지 않고 또 호깨나무 밑에서 술을 담그면 술이 물처럼 되어 버립니다. 그러므로 이 두 가지 약으로 술독을 쳐서 없애니 그의 병이 나은 것이오. 송옥이란 사람은 호깨나무 열매의 맛이 우유와 같으므로 새들이 이 나무에 즐겨 모이며 둥지를 잘 짓는다고 말한 적이 있소. 또 민간에서도 그 열매를 닭의 발톱

병든 간 치유하는 어린 보릿잎

겨울을 지나 10센티미터쯤 자란 어린 보릿잎을 동맥이라고 한다. 이 보릿잎을 우리 선조들은 귀중한 약으로 썼다. 어린 보릿잎에는 비타민, 효소, 엽록소 등 온갖 영양소가 풍부하게 들어 있을 뿐 아니라 몸 안에 쌓인 독을 풀어 주는 효과도 있다.

간염이나 간경화증에는 어린 보릿잎을 뿌리째 캐어 그늘에서 말린 것 1킬로그램과 오리나무 껍질 1킬로그램, 조릿대 새순 600그램, 도토리 200그램을 물로 6시간 이상 달여서 수시로 차 마시듯 마시면 좋은 효과를 볼 수 있다.

보릿잎은 간의 열을 내리고 독을 풀며 간의 기능을 크게 도와 주고 소화를 잘 되게 하므로 간질환 환자의 치료에 크게 도움이 된다. 그러나 보릿잎은 성질이 차가우므로 몸이 찬 환자, 곧 소음이나 태음체질의 환자는 성질이 더운 약재, 이를테면 인삼이나 꿀 등과 함께 쓰는 것이 좋다.

보릿잎을 생즙을 내어 마셔도 좋다. 미국의 한 유명한 영화배우가 간암에 걸려 온갖 좋다는 치료법을 다 써 보았으나 효과를 못 보고 있던 중에 보릿잎과 밀싹을 녹즙을 내어 3개월 동안 먹고 암을 고친 일이 있다.

그러나 보릿잎은 맛이 쓰고 떫을 뿐만 아니라 독특한 냄새가 있어 마시기가 좀 거북스러운 단점이 있다. 일본이나 미국에서는 어린 보릿잎을 동결건조하여 가루로 만들어 건강식품으로 개발, 상당한 인기를 얻고 있다.

이나 문둥이 손가락이라고 하는데 다 그 열매의 생김새가 특이하기 때문에 생긴 이름이지요. 또한 열매를 먹으면 단맛이 나기 때문에 아이들이 즐겨 먹고 있지요."

🌿 호깨나무의 약성에 대한 옛 문헌 기록

〈성혜방聖惠方〉에는 다음과 같은 기록이 있다. "술을 지나치게 마셔서 중독된 것을 치료하려면 호깨나무 줄기를 잘게 썬 것 1냥(35그램)을 물 한 대접에 넣고 물이 절반으로 줄어들 때까지 달여서 찌꺼기를 버리고 따뜻하게 하여 마시면 그 효력이 번개처럼 빠르다."

〈본초강목〉은 이렇게 말하고 있다. "호깨나무 열매는 맛이 달고 성질은 평하며 독이 없다. 두풍頭風(머리가 늘 아프고 부스럼이 나는 병)과 배가 아픈 것을 주로 낫게 한다. 나무 껍질은 오장을 조화롭게

보릿잎에는 온갖 미네랄과 비타민이 풍부하게 들어 있다. 보릿잎은 채소 중에서 미네랄이 가장 풍부하다고 하는 시금치보다 칼슘은 11배, 마그네슘은 3배, 칼륨은 18배나 많이 들어 있다. 이들 미네랄은 신경 계통의 기능과 근육을 원활하게 하는 데 꼭 필요한 성분이다. 또 호르몬을 생성하는 데도 중요한 역할을 한다. 보릿잎에는 효소 성분도 많이 들어 있다. 어린 보릿잎에 들어 있는 효소는 소화를 잘 되게 하고 신진대사를 촉진하는 작용이 있다.

보릿잎에는 엽록소인 클로로필이 많이 들어 있다. 천연 엽록소는 혈액의 혈색소와 비슷한 분자 구조식을 갖고 있어서 녹색의 혈액으로 부를 정도로 증혈 작용이 높다. 보릿잎은 빈혈이나 갖가지 염증, 상처로 인한 출혈 등에 효과가 높다.

어린 보릿잎에는 비타민도 매우 풍부하다. 비타민 B1은 우유의 30배, 비타민 C는 시금치의 33배, 카로틴은 시금치의 6.5배나 들어 있다. 비타민은 신진대사에 가장 중요한 역할을 맡고 있어서 그 중 한 가지만 모자라도 질병에 걸리기 쉽다.

어린 보릿잎은 겨울을 지난 것이어야 제대로 약효가 나타난다. 반드시 농약을 치지 않고 화학 비료를 주지 않은 흙에서 키운 것이어야 하고 말릴 때에도 그늘에서 말려야 한다. 보릿잎은 잘 마르지 않고 완전히 말려도 약간 젖어 있는 것처럼 느껴진다. 보릿잎은 가장 흔하면서도 거의 사용되지 않고 있지만 놀랍도록 다양하고 뛰어난 효과를 지닌 약초이다.

하고 다섯 가지 치질을 다스린다."

〈본초습유本草拾遺〉에는 다음과 같은 기록이 있다. "호깨나무 열매는 갈증을 멎게 하고 마음을 편안하게 한다. 가슴 속의 열을 없애고 오장을 매끄럽게 하며 대소변을 잘 나가게 한다. 그 효력은 꿀과 같다."

〈진남본초眞南本草〉에서도 "호깨나무 열매는 구역질을 멎게 하고 술독을 푼다, 벌레독을 물리치고 중풍과 풍습으로 인해 몸이 마비된 것을 낫게 한다."는 기록이 있다.

북한의 〈동의학사전〉도 호깨나무의 약성과 활용법을 다음과 같이 적고 있다. "가을에 열매를 꼭지 째로 따서 말린다. 맛은 달고 시며 성질은 평하다. 심경과 비경에 작용한다. 갈증을 멈추고 번열煩熱(몸에 열이 몹시 나면서 가슴이 답답한 증세)을 없애며 독을 풀고 대소변을 잘 누게 한다. 번열이 나면서 입이 마르는 데, 게우는 데, 오줌을 잘 못 누는 데 등에 쓴다. 하루 9~15그램을 달임약, 약술, 알약 형태로 먹는다. 비위가 허한 데는 쓰지 않는다."

몸 안에 쌓인 독을 풀어 준다

호깨나무는 간을 비롯하여 몸 안에 쌓인 온갖 독을 풀고 간이나 위, 대장의 기능을 높여 주는 작용도 뛰어나다. 술을 많이 마셔서 생긴 황달이나 지방간, 간경화, 간염 등 갖가지 간질환에는 호깨나무 한 가지만을 써도 좋지만 유황을 먹여 키운 오리, 율무, 팥, 띠뿌리, 다슬기, 머루덩굴 등을 더해서 달여 먹으면 그 효과가 훨씬 더 빠르다. 유황을 먹여 키운 오리를 구하기 어려우면 집오리를 대신 써도 된다. 이 방법은 약이라기보다는 온갖 간질환에 효험이 있는 음식으로 널리 권할 만하다. 어떤 질병이든지 약보다 음식으로 고칠 수 있다면 그 방법이 가장 좋은 것이다.

술독을 푸는 데에는 호깨나무의 줄기나 잔가지, 열매, 잎 40~50그램에 물 한 되(1.8리터)를 붓고 물이 절반으로 줄어들 때까지 은은한 불로 달여서 차 마시듯 수시로 마시면 된다. 호깨나무 열매가 가장 효과가 좋으나 열매가 높은 가지 끝에 달리므로 따기가 쉽지 않다.

줄기나 잎을 대신 써도 거의 같은 효험을 볼 수 있다. 열매나 잔가지, 잎에 물을 붓고 엿처럼 될 때까지 오래 달여서 그것을 수시로 한 순가락씩 떠서 먹는 것도 오래 두고 먹기에는 좋은 방법이다.

호깨나무에는 상당히 센 이뇨작용이 있어서 오줌이 잘 안 나오는 증상이나 고혈압, 동맥경화증에도 일정한 효력이 있다. 손발이 마비되거나 근육과 뼈가 아픈 데, 소화가 잘 안 되는 데, 헛배가 부른 데, 복수가 차는 데에도 썩 좋다. 복수가 찰 때에는 호깨나무와 어성초, 까마중, 겨우살이를 함께 푹 달여서 먹으면 웬만한 증상에는 효과를 본다.

호깨나무는 술로 인해서 간이나 위장, 폐, 대장, 뇌 등이 나빠진 것을 고치는 데 특효가 있을 뿐 아니라, 가슴 속의 열과 갈증을 없애고 구토를 멎게 하며 오줌을 잘 나가게 하고 변비를 없애며 뱃속을 편안하게 하는 등의 효과도 있다. 또 풍습을 없애고 근육을 풀어 주며 경락기능을 활발하게 하는 작용도 있어서 만성관절염을 치료하는 데에도 효과가 크다.

소변 잘 나오게 하고 관절염에도 효과

관절염은 습기가 많고 기후 변화가 심한 지방에서 많이 생긴다. 우리나라에서는 호반도시로 이름난 춘천과 남서해안의 섬 지방, 제주도 등에 유난히 풍습성 관절염 환자가 많다. 풍습성 관절염에는 호깨나무 열매 500그램(말린 것은 250그램), 또는 호깨나무 줄기를 잘게 썬 것 300그램을 유황을 먹여 키운 오리나 집오리 한 마리와 함께 푹 끓여서 먹으면 상당한 효험이 있다. 오리는 털을 뽑고 뱃속의 똥만 빼낸 다음 한 번 푹 끓였다가 식혀서 위로 떠오르는 기름을 걷어 내고 그 물에 호깨나무 열매나 줄기 썬 것을 넣고 약한 불로 오랫동안 달여서 먹는다.

하루 두세 번씩 한 번에 한 사발씩 먹되 국물과 고기를 다 먹도록 하며 한 마리를 2~3일 동안에 모두 먹도록 한다. 유황을 먹여 키운 오리는 보양작용과 해독작용, 그리고 염증을 삭이는 작용이 뛰어나서 원기를 세게 하고 몸 안에 쌓인 독을 풀며 근육과 뼈를 튼튼하게 한다.

황달에는 뱀딸기와 인진쑥이 좋다

담즙의 색소가 혈액 속으로 들어가 피부와 오줌이 누렇게 되는 황달도 간에 탈이 나서 생기는 병이다. 황달에는 뱀딸기가 가장 좋은 치료약의 하나이다. 또한 황달뿐만 아니라 간염, 복수가 차는 데, 췌장염, 당뇨병에도 매우 좋은 효험이 있다. 7~8월에 뿌리째 캐서 그늘에서 말려 하루 30그램에 물 한 되를 붓고 물이 반으로 줄어들 때까지 약한 불로 달여서 빈 속에 물 대신 마신다. 황달은 대개 20일쯤 마시면 낫는다. 간기능이 좋아질 때까지 마신다. 담석증이 같이 있을 때에는 석위나 복분자를 더하여 달여 마시도록 한다. 간염에는 뱀딸기 말고도 구룡목, 산청목, 노나무, 머루덩굴 같은 것들이 다 잘 듣는다.

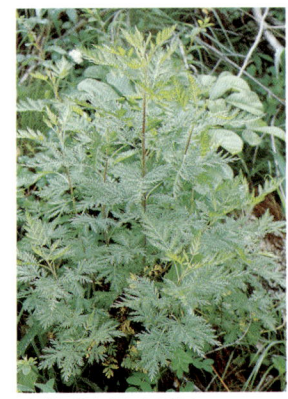
인진쑥. 황달에 효과가 있다.

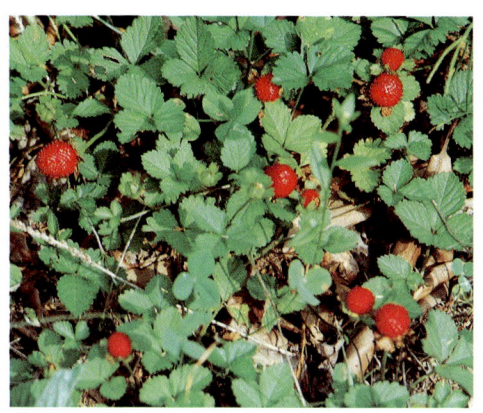

뱀딸기. 황달, 복수가 차는 데, 당뇨병 등에 매우 효과가 좋다.

황달에는 인진쑥이 매우 좋은 효과가 있지만 믿을 수 있을 만큼 품질이 좋은 것을 찾기 어렵다. 인진쑥을 너무 오래 먹으면 시력이 나빠지므로 조심해야 한다. 중국의 전설적인 명의 화타는 음력 3월에 채취한 인진쑥은 황달과 간 질환에 좋은 약이지만 4월 이후에 채취한 것은 불쏘시개로밖에 쓸 수가 없다고 하였다. 요즈음 인진쑥이 건강식품으로 유행하고 있는데 음력 3월에 채취한 것인지 따져 보아야 할 것이다.

한눈에 보기

호깨나무

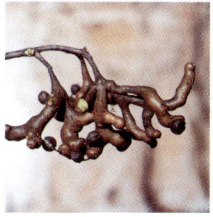

과 명	갈매나무과
생약명	지구枳俱
속 명	허리깨나무, 헛개나무, 백석목白石木, 목밀木蜜, 현포리玄圃梨
분포지	산 속 양지바른 물가
개화기	5~6월
꽃 색	황록색
결실기	9~10월
열 매	산호 모양의 다육질 과경이 가지 끝에 달리고 그 끝에 둥근 열매가 달리는데 그 속에 세 개의 작고 윤이 반짝반짝 나는 타원꼴의 씨앗이 들어 있다
높 이	10~20미터
채취시기	열매를 가을에 채취하고 잔가지는 가을과 겨울, 잎은 여름철에 채취한다
가공법	그늘에서 말린다
약 효	알코올 중독, 숙취, 간염, 간경화, 치질, 부종, 식중독, 당뇨병 등

9 신경통과 관절염에 좋은 엄나무

　엄나무는 신경통과 관절염에 좋다고 하여 수난을 당하고 있는 나무이다. 엄나무에는 날카롭고 험상궂은 가시가 빽빽하게 붙어 있다. 우리 선조들은 가시가 달린 엄나무 가지를 대문이나 방문 위에 걸어 두면 못된 귀신이나 나쁜 질병이 집 안으로 들어오지 못할 것이라고 믿었다.

　음양오행설로 볼 때 귀신은 음기의 상징이다. 귀신은 어둡고 축축하고 차갑고 썩은 것을 좋아한다. 그래서 귀신은 허물어진 성이나 낡고 빈 집, 오래된 우물, 썩은 고목, 음산한 골짜기나 동굴 같은 음습하고 더러운 곳에 잘 나타난다. 사람의 몸도 음습하고 더러운 환경에 있으면 온갖 질병에 걸리기 쉽다. 오장육부의 근육과 뼈와 혈액의 많은 질병이 차갑고 축축하고 더러운 것과 접촉했을 때 생긴다.

　엄나무의 무시무시하게 생긴 가시는 양기의 상징이다. 양기는 음기를 몰아내고 막아 주는 작용이 있다. 나무의 가시는 바깥의 적으로부터 자신의 몸을 안전하게 지키기 위해 생긴 것이다.

바람과 습기로 인해 생긴 병에 특효가 있다

동양 전통의학에서 가시가 있는 모든 식물은 음기가 성해서 생긴 병, 곧 바람과 습기로 인해서 생긴 병을 몰아낼 수 있는 것으로 본다. 관절염이나 신경통, 갖가지 염증, 암, 귀신들린 병, 온갖 피부병 등에는 찔레나무나 아까시나무, 주엽나무 등 가시 달린 식물이 효과가 있다는 것이다.

엄나무는 물기와 바람을 몰아내는 효능이 있다. 엄나무는 기름지고 물기 많은 땅에서 잘 자라지만 엄나무 목재는 습기를 잘 타지 않는다. 물 속에 담가 두어도 잘 썩지 않고 축축한 곳에 둬도 습기가 잘 스며들지 않는다. 이런 엄나무의 특성 때문에 비올 때 신는 나막신을 엄나무로 많이 만들었다.

엄나무는 차고 축축한 기운이 몸에 침투하여 생긴 신경통이나 관절염, 요통, 타박상, 근육통, 마비, 늑막염, 만성위염, 입안염증, 만성대장염, 어깨와 목이 뻣뻣한 것, 만성간염, 갖가지 종기, 종창, 옴, 피부병 등을 치료하는 효능이 있다. 엄나무는 아픔을 멎게 하고 중추신경을 진정시키는 작용이 있으므로 류머티스성 관절염으로 인한 격심한 통증이나 온갖 신경과 근

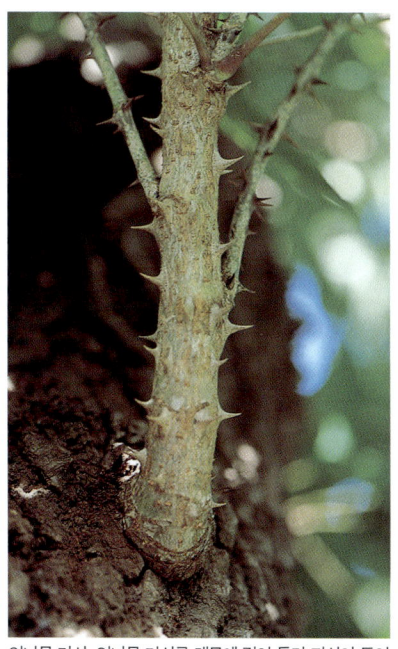

엄나무 가시. 엄나무 가시를 대문에 걸어 두면 귀신이 들어오지 못한다고 한다.

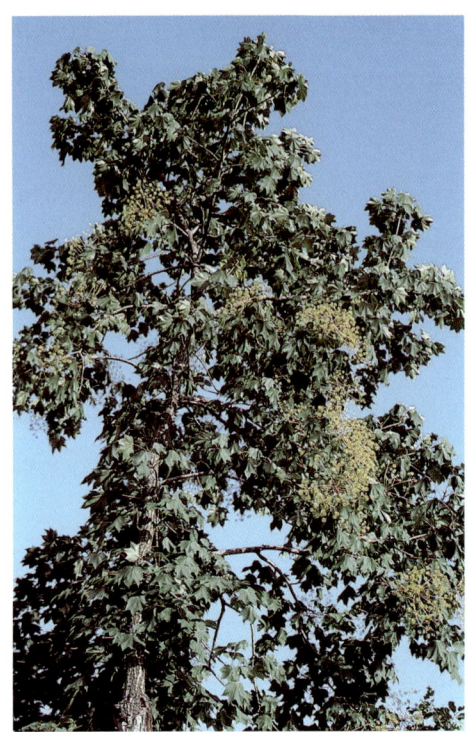

날카로운 가시가 붙어 있는 엄나무. 신경통, 관절염, 만성간염, 위궤양 등에 좋은 효과가 있다.

육의 통증에 잘 듣는다.

엄나무 속껍질 10~20그램에 물 200~300밀리리터를 붓고 약한 불로 물이 절반으로 줄어들 때까지 달여서 하루 세 번에 나눠 먹거나 엄나무를 잘게 썰어 큰 솥에 넣고 푹 달인 물로 식혜를 만들어 수시로 마시면 좋다. 이와 함께 아픈 부위에 엄나무 껍질을 짓찧어 붙이기도 한다.

엄나무는 속껍질을 약으로 쓴다. 여름철에 껍질을 채취하여 겉껍질을 긁어 내 버리고 하얀 속껍질만을 그늘에서 말려 잘게 썰어서 쓴다. 엄나무 속껍질의 맛은 쌉쌀하고 성질은 서늘한 편이며 특이한 향기가 난다.

깜깜한 밤중에 오래 묵어 썩은 나무둥치나 비바람에 하얗게 바랜 동물의 뼈 같은 것들이 환하게 빛을 내는 것을 본 일이 있을 것이다. 오래된 배의 돛대에서도 시퍼런 불꽃이 타오르는 듯이 보이기도 하는데 뱃사람들은 이를 센트엘모의 불, 또는 귀신불이라 하여 무서워한다.

글쓴이가 어렸을 적 가야산 밑에서 살 때 일이다. 어느 날 약초를 채취하러 산에 갔다가 날이 저물었다. 마침 그믐이라 달빛마저 없고 날씨도 흐려서 사방이 칠흑같이 어두웠다. 앞이 보이지 않으니 나무

막대기 하나를 꺾어 들고 바닥을 두드려 보면서 길을 찾아 내려왔다. 깜깜한 숲길을 걸어오는데 멀리서 푸른 빛으로 타오르는 큰 불덩어리가 보였다. 마치 불이 이글거리는 거대한 숯불 덩어리 같았다. 가까이 가서 보니 썩은 나무 그루터기였다. 불이 타는 것처럼 환한 빛을 내뿜고 있었지만 손을 대어 봐도 전혀 뜨겁지 않았다. 그 나무 그루터기를 한 아름 가슴에 안고 길을 따라가면서 뿌렸더니 조각조각들이 모두 빛을 내어 마치 밤하늘의 별을 땅에 내던져 놓은 것 같았다. 이와 같은 현상은 대개 흐린 날 밤에 나타나는데 이는 공기 중에 있는 인 성분이 습기와 결합하여 오래 묵은 나무둥치 같은 것에 달라붙어 생기는 것이다.

엄나무는 땅속에 있는 음기와 공기 중에 있는 음기를 모아 저장하는 성질이 있다. 엄나무의 가시는 양기를 품고 있지만 껍질 속에는 음기를 모아 함축하고 있다. 그런 까닭에 썩어서 밤중에 빛을 내는 나무는 엄나무, 버드나무, 벌나무, 느릅나무 등 음기를 많이 품고 있는 나무들이다.

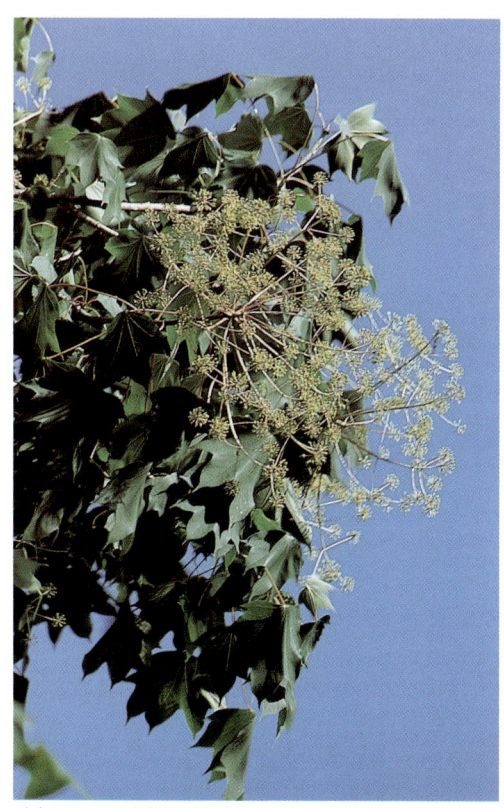

엄나무 꽃. 7~8월에 핀다. 꿀이 많으며 엄나무 꿀은 약효가 높은 것으로 유명하다.

음기운이 부족하여 생기는 간질환을 고친다

사람의 몸에서 음기를 주관하는 장부는 간장이다. 그래서 음 기운이 부족하면 간장에 탈이 나기 쉽다. 간장은 모든 영양분을 모아 저장하는데 동양철학에서는 사람의 혼이 간장에 깃들어 있는 것으로 본다. 엄나무는 음기운이 부족하여 생기는 갖가지 간질환, 곧 간부종이나 만성간염, 간경화 등 온갖 간질환에 효력이 있다. 엄나무는 파괴된 간 색소를 원상태로 회복시켜 주고 부족한 간기운을 보충해 준다.

🌿 간경화

만성간염이나 간경화에는 엄나무 껍질 1~1.5킬로그램에 물 5리터를 붓고 물이 3분의 1로 줄어들 때까지 약한 불로 달여서 한 번에 15~20밀리리터씩 하루 세 번 밥 먹을 때 같이 복용한다. 간장부위가 아프고 헛배가 부르며 밥맛이 없는 증상이 차츰 없어지고 3~4개월 복용하면

피부병에 잘 듣는 엄나무 기름 만들기

신경통이나 풍습으로 인한 근육마비, 근육통, 만성위염, 만성간염 등에 엄나무 기름을 내어 복용하면 효과가 좋다. 엄나무 기름을 내는 방법은 다음과 같다.

두 말 이상 들어가는 오지항아리 두 개를 준비해 그 중 하나를 땅 속에 목만 나오도록 묻는다. 그리고 남은 항아리에 굵은 엄나무를 잘게 쪼개어 가득 담고 입구를 삼베 두세 겹으로 막은 다음 명주 끈으로 단단하게 묶고 항아리 겉을 굵은 새끼줄로 칭칭 감고 진흙을 이겨 3~5센티미터 두께로 바른다. 이것을 땅 속에 묻은 항아리 위에 엎어 놓고 항아리가 서로 맞물린 부분을 진흙을 이겨 두껍게 발라 잘 봉한 뒤에 항아리 위에 왕겨나 톱밥을 열 가마니쯤 붓고 불을 붙여 태운다. 일주일쯤 지나 왕겨나 톱밥이 다 타서 꺼지고 나면 아래 항아리에 고인 기름을 꺼내어 항아리에 담아 냉장고에 보관하여 두고 필요할 때 꺼내어 약으로 쓴다.

신경통이나 요통, 만성간염, 간경화, 황달 등에는 한 번에 소주잔으로 반 잔 정도에 생수를 다섯 배쯤 타서 복용하고 옴이나 종기 갖가지 피부병에는 기름을 아픈 부위에 바른다. 온갖 종류의 피부병에도 신기하게 잘 듣는다.

웬만한 간질환은 낫는다.

엄나무와 닮았으나 잎이 조금 작고 윤기가 나며 가시가 전혀 없는 것이 있는데 이를 천우향나무라고 한다. 잎에서 황홀할 정도로 좋은 향기가 난다. 간경화증이나 간암 등에 최고의 약으로 알려져 있으나 일생 동안 약초를 채취하러 다니던 사람도 평생에 한 번 볼 수 있을까 말까 할 정도로 귀하다. 오대산 월정사 부근에 한 그루가 있어서 간경화증으로 복수가 심하게 차서 곧 죽게 된 사람을 치료해 준 적이 있는데 소문이 나서 무지한 사람들이 뿌리까지 뽑아가 흔적도 남아 있지 않다. 그 뒤에 춘천 근교의 삼악산에서 천우향나무 한 그루를 발견한 적이 있는데 이것 역시 다음에 가 보니 누군가가 뿌리까지 뽑아가 버렸다. 이제 이 귀하디 귀한 나무를 어디 가서 찾을 것인가.

🍃 늑막염 · 상기증

단전호흡을 하는 사람들이 호흡수련을 잘못하여 생긴 늑막염이나 기운이 위로 치밀어 생긴 상기증, 곧 주화입마走火入魔가 온 데에는 엄나무 뿌리를 생즙을 내어 한 잔씩 하루 세 번 마시면 잘 낫는다. 엄나무에는 사포닌, 쿠마린, 정유 등이 들어 있는데 사포닌 성분이 가래를 멎게 하고 염증을 없애는 작용을 하는 것으로 알려져 있다.

엄나무는 인삼과 비슷한 작용이 있어 인삼 대신 쓸 수 있다. 엄나무를 오래 복용하면 신장기능과 간장기능이 튼튼해지고 당뇨병이나 신경통, 관절염에 걸리지 않는다고 한다.

🍃 만성위염

엄나무 껍질 8그램, 백출 6그램, 고삼(검게 볶은 것) 6그램을 하루 두 첩씩 달여 재탕까지 하여 하루 세 번 밥 먹는 중간에 먹는다.

만성간염

해바라기 대 21그램, 엄나무 껍질과 두릅나무 껍질 각 15그램, 창출·목통·고삼 각 9그램을 물로 달여서 묽은 물엿처럼 만든다. 이것을 하루 양으로 하여 한 번에 3그램씩 하루 세 번 먹는다. 설사와 변비는 100퍼센트 없어지고 다른 여러 증상도 차츰 없어진다. 90퍼센트 이상 효과가 있다.

엄나무 껍질 1킬로그램에 물을 붓고 15리터가 되게 달여 한 번에 15밀리리터씩 하루 세 번 밥 먹는 중간에 먹는다. 3~6개월 먹는다. 10일 뒤부터 소화가 잘 되고 밥맛이 좋아지기 시작하여 명치 밑이 답답한 증상이 없어지고 다른 여러 증상들이 호전된다. 3개월 정도 치료하면 85퍼센트쯤이 효험을 본다.

한눈에 보기 — 엄나무

과 명	오갈피나무과
생약명	해동海桐, 해동피海桐皮
속 명	개두릅, 음나무, 엄나무, 응개나무
분포지	산기슭과 중턱
개화기	7~8월
꽃 색	황록색
결실기	10월
열 매	둥글고 까맣게 익는다
높 이	25~30미터 자라는 잎지는 큰키나무
채취시기	봄철에 새순을 따서 나물로 먹고 껍질은 봄이나 가을에 채취한다. 잎은 여름에 채취한다
가공법	속껍질을 잘게 썰어 그늘에서 말린다
약 효	신경통, 관절염, 간염, 지방간, 신허요통, 늑막염, 기침, 위염, 위궤양, 치통, 피부병 등

결석 녹이고 양기 돋우는 참가시나무

몸 속에 생긴 돌 때문에 고통을 받는 사람이 적지 않다. 돌은 쓸개에도 생기고 간에도 생기고 콩팥이나 방광, 요로에도 생긴다. 담석증은 드러누워 데굴데굴 구를 만큼 통증이 극심한 데다가 수술로 돌을 꺼내거나 체외충격파 시술로 깨뜨려 없애도 얼마 지나지 않아 다시 생기곤 하여 성가시고 고통스럽기 이를 데 없다.

담석에는 콜레스테롤이 굳어진 콜레스테롤 결석과 담즙의 색소성분이 굳어진 빌리루빈 결석, 그리고 두 가지가 합쳐진 혼합결석이 있다. 담석은 남자보다 여자에게 많이 생기는 편이다. 또 몸이 뚱뚱한 사람, 음식을 많이 먹는 사람, 동물성 기름기와 설탕을 많이 먹는 사람한테 많이 나타난다. 담즙의 흐름에 탈이 났거나 담즙 성분의 균형이 깨어져 생기는 것으로 짐작하고 있을 뿐 아직 그 원인이 밝혀지지 않은 것이 많다.

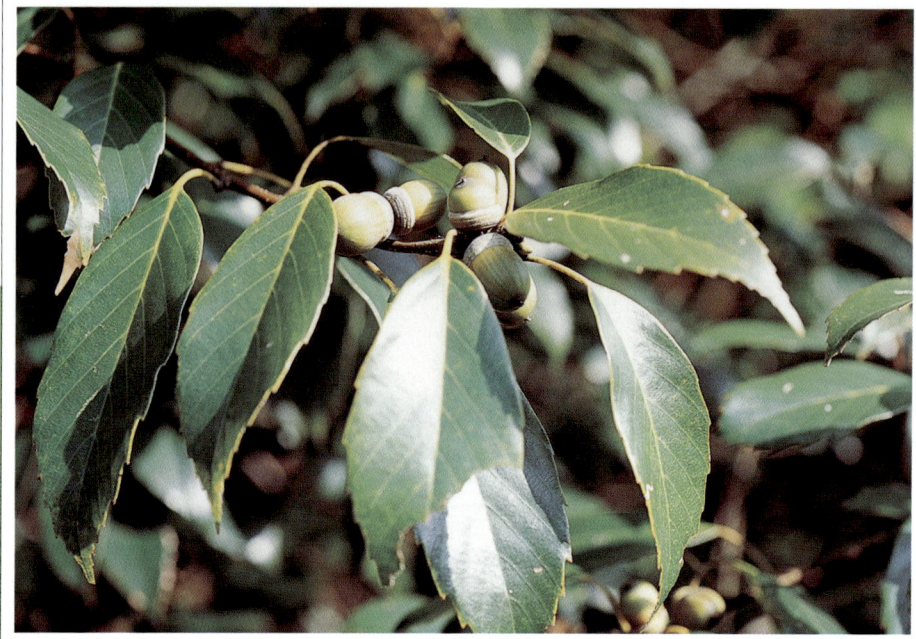
참가시나무 잎과 열매. 참가시나무는 겨울에도 잎이 떨어지지 않는 참나무의 한 종류이다.

요로나 콩팥, 방광의 결석은 대개 오줌에 들어 있는 염류 성분이 오줌 속의 침전물에 달라붙어 생긴 것이다. 오줌이 오랫동안 몸 안에 남아 있거나 세균감염, 요로에 이물질이 있을 때, 물질대사 이상 등이 그 원인이며 결석이 작을수록 통증은 심하지만 돌은 빠지기 쉽다. 큰 콩팥결석은 증상이 없는 경우가 있지만 결석 때문에 오줌길이 막혀 콩팥에 가해지는 압력이 커지면서 극심한 통증이 나타난다. 참가시나무 잎은 담석과 신장결석을 녹여 없애는 데 특이한 효과가 있다.

겨울에도 잎이 지지 않는 숲의 왕

흔히 '가시나무'라고 하면 가시가 돋친 나무를 생각하기 쉽다. 그러나 가시가 없으면서도 이름이 가시나무인 나무가 있다. 참가시나무, 돌

가시나무, 북가시나무, 종가시나무 등이 가시가 없는 가시나무들이다.

가시나무는 도토리가 열린다는 점에서 상수리나무, 떡갈나무, 신갈나무, 굴참나무, 물참나무 등과 같다. 도토리나 상수리 따위가 열리는 나무를 모두 아울러 참나무로 부르는데 참나무 가운데서 겨울철에도 잎이 떨어지지 않는 상록성의 참나무를 가시나무라고 부른다.

참나무에는 겨울에 잎이 지는 것과 지지 않는 것이 있다. 겨울에 잎이 지는 참나무는 추운 지방에서도 잘 자라지만 겨울에 잎이 지지 않는 참나무는 따뜻한 남쪽지방 일부에서만 자란다. 그런 까닭에 남해안의 섬 지방 사람이 아닌 다음에야 가시나무를 아는 사람이 많지 않다. 겨울에도 잎이 푸른 참나무, 곧 가시나무류는 우리나라에서는 제주도, 완도, 거제도를 비롯한 남쪽의 일부 섬지방과 바닷가 지방에서만 자란다. 일본과 중국의 따뜻한 곳에서 많이 자라고 유럽에서는 지중해 연안에 흔하다.

가시나무는 모양새가 웅장하고 단정하여 뭇 나무들 가운데 임금이라 할 만큼 품위가 있다. 유럽에서는 가시나무를 숲의 왕이라 부르며 고귀하고 신령스런 영혼이 가시나무에 깃들여 있는 것으로 믿어 왔다.

가시나무는 대개 잎이 보통 참나무 잎보다 작고 두꺼우며 잎의 표면이 반짝반짝 윤이 나고 진한 녹색을 띤다. 긴 타원꼴인 잎은 톱니가 있고 따로나기로 붙으며 겉면은 반지르하게 윤이 나지만 뒷면은 희다. 암수한그루로 봄에 황갈색 꽃이 피어 가을에 도토리를 닮은 열매가 달린다.

열매를 '가시' 라 부르며 도토리처럼 묵을 만들어 먹거나 가루 내어 수제비를 만들어 먹을 수 있다. 가시나무 열매와 도토리는 맛과 성분, 생김새가 거의 같다. 한 가지 다른 점은 열매를 담고 있는 열매받침의 겉면이 도토리는 매끈하지만 가시나무 열매는 가로로 층이 나 있다는 점이다.

가시나무가 우리나라에서는 귀했던 까닭에 전통 한의학에서 약으로 쓴 일은 극히 드물었다. 그러나 중국과 일본에서는 열매, 잎, 어린 줄기 등을 설사를 그치게 하고 출혈을 멎게 하며 염증을 없애고 신장과 방광의 기능을 튼튼하게 하며 담낭결석이나 신장결석 등 갖가지 결석을 녹여 없애는 약으로 더러 써 왔다.

특히 가시나무 종류 가운데서 키가 가장 작은 종류인 참가시나무의 잎과 어린 줄기는 이웃 일본에서 담석, 신장결석, 요로결석 등 갖가지 결석에 특효라 하여 인기를 모으고 있고 유럽과 중국에서는 참가시나무 잎으로 결석 치료약을 만들고 있다.

부작용 없이 돌을 녹이는 천연 약재

참가시나무의 잎을 달여서 차처럼 마시면 몸 안에 있는 돌이 녹아서 없어지거나 오줌으로 빠져나온다. 별 통증 없이 몸 속의 돌을 없앨 수 있다. 잎뿐 아니라 잔가지나 껍질도 같은 효과가 있다.

참가시나무는 잎과 잔가지를 봄이나 여름철에 채취하여 깨끗하게 씻어 잘게 썬 다음 쪄서 그늘에서 말려 약으로 쓴다. 하루 50~70그램을 600~1000밀리리터의 물에 넣고 물이 3분의 1이 될 때까지 달여서 하루 세 번 밥 먹고 나서 마신다.

참가시나무만을 써도 효력이 있지만 병꽃풀을 더해 쓰면 더욱 효과가 빠르다. 병꽃풀은 연전초, 적설초 등으로도 부르는 꿀풀과에 딸린 풀로 옛날부터 콩팥과 방광의 결석을 녹여 없애는 약초로 알려져 왔다.

참가시나무 잎과 잔가지를 쪄서 말린 것 20~30그램, 병꽃풀 20~30그램을 물 600~1000밀리리터에 넣고 달여 하루 3~5번 나눠 마신다. 몸 속의 돌을 녹여 없앨 뿐 아니라 콜레스테롤 수치를 낮추고 소변을 잘 나가게 하고, 가래를 삭이며, 기침을 멈추고 염증을 없애며 신장의 기능을 튼튼하게 하여 정력을 세게 하는 등의 효능이 있다.

참가시나무는 본디 일본의 시코쿠 지방에서 몸 속에 있는 돌을 없애는 민간요법으로 써 왔던 나무이다. 우리나라 남쪽 섬 지방에서도 설사를 멈추게 하거나 피를 멎게 하고 종기나 종창을 치료하는 약으로 민간에서 더러 썼다고 한다.

그러던 것을 일본의 히로시마 대학 의학부에서 10년 동안 연구한 결과 이 나무가 몸 속에 생긴 돌을 녹여 없앨 뿐만 아니라, 돌이 생기지 않도록 억제하는 효력이 있다는 것을 과학적으로 입증했다. 실험 결과에 따르면 방광에 결석이 생기게 한 흰생쥐한테 60일 동안 참가

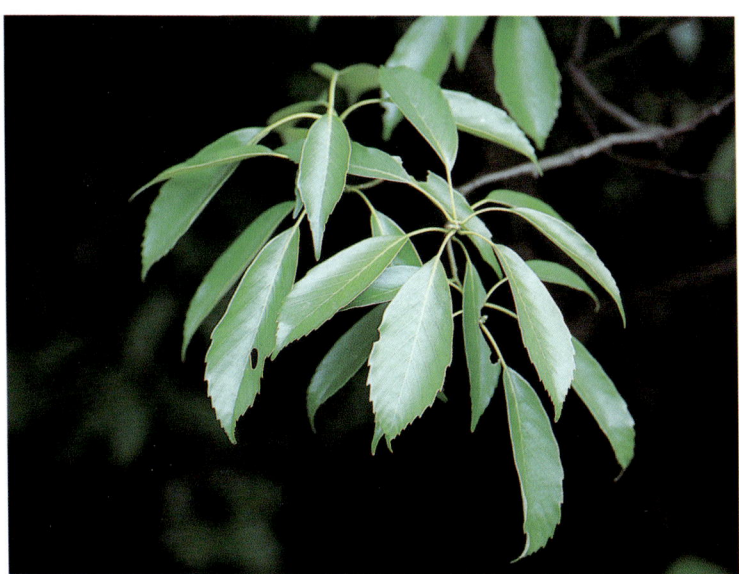

참가시나무 잎. 담낭결석, 신장결석, 요로결석 등 갖가지 몸 안에 생긴 돌을 녹여 없애는 작용이 있다.

시나무 잎과 껍질에서 추출한 약물을 먹였더니 결석이 생기지 않았고 또 이미 있던 결석은 없어졌다고 한다. 흰생쥐 오줌의 pH 농도가 두 배쯤 높아졌고 칼슘 배설량은 늘어나고 인 배설량은 줄어드는 작용도 있었다고 한다.

이것 말고도 심장의 활동을 억제하고 혈관을 수축하는 작용도 있었으나 담즙 분비에는 전혀 영향을 미치지 않는 것으로 나타났다고 한다. 또 참가시나무 달인 물에 결석 환자의 몸 속에서 꺼낸 결석을 넣었더니 모두 녹아 없어지거나 크기가 줄어들었다고 한다.

참가시나무는 아무런 부작용이나 독성 없이 몸 안에 생긴 돌을 없앨 수 있는 천연 약재이다. 결석의 크기에 다라 다르겠지만 1~5개월 안에 결석이 녹아 없어진다.

참가시나무 열매 먹고 수백 년을 산 메사니

제주도에는 참가시나무에 얽힌 다음과 같은 이야기가 전해 온다. 70년쯤 전 제주도의 어느 마을에서 있었던 일이라고 한다. 가뭄이 심해 도토리도 별로 달리지 않았던 어느 해에 밤마다 어떤 짐승이 나타나 고구마 밭과 옥수수 밭을 마구 파헤쳐서 엉망으로 만들어 놓곤 했다. 마을 사람들이 그 짐승을 잡으려고 덫을 설치하고 올가미도 만들고 함정도 파두었으나 잡히지 않았다.

대체 어떤 짐승인지 궁금하여 고구마 밭에 몰래 숨어서 밤새 지켰더니 한밤중에 뭔가 시커먼 짐승이 나타나 고구마를 캐서 먹는데 날쌔기가 비호같아 자세히 볼 수조차 없었다. 다음날 여러 사람이 큰 그물을 준비하여 숨어 있다가 그 짐승을 그물로 덮쳐 사로잡았다.

잡고 보니 온몸이 시커먼 털로 덮이고 머리카락은 엉덩이 아래까지 늘어진 벌거벗은 사람이었는데 카악카악 소리만 낼 뿐 말은 하지 못했다. 손짓발짓으로 의사소통을 하다가 종이와 먹을 갖다 줬더니 종이에다 자기가 산에서 살게 된 사연을 적었다.

놀랍게도 그 털복숭이 사람은 3백 년 전에 왜구의 노략질을 피하여 산으로 도망쳤던 사람인데 산열매도 흉년이 들어 배가 고파서 마을로 내려왔다고 했다. 사람들이 궁금하여 산에서 대체 무엇을 먹고 살았느냐고 물었더니 그는 가시나무 열매와 도토리를 야생 벌꿀 속에 오래 담가 두고 그것을 식량으로 삼았다고 대답했다.

사람들은 그의 말을 믿지 않고 손과 발을 꽁꽁 묶어 서울의 서커스단에 팔아 넘기려고 마차에 실어 보내는 중에 줄을 끊고 산으로 도망쳤다. 그 뒤로 털복숭이 인간은 다시 나타나지 않았다.

경상북도 성주군 월항면에 있는 절인 선석사에도 이와 비슷한 얘기가 전해온다. 50년 전쯤 몹시 추운 겨울날 저녁에 누군가 밖에서 대문을 요란스럽게 흔들어 댔다. 춥고 나가는 것이 귀찮아서 대문을 열어주지 않았더니 한참 뒤 조용해졌다.

이튿날 아침에 공양주 보살이 밥을 지으러 나갔더니 온몸이 털복숭이인 사람이 아궁이에서 불을 쬐고 있었다. 글을 써서 의사소통을 했는데 임진왜란을 피해 산으로 도망쳐서 지금까지 산에서 살고 있는 것이라고 하였다. 마을사람들은 그를 앞세워 그가 살던 동굴을 찾아 갔는데 동굴 속에는 큰 항아리 하나에 야생 벌꿀로 절인 도토리만 가득 들어 있을 뿐이었다. 그는 야생 벌꿀로 발효시킨 도토리를 먹고 350년을 살 수 있었다는 것이다.

우리나라에는 이처럼 야생 인간에 대한 전설 같은 얘기가 여러 곳에서 전해 온다. 이들 야생 인간을 '산에서 사는 사람'이라는 뜻인 '메사니' 또는 '미사리'로 부르며 이들을 불로장생술을 터득한 신선의

한 종류로 여기기도 한다. 특이한 것은 이들은 한결같이 도토리나 가시나무 열매를 주식으로 하고 있다는 점이다.

뛰어난 정력제이며 중금속 중독을 해소한다

실제로 도토리와 가시나무 열매는 우리 선조들이 구황식물로 가장 중요하게 여겼던 산열매다. 흉년이 들면 가난한 백성들은 으레 도토리로 목숨을 간신히 이어갔다. 오죽했으면 도토리를 꿀 같은 밤이라 하여 꿀밤이라고 부르고 도토리가 달리는 나무만이 진짜 나무라 하여 참나무라 불렀을까.

가시나무 열매는 영양이 풍부하다. 탄수화물, 지방, 단백질이 골고루 들어 있고 갖가지 미량원소도 다 들어 있다. 위와 장을 튼튼하게 하고 몸에 힘이 나게 하며 뼈를 단단하게 하고 오래 먹으면 몸이 가벼워져서 오래 살 수 있게 된다.

겉껍질을 벗기지 않은 채로 꿀 속에 담가 3년쯤 두면 도토리 본래의 떫은 맛이 없어지고 맛이 좋다. 이것을 하루 10~20알씩만 먹어도 배고프지 않고 힘이 난다고 한다. 가시나무 열매 대신 도토리를 써도 좋다. 가시나무 열매나 도토리의 떫은 맛을 없애려면 가시나무 열매나 도토리 가루에 소금을 적당히 섞어 두면 5~6시간 뒤에 떫은 맛이 싹 빠진다. 이것으로 음식을 만들면 맛도 좋거니와 몸 안에 있는 갖가지 중금속 중독을 해소하는 데 뛰어난 효력이 있다.

참가시나무는 강장·강정 작용이 높은 것으로도 이름나 있다. 일본 사람들은 이 나무를 으뜸가는 정력제 가운데 하나로 여긴다. 정력감퇴, 발기불능, 성기능 저하, 여성들의 불감증 등에 두루두루 효험이 있다. 잎과 잔가지를 쪄서 그늘에서 말려 달여서 차처럼 수시로 마시

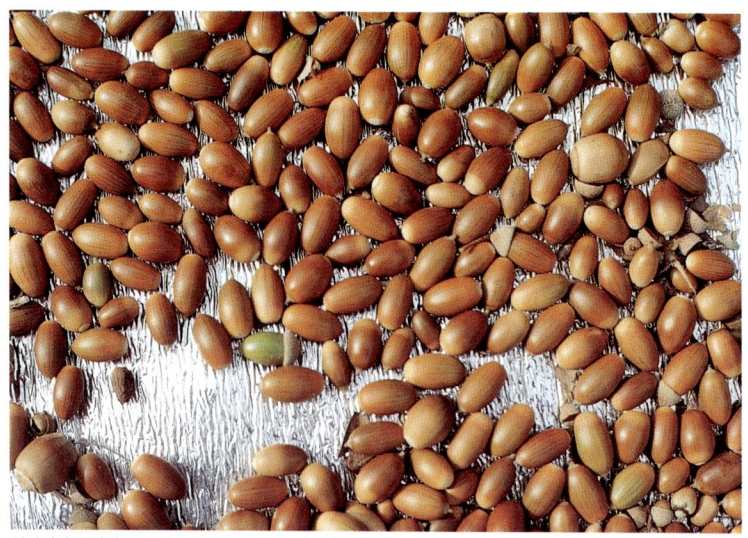
참가시나무 열매. 도토리와 생김새가 같다. 꿀에 담가 발효시키면 무병장수 하는 선약이 된다.

면 자신도 모르는 사이에 신장의 기능이 세어진다. 하루 20~30그램에 물 600밀리리터를 붓고 30분쯤 달여서 그 물을 하루 네다섯 번에 나누어 마시면 된다. 여기에 구기자나무 뿌리나 광나무 열매 등을 넣으면 더욱 좋다.

참가시나무의 주성분은 떫은맛 성분인 탄닌질이다. 탄닌을 너무 많이 먹으면 변비가 생길 수도 있으므로 한꺼번에 많은 양을 먹지 말고 조금씩 오래 먹는 것이 좋다. 참가시나무 잎에는 여러 성분이 들어 있는데 그 중에서 결석을 녹이거나 억제하는 성분은 카테콜을 비롯한 탄닌질일 것으로 추측한다. 참가시나무뿐 아니라 모든 참나무의 잎, 줄기, 잔가지를 담석이나 신장결석 치료에 쓸 수 있으나 효력이 약하다.

참가시나무는 소변을 잘 나가게 하고 몸 속에 있는 콜레스테롤을 없애 주므로 비만증 치료와 동맥경화 예방에도 상당한 도움이 된다. 염증을 삭이는 효과도 높아 구내염이나 잇몸의 염증에 잎을 달인 물로 입가심을 하면 효과가 있다. 여성의 냉증이나 대하, 치질로 인한 출혈, 대장과 직장의 궤양으로 인한 출혈에도 좋은 효험이 있고 오래되고 잘 낫지 않는 설사에도 효과가 좋다.

만성이 되어 잘 낫지 않는 설사에는 참가시나무 잎이나 껍질 1킬로그램을 겉껍질을 긁어 내고 잘게 썬 다음 물 한 말(18리터)에 넣고 물이 다섯 되(9리터)가 될 때까지 달여서 찌꺼기를 건져 내고 다시 고약처럼 될 때까지 달여서 한 번에 찻숟가락으로 하나씩 하루 세번 따뜻한 술에 타서 마신다.

한눈에 보기

참가시나무

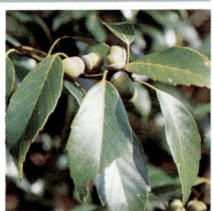

과 명	참나무과
생약명	참가시나무
속 명	참가시나무
분포지	제주도, 울릉도, 전라남북도, 경상남도의 따뜻한 지방의 산이나 들
개화기	4~5월
꽃 색	황록색으로 길게 늘어진다
결실기	10월
열 매	짙은 갈색의 도토리 모양
높 이	10~15미터 자라는 늘푸른 큰키나무
채취시기	잎이나 잔가지를 봄이나 가을에 채취하고 열매는 10월에 채취한다
가공법	잎과 잔가지를 살짝 쪄서 잘게 썰어 그늘에서 말린다
약 효	방광결석, 요로결석, 담낭결석, 부종, 양기부족, 기력쇠약, 요통 등

위궤양 · 위염 · 위암 특효약 예덕나무

위는 만병의 근원이라고 한다. 위장이 허약하면 온갖 질병에 걸리기 쉽고 위장 기능이 너무 튼튼해도 갖가지 질병에 걸리기 쉽다.

음식을 먹는 습관과 소화능력은 사람의 건강, 성품, 인격에 절대적인 영향을 미친다. 음식을 무엇이나 잘 먹고 잘 소화하는 사람은 대개 건강하며 정서적으로도 안정되어 있으며 성격도 원만하다. 그러나 편식을 하고 소화능력이 약한 사람은 허약하고 잔병이 많으며 성격이 까다롭고 정서가 불안하다.

몸과 마음이 다 같이 건강하려면 먼저 균형 잡힌 음식을 골고루 섭취해야 한다. 그러나 좋은 음식을 먹는 것만으로는 부족하다. 아무리 좋은 음식을 먹어도 소화능력이 떨어져 몸 안에서 흡수할 수 없으면 산해진미가 그림의 떡일 뿐이다. 섭취한 음식물이 소화기관을 거치면서 소화되고 분해된 영양분이 몸 안에 흡수되어 온몸의 세포에 잘 공

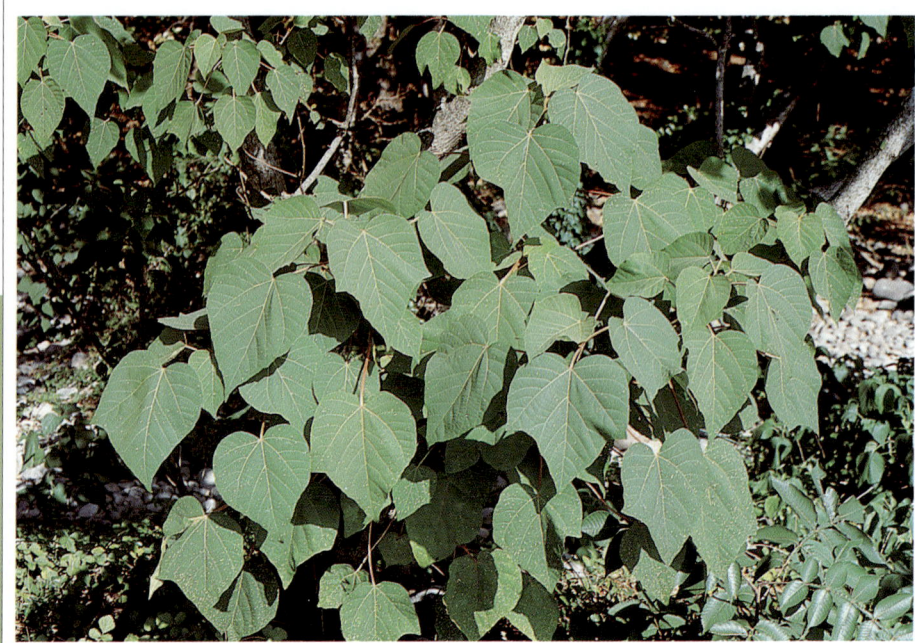
예덕나무 잎. 예덕나무 잎으로 밥이나 떡을 싸서 먹으면 향기가 배어서 맛이 좋아진다.

급되어야 건강을 유지할 수 있는 것이다.

　음식을 무엇이나 잘 먹는데도 몸이 자꾸 마르거나 붓거나 건강에 탈이 있을 때는 혹시 만성소화불량이 아닌지 자신의 몸을 살펴 보아야 한다. 소화불량은 가장 흔한 질병이다. 특히 짜고 매우며 자극적인 것을 많이 먹는 우리나라 사람들한테는 위장질환이 많을 수밖에 없다. 소화불량은 가장 흔한 질병이면서도 잘 낫지 않는 병이다.

가장 흔한 질병이면서 잘 낫지 않는 위장병

약국에서 가장 손쉽게 구할 수 있는 약이 위장약이나 소화제다. 소화불량에 주로 쓰는 약은 제산제나 베테인염산, 판크레아틴이 들어 있는 소화제다. 이런 소화제나 위장약들은 일시적으로 속이 쓰리거나 더부룩한 증상만을 차단할 뿐 위장병이나 소화불량을 근본적으로 치료하지는 못한다.

소화되는 과정은 단순히 위의 문제만이 아니라 간이나 장, 폐, 콩팥, 심장, 뇌 같은 다른 장부들과도 밀접한 관련이 있는 매우 복잡한 과정이다. 위산을 없애거나 염증을 없앤다고 해서 위장기능이 근본적으로 좋아지지 않는다. 다른 질병과 마찬가지로 근본적인 원인을 찾아 내어 인체의 다른 기능과 조화와 균형을 이루도록 치료하는 것이 옳다.

만성위염

위점막에 생기는 만성 염증성 질병이다. 식사를 무질서하게 하거나 소화되기 힘든 음식, 자극성 음식을 많이 먹어서 생긴다. 또는 이가 나쁘거나 음식을 잘 씹지 않고 삼키는 습관이 있거나 위에 부담을 주는 아스피린, 술파민제 같은 양약을 오래 먹어서 생기는 수도 있다.

위염에는 저산성 위염과 과산성 위염이 있다. 과산성 위염은 흔히 젊은 사람한테 많이 생긴다. 밥 먹고 나서 두세 시간 뒤에 신트림이 나면서 속이 쓰린 것이 특징이고 이때 음식을 조금씩 먹거나 소다를 먹으면 통증이 줄어들거나 없어진다. 밥맛이 없어서 밥을 못 먹는 일은 거의 없고 변은 딱딱한 편이다. 오래 앓으면 십이지장궤양으로 진전되는 수가 많다.

저산성위염은 위산과소증, 또는 위산결핍증이라고도 한다. 사람은 누구나 나이가 들면서 저산증에 걸리기 쉽다. 어느 한 통계에 따르면 60살이 넘은 사람의 절반 가량이 위산이 적게 분비되어 소화불량을 비롯한 갖가지 질병에 걸리기 쉽다고 한다. 저산증으로 인하여 나타나는 증상은 매우 많다. 소화가 잘 안 되고 속이 더부룩하며 속이 쓰리고 배에 가스가 차며 방귀가 자주 나오고 구토가 나며 위가 가끔 경련을 일으키고 설사를 하거나 변비가 생기며 항문이 가렵고 소화되지 않은 음식이 변에 섞여 나오는 것 등이 모두 위산과소로 인하여 나타나는 증상들이다. 이밖에 갖가지 음식으로 인한 알레르기, 손톱이 갈라지는 것, 딸기코, 여드름, 빈혈, 루푸스, 골다공증, 천식, 당뇨병, 건선, 아토피성 피부염, 간염, 담석, 갑상선 질병 등 온갖 질병이 위산저하증과 관련이 있다.

　소화가 잘 안되고 속이 더부룩할 때 사람들이 가장 흔하게 복용하는 것이 소화제다. 소화제는 대부분이 제산제다. 제산제는 이름 그대로 위액의 산도를 낮추는 약이다. 위액의 산도가 부족하여 탈이 나 있는데 제산제를 복용하면 위액의 산도는 더 낮아질 수밖에 없다. 저산증 환자가 제산제를 복용하면 처음에는 증상이 약간 가벼워지는 것 같지만 갈수록 소화불량이 심해지게 된다. 더구나 나이가 들수록 위산이 적게 나오는 까닭에 제산제를 먹으면 먹을수록 위장이 완전히 망가지게 된다. 저산증 환자는 위산이 들어 있는 담즙 소화제나 몸 안의 산도를 조절하는 기능이 있는 식물성 소화제를 복용하는 것이 좋다.

　만성위염을 비롯한 인체의 여러 염증에는 고백반 가루와 황백 가루로 치료가 가능하다. 고백반과 황백 가루는 식사와 식사 사이에 4그램씩 먹는다. 속에서 생기는 거의 모든 출혈을 다스리는 데에는 향부자를 볶아서 40그램씩 서너 번 마시면 출혈이 멎는다.

　몸이 차가워서 생긴 소화불량은 따뜻한 물을 밥 먹기 전과 밥 먹고 난 뒤에 한 잔씩 마시면 낫는 경우가 많다. 그렇게 하면 달리 소화제를 복용하지 않아도 낫는 경우가 많다. 몸이 찬 사람은 찬 것만 들어가면 소화가 되지 않는다. 간담이 허약하여 소화불량이나 구토가 생기는 데에는 호깨나무나 산청목을 달여서 먹는 것이 좋다.

🍃 밥맛이 없고 소화불량일 때

자귀나무 껍질 400그램, 고삼 400그램, 반하 200그램을 각각 따로 가루 내어 한데 합쳐서 오동나무 열매 만하게 알약을 만든다. 이것을 하루 세 번 밥 먹고 난 뒤에 15알에서 25알까지 먹는다. 밥맛이 없고 소화가 잘 안 될 때, 장 기능이 좋지 않을 때 먹으면 좋은 효과가 있다.

🍃 위하수 · 위무력

위하수나 위무력증, 위확장증은 삼초의 기능이 약해서 생기는데 복부의 근육을 강하게 수축할 수 있는 약초를 써야 한다. 잔중혈(양쪽 젖가슴 사이 한가운데)에 쌀알만한 뜸을 뜨면서 고백반, 황백, 향부자 같은 것을 쓰는 것이 좋다. 고백반과 황백 가루는 밥 먹는 중간에 4그램씩 먹는다. 3~4개월 동안 먹는다.

🍃 체증

체증은 서양의학에는 없는 병이다. 현대의학에는 체증이라는 질병이 없고 음식물이 식도에 쌓여 있다고 하면 이를 믿는 의사도 없을 것이다. 음식물을 먹는 중에 갑자기 놀라거나 긴장을 하면 식도 양쪽에 있는 횡격막이 긴장하여 식도를 조이거나 막게 된다. 그러면 음식물이 횡격막 윗쪽의 식도에 쌓여서 위장으로 내려가지 못하게 되는데 이러한 상태를 체증이라 한다. 음식물이 식도에 쌓이면 식도의 양쪽 벽이 늘어나서 작은 주머니처럼 된다. 식도에서는 음식물이 소화되지 않으므로 식도에 음식물이 오랫동안 쌓여 있게 되는 것이다.

간혹 체한 것을 내리는 사람한테 가서 체증을 내리면 몇 달 전 혹은 몇 년 전에 먹었던 음식이 전혀 소화되지 않은 채로 나오기도 하는데 이것이 다 식도가 늘어나서 생긴 주머니에 쌓여 있던 것이다. 체증이 심한 사람은 식도벽이 늘어나서 생긴 주머니가 펠리칸의 목에 붙은 주머니만큼이나 큰 것도 있다. 밥 한 그릇이 들어갈 만큼 커져 있는 경우도 있다.

찬 음식을 먹을 때, 딱딱한 음식을 먹을 때, 추울 때 찬 음식을 먹거나 긴장하거나 마음이 불안한 상태에서 음식을 먹을 때 체증에 걸리기 쉽다. 음식을 급하게 먹거나 위장기능이 약한 사람, 심장이 허약한 사람도 체증에 걸리기 쉽다.

딸꾹질은 횡격막이 긴장할 때 생긴다. 딸꾹질을 자주 하는 사람은 체증이 생기기 쉽다. 딸꾹질이 날 때에는 가능하면 음식을 먹지 않는 것이 좋고 먹더라도 따뜻한 죽 같은 것을 먹는 것이 좋다.

횡격막이 긴장해서 움츠러들면 식도가 좁아져서 음식물이 식도에 걸려 체증이 생긴다. 음식물이 식도에 쌓이면 식도벽이 늘어나서 주머니처럼 되고 그 속에 음식물이 가득 들어 있게 된다. 체증이 약할 때에는 소화제를 먹으면 내려가지만 고기를 먹고 체했거나 심하게 체했을 때에는 갈침을 쓰거나 체한 것을 내리는 방법을 써야 한다. 갈침은 신선한 칡넝쿨의 끝을 짓찧어 뭉툭하게 하여 번개같이 식도를 통해 위장까지 넣었다가 꺼내는 치료법으로 급하게 체한 것을 즉시 내려 준다. 갈침으로 체한 것을 내리는 의술이 몇십 년 전까지 있었으나 지금은 완전히 없어졌다.

체한 것을 내리는 일을 직업으로 삼고 있는 사람은 지금도 더러 있는데 이를 대물림하여 가업으로 삼고 있는 경우도 있다. 그러나 체를 너무 자주 내리는 습관이 들면 좋지 않다. 무엇보다도 근본적으로 체하지 않게 하는 것이 중요하다.

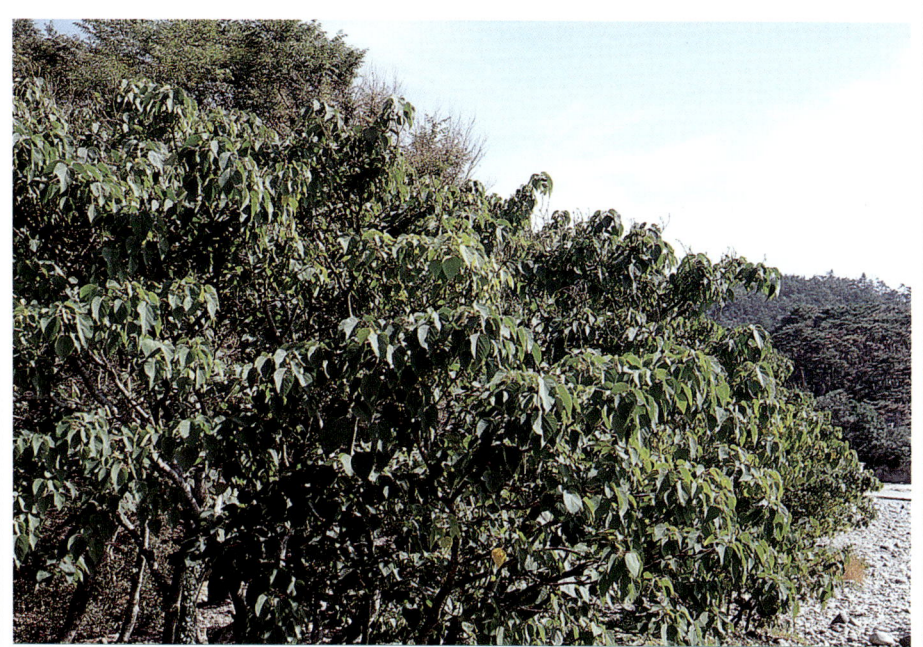
예덕나무. 남쪽 바닷가에 자라며 위암, 위궤양, 위염 같은 위장병에 뛰어난 효과가 있다.

위암 · 위궤양 치료에 명약

예덕나무는 우리나라 남쪽 지방의 바닷가에 흔히 자라는 나무다. 대극과에 딸린 중간키나무로 따뜻한 남쪽지방의 바닷가에 더러 자란다. 예덕나무라는 이름은 예절과 덕성을 모두 갖춘 나무라는 뜻이다. 잎은 오동잎처럼 넓고 6~7월에 담황색 꽃이 이삭 모양으로 피고 가을에 진한 갈색 열매가 익는다. 추위에 약하여 중부지방에서는 겨울을 나지 못한다.

예덕나무를 한자로는 야오동野梧桐, 또는 야동野桐이라고 쓰고 일본에서는 적아백赤芽柏 또는 채성엽採盛葉으로 부른다. 야오동은 나무 모양이 오동나무를 닮았다는 뜻이고, 적아백은 봄철에 돋아나는 새순이 붉은 빛깔이 난다고 하여 붙인 이름이며, 채성엽은 잎이 크고 넓어서 밥이나 떡을 싸기에 좋다고 하여 붙인 이름이다. 뜨거운 밥을 예덕나무 잎으로 싸면 예덕나무의 향기가 밥에 배어서 매우 아취가 있다. 일본에서는 이 잎으로 밥이나 떡을 싸는 풍습이 있다.

예덕나무는 일본에서 암 특효약으로 알려졌던 나무다. 예덕나무에 대해서는 다음과 같은 이야기가 있다. 수십 년 전에 일본에 '오스까'라는 명의가 살았는데 그는 배를 만져서 질병을 진단하는 이른바 복진법腹診法과 장중경(1700여 년 전 중국의 명의)의 상한론傷寒論 처방을 활용하여 수많은 암환자를 비롯하여 온갖 난치병을 많이 고친 것으로 이름이 높았다.

그런데 오스까 씨의 집 주변에 한 돌팔이 노인이 있었다. 그 노인은 의학공부를 한 적이 없으면서도 오히려 오스까 씨보다 더 많은 암환자를 고쳤다. 오스까 씨는 틀림없이 그 노인한테 특별한 비방이 있을 것이라고 생각하고 찾아가서 정중하게 인사를 드린 뒤에 암을 고칠 수 있는 처방을 가르쳐 달라고 하였다. 노인은 뜻밖에도 선선히 가르쳐 주었다. 오스까 씨는 그 노인이 일러준 대로 약재를 구하여 환자를 치료했는데 그 효과가 매우 좋았다. 노인이 수많은 암환자를 치료한 약은 다름 아닌 예덕나무였다.

예덕나무는 특히 위암이나 위궤양, 십이지장궤양에 효과가 좋은 것으로 알려져 있다. 위를 튼튼하게 하고 소화를 잘 되게 하며 담즙을 잘 나오게 할 뿐만 아니라, 고름을 빼내고 염증을 삭이는 작용이 몹시 세다. 또 신장이나 방광의 결석을 녹이고 통증을 없애는 작용도 있다. 갖가지 암, 치질, 종기, 유선염, 방광이나 요로 결석 등에 치료약으로 쓸 수 있다. 일본이나 중국에서는 예덕나무 잎이나 줄기껍질을 가루 내어 알약이나 정제로 만들어 약국에서 암치료제로 판매하고 있다.

염증을 없애고 고름을 빼내는 작용

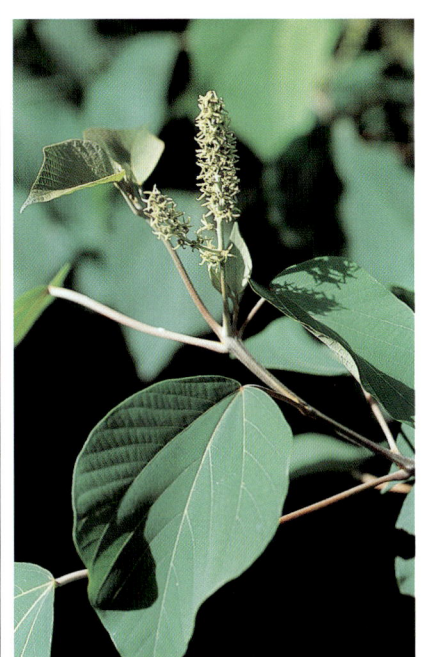
예덕나무 꽃. 7월에 핀다.

예덕나무 순을 나물로 먹을 수도 있다. 이른 봄철 빨갛게 올라오는 순을 따서 소금물로 데친 다음 물로 헹구어 떫은 맛을 없애고 잘게 썰어 참기름과 간장으로 무쳐서 먹으면 그런 대로 맛이 괜찮다.

약으로 쓸 때는 잎, 줄기, 껍질을 모두 사용한다. 위암이나 위궤양 등에는 15~30그램을 물 2리터에 넣고 약한 불로 물이 3분의 1이 될 때까지 달여서 하루 세 번에 나누어 복용한다.

치질이나 종기, 유선염 등에는 잎이나 잔가지 1킬로그램을 물 6~8리터에 넣고 5분의 1이 될 때까지 달여서 뜨겁지 않을 정도로 식힌 다음 아픈 부위를 씻거나 찜질을 한다. 하루 3~5번 하면 효과가 좋다.

뜸을 뜬 뒤에 상처가 잘 낫지 않으면 예덕나무 생잎을 태워 가루로 만들어 아픈 부위에 뿌리면 잘 낫는다. 예덕나무 껍질에는 베르게닌 성분이 들어 있어 염증을 없애는 작용이 있고 잎에는 루틴이 들어 있어서 혈압을 낮춘다. 이밖에 알칼로이드 성분과 이눌린 성분 등이 들어 있는 것으로 알려져 있다.

어느 남쪽 지방에 사는 사람이 예덕나무 묘목을 많이 심어 두고는 벌나무라는 이름을 붙여서 간암, 간경화 특효약이라고 판매하고 있는데 예덕나무와 벌나무는 다르다. 벌나무는 십 년쯤 전에 타계한 민간 의학자 인산 김일훈 선생이 지은 책 〈신약神藥〉에 최고의 간질환 치료제라고 적혀 있는 나무다. 인산 김일훈 선생은 옛날에는 벌나무가 계룡산 등지에 드물게 자라고 있었으나 사람들이 다 뽑아가 버려서 지금은 몹시 희귀해져 거의 찾아볼 수 없게 되었다고 했다. 그 책이 나간 뒤로 수많은 사람들이 벌나무를 찾아다녔으나 지금까지 그 나무를 찾아낸 사람이 없었다.

예덕나무는 따뜻한 남쪽 지방에만 자라는 나무이므로 계룡산에서는 자라지 못한다. 예덕나무는 여러 위장병을 치료하는 데 효과가 있는 나무이며 간질환을 치료하는 나무가 아니다. 예덕나무는 우리나라 남쪽 지방에서 제법 흔하게 볼 수 있지만 약으로 쓰는 경우는 거의 없다. 위장병 환자한테 예덕나무를 복용하도록 많이 권해 보았는데 대부분 좋은 효과가 있다고 했다.

한눈에 보기 — 예덕나무

과 명	대극과
생약명	예덕나무, 야오동野梧桐
속 명	야동野桐, 적아백赤芽柏, 채성엽採盛葉
분포지	전라남도, 경상남도, 제주도의 바닷가
개화기	6월
꽃 색	황록색
결실기	10월
열 매	세모꼴의 공 모양 열매가 익으면 세 개로 갈라지고 그 속에 암갈색 열매가 들어 있다
높 이	10미터 가량 자라는 잎지는 중간키나무
채취시기	잎을 여름에서 가을에 채취한다
가공법	그늘에서 말려서 쓴다
약 효	위염, 장염, 위궤양, 간염, 위암, 갖가지 암, 결석, 종기, 부종 등

6장

만성질환과 암을 치유, 예방하는 약초

1 항암효과가 뛰어난 황금가지, 겨우살이

　옛날 로마 근처에 있는 네미라는 마을에 숲과 동물, 풍요의 여신인 다이아나와 그녀의 남편 비르비우스를 섬기는 신전이 있었다. 이 신전의 제사장은 '숲의 임금'으로 일컬어졌는데 남자라면 누구라도 될 수 있는 자격이 있었다. 그러나 새로운 제사장이 되기 위해서는 신전 주위의 숲에 있는 성스러운 나무에서 '황금가지'를 꺾어 그것으로 제사장을 찔러 죽여야만 했다. 이런 방법으로 제사장 직분이 대대로 이어져왔다.

　과연 황금가지가 어떤 것이기에 이것을 손에 넣은 사람만이 제사장의 지위에 오를 수 있었을까. 영국의 인류학자 제임스 프레이저는 이 질문에 대한 답을 얻기 위해 13권에 달하는 방대한 책을 썼다.

　성스러운 나무에서 자란 '황금가지'는 대체 무엇을 가리키는 것일까? 그것은 바로 참나무에 기생하는 겨우살이를 가리킨다. 유럽에서

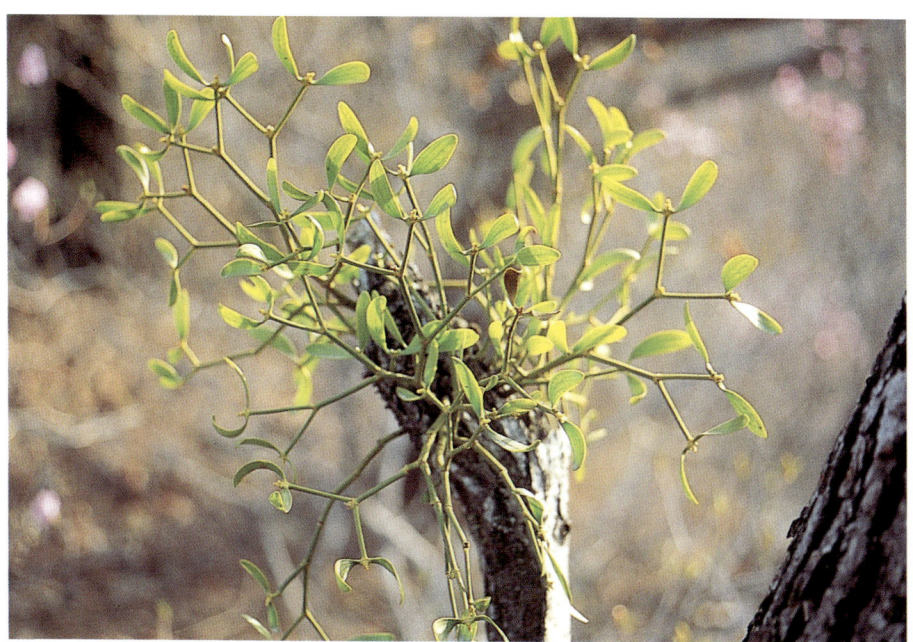
참나무에 기생하는 겨우살이. 곡기생이라고 부르며 유럽에서 암 치료제로 널리 쓴다. 황금가지라는 별명이 있다.

는 참나무를 매우 신성하게 여겼고 참나무에 기생한 겨우살이를 영생불사永生不死의 상징으로 여겨 절대적인 존재로 숭배했다. 서양에서뿐만 아니라 동양에서도 겨우살이를 하늘이 내린 영초靈草라고 하여 신성하게 여기고 경외의 대상으로 삼았다. 세계 어느 나라에서나 겨우살이가 번개와 벼락을 막아 주고 화재를 피하게 하며 귀신과 병마를 내쫓는 신통력이 있는 것으로 믿었다.

귀신과 질병을 동시에 쫓는 황금나무

옛날 태양신을 숭배한 켈트족 드루이드교의 제사장은 황금으로 만든 낫으로 겨우살이를 베어 제단에 바치고 제사를 지낸 뒤에 백성들에게 나누어 주어 집의 추녀 밑이나 마구간의 천장에 매달아 두게 했다. 이렇게 하면 사람이나 집짐승들이 병에 걸리지 않을 뿐더러 못된 귀신이 얼씬하지 못한다고 믿었다. 이 풍습은 지금도 오스트리아, 스위스, 스웨덴 같은 데서 민간에 이어져 오고 있다.

우리나라에서도 아이를 못 낳는 여인이 겨우살이를 몸에 지니면 아이를 가질 수 있다고 믿었고 전쟁터에 나갈 때 부적처럼 지니면 다치지 않는다고 믿었다. 드루이드 교도들은 겨우살이를 담갔던 물을 만병통치약으로 믿어 이 물을 '옴니아 사난스Omnia sanans', 곧 모든 병을 고치는 물이라고 하였다. 간질병의 묘약으로 널리 알려지기도 했고 모든 독을 푸는 약이라고도 했으며 죽은 사람도 살려낼 수 있고 신神도 죽일 수 있는 약이라고 여겼다.

겨우살이는 참나무, 오리나무, 밤나무, 버드나무, 팽나무 같은 낙엽활엽수의 줄기에 뿌리를 박아 물과 영양분을 흡수하면서 살아가는 늘 푸른 여러해살이 기생목이다. 모든 나무가 잎을 떨어뜨린 한겨울에 공중에서 홀로 푸름을 자랑하니 옛사람들이 이를 보고 신성하게 여기지 않을 수 없었을 것이다.

겨우살이는 잎과 줄기가 모두 진한 녹색이고 가지가 두 갈래로 계속 갈라지며 가지 끝에 잎이 마주나기로 난다. 잎은 두껍고 앞뒤가 같으며 선인장처럼 물기가 있고 연해서 잘 부러진다. 그러나 가지는 탄력이 있어서 거센 바람에도 여간해서는 부러지지 않는다.

겨울에 노랗고 투명한 콩알 모양의 열매가 달리는데 이것을 까치나 산비둘기 같은 산새들이 즐겨 먹는다. 열매에는 끈적끈적한 점액이 많이 들어 있어 새들이 이것을 먹고 나서 부리에 붙은 씨앗을 떼어내려고 다른 나뭇가지에 부리를 비빌 때 씨앗이 들러붙게 된다. 점액이 마르면서 접착제처럼 씨앗을 나뭇가지에 단단하게 고정시키고 그 상태로 겨울이 지나고 봄이 오면 씨앗에서 싹이 나와 나뭇가지에 뿌리를 박게 된다. 번식방법이 썩 기발한 나무이다.

고혈압과 관절염, 당뇨병에 탁월한 효험

우리나라에는 꼬리겨우살이와 겨우살이, 참나무겨우살이, 붉은겨우살이, 동백나무겨우살이의 다섯 종류가 있다. 겨우살이는 황금가지라는 찬사를 받을 만큼 다양하고 뛰어난 약효를 지닌 식물이다. 먼저 겨우살이는 동맥경화와 고혈압을 치료하는 데 탁월한 효과가 있다. 혈압을 완만하게 떨어뜨리면서 그 효과가 오래 지속되며 혈액 속의 콜레스테롤 수치를 낮추고 동맥경화로 인한 여러 심장병을 낫게 하며 심장 근육의 수축기능을 세게 한다.

하루 30~60그램을 달여 먹으면 동맥경화로 인한 중풍을 예방할 수 있다. 여기에 산사, 마늘 등을 같이 쓰면 더할 나위 없는 고혈압 치료제가 된다. 협심증에도 겨우살이를 먹으면 통증이 가라앉는데 이것은 겨우살이가 관상동맥을 확장하고 혈액의 흐름을 빠르게 하기 때문이

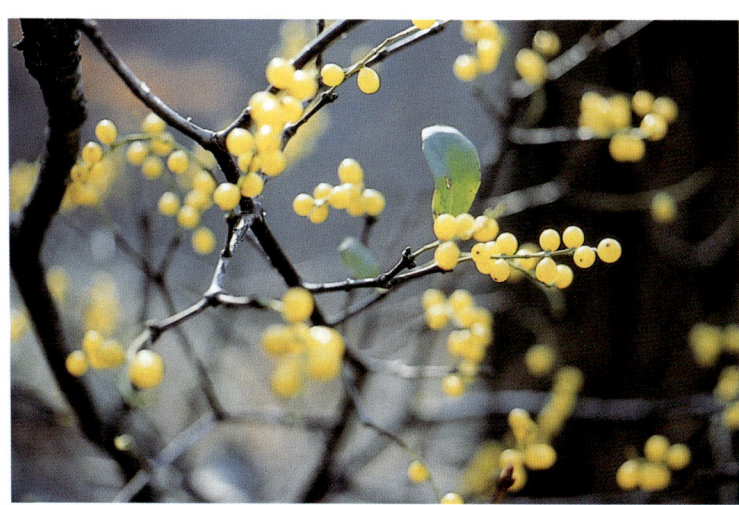

꼬리겨우살이 열매. 꼬리겨우살이는 보통 겨우살이보다 약효가 더 높지만 흔하지 않다.

다. 고혈압 치료약을 먹던 사람이 겨우살이를 복용하고는 약을 끊은 사례가 많을 만큼 뛰어난 고혈압 치료약이다.

겨우살이는 근육과 뼈를 튼튼하게 하고 간과 신장을 이롭게 하므로 류머티스성 관절염을 비롯하여, 풍습성風濕性 질병에도 효력이 크다. 성질이 차지도 덥지도 않으므로 체질에 상관없이 쓸 수 있으며 만성병으로 몸이 몹시 쇠약해졌을 때 오랫동안 먹으면 기운이 나며 부작용도 전혀 없다.

관절염이나 신경통, 요통 치료에도 효과가 좋다. 당귀, 천궁, 두충, 속단, 위령선, 도인 등을 더해 써도 좋지만 겨우살이 한 가지만을 써도 좋은 효과를 볼 수 있다. 말려서 가루 내어 알약으로 짓거나 달여 먹으면 중풍으로 인한 반신불수나 사지마비 등을 푸는 효과도 있다. 겨우살이는 마비를 풀고 척추와 말초신경이 손상된 것을 회복시키는 작용이 있다. 대개 3개월 이상 꾸준히 복용해야 효과를 본다. 중풍으

고혈압·관절염을 치료하고 암을 예방하는 겨우살이차

겨우살이는 면역기능을 올려 주고 암세포를 억제하며 혈압을 낮추고 관절염을 낫게 한다. 겨우살이를 늘 차로 끓여 마시면 온갖 질병을 예방하고 치료할 수 있다. 특히 고혈압과 협심증, 중풍, 손발의 마비, 다리나 허리가 쑤시고 아픈 데 등에 효과가 좋다.

참나무에서 자란 겨우살이를 겨울이나 이른 봄철에 채취하여 잘게 썰어서 말린다. 말린 겨우살이 15~30그램에 물 한 되를 넣고 한 시간 가량 약한 불로 달이면 진한 빛깔로 우러난다. 이 물을 한 번에 한 잔씩 하루 3~5번 물이나 차 대신 마신다. 녹차나 커피보다 맛이나 향이 한결 낫다. 너무 진하여 쓴맛이 나면 달일 때 겨우살이를 약간 적게 넣거나 물을 타서 마신다.

겨우살이차는 많이 마셔도 부작용이 없고 오래 마시면 신경쇠약, 불면증 같은 것이 없어지고 혈압이 높은 사람은 차츰 혈압이 안정되어 올라가지 않는다. 임신한 여성이 겨우살이차를 마시면 낙태할 염려가 없고 뱃속의 아기가 편안하고 건강하게 자란다.

겨우살이차는 항암효과와 면역력을 높이는 작용이 있으므로 늘 마시면 암을 예방한다. 겨

로 인한 마비는 오래될수록 치료가 어려우므로 한시라도 빨리 치료를 시작하는 것이 바람직하다.

겨우살이는 당뇨병에도 신기하다고 할 만큼 효력을 발휘한다. 당뇨병과 그 합병증으로 인한 폐결핵에는 겨우살이, 소태나무 껍질, 숙지황, 산수유, 마, 목단피, 복령, 택사, 모려 가루를 함께 쓰면 폐결핵이 먼저 낫고 당뇨병은 나중에 낫는다. 6~10개월쯤이면 완치가 가능하다. 겨우살이만 하루 80~100그램씩 약한 불로 오래 달여서 차처럼 수시로 마셔도 당뇨병에 효과를 볼 수 있다.

아이를 가진 여성의 유산을 막는 안태약으로도 겨우살이를 쓴다. 임신 중에 자궁에서 피가 나오거나 아랫배와 허리가 아프면 유산할 징조인데 이럴 때 겨우살이, 하수오, 당귀 등을 달여 먹거나 가루 내어 알약을 지어 먹으면 유산을 막을 수 있고 피나는 것도 멎는다.

겨우살이는 마음을 안정시키고 피나는 것을 멎게 하는 작용이 있

우살이차를 마시고 암을 고쳤거나 관절염, 중풍, 고혈압, 심장병 등을 고친 사례가 많다. 그러나 겨우살이는 약성이 순하여 효과가 단번에 나타나지 않고 천천히 나타난다. 무릎이 아파서 지팡이를 짚고 다니는 사람이 몇 달 복용하다 보면 자신도 모르는 사이에 지팡이를 내던지고 걸어 다닐 수 있게 하는 것이 겨우살이차다.

겨우살이를 달인 물로 밥을 지어 먹어도 좋고 국을 끓여서 먹어도 된다. 겨우살이를 달인 물로 밥을 지으면 연한 노란색 빛깔이 나는 밥이 되고 밥에서 겨우살이향이 난다. 겨우살이와 흑설탕을 같은 양으로 섞어 버무려서 항아리에 담아 따뜻한 곳에 두어 6개월~1년 가량 발효시키면 맛있는 음료가 된다. 이 발효액에 물을 서너 배 타서 한 잔씩 하루 서너 번 마신다. 뼈와 근육이 튼튼해지고 요통, 관절염, 불면증, 신경쇠약, 고혈압, 심장병 등이 좋아지거나 낫고 당뇨병이 개선된다.

커피나 녹차를 마시기보다는 겨우살이나 생강나무 잎 등을 차로 달여 마시거나 발효시켜 마시면 건강에 훨씬 도움이 될 것이다.

다. 여성의 생리불순, 자궁염, 산후에 나쁜 것이 잘 빠져나오지 않는 데 등에도 효과가 좋다. 젖이 잘 나오지 않을 때에는 황기와 으름덩굴을 같이 넣어 달여 먹으면 젖이 많아진다.

옛 의학책에는 상기생桑寄生이라 하여 뽕나무에서 자란 겨우살이만을 약으로 쓴다고 하였으나 우리나라에는 뽕나무겨우살이가 자라지 않는다. 뽕나무겨우살이는 참나무와 오리나무 등에 자라는 겨우살이와는 생김새가 다르다. 잎이 넓고 줄기가 갈색이며 열매도 갈색으로 익는다.

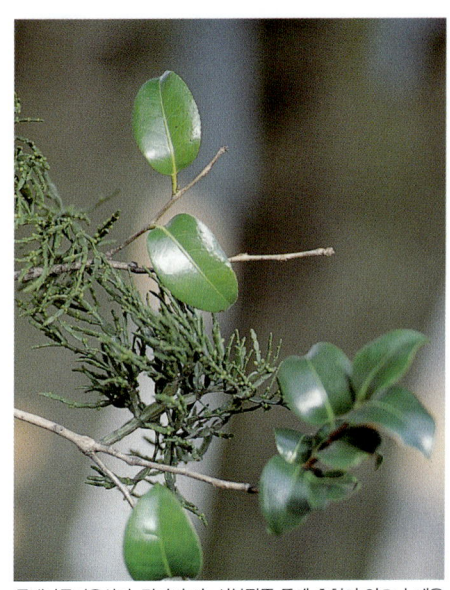

동백나무겨우살이. 갖가지 암, 신부전증 등에 효험이 있으나 매우 드물게 난다.

중국에는 대략 3백 가지쯤의 겨우살이가 있으며 그 대부분을 약으로 쓴다. 겨우살이는 기생하는 나무의 종류에 따라서 약효가 다르게 나타난다. 숙주가 되는 나무한테서 물과 영양을 빼앗으므로 당연히 숙주나무의 성질을 닮기 마련이다. 그러므로 아무 나무에서나 함부로 채취해서 약으로 쓰면 안 된다. 독이 있는 나무에서 자란 겨우살이를 잘못 먹으면 목숨을 잃을 수도 있다.

우리나라에서 나는 겨우살이 중에서는 반드시 참나무나 떡갈나무에서 자란 것만을 약으로 쓴다. 버드나무나 밤나무에서 자란 것을 달여 먹으면 머리가 몹시 아프거나 여러 가지 부작용이 생긴다. 채취는 아무때나 할 수 있으나 겨울부터 이른 봄 사이에 하는 것이 제일 좋다. 장대에 낫을 달아서 채취한 다음 잘게 썰어서 그늘에 말려 약으로 쓴다.

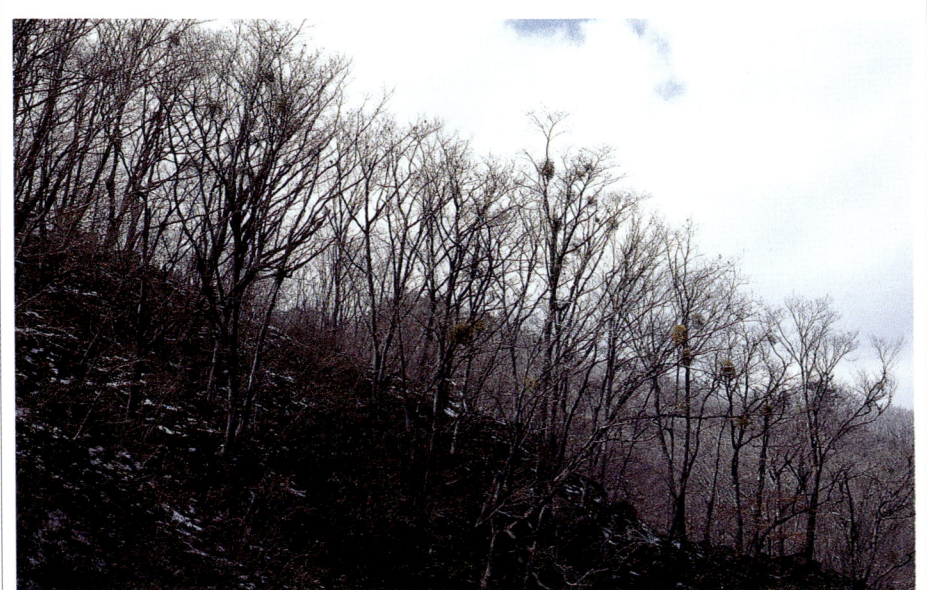
참나무 숲에 새둥지처럼 붙어 있는 겨우살이. 겨우살이는 고혈압, 관절염, 협심증, 중풍 등에 두루 좋은 효과가 있다.

유럽에서 가장 널리 쓰는 천연 항암제의 하나

겨우살이는 항암효과가 매우 높다. 요즘 유럽에서 가장 널리 쓰는 천연 암치료제가 바로 겨우살이 추출물이라고 한다. 독일에서만도 한 해에 3백 톤 이상의 겨우살이를 가공하여 항암제 또는 고혈압, 관절염 치료약으로 쓰고 있다. 그런데 최근 우리나라에서 자란 겨우살이가 유럽에서 자라는 겨우살이보다 항암효과가 훨씬 높다는 사실이 밝혀졌다.

겨우살이는 독이 없고 모든 체질의 사람에게 맞으며 신진대사 기능을 좋게 하고 통증을 멎게 하는 작용이 있으므로 어떤 암환자든지 안심하고 복용할 수 있다. 겨우살이의 주성분은 올레아놀산과 사포닌, 아미린, 아라킨, 비스찐, 고무질 등인데 이들 성분은 암세포의 성장을 억제한다.

다른 나라에서 실험한 것에 따르면 동물실험에서 겨우살이를 달인 물이 암세포를 77퍼센트 억제하였고 흰 생쥐에게 이식한 암세포의 성장을 90퍼센트 이상 억제했다고 한다. 위암에는 겨우살이 생즙을 짜서 한 잔씩 마시고 갖가지 암에 겨우살이 30~60그램을 진하게 달여서 수시로 차 마시듯 마시면 효험이 있다. 신장암과 간암에 특히 효과가 좋고 간경화로 인해 복수가 찰 때에는 까마중과 어성초, 호깨나무를 같은 양으로 하여 달여서 복용하면 웬만한 복수는 해결된다. 민간에서는 겨우살이만을 부지런히 달여 먹고 신장암과 위암 등을 고친 보기가 있다. 또 겨우살이가 술독을 풀어 준다는 애기도 있고 유정, 정력감퇴, 음위(임포텐츠), 양기부족 등에 큰 효과를 보았다는 사람도 많이 있다.

겨우살이로 담근 술은 기동주寄童酒라고 부른다. 생리가 일정하지 않은 데, 월경과다, 자궁출혈, 대하 등에 천하의 명약이라 할 만하다. 특히 산후에 이 술을 조금씩 마시면 몸 안에 있는 어혈이 깨끗하게 풀려 나온다. 또 겨우살이를 35도 이상의 술에 1년쯤 담가 두었다가 그 술을 끓여서 뜨거울 때 마시면 고혈압, 신경통, 관절염, 근육통에 효과가 크다. 겨우살이를 겨울철에 채취하여 깨끗하게 씻은 다음 잘게 썰어 항아리에 넣고 겨우살이 분량의 3~4배쯤 술을 붓고 밀봉하여 서늘한 곳에 두어 1년쯤 숙성시키면 독특한 향기가 나는 기동주가 된다. 이것을 하루 두세 번, 한 번에 소주잔으로 반 잔에서 한 잔 정도를 마신다.

술은 35도 이상 되는 곡주를 쓰는 것이 좋다. 술을 마시지 못하는 사람

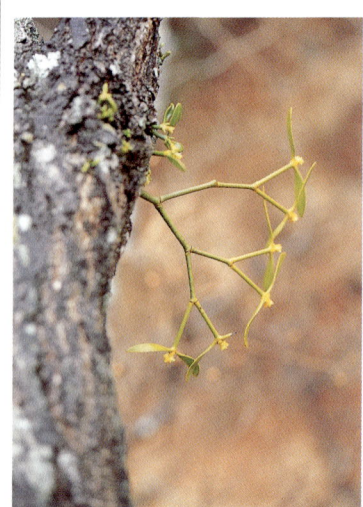

겨우살이는 우리나라에서 자란 것이 약효가 으뜸이다.

은 겨우살이를 물로 달여 마셔도 같은 효과를 볼 수 있다. 물 한 되에 겨우살이 40~60그램을 넣고 물이 반으로 줄어들 때까지 달여서 그 물을 하루 3~7번에 나눠 마신다.

고혈압, 중풍으로 인한 마비, 반신불수, 관절염, 신경통, 근육통, 현기증, 고혈압으로 인한 두통, 협심증, 심계항진, 요통, 빈혈, 갖가지 부인병, 암, 태동불안, 동맥경화, 신장염, 소변이 잘 안 나오는 데, 위궤양으로 인한 출혈, 폐결핵으로 인한 출혈 등에 두루 효과가 있다. 겨우살이를 오래 먹으면 눈이 밝아지고 이가 튼튼해지며 머리카락이 빠지지 않는다고 한다.

겨우살이 잎은 신경쇠약에 상당한 효과가 있다. 하루 10~30그램을 달여 차로 마시면 가슴 두근거림, 불면증이 없어진다. 또 노랗게 익은 열매를 오래 고아서 고약처럼 만들어 유방암, 피부종양 등에 바르면 좋은 효과가 있다.

우리나라서 자란 것이 약효 으뜸

로마의 박물학자 플리니우스는 여러 종류의 겨우살이를 열거한 다음에 드루이드 교도들은 오직 참나무에 기생하는 겨우살이만 신성하게 여겨 숭배한다고 했다. 참나무에 기생한 것만이 간질, 불임증, 종양에 탁월한 효과가 있고 소화에도 뛰어난 효과가 있는 것으로 믿었던 것이다.

드루이드 교도는 겨우살이를 만병통치약(all-healer)이라 불렀고 지금도 프랑스, 아일랜드, 스코틀랜드의 일부에서는 만병통치약이라면 겨우살이를 뜻한다고 한다. 우리나라에서는 산삼이 만병통치약이지만 유럽에서는 겨우살이가 만병통치약이었다.

겨우살이가 기생하는 나무는 자람이 느리고 수명도 짧다. 또 겨우살이가 숙주나무에 박은 뿌리 때문에 그 나무는 목재로서도 쓸모가 없게 된다. 겨우살이 뿌리가 뚫고 들어간 틈으로 해충이나 병균이 침입하기도 한다. 그러나 겨우살이가 빼앗는 영양분의 양이 적기 때문에 숙주가 되는 나무가 죽는 일은 별로 없다.

참나무, 버드나무, 밤나무, 오리나무 등에 기생하는 겨우살이와는 달리 동백나무겨우살이는 숙주가 되는 나무의 목숨을 빼앗는다. 동백나무에 겨우살이가 기생하면 3~5년 뒤에 나무가 말라죽고 만다. 동백나무겨우살이는 줄기가 납작하고 잎과 줄기의 구별이 없다.

말린 겨우살이를 오랫동안 두면 황금빛으로 변한다. '황금가지' 라는 이름도 이 때문에 생겨난 것이다. 우리나라에도 겨우살이를 방안이나 부엌, 마구간에 걸어 두면 뱀, 지네, 쥐며느리 같은 독벌레들이 집안으로 들어오지 못하고 열병이나 못된 귀신이 피해 간다고 믿는 풍습이 있다. 항암효과가 세계에서 가장 뛰어난 우리나라의 겨우살이는 진짜 황금에 못지않은 가치를 지닌 '보물나무' 임에 틀림없다.

겨우살이

한눈에 보기

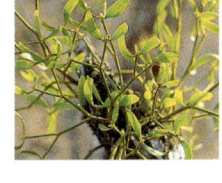

과 명	겨우살이과
생약명	곡기생 槲寄生
속 명	저시살이, 겨우살이, 기생목
분포지	참나무, 팽나무, 물오리나무, 밤나무, 자작나무에 기생
개화기	11월~12월
꽃 색	노란색
결실기	12~2월
열 매	지름 6밀리미터 가량의 연한 노란색 둥근 열매
높 이	1미터쯤 자라는 여러해살이 기생목
채취시기	가을에서 겨울, 또는 이른 봄
가공법	잘게 썰어 그늘에서 말린다
약 효	고혈압, 협심증, 당뇨병, 신경통, 요통, 관절염, 면역강화, 부종, 갖가지 암, 요통, 생리통, 신경쇠약, 중풍 등

고혈압 · 변비 · 관절염을 물리치는 줄풀

줄풀은 강가에 살던 사람에게 친근한 풀이지만 그 이름을 제대로 알고 있는 사람은 많지 않다. 이삭이 올라오기 전까지는 잎 모양이 갈대나 부들을 닮았으므로 갈대나 부들로 잘못 알고 있는 사람이 많기 때문이다. 그러나 자세히 보면 줄풀은 갈대나 부들보다 잎이 훨씬 넓고 크며 더 무성하게 자란다.

줄풀은 강이나 연못, 방죽 같은 데에 무리를 지어 자란다. 벼과에 딸린 여러해살이풀로 키는 1~2미터쯤 자라고 진흙 속에 굵고 짧은 뿌리가 옆으로 뻗으면서 자란다. 줄, 줄폭, 조호, 광엽고, 고장초, 교초, 안호 등의 여러 이름이 있다. 오래 묵으면 뿌리가 쟁반처럼 둥글게 되고 굵어지며 간혹 여름철에는 뿌리에서 버섯이 나서 자라기도 하는데 이 버섯은 맛도 좋거니와 위암이나 식도암 같은 소화기관의 암에 뛰어난 효과가 있는 것으로 알려져 있다. 연한 뿌리 부분이나 봄철에 돋아나는 연한 순을 죽순이나 연근처럼 요리하여 먹으면 맛도 좋고 건강을 지키는 데에도 도움이 된다.

잎은 길이 50센티미터에서 1미터, 넓이는 2~3센티미터쯤이며 아래쪽이 둥글고 끝은 뾰족하다. 8~9월에 30~50센티미터쯤 되는 연한 황록색 꽃이 피어 10월에 길이 2센티미터쯤 되고 길쭉하게 생긴 씨앗이 익는다.

우리 선조들은 줄풀의 길고 넓적한 잎을 따서 떡이나 과자를 싸는 데 쓰기도 하고 잎이나 줄기를 말려서 방석이나 거적, 도롱이, 부채 같은 것을 만들기도 하였다. 또 이삭이 깜부기병에 들어 까맣게 된 가루를 모아 먹을 만들어 쓰기도 했으며 흑갈색 염료를 만들기도 했다.

게르마늄이 가장 많이 들어 있는 식물

줄풀의 열매는 옛날에 구황식품으로 흔히 먹었다. 서양에서는 줄풀의 열매를 와일드 라이스Wild Rice, 곧 야생쌀이라고 부른다. 한자로는 고미菰米, 또는 교백자茭白子, 고실菰實 등으로 부른다.

줄풀은 유기질이 매우 풍부한 강바닥의 진흙탕 속에서 자라므로 뿌리 틈에는 조개, 미꾸라지, 메기, 가물치, 거머리, 뱀, 개구리 같은 생물들이 많이 산다. 잎 가장자리가 날카로워 살갗에 스치면 상처가 생기기 쉽다. 옛날 줄풀 사이에서 웃통을 벗고 물고기나 조개를 잡던 사람들의 팔이나 몸통에는 으레 줄풀에 긁힌 상처가 나 있기 마련이었다.

줄풀의 뿌리는 갈대 뿌리와 마찬가지로 물을 걸러서 정화한다. 오염된 물이 줄풀 뿌리를 통과하면 깨끗하게 정화되는 것이다. 줄풀은 하천 생태계에서 매우 중요한 작용을 한다. 미꾸라지, 메기, 가물치, 개

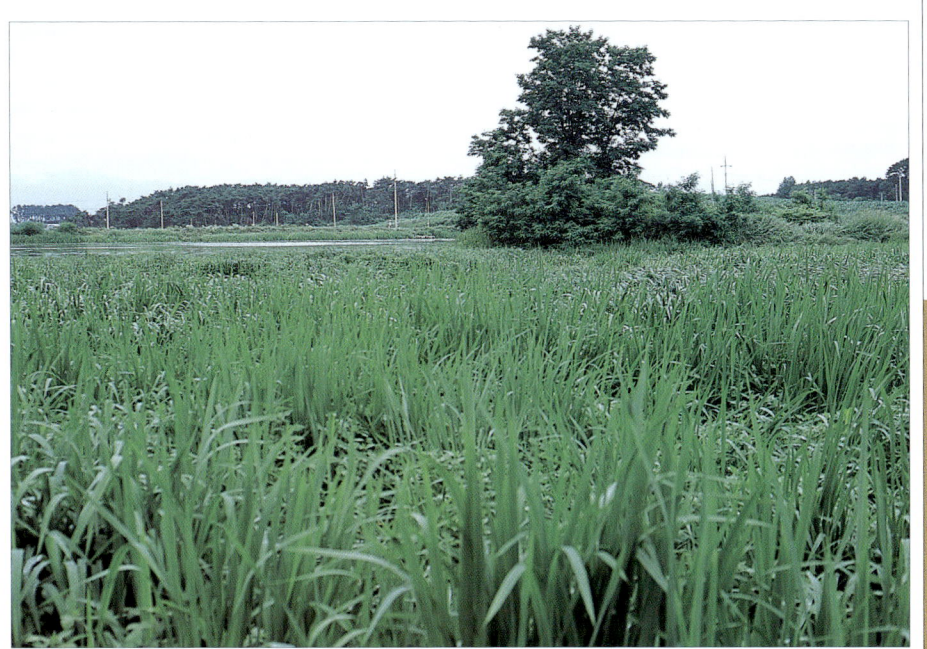
줄풀은 오염되지 않은 연못이나 늪에서 자란다. 게르마늄이 많이 들어 있으며 당뇨병, 고혈압, 변비, 관절염, 비만증 등에 좋은 효과가 있다.

구리 같은 생물들이 줄풀 주변에 많이 모이는 것은 여러 가지 유기물이 풍부해서이기도 하지만 맑은 물을 마실 수 있기 때문이기도 하다.

줄풀은 불가사의한 효력을 지닌 약초이다. 잎이나 줄기, 뿌리를 그늘에 말렸다가 차로 끓여 마시거나 발효시켜 먹으면 거의 만병통치라 할 만큼 여러 질병에 두루 뛰어난 효력을 발휘한다. 당뇨병, 고혈압, 중풍, 심장병, 변비, 비만, 동맥경화 등 갖가지 질병에 뛰어난 치료 효과가 있을 뿐 아니라 몸 안에 있는 독을 풀어 주고 대장과 위를 튼튼하게 한다. 줄풀에는 갖가지 미네랄이 풍부하게 들어 있을 뿐만 아니라 유기 게르마늄이 가장 많이 들어 있는 식물이기도 하다.

줄풀의 뿌리는 맛이 달고 성질은 차다. 속이 답답하여 물을 자주 마시는 것과 술로 인한 숙취를 풀며 소화를 돕는 효능이 있다. 당뇨병과 소변이 잘 안 나오는 것, 또는 소변이 너무 많이 나오는 것을 치료한다. 고혈압이나 심장병에도 좋은 효능이 있다. 화상이나 동상, 피부병에는 줄풀 뿌리를 까맣게 태운 후 가루를 내어 바셀린이나 들기름에 개어서 바르면 잘 낫는다. 뱀한테 물렸을 때도 같은 방법으로 치료하면 효험을 본다. 화상에는 줄풀 뿌리를 까맣게 태운 숯을 달걀노른자와 섞어서 바르고 줄풀 뿌리를 진하게 달여서 복용한다. 여름철 더위를 먹어서 생기는 복통에는 신선한 줄풀 뿌리 60~100그램을 물로 달여서 하루 세 번에 나누어 마신다. 6~8월에 부드러운 뿌리를 캐서 국이나 무침, 튀김 등 여러 가지 요리를 만들어 먹으면 좋다.

고혈압, 변비, 관절염을 없앤다

줄풀의 열매는 가을철에 따서 겉껍질을 벗겨 내고 햇볕에 말려 먹는다. 쌀 대신 밥을 지어 먹거나 떡을 만들어 먹을 수 있다. 탄수화물, 단백질, 섬유질, 지방질 그리고 비타민 B_1, B_{16}, 칼슘, 인, 철분 등 갖가지 미량 원소들이 많이 들어 있어 영양이 풍부하다. 인삼의 주요성

줄풀 달인 물에 목욕을 하면

줄풀의 잎과 뿌리, 줄기에는 단백질과 정유, 회분 그리고 미량 원소가 많이 들어 있다. 줄풀을 끓인 물에 목욕을 하면 섭씨 100도로 끓여도 죽지 않는 특이한 효소가 생긴다. 이 효소는 줄풀을 달인 물에 사람의 체액이 닿았을 때만 생긴다고 한다. 이 효소의 작용으로 줄풀을 끓인 물은 상온에서 오랫동안 두어도 상하거나 변질되지 않는다. 이 물로 목욕을 하면 피부 깊숙이 숨어 있는 온갖 병균과 노폐물, 독소들이 몸 밖으로 빠져나와 몸이 날아갈 듯이 가벼워질 뿐만 아니라 살결이 어린아이 피부처럼 고와지고 습진, 옴, 종기, 땀띠 따위의 온갖 피부병들이 낫는다. 줄풀은 뛰어난 목욕재료이자 피부미용제라고 할 수 있다.

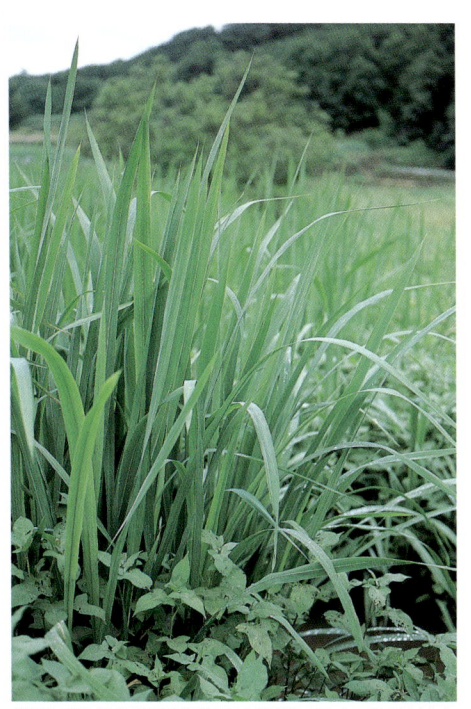
줄풀은 언뜻 보기에 갈대를 닮았으나 갈대보다 키가 크고 잎이 넓다.

분인 사포닌도 여러 종류가 들어 있는 것으로 나타났다.

줄풀은 갈증을 없애고 열을 내리며 소변을 잘 나오게 하고 위와 장을 고르게 하여 설사와 변비를 없애고 허약한 체질을 튼튼하게 바꾸어 주는 효과가 있다. 또 줄풀 열매를 오랫동안 먹으면 당뇨병을 고칠 수 있다. 당뇨병이나 고혈압, 위장병, 변비, 신장병, 심장병 환자한테 가장 좋은 치료식품이라고 할 수 있다. 하루 10~30그램을 물로 달여서 먹거나 밥을 지어서 먹거나 떡이나 국수 등을 만들어 먹는다.

옛날에 경기도 김포 지방에 줄쌀이라는 것이 있었다. 줄풀과 벼를 교배시켜 만든 것으로 벼알이 굵고 길쭉하게 생겼는데 밥맛이 좋고 당뇨병이나 부종, 심장병 등에 약효가 뛰어나서 최고의 쌀로 쳐 주었다. 이미 수백 년 전에 우리 선조들은 유전공학을 이용하여 새로운 벼 품종을 개발했던 것이다. 그러나 줄쌀은 그 종자가 사라진 지 이미 오래 되었으니 안타까운 일이다.

줄풀의 꽃줄기가 깜부기병이 들어 까맣게 된 것을 교백이라고 한다. 교백은 열을 내리고 당뇨병, 황달, 이질, 결막염, 알코올 중독, 협심증, 변비, 부종, 열병 등에 두루 좋은 효과가 있다. 그러나 성질이 몹시 차기 때문에 너무 많이 먹으면 양기가 손상될 수 있다.

뛰어난 해독제이자 피부 미용제

줄풀은 최고의 해독제이기도 하다. 줄풀의 뿌리가 오염된 물을 걸러서 맑게 하는 것처럼 오염된 혈액을 걸러서 정화하고 몸 속에 있는 온갖 나쁜 것들을 몸 밖으로 빠져 나오게 한다. 농약 중독이나 식중독, 알코올 중독, 화학약품 중독 같은 갖가지 중독에 줄풀 뿌리를 생즙을 내어 마시거나 달여서 마시면 신기하다 싶을 만큼 효과를 본다. 화상이나 동상에는 뿌리나 줄기를 달인 물로 씻으면 잘 낫는다.

줄풀은 인체의 면역력을 키우는 데에 효력이 크다. 오장육부의 균형을 바로잡아 호르몬 분비를 정상적으로 되게 하고 혈액이나 기의 흐름을 조절한다. 잎이나 뿌리를 잘게 썰어 그늘에서 말려 차로 늘 끓여 마시면 노화를 막고 젊음을 유지하는 데 도움이 된다. 체질이 튼튼해져서 여간해서는 병에 걸리지 않고 병에 걸리더라도 쉽게 낫는다.

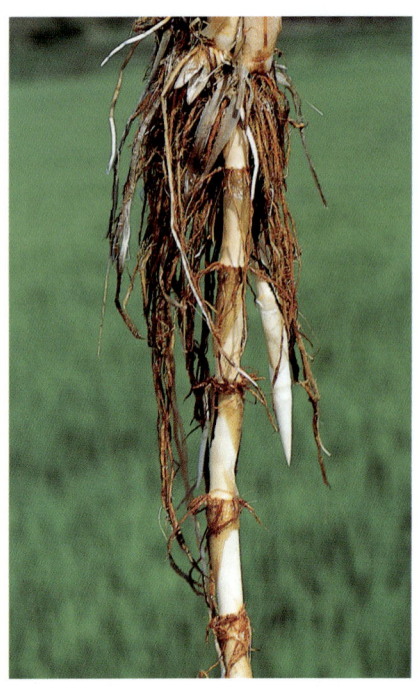
줄풀 뿌리. 줄풀은 면역력을 길러 주고 몸 속에 있는 독을 풀어 준다.

줄풀은 류머티스성 관절염에도 치료 효과가 크다. 줄풀을 달인 물로 목욕을 자주 하거나 발효시켜서 오래 복용하면 류머티스성 관절염을 치료, 예방할 수 있다. 줄풀 달인 물로 목욕을 하면 관절 부위에 있는 염증이나 독소들이 몸 밖으로 빠져나온다. 줄풀에 들어 있는 게르마늄 성분이 몸 안에서 산소의 양을 늘려 주고 세포의 노화를 막으며 정신을 맑게 하고 마음을 안정시키며 암세포의 성장을 억제하는 등의 작용을 한다. 무기 게르마늄과는 달리 식물에 들어 있는 유기 게르마

높은 독성이나 부작용 없이 온갖 질병을 치료한다. 게르마늄이 많이 들어 있는 줄풀이야말로 하늘이 우리 겨레한테 준 신초神草라고 할 수 있겠다.

알코올 중독이나 술을 많이 마셔서 간이나 장이 나빠진 데에는 신선한 줄풀 뿌리 40~100그램을 생즙을 내어 마시거나 달여서 마신다. 줄풀 뿌리 달인 물을 마시고 나서 술을 마시면 잘 취하지 않고 또 술에 취한 사람한테 줄풀 뿌리 생즙이나 달인 물을 마시게 하면 곧 깨어나며 숙취가 남지 않는다. 줄풀은 숙취로 인한 두통이나 갈증을 없애는 데에도 좋은 약초 중의 하나다.

줄풀은 농약이나 중금속 등으로 오염된 물에서는 잘 자라지 못한다. 강이나 저수지의 물이 오염되면서 그 흔하던 줄풀도 점점 보기 힘들게 되었다. 부들 같은 오염된 땅에서도 잘 자라는 풀한테 쫓겨나서 이제는 자랄 땅을 잃어가고 있는 것이다. 이 땅의 흙이 더 깨끗해지고 물이 맑아져야 줄풀이 왕성하게 자라나 많은 사람들을 건강하게 할 수 있을 것이다.

한눈에 보기

줄 풀

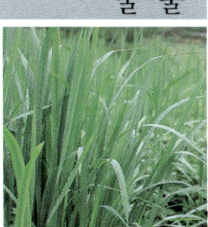

과 명	벼과
생약명	고장초, 고미菰米
속 명	줄, 줄폭, 줄풀
분포지	연못, 늪, 냇가
개화기	8~9월에 큰 이삭꽃이 핀다
꽃 색	연한 황록색
결실기	9~10월
열 매	벼이삭 모양이지만 벼보다 훨씬 크다
높 이	50~200센티미터
채취시기	7~8월에 줄기를 채취하고 5월에 뿌리를 채취한다
가공법	잘게 썰어서 그늘에서 말린다
약 효	변비, 고혈압, 관절염, 부종, 당뇨병, 비만증, 면역강화, 피부병, 갖가지 암, 위염, 위궤양 등

암세포를 죽이고 어혈을 없애는 옻나무

아름다운 꽃은 먼저 꺾이고 곧은 나무는 먼저 잘린다. 세상에서 쓸모 있는 것은 제 명대로 살기 전에 해를 입는다. 그래서 미인은 박명하고 천재는 요절한다고 했다. 옻나무도 쓸모가 많아 해를 쉽게 당하는 그런 나무다.

옻은 고대에서부터 도료로서 매우 쓸모가 많았다. 그래서 옻나무를 많이 심었고 큰 나무로 자라기 전에 다 잘라서 썼다. 2천 3백 년 전에 중국 송나라 몽현에서 옻밭지기를 지내기도 했던 철학자 장자莊子는 '무용無用의 용用', 곧 쓸모 없는 것이 진짜 쓸모가 있음을 예찬하며 이렇게 한탄했다.

산의 나무는 쓸모가 있으므로 잘려나가고,
기름은 불에 타기 때문에 스스로를 태운다.

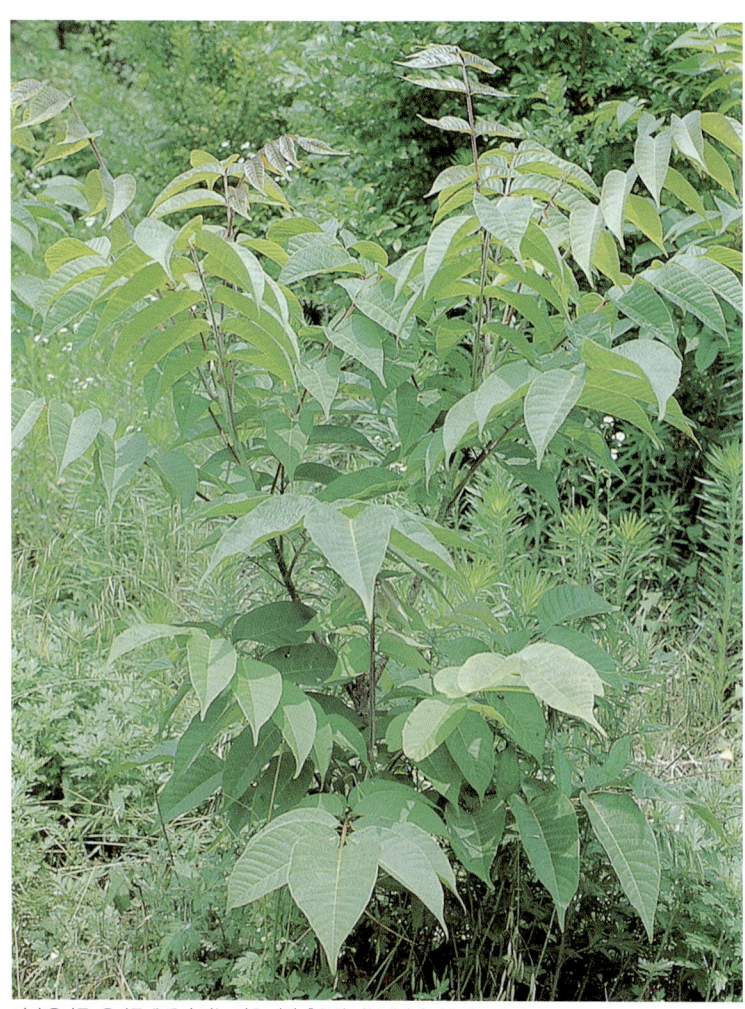

어린 옻나무. 옻나무에 들어 있는 진은 가장 훌륭한 방부제이며 살충제로 암세포를 죽이고 몸 속에 있는 덩어리를 없애 준다.

계수나무는 먹을 수 있기에 잘려서 먹히고,
옻나무는 옻진을 쓸 수 있기 때문에 잘려서 없어진다.

세상에서 쓸모 없는 것이야말로 천명을 누릴 수 있다는 장자의 가르침이야말로 난세를 살아가는 데 꼭 필요한 초월자의 지혜인지도 모른다.

옻나무는 그 칠이 오래 전부터 사람의 관심을 모았다. 2천 5백 년 전 공자孔子가 편찬한 〈시경詩經〉에 '산에는 옻나무가 있고' 라는 글귀가 나타나는 것으로 보아 그 이전부터 옻이 사용되었다는 것을 알 수 있다.

우리나라에서도 고조선 때 이미 옻이 사용되었을 것으로 보인다. 한사군의 하나라고 하는 낙랑은 요즘 역사학자들이 그 존재를 부정하고 있기는 하지만, 어쨌든 낙랑고분으로 알려진 고분에서 발굴된 칠기들은 수천 년이 지난 오늘날까지 은은하고 화려하며 고고한 품위와 빛깔을 잃지 않고 있다.

초식동물들이 옻순을 가장 좋아하는 이유

옻나무는 한 개의 잎대궁에 작은 잎들이 마주 달리고 끝에 하나가 달린다. 잎대궁에서 잎 끝까지 길이가 25~40센티미터, 작은 잎은 길이 7~20센티미터, 너비 3~6센티미터이고 달걀 모양이거나 타원형이며 끝이 뾰족하고 한 대궁에 7~13개씩 달린다.

이른 봄 새순을 꺾어서 날로 먹고 나물로 무쳐서 먹기도 하는데 부드럽고 맛이 괜찮다. 옻나무에는 무서운 독이 있지만 새순에는 독이 적다. 그러나 함부로 먹으면 위험하다.

옻순을 먹는 민족은 세계에서

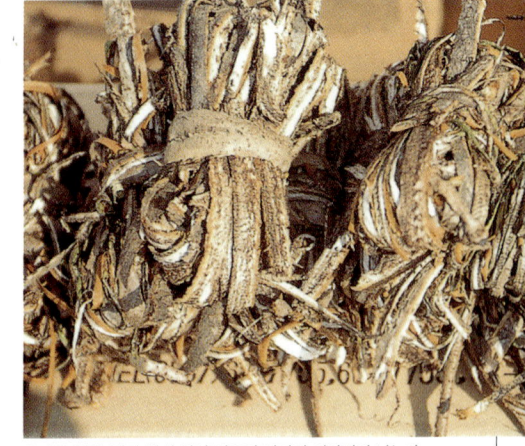

옻나무 껍질. 닭과 함께 달여 먹으면 갖가지 위장병이 낫는다.

우리 민족뿐이다. 우리 겨레는 옻순만이 아니라 독초로 알려진 식물을 많이 먹고 있다. 두릅나무의 어린 순, 심지어 천남성이나 미나리아재비까지도 물에 오래 담가서 독을 웬만큼 빼고 먹는다. 천남성이나 미나리아재비는 그냥 먹으면 입안과 위장이 타버리고 호흡이 마비되어 죽는 무서운 독초다.

야생 초식동물들은 대개 옻순을 잘 먹는다. 노루나 사슴, 사향노루는 옻순을 좋아하여 쫓아 버려도 다시 와서 옻나무 곁에 산다. 여름에는 옻순을 뜯어 먹고 겨울에는 옻나무 껍질을 벗겨 먹는다. 염소를 방목해 보아도 옻순을 제일 잘 먹는 것을 알 수 있다. 옻순을 먹고 자란 짐승들은 약효가 뛰어나다고 한다. 옻나무는 뜯어 먹히지 않으려고 독을 만들었으나 이들 초식동물한테는 아무 소용이 없다.

옻나무는 단풍이 아름답다. 가을 야산 양지쪽에 새빨갛게 이글이글 타는 단풍은 거의 틀림없이 개옻나무거나 옻나무 친척인 붉나무, 그리고 화살나무다.

옻나무 껍질은 회색이 섞인 황색으로 유월부터 시월까지 껍질에 상처를 내면 특이한 냄새가 나는 잿빛 진이 나오는데 이것이 옻이다. 피부가 약하고 체질이 민감한 사람이 옻에 닿으면 몸이 가렵고 살이 부르트고 퉁퉁 부어올라 고생하게 된다. 심하게 옻을 타는 사람은 옻 냄새를 맡거나 옻나무 근처에 가거나 칠기점 앞을 지나가기만 해도 옻이 오른다. 옻 1밀리그램의 1천 5백 분의 1만 몸에 닿아도 옻이 오르는 것이다.

옻은 우루시올이라는 물질인데 혈액형이 O형인 소양체질의 사람은 가까이 않는 것이 좋다. 그러나 보통사람은 옻이 올라도 심하지 않고 몇 번 오르고 나면 면역이 생겨 옻을 안 타게 된다.

옻나무에는 70퍼센트쯤의 옻진이 들어 있는데 껍질에 금을 내어 흘러나오는 진을 대나무 칼 같은 것으로 긁어 모아서 쓴다. 옻은 동남아시아 특산으로 우리나라 칠이 제일이고 일본, 중국 칠이 그 다음이며 북베트남 칠은 안남칠安南漆이라 하여 품질이 낮은 것으로 친다.

옻을 타는 사람이 옻에 면역이 생기게 하는 방법

옻을 타는 사람이 옻에 면역이 생기게 하는 방법으로 다음과 같은 것이 있다. 날마다 생옻을 날계란에 넣어 마시는데, 아침 밥을 먹기 전에 처음에는 녹두알만큼 넣고, 차차 양을 늘리면서 일주일 정도 마시면 누구라도 옻을 안 타게 된다. 옻독을 계란이 중화시키는 것이다.

옻이 올랐을 때는 애기똥풀과 수양버들

옻이 올랐을 때 5~6월에 애기똥풀 전초를 짓찧어서 즙을 낸 것 5밀리리터에 박하 잎을 짓찧어 생즙을 낸 것 2밀리리터, 96퍼센트 알코올 3밀리리터를 잘 섞어서 병에 넣고 마개를 꼭 닫아서 보관해 두고 옻이 오른 부위에 하루 3~5번 바르면 잘 낫는다. 가려움증, 피부가 열이 나면서 따갑고 가벼운 염증 등이 생긴 환자는 2~3일 만에 낫고, 온몸이 퉁퉁 붓고 물집이나 농양이 생기며 미란이 생겨 진물이 흐르는 등 증상이 심한 환자들은 4~5일 또는 일주일이면 완치된다.

옻이 올라서 저절로 나으려면 1~2개월이 걸리고 다른 약을 써도 잘 낫지 않아 고생하는 경우가 많은데 흔한 애기똥풀로 쉽고 빨리 낫게 할 수 있다. 애기똥풀은 이밖에 은행 열매로 인한 피부염이나 다른 풀로 인한 피부염에도 좋은 효과가 있다.

수양버들의 잎과 줄기도 옻독을 푸는 효과가 있다. 여름에는 수양버들의 잎과 줄기 껍질을 짓찧은 다음 물을 적당하게 넣고 2~3시간 두었다가 걸러서 생즙을 쓴다. 겨울에는 수양의 가지를 1~2센티미터 길이로 자르고 거기에 물을 열 배쯤 부은 다음 3분의 1이 되게 졸인 뒤 걸러서 쓴다. 이것을 한 번에 80밀리리터씩 먹으면서 환부에 바른다. 2~6일 사이에 완전히 낫는다. 수양버들이 아니더라도 거의 모든 버드나무가 옻독을 푸는 효과가 있다.

새로 산 가구나 밥상에 옻독이 남아 있을 때에는 재래식 화장실에 며칠 동안 두면 옻독이 죽는다. 이독치독以毒治毒의 원리로 변소의 구린내가 옻독을 중화시키는 효과가 있는 것 같다.

언젠가 산에서 야영을 하던 중에 일행 중 몇 사람이 눈 주위가 빨갛게 부어오르고 몹시 가렵다고 해서 알아 보니, 연료로 쓴 장작에 옻나무가 있었다. 옻나무는 말라 죽어도 잘 썩지 않는 성질이 있다. 옻나무는 속이 노랗기 때문에 쉽게 알 수 있다. 옻진이 방부 역할을 하기 때문에 몇 년이 지나도 속이 노란 채로 남아 있는 것이다.

민간에서 위장병, 속병에 좋다며 옻 껍질에 닭을 넣고 고아서 많이 먹는다. 〈본초강목〉에서 어혈을 풀고 월경이 잘 나오게 하는 약으로 기록하면서도 그다지 중요한 약재로 쓰지 않는 것은 옻이 오르기 쉬워서일 것이다. 옻은 머리 염색약으로도 많이 쓴다. 옻나무 꽃은 5월에 핀다. 잎대궁 사이에서 자란 꽃대에 황록색의 많은 꽃들이 뭉쳐 피며 아래로 처진다. 열매는 10월에 익는데 노란색으로 둥글고 윤기가 있다. 지름 6~8밀리미터 정도 크기다. 익기 전에는 녹색이지만 익으면서 노란빛을 띠고 뭉쳐서 아래로 처져 주렁주렁 달린다.

가장 훌륭한 방부제이며 살충제

옻은 가장 훌륭한 방부제이며 살충제다. 그러므로 인체의 세포를 보존하여 상하지 않게 하면서 갖가지 질병을 다스린다.

옻은 위장에서는 위를 따뜻하게 하고 염증을 없애며 소화를 잘 되게 하여 모든 위장병을 치료하고, 간에서는 어혈을 풀고 염증을 다스리며, 심장에서는 청혈제淸血劑가 되어 온갖 심장병을 다스리고, 폐에서는 살충제가 되어 결핵균을 없애며, 콩팥에서는 이수약利水藥이 되

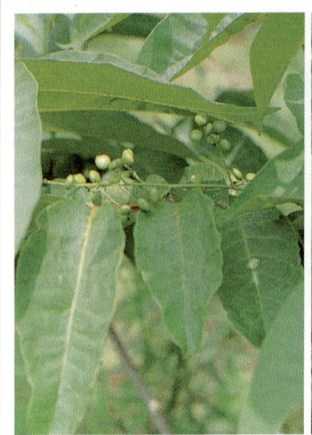 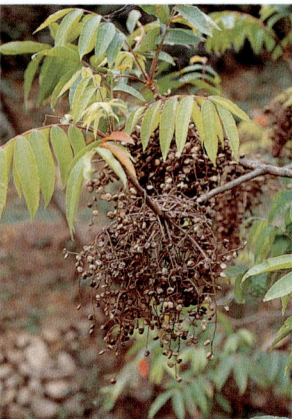 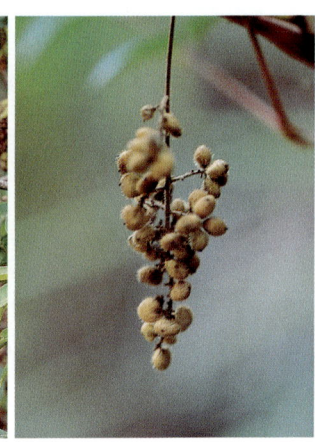

옻나무 잎과 열매. 옻나무는 약효도 훌륭하지만 독도 무섭다. 옻독을 중화하려면 닭, 토끼, 오리 등을 같이 쓴다.

어 온갖 신장질병을 다스린다. 옻은 오장육부의 여러 병을 다스릴 뿐만 아니라, 신경통, 관절염, 피부병 같은 데에도 훌륭한 약이 된다. 옻은 비위脾胃의 병과 신腎 · 방광의 병, 늑막염, 골수염 등과 자궁암 및 여러 부인병에 폭넓게 쓰는데 그 쓰임새가 매우 다양하다.

옻은 가장 좋은 약이기도 하지만 그 독도 무섭다. 옻에 약한 사람이 옻을 함부로 먹거나 손을 대면 심하게 옻이 올라 죽을 수도 있다. 그래서 옻독을 중화하기 위해서 흔히 닭이나 오리, 염소 등에 함께 넣어 요리하는 것이다. 옻은 소음이나 태양체질인 사람, 곧 혈액형이 AB형이나 B형인 사람에게는 아주 좋은 약이 될 수 있으나 태음체질, 곧 혈액형이 A형인 사람한테는 별로 효과가 없고, 소양체질인 O형인 사람에게는 위험하다.

옻을 복용하다가 옻이 오르면 백반이나 녹반을 물에 진하게 풀어 바르면서 복용한다. 닭, 오리 등과 중화시켜서 먹으면 옻이 그다지 심하게 오르지 않고 오래 안 가서 저절로 없어진다. 주의할 것은 옻을 복용하고 나서 혈관주사를 맞으면 절대로 안 된다는 것이다. 옻이 올랐을 때 혈관주사를 맞으면 그 부작용으로 목숨을 잃는 수가 있다. 몸의 상처에 옻진이나 옻나무를 삶은 물이 닿아도 위험하다.

옻에 관한 옛 의학책의 기록을 종합, 요약하면 대략 다음과 같다.

"옻의 성미는 맵고 따뜻하며 독이 있다. 근육과 뼈를 강하게 하고 끊어진 상처를 낫게 하며 오장을 안정시켜 준다. 몸 속의 벌레를 죽이며 어혈을 풀어 주고 기침을 멎게 하며 속이 결리고 맺힌 것을 낫게 하고 요통을 치료한다. 여자의 경맥을 통하게 하고 출산 후 어지러울 때 효과가 있으며 나쁜 독을 풀어 준다. 막힌 월경을 잘 통하게 하며 어혈을 없애는 작용이 강하므로 어혈이 없는 사람이나 임산부, 허약한 사람한테는 쓰지 않는다. 게를 함께 먹지 말아야 한다."

옻진으로 위장병 · 위암 · 자궁암 다스리기

🍃 만성위염 · 위암 · 자궁암

닭을 뜨거운 물에 넣어 털을 뽑은 다음 내장을 꺼내어 버리고 배 안에 마늘 15그램을 넣는다. 그런 다음 배 안에 옻진 1.5그램을 고루 바르고 배 안에 들어 있는 마늘이 쏟아지지 않도록 실로 꿰맨다. 물을 닭이 잠길 정도로 붓고 천천히 6~8시간 동안 끓여 국물이 500밀리리터쯤 되면 꺼내어 식힌다.

저녁에 국물을 단번에 다 먹고 더운 방에서 가벼운 이불을 덮고 30~40분 동안 땀을 낸다. 땀을 너무 많이 내면 안 된다. 땀을 낸 다음 땀을 닦고 천천히 몸을 식힌 다음 닭고기를 반쯤 먹고 다음 날 아침에 남은 고기를 마저 먹는다. 이때 목이 말라도 절대로 찬물을 먹지 말아야 하며 찬 것을 만지거나 찬바람도 쏘이지 말아야 한다. 닭곰탕을 한 번 해 먹어서 효과가 없으면 10~15일 간격을 두고 두세 번 만들어 먹는다. 한 번씩 만들어 먹을 때마다 옻나무 진의 양을 1그램씩 늘린다.

　소양체질인 사람이나 혈액형이 O형인 사람은 옻이 심하게 오를 수 있으므로 조심해야 한다. 양을 3분의 1 이하로 먹거나 아니면 조금씩 늘려 가면서 먹는 것이 안전하다. 약으로 쓸 닭은 시골에서 놓아 먹인 재래종 닭이나 오골계를 써야 한다. 양계장에서 키운 닭은 백해무익일 뿐이다.

🍃 위암 · 위하수

털빛이 검은 닭이나 토끼의 배를 갈라 내장을 꺼내고 옻나무 진 1그램과 마늘 50그램을 넣은 다음 닭이나 토끼를 단지에 넣고 푹 고아서 먹고 한 시간 동안 땀을 푹 낸다. 약을 먹고 하루 동안 찬바람을 쐬거나 찬물, 찬 음식을 먹지 말아야 한다. 보통 서너 마리 먹으면 위하수로 인한 증상이 없어진다. 위암이나 자궁암에는 수십 마리를 먹어야 한다. 반드시 시골에서 놓아서 먹인 닭이나 오골계를 써야 한다.

한눈에 보기　　　　　　　　　옻나무

과 명	옻나무과
생약명	칠
속 명	옻나무
분포지	산기슭 햇볕이 잘 들고 바람이 잘 통하며 기름진 땅
개화기	6월
꽃 색	황록색
결실기	9월
열 매	지름 6~8밀리미터의 연한 황색 열매가 주렁주렁 송이져서 달린다
높 이	10~15미터 자라는 잎지는 큰키나무
채취시기	가을에 껍질을 채취하거나 5~7월에 진을 받아서 쓴다
가공법	옻나무 진을 채취해 두었다가 옻닭을 만들어 먹는다
약 효	어혈, 뱃속의 덩어리, 간염, 간경화, 신장염, 부종, 갖가지 암, 위염, 위궤양, 위하수, 냉증, 당뇨병 등

4 온 산천에 널려 있는 만병통치약, 조릿대

대나무는 줄기와 잎이 아름답고 깨끗하여 사람들한테 사랑을 받는다. 대는 그 성질이 맑고 차고 푸르며 곧다. 청아하고 고고한 품위와 맵시, 매서운 추위 속에서 오히려 돋보이는 짙푸른 기개, 깨끗하게 속을 비워 두는 결백함 등의 모든 성질이 절개와 청렴결백을 목숨처럼 여기는 우리의 옛 선비와도 같다.

우리나라는 선비의 나라이고 그 선비정신을 대표하는 나무가 대나무라 할 수 있겠다. 대의 청담淸淡 한아閒雅한 기운은 군자의 품위가 있어 청정하고 고결한 마음과 가장 잘 어울렸다. 대는 고결한 사람의 정서와 가까운 친구일 뿐만 아니라 간질, 간염, 당뇨병, 갖가지 암, 위염, 위궤양 등 갖가지 난치병을 다스리는 귀한 약재이기도 하다.

여러 종류의 대나무 가운데서 우리나라에 가장 흔한 대나무인 조릿대는 암, 당뇨병, 고혈압, 동맥경화, 정신불안, 간염, 여드름, 습진, 알코올 중독, 기침, 위염, 위궤양 등을 치료하고 예방하는 효과가 빼어나게 높다.

암세포 죽이고 스트레스 날려 보낸다

조릿대는 벼과에 딸린 늘푸른 작은키나무다. 키는 1미터에서 2미터쯤 자라고 줄기의 지름은 6밀리미터쯤으로 대나무 가운데 가장 작은 종류다. 줄기를 누런빛이 나는 포엽苞葉이 감싸고 있다가 2~3년 뒤에 떨어지며 잎은 길쭉한 칼 모양으로 나며 길이는 한 뼘쯤 된다.

꽃은 본 사람이 거의 없을 정도로 몹시 드물게 핀다. 3~6송이의 꽃이 모여 작은 이삭을 이루는데 꽃을 둘러싸고 있는 포엽이 짙은 보라색이어서 보라색으로 보인다. 대개 6~20년 만에 꽃이 피는데 꽃이 피어 열매를 맺고 나면 대밭의 일부 또는 전체가 누렇게 말라 죽거나 세력이 몹시 약해진다. 열매는 보리나 밀처럼 생겼는데 녹말이 많아 식량으로 쓸 수 있다.

대나무 열매를 죽실竹實, 죽미竹米, 야맥野麥 등으로 부르는데 찰기가 있고 맛은 수수와 비슷하며 밥이나 떡을 만들어 먹으면 맛이 괜찮다. 한라산이나 지리산 속에 사는 사람 중에는 조릿대 열매를 몇 가마니씩 모아 두고 식량으로 삼는 사람이 드물게 있다. 이것으로 술을 빚기도 하고 국수를 만들어 먹기도 한다.

조릿대 열매가 몸을 가볍게 하고 기운을 돋우며 오래 살게 한다는 옛 기록도 있다. 한라산이나 지리산 등 남쪽 지방의 조릿대 숲은 몇십 년 만에 한 번씩 일제히 꽃이 피어 모두 말라 죽고는 그 열매가 떨어져 새로운 대밭이 만들어지곤 한다. 옛날 울릉도에서 폭풍우로 뱃길이 끊기고 양식이 떨어져 섬 사람들이 모두 굶어 죽게 되었을 때 마침

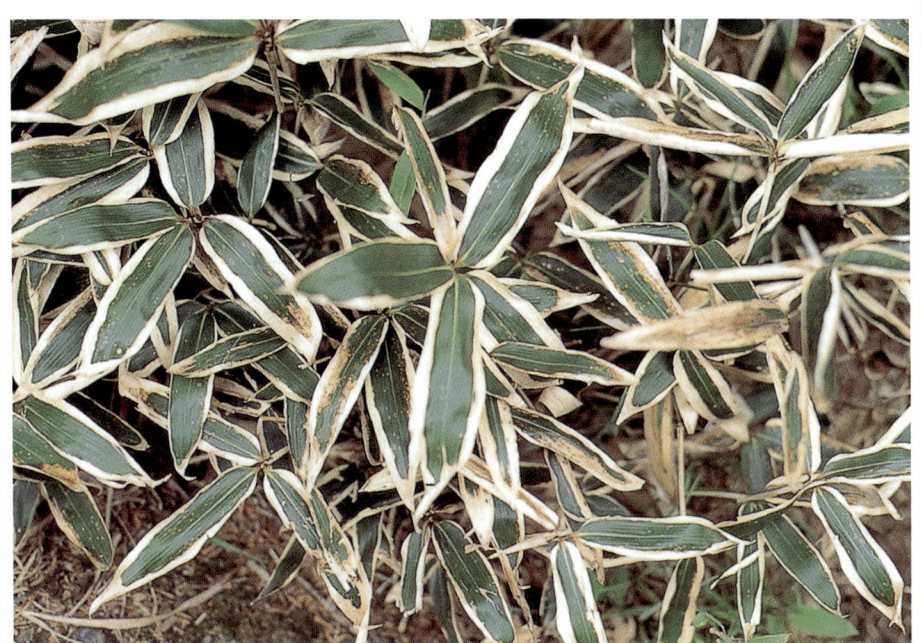
제주도 한라산에 자라는 섬조릿대. 잎에 흰 테가 생긴다. 조릿대는 암, 당뇨병, 위궤양, 간염 등 온갖 만성병에 효력이 뛰어난 만능약초이다.

섬의 조릿대가 일제히 꽃을 피우고 열매를 맺어 이것을 먹고 목숨을 연명한 적이 있다고 한다.

조릿대에는 몇 가지 종류가 있다. 우리나라 육지에서 흔히 볼 수 있는 조릿대 말고 울릉도에서 자라는 키가 큰 종류인 섬조릿대, 키가 작고 잎도 작으며 겨울철에는 잎 가장자리가 말리고 갈라져서 마치 줄무늬를 가진 듯이 보이는 제주조릿대, 완도와 백양산에서 자라는 섬대, 그리고 우리나라 특산식물로 함경북도 명천군에서 자라는 신이대가 있다.

조릿대를 다른 이름으로는 산죽山竹, 지죽地竹, 조죽, 입죽笠竹 등으로 부르고 생약명으로는 담죽엽淡竹葉, 임하죽, 토맥동 등으로 부른다. 잎과 줄기, 뿌리를 모두 약으로 쓰며 꽃이 피지 않은 것은 언제든지 채취할 수 있다. 그늘에서 말렸다가 잘게 썰어 달여 먹거나 가루 내서 쓴다. 달인 물로 아픈 부위를 씻거나 입욕제로 쓰기도 한다.

백 가지 질병에 뛰어난 효능

조릿대는 항암작용, 기침을 멎게 하는 작용, 살균작용, 염증을 삭이는 작용, 해독작용, 마음을 안정시키는 작용, 진통작용, 이뇨작용 등의 다양한 약리 작용이 있다. 특히 항암작용이 세고 위 십이지장염과 궤양을 치료하며 간염과 당뇨병에 효험이 크다. 조릿대의 약리작용을 간략하게 정리한다.

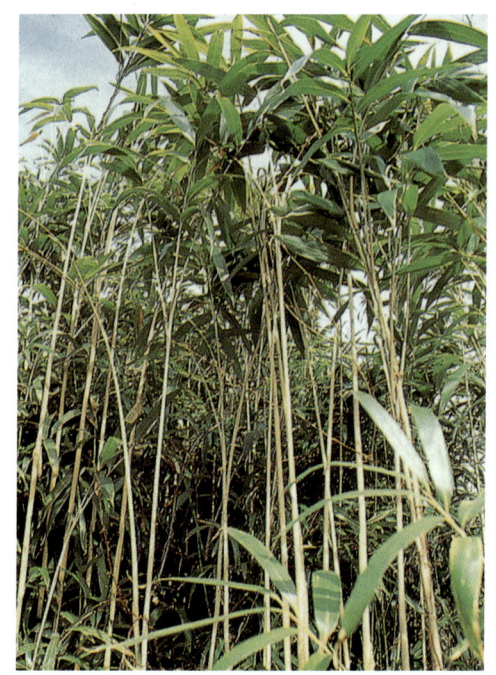

잘 자란 조릿대. 조릿대는 항암작용이 매우 뛰어난 약초이다.

　열내림 작용이 매우 세다. 갑자기 열이 올라 정신이 혼미하고 헛소리를 할 때 조릿대 잎과 석고를 같이 달여 그 물을 마시면 곧 열이 내리는데 이것이 죽엽석고탕이라는 이름 높은 해열약이다. 특히 어린아이들이 갑자기 열이 날 때 조릿대 잎을 달여 먹이면 효과가 좋다. 아이에게 첫돌이 지난 뒤부터 조릿대 잎 달인 물을 날마다 조금씩 4~5년 동안 먹이면 커서 잔병치레를 하지 않고 두뇌가 총명해진다. 조릿대 잎에는 면역력을 키우고 마음을 차분하게 가라앉히는 힘이 있기 때문이다. 어린아이의 보약으로 조릿대를 따를 만한 것이 없다.

　위염, 위궤양, 십이지장염, 십이지장궤양 등 갖가지 염증을 없애는 작용이 있다. 조릿대 잎은 특히 위 십이지장궤양을 치료하는 효과가 크다. 실험에 따르면 위 십이지장궤양 환자 30명에게 조릿대 달인 물을 먹였더니 10~30일 동안 배아픔, 속쓰림, 명치끝이 답답한 증세, 트림 같은 증상이 거의 다 나았다고 한다. 위산과다로 인한 위궤양 환자 네 명 중 한 명을 뺀 세 명이 정상으로 되었고, 위산이 너무 적었던 환자 네 명도 모두 정상으로 되었으며 45일 동안 치료한 결과 90퍼센트 이상이 효과를 보았다고 한다.

혈압을 내리는 효과가 뚜렷하다. 조릿대 잎은 고혈압과 동맥경화를 예방하고 치료하는 작용이 있다. 북한에서의 연구에 따르면 고혈압 환자 21명을 조릿대 잎으로 치료하였더니 20~30일 뒤에 두통, 머리 무거운 느낌, 심장 부위의 아픔, 손발이 저린 증세, 말이 잘 안 나오는 증세가 80퍼센트 이상 없어졌고 가슴 두근거림, 시력장애, 기억력 감퇴, 어지럼증, 불면증도 60~75퍼센트 없어졌다고 했다. 혈압은 최고혈압 평균 26, 최저혈압은 평균 20이 내렸으며 핏속의 콜레스테롤 수치도 뚜렷하게 내렸다고 한다. 조릿대는 몸의 독을 빼내고 소변을 잘 나가게 할 뿐만 아니라, 천연유황 성분이 강장작용을 하므로 불로회춘의 묘약이 될 수 있다.

당뇨병의 혈당치를 낮추는 데 큰 효험이 있다. 조릿대 잎은 옛날부터 가슴이 답답하고 목이 마르는 증상, 곧 소갈消渴을 치료하는 약재로 이름이 높았다. 실험에 따르면 여러 방법으로 효과를 못 본 환자 22명을 2개월 동안 조릿대 잎으로 치료하여 80퍼센트 이상이 뚜렷한 효과를 보았다고 한다. 평균 18일 뒤에 목마른 증상과 물을 많이 마시는 증상, 몸이 나른한 증상 등이 60퍼센트 이상 없어졌고 혈당치도 두 달 뒤에는 70퍼센트 이상이 150 이하로 내려갔다고 한다. 가벼운 당뇨병에는 80퍼센트, 심한 당뇨병에는 50퍼센트의 치료 효과가 있었는데 젊은 사람들한테 나타나는 심한 당뇨병과 인슐린을 불규칙적으로 쓴 환자, 표준 몸무게가 6킬로그램 이상 줄어든 환자한테는 전혀 효과가 없거나 오히려 더 심해졌다고 했다.

화병火病에는 조릿대가 최고

조릿대 잎은 혈당량을 낮출 뿐만 아니라 혈압을 낮추고 몸무게를 늘리며 심장을 튼튼하게 하고 갖가지 질병에 대한 저항력을 길러주는 효과도 아울러 지니고 있으므로 당뇨병 치료약으로 가장 추천할 만하다. 조릿대는 심장의 열을 다스리고 위장의 열을 씻어 내며 간장의 열독을 풀어 마음을 편안하게 하고 오줌을 잘 나가게 하여 심화心火를 고치는 데 더할 나위 없는 훌륭한 치료약이 된다. 심화증이란 가슴이 답답하고 초조하며 열이 나고 소변이 벌겋게 되어 나오며 얼굴이 술 마신 것처럼 붉어지고 갈증이 심해 입 안과 혀에 염증이 생기기도 하는 병으로 오랫동안 스트레스를 받거나 뭔가 억울한 일을 당했을 때 흔히 생긴다.

조릿대는 뇌신경을 진정시키는 작용이 있으므로 스트레스를 많이

쓸모 많은 조릿대 잎, 입욕제와 샴푸로 쓰고 밥에도 넣고

조릿대는 한여름 더위에 지쳐 머리가 무겁고 목이 마르며 밥맛이 없는 사람에게 더위를 이기게 하고 갈증을 없애 준다. 당뇨병으로 열이 있는 사람은 조릿대 잎을 달여 먹으면 효과가 있으며 몸 안에 수분이 모자라서 생기는 토사곽란(입으로는 토하고 아래로는 설사하면서 배가 뒤틀리듯이 몹시 아픈 병증), 코피, 피를 토할 때에도 효과가 있다.

여성이 몸을 풀고 나서 열이 나고 팔다리가 마비되며 머리가 아프고 식은땀이 날 때에도 다른 약재와 같이 쓰면 효과를 본다. 기침과 가래를 없애는 작용도 있고 태아를 안정시키는 효과도 있으며 잇몸염증, 인후염 등에도 조릿대 잎을 달여 먹으면 좋다.

조릿대 잎을 차로 늘 마시면 온갖 질병을 예방할 수 있다. 봄철에 줄기와 잎을 잘라 깨끗하게 씻어 그늘에 말려두었다가 하루 10~15 그램씩 뜨거운 물에 넣어 차로 수시로 마신다. 대추와 감초, 생강을 넣으면 더욱 좋다. 신진

받는 요즘 사람들에게 썩 좋다. 조릿대에는 크실로즈, 아라비노즈, 글루코즈, 만노즈, 갈락토즈 같은 다당류와 아스파라긴산, 글루타민산, 셀린, 트레아닌플로린, 알라닌치스테인 등의 아미노산이 많이 들어 있다. 이 밖에 지방, 칼슘, 규산, 비타민 B_1과 K도 풍부하게 들어 있다.

특히 비타민 K가 혈액이나 체액 속에 녹아 들어가 혈액을 맑게 하고 칼슘이온을 늘려 체질을 바꾸는 작용을 한다. 조릿대 잎을 이른 봄철에 채취하여 잘게 썰어 그늘에서 말려 5년쯤 묵혀 뒀다가 100시간 쯤 물로 오래 달여 농축액을 만들어 조금씩 먹으면 허약체질을 튼튼하게 바꾸고 몸 안에 쌓인 독을 풀며 면역기능을 높이는 데 으뜸가는 약이 된다.

조릿대 잎을 오랫동안 묵혔다가 오래 달여야 하는 이유는 찬 성질을 없애기 위해서다. 조릿대를 비롯하여 모든 대나무는 그 성질이 차갑다. 대나무를 차분하게 들여다보면 찬 기운이 느껴진다. 이 찬 성질

대사의 기능을 좋게 하여 피로를 없애고 뇌신경을 튼튼하게 하며 몸 속의 독을 내보내고 고혈압, 당뇨병, 두통, 간염, 위 십이지장궤양, 갖가지 암의 치료와 예방에 도움이 된다.

조릿대 잎을 입욕제로 목욕물에 넣으면 땀띠, 여드름, 습진 등이 잘 낫고 살결이 깨끗해진다. 몸에 냄새가 심하게 나고 살결이 거칠어졌을 때에도 조릿대 달인 물로 목욕을 하면 한결 좋아진다. 말린 조릿대 잎 100그램을 물 두세 되에 넣고 두세 시간 동안 약한 불로 끓여서 그 물을 욕조에 붓고 남은 찌꺼기는 무명 주머니에 넣어 욕조 속에 넣은 다음 목욕을 하면 된다. 10~30분씩 하루 한두 번 목욕을 한다. 조릿대 잎 달인 물로 머리를 감으면 윤이 나고 때도 잘 타지 않으며 머릿결이 고와진다.

조릿대 뿌리나 줄기, 잎을 달인 물로 밥을 지어먹을 수도 있다. 약간 푸르스름한 빛의 밥이 되는데 약한 향기가 나고 맛도 좋다. 오래 먹으면 뼈와 근육이 튼튼해지고 오장육부의 기능이 좋아지며 온갖 질병에 대한 내성이 강해져서 무병장수하게 된다.

은 몸 안의 열을 내리고 열 때문에 가슴이 답답한 것을 풀어 주기도 하지만 혈압이 낮은 사람이나 몸이 찬 사람에게는 오히려 해를 끼칠 수도 있다.

조릿대는 만성간염에도 뚜렷한 치료 효과가 있다. 잎과 줄기 말린 것 10~20그램을 잘게 썰어 물로 달여 하루 세 번 밥 먹기 전에 마시면 만성 간염으로 인해 입맛이 없고 몸이 노곤하며 소화가 잘 되지 않고 헛배가 부르며 머리가 아프고 간 부위가 붓고 아픈 증상 등이 사라진다.

효과가 빠른 편이어서 대개 3~5일이면 효과가 나타나기 시작하여 20~60일이면 거의 모든 증상이 없어지고 소변의 우로빌리노겐 수치나 혈액 속의 빌리루빈 수치도 정상으로 된다.

그러나 모든 환자에게 똑같이 효과가 있는 것은 아니어서 한 실험에 따르면 환자 48명 중 훨씬 좋아진 경우가 12명, 좋아진 경우 30명, 오히려 더 심해진 것이 6명으로 전체 치료효율이 87.4퍼센트였다고 한다. 부작용으로는 조릿대 달인 물을 먹기 시작한 지 4~10일 뒤부터 견디기 힘들 정도로 몹시 가렵고 두드러기가 생긴 환자가 각각 두 명씩 있었고 몸이 나른한 증상이 더 심해진 사람도 여섯 명 있었다고 한다.

부작용 없는 암 치료제

조릿대는 항암작용이 매우 세다. 잎과 줄기, 뿌리에 들어 있는 다당류들이 암세포를 죽이고 억제한다. 일본에서 자라는 조릿대 잎에서 추출한 다당류가 간 복수암에 100퍼센트 억제작용이 있다는 것이 실험에서 입증되었고 북한에서도 조릿대 잎에 상당한 암세포 억제작용이

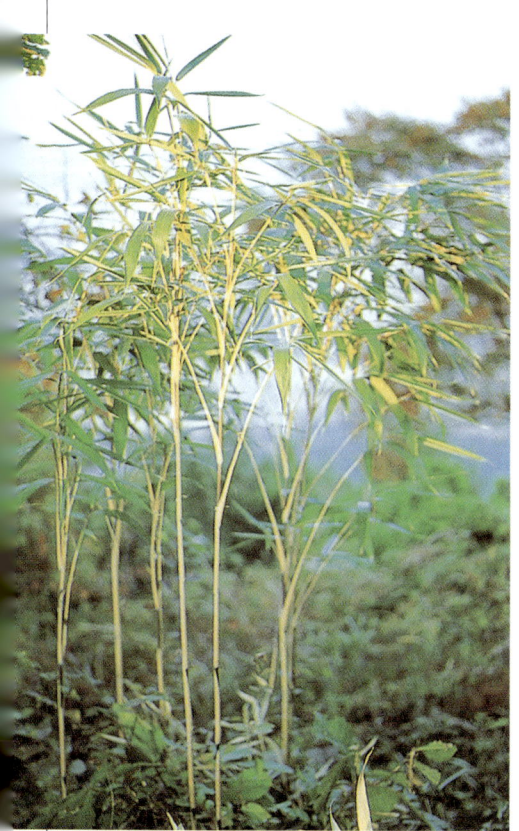

조릿대 잎을 차로 달여 늘 마시면 면역력이 세어지고 허약체질이 튼튼하게 바뀐다.

있다는 것을 실험으로 증명하였다.

홍콩에서 출간된 〈어떻게 암을 예방하고 치료할 것인가〉라는 책에는 구강암에 걸린 환자가 수술한 지 3개월 뒤에 재발하여 조릿대 추출물을 먹였더니 한 달 뒤에 아픔이 없어졌고 종양의 크기도 줄어들어 4개월 뒤에는 완전히 나았다고 적혀 있다.

우리나라에서도 민간에서 조릿대를 갖가지 암 치료에 사용하여 효과를 본 보기가 적지 않다. 조릿대는 간암, 위암, 폐암, 식도암, 후두암, 난소암 등 온갖 암에 두루 효험이 있다. 늦은 봄이나 초여름철에 조릿대의 새순을 따서 즙을 내어 먹거나 봄철에 채취한 잎을 잘게 썰어 그늘에서 말려 차로 끓여 수시로 마신다.

하루 10~20그램에 물을 한 되(1.8리터)쯤 붓고 물이 반으로 줄어들 때까지 달여서 수시로 차 마시듯 마신다. 또는 조릿대 뿌리를 캐서 잘게 썰어 그늘에 말린 것 20그램을 달인 물로 가지 씨앗을 볶아서 가루 낸 것을 한 번에 한 숟가락씩 하루 세 번 먹는다.

가지 씨앗에도 상당한 항암효과가 있어 조릿대와 합치면 효력이 더욱 세어진다. 이 방법은 모든 암에 효과가 있을 뿐 아니라 간질이나 만성간염에도 효과가 좋다. 다만 가지 씨앗은 본래 우리나라에 있던 재래종이라야 한다. 종묘상에서 파는 것은 여러 가지 약물 처리를 하는 경우가 많으므로 절대로 먹어서는 안 된다.

조릿대 잎으로 떡을 싸서 두면 여러 날이 지나도 상하지 않는다. 조릿대 잎이 방부작용을 하기 때문이다. 이 음식을 상하지 않게 하는 성분들이 암세포를 죽이고 억제하는 작용을 한다. 조릿대는 암세포만을 억제하고 성한 세포에는 전혀 피해를 주지 않으며 병에 대항하여 싸우는 능력을 키워 준다.

조릿대

한눈에 보기

과 명	대과
생약명	산죽山竹
속 명	산죽, 조릿대
분포지	산 속 나무 그늘
개화기	6월
꽃 색	연한 노란색
결실기	9월
열 매	벼이삭 모양
높 이	60~100센티미터 자라는 늘푸른 여러해살이 떨기나무
채취시기	사시사철 채취
가공법	잘게 썰어 그늘에서 말린다
약 효	위염, 기침, 당뇨병, 면역강화, 부종, 무좀, 피부병, 위암, 갖가지 암, 열이 날 때, 간염, 황달, 위궤양, 고혈압, 스트레스, 화병火病 등

5 신장과 방광의 탈을 다스리는 까마중

인체를 지구에 비유하면 신장은 강이나 바다로 표현할 수 있다. 갖가지 생활하수와 오염물질이 강과 바다로 흘러들지만 강이나 바다에서는 이를 정화하고, 정화된 물은 열과 바람에 증발되어 대기로 올라갔다가 비가 되어 다시 강이나 바다로 흘러든다.

신장은 인체의 각 장기에서 혈액을 통해 운반되어 오는 갖가지 오염물질과 독성물질을 정화하여 맑은 혈액으로 바꾸어 보낸다. 신장은 네프론이라는 미세혈관으로 구성되어 있는데 더러운 피가 네프론을 통과하면 맑게 바뀐다. 부신은 신장 위에 붙어 있는 기관으로 갖가지 호르몬을 만들어 낸다. 우리 몸은 대략 60여 가지의 호르몬을 분비하는데 부신에서만 40여 가지의 호르몬을 분비한다.

신장에 좋은 약초와 음식

신장에 좋은 약초와 음식은 바다에서 나는 것과 물에서 나는 모든 것, 그리고 산과 들에서 자라는 식물 가운데 짠맛이 나는 것과 딸기 종류, 꽈리, 여러 가지 물풀 등이다.

신장염이나 방광염, 요도염, 신부전증에 가장 좋은 효과가 있는 약초는 까마중이다. 하루에 40그램쯤 되는 까마중에 물 한 되를 붓고 물이 3분의 1이 될 때까지 약한 불로 달여서 수시로 물 대신 마신다. 병이 깊을 때에는 빈속에 하루 다섯 번 이상 마신다.

신장결석이나 요로결석에는 해금사, 참가시나무, 석위, 꼭두서니 뿌리, 산딸기(복분자) 뿌리 등을 쓴다. 석위를 까마중의 두 배로 넣고 산딸기 뿌리는 까마중과 같은 양을 넣는다. 이 방법은 담석증에도 좋은 효과가 있다.

생식기능은 신장기능에 속해 있지만 그 일부는 간에 연결되어 있다. 이를테면 여성의 생리혈은 간의 셋째 잎에 저장되어 있다가 생리 때가 되면 자궁내막으로 혈액을 내려보낸다. 간 내막에서 내려보내는 혈액이 자궁내막을 부풀어 올리면 출혈이 시작되는 것이 곧 생리이다.

옛말에 어른 열 사람보다 어린이 하나를 치료하는 것이 어렵고, 어린이 열보다 여자 한 사람을 치료하는 것이 더 어렵다고 하였다. 여자는 마음이 섬세하고 생식기능이 복잡하여 세심하게 치료하지 않으면 효과를 보기가 어렵다.

생식기능의 질병에 남녀 누구한테나 무난하게 쓸 수 있는 것이 까마중과 복분자이다. 염증이 생겼을 때에는 황백과 고백반이 좋고 출혈을 멎게 하는 데에는 향부자가 좋으며 냉증이나 대하에는 까마중과 흰접시꽃·붉은접시꽃 뿌리, 홍화, 아욱 다섯 가지를 달여서 먹는 것이 좋다. 생식기능의 질환에는 꽃이 좋다. 불임증은 대개 냉적이 쌓여

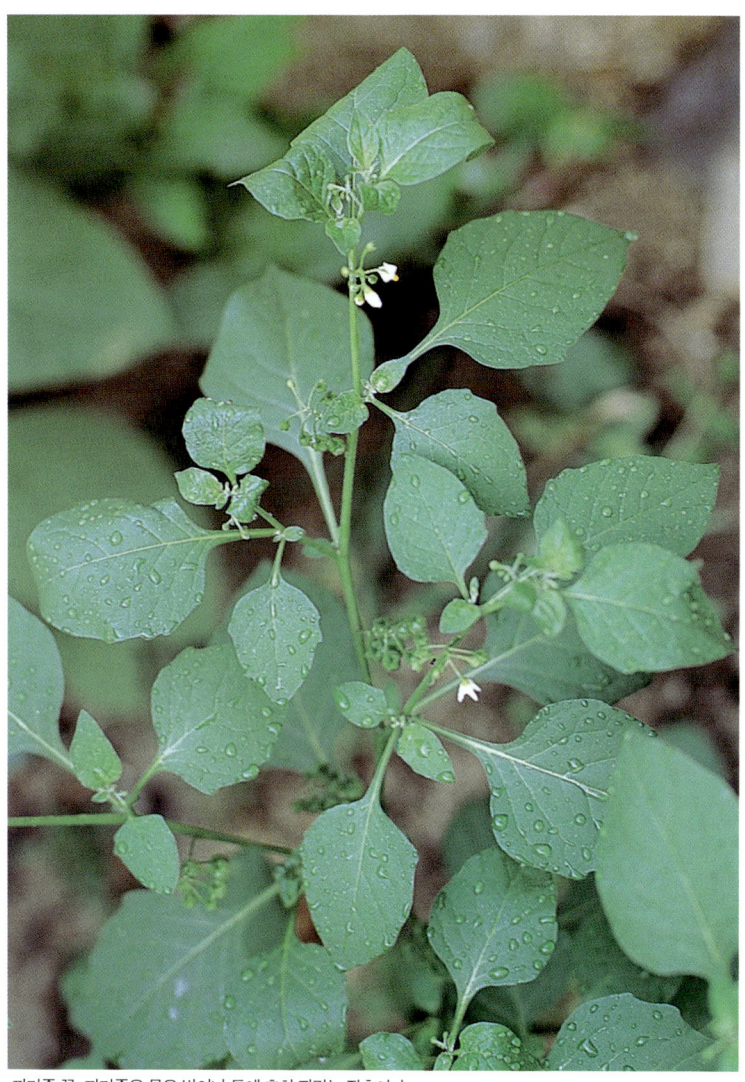

까마중 꽃. 까마중은 묵은 밭이나 들에 흔히 자라는 잡초이다.

서 오는 경우가 많은데 백도라지와 흰접시꽃 뿌리 각 한 근과 대황 120그램, 흰 수탉 한 마리를 중탕으로 끓여 먹으면 특효가 있다. 한 마리로 낫지 않으면 세 마리쯤 먹는다.

까마중은 신장과 방광질환의 명약

까마중은 가지과에 딸린 한해살이풀이다. 잎은 타원꼴로 어긋나게 붙으며 키는 1미터쯤 자란다. 여름철에 조그맣고 하얀 꽃이 피어 가을에 콩알만한 열매가 까맣게 익는다. 열매에 즙이 많아 아이들이 따서 먹기도 한다. 약간 단맛이 있어 그런 대로 먹을 만한데 한꺼번에 많이 먹으면 입술과 손가락이 까맣게 물든다. 어린 잎은 나물로도 먹는다.

한자로는 용규龍葵, 고규苦葵, 수가水茄, 흑성성黑星城, 천천가 등으로 쓰고 사투리로 까무중이, 깜두라지, 먹딸, 강태, 개꽈리, 까까중 등으로 부른다. 까맣게 익은 열매가 중머리를 닮았기 때문에 까마중이라는 이름이 생겼다. 우리나라 어디에서나 햇볕이 잘 드는 길가의 빈터나 밭둑 같은 데서 흔히 자란다.

까마중은 여름부터 가을 사이에 잎과 줄기, 뿌리를 모두 채취하여 그늘에서 말려 잘게 썰어서 약으로 쓴다. 대개 생것 600그램을 말리면 160그램쯤으로 줄어든다. 들이나 길 옆에서 자란 것보다는 산 속의 거름기 없는 흙에서 자란 것이 약성이 더 높다.

온갖 균을 죽이고 염증을 삭인다

까마중은 오랜 옛적부터 옹종, 종기, 악창을 치료하는 약으로 흔히 써 왔다. 〈당본초〉, 〈도경본초〉, 〈본초강목〉 같은 옛 중국 의학 책에는 까마중이 열을 내리고 오줌을 잘 나가게 하고 원기를 도와 주며 잠을 적게 자게 하고 종기로 인한 독과 타박상, 어혈을 다스리며 갖가지 광석물의 독을 푸는 작용이 있다고 적혀 있다.

까마중은 염증을 없애고 온갖 균을 죽이며 기침을 멎게 하며 몸 안에 쌓인 독을 푼다. 티푸스균, 포도알균, 녹농균, 적리균, 대장균 등을 죽이며 열매를 오래 먹으면 눈이 밝아진다. 열매에 들어 있는 아트로핀이라는 성분이 눈동자를 크게 하므로 안구조절근육이 마비되어 생기는 근시 환자에게 도움이 된다.

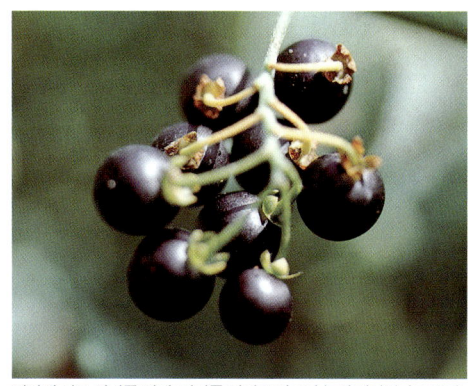

까맣게 익은 까마중 열매. 까마중 열매를 먹으면 눈이 밝아진다고 한다.

까마중은 맛은 쓰고 약간 달며 성질은 서늘하다. 중풍을 예방하고 열을 내리며 남자의 원기를 세게 하고 여성의 어혈을 풀며 온갖 종기와 종창을 다스린다. 피로회복, 신장결석, 진정약, 진경약, 땀내기약으로 쓴다. 꽃은 가래를 삭이는 약으로, 잎은 피를 멎게 하는 약으로, 또는 설사, 급성대장염, 간이 부었을 때 쓰고, 잎과 줄기를 달여서 치질, 궤양, 상처, 종기, 버짐, 습진, 뾰루지, 광석물 중독 등을 치료하는 데 쓴다. 진통작용이 있어 두통, 류머티스성 관절염, 통풍, 암으로 인한 통증에도 쓴다.

까마중에는 솔라닌이라는 성분이 들어 있다. 솔라닌은 감자 싹이나 가지줄기 등에도 있는데 약간 독성이 있다. 솔라닌은 물에서는 거의 풀리지 않고 많은 양을 먹으면 중독되지만 적은 양은 염증을 없애고 심장을 튼튼하게 하고 오줌을 잘 나가게 하며 방사능 독을 푸는 등 여러 가지 약리효과가 있다. 그러므로 까마중에 들어 있는 정도의 양은 인체에 아무런 피해를 주지 않는다.

뛰어난 항암효과

까마중은 항암작용이 매우 센 약초 중 하나로 암 치료약으로 널리 쓴다. 동물실험이나 실제 임상에서도 백혈병을 비롯하여 갖가지 암세포에 뚜렷한 억제작용이 있음이 입증되었고 민간에서도 위암, 간암, 폐암 그리고 암으로 인해 복수가 차는 데 등에 활용하고 효험을 본 보기가 적지 않다.

까마중은 위암, 간암, 폐암, 자궁암, 유방암, 백혈병, 식도암, 방광암 등 어떤 암에든지 쓸 수 있다. 단방으로 쓸 때에는 뿌리째 뽑아 그늘에서 말려 잘게 썬 것 160그램에 물 1.8리터를 붓고 푹 달여서 그 물을 차 대신 수시로 하루에 다 마신다.

까마중은 간암이나 간경화로 인해 배에 물이 고일 때에도 좋은 효과가 있다. 까마중 생것은 600그램, 말린 것은 160그램을 푹 달여서 그 물을 수시로 마신다. 또는 까마중, 어성초, 겨우살이 각 50그램을 진하게 달여서 마시면 웬만한 복수는 해결된다.

까마중에 짚신나물, 오이풀 등을 함께 쓰면 항암작용이 더 세어질 뿐만 아니라 짚신나물과 오이풀의 떫은 맛을 줄일 수 있다. 까마중 40~50그램, 짚신나물 30~40그램, 오이풀 20~30그램을 하루에 달여서 마신다.

식도암, 위암, 장암 같은 소화기관의 암에는 까마중 30그램과 뱀딸기 15그램에 물 한 되를 붓고 절반으로 줄어들 때까지 달여서 마신다. 또는 까마중 30그램, 속썩은풀 60그램, 지치 뿌리 15그램을 달여서 하루 두 번에 나눠 복용한다.

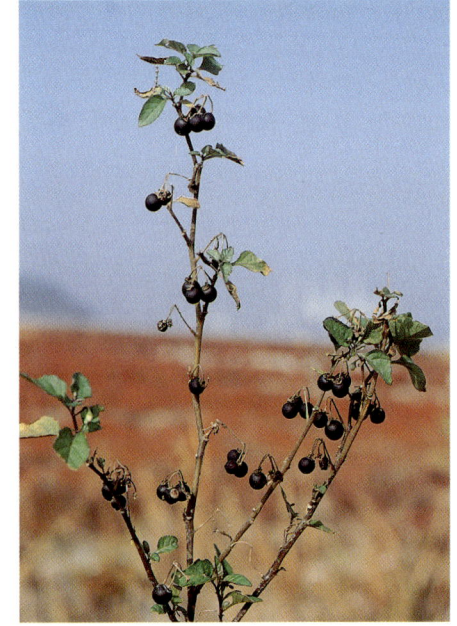

까마중은 갖가지 암, 기관지염, 복수가 차는 데에도 좋은 효과가 있다.

간암에는 까마중 60그램, 남천 잎 30그램을 달여서 하루 세 번에 나눠 마신다. 자궁경부암에는 까마중 30~60그램을 물로 달여 하루 세 번에 나눠 마신다.

까마중으로 난치병 고치기

🍃 만성기관지염
까마중 30~40그램, 도라지 뿌리 9~12그램, 감초 3~5그램에 물 한 되를 붓고 반으로 줄어들 때까지 달여서 하루 세 번으로 나눠 밥 먹고 나서 복용한다. 10일 동안 먹었다가 5~7일 동안 끊었다가 다시 10일 동안 먹기를 반복한다. 만성기관지염 환자 969명에게 이 치료법을 썼더니 87퍼센트가 효과를 보았다고 한다.

🍃 피를 토할 때
까마중 20~40그램, 인삼 7~12그램을 가루 내어 한 번에 10그램씩 물로 먹는다.

🍃 잘 낫지 않는 종기 · 악창
까마중 잎과 줄기를 짓찧어 붙인다. 또는 까마중을 가루 내어 뿌린다.

🍃 상처 · 타박상
까마중 줄기와 잎, 열매를 짓찧어 소금을 약간 섞어 아픈 부위에 붙이고 까마중을 달여서 마신다.

🍃 피로회복 · 정력증진

그늘에서 말린 까마중 100그램을 흑설탕 150그램과 함께 소주 1.8리터에 넣고 2~3개월쯤 공기가 통하지 않게 마개를 꼭 막아 두었다가 걸러서 하루 20~30밀리리터씩 잠자기 전에 마신다. 피로가 싹 가시고 불면증이 없어진다.

🍃 불면증 · 신경쇠약

까마중 어린 줄기와 잎 100~150그램(말린 것은 25~40그램)을 쌀과 함께 죽을 쑤어 먹는다. 또는 까마중 달인 물로 밥을 지어 먹거나 국을 끓여 먹는다. 오래 먹으면 몸이 가벼워지고 온갖 병이 없어지며 장수한다.

🍃 기침 · 가래

그늘에서 말린 까마중 열매 10~15그램을 가루 내어 물에 타서 먹는다. 하루 두 번 아침 저녁으로 먹는다. 까마중 열매 덜 익은 것은 독이 있으므로 반드시 잘 익은 것만을 써야 한다.

🍃 암으로 인해 가슴이나 배에 물이 고일 때

까마중 160그램에 물 한 되를 붓고 푹 달여서 차처럼 수시로 마신다. 생것은 600그램을 쓴다. 뿌리, 줄기, 잎 전부를 쓴다. 생것을 먹으면 중독될 수 있으므로 절대로 날로 먹어서는 안 된다. 까마중은 항암효과도 뛰어나므로 직장암, 간암, 방광암, 폐암, 위암, 백혈병 등에도 크게 도움이 된다. 늘 차로 달여 마시면 눈이 밝아지고 정력이 좋아지며 암, 신장결석, 비만증 등을 예방할 수 있다.

🍃 탈항

까마중 150그램을 물로 달여서 그 증기를 항문에 쏘인다. 이 방법은 특히 여성의 산후탈항에 효과가 크다.

🍃 습진·피부가려움증

까마중을 진하게 달여서 그 물로 습진이 생긴 부위나 가려운 곳을 자주 씻는다. 온몸이 가려우면 그 물로 목욕을 한다.

🍃 오줌이 잘 안 나오는 데

까마중, 으름덩굴, 고수풀 각각 10그램에 물 한 되를 붓고 반으로 줄어들 때까지 달여서 마신다.

🍃 신경통·관절염·통풍

까마중을 짓찧어 아픈 부위에 붙이고 또 까마중 40~50그램을 물로 달여서 수시로 마신다. 까마중은 통증을 멎게 하는 작용이 있다.

한눈에 보기	까 마 중
과 명	가지과
생약명	용규龍葵
속 명	까무중이, 깜두라지, 먹딸, 강태, 개꽈리, 까까중
분포지	묵은 밭, 길가
개화기	5~7월
꽃 색	흰색
결실기	7~10월
열 매	지름 6~7밀리미터의 둥근 열매가 까맣게 익는다
높 이	20~100센티미터 자라는 한해살이풀
채취시기	6~9월에 전초(잎, 줄기, 뿌리 등 온 포기)를 채취한다
가공법	잘게 썰어서 말린다
약 효	부종, 복수가 차는 데, 위암, 식도암, 자궁암, 폐암, 갖가지 암, 불면증, 신경쇠약, 갖가지 염증, 옹종, 종기, 악창, 기침, 기관지염, 무좀, 습진, 피부병 등

약이 필요 없게 만드는 잣나무

　잣나무는 모든 나무 가운데 으뜸이요, 그 열매인 잣은 모든 열매 가운데 으뜸이다. 우리 땅에 나는 모든 토종 가운데 왕자인 식물이 잣나무다. 우리 겨레는 이 잣나무로 하여 세계 어느 민족보다 복 받은 민족이다.

　북풍한설이 몰아치는 한겨울에도 진한 녹청빛 잎을 지닌 채로 자로 잰 듯이 곧게 서 있는 표연한 자태는 불의와 타협할 줄 모르는 불굴의 의지와 고결한 선비정신의 표상이었다. 절간의 뜨락에 의연히 서 있는 잣나무는 '뜰 앞에 잣나무로다'라는 화두가 널리 알려질 만큼 진리를 깨닫기 위한 선정禪定의 상징이었다.

　뿐만 아니라 수백 년 동안 푸름을 잃지 않는 속성과 고고하면서도 단아한 품위가 있어 장생불사와 신선세계의 상징으로 널리 칭송되기도 했다.

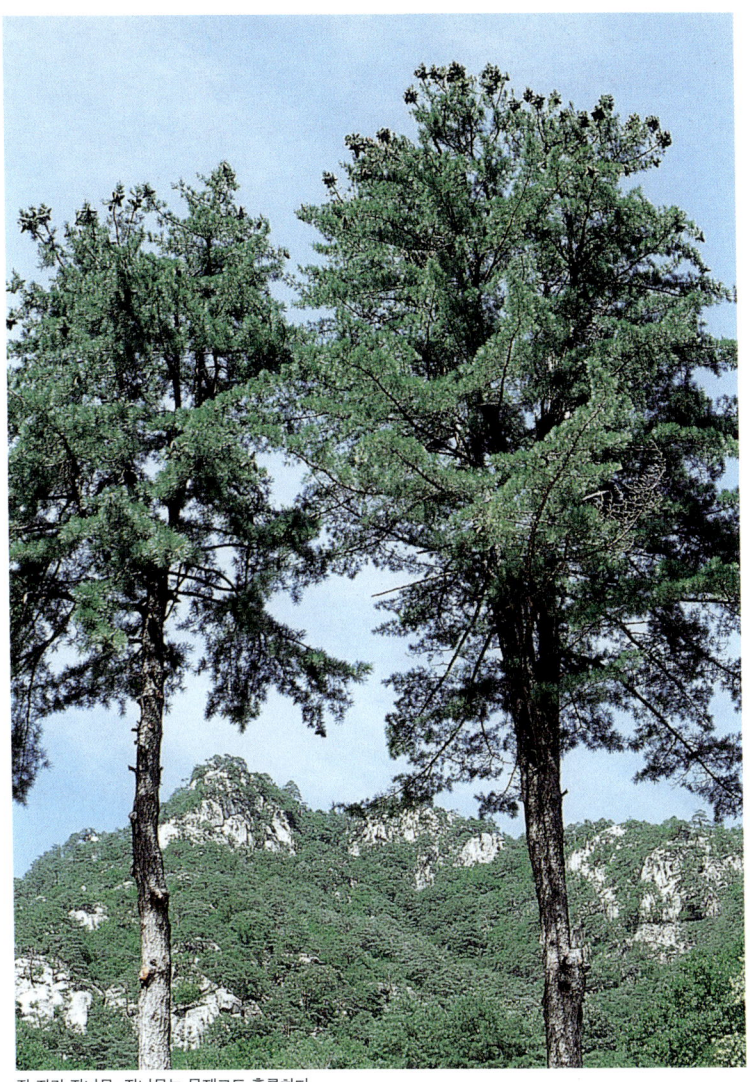

잘 자란 잣나무. 잣나무는 목재로도 훌륭하다.

중국인들이 부러워하던 겨레의 나무

잣나무는 우리 겨레의 나무다. 예로부터 중국 사람들은 우리의 잣을 부러워하여 잣나무를 신라송新羅松, 잣을 신라송자新羅松子라 부르면서 매우 귀하게 여겨 이를 얻으려고 무던히도 애를 썼다. 중국에는 잣나무가 나지 않는다. 잣나무는 우리나라와 만주, 시베리아 일부에만 나는데 그 가운데서도 우리나라에만 집중적으로 분포한다. 만주와 시베리아 남쪽은 수천 년 동안 우리 겨레의 영토였으므로 잣나무는 한국 문화권에만 자라는 자랑할 만한 특산식물이라고 할 수 있다.

잣나무는 키 30미터, 직경 1.5미터쯤까지 자라는 바늘잎 큰키나무로 수명은 5백 년 넘게까지 산다. 우리나라 중부 이북 지방에 많이 자라고 남쪽 지방에서는 높은 산에서 심어 가꿀 수 있다. 산중턱이나 골짜기 사이의 기름진 땅에서 잘 자란다.

잎은 바늘 모양으로, 다섯 장의 잎이 뭉쳐 한 다발을 이루므로 오엽송이라고도 한다. 잎의 길이는 10센티미터쯤인데 가장자리에 잔 톱니가 있어 만지면 약간 껄끄러운 느낌이 든다. 잎을 자세히 보면 세모꼴이며 두 면에 흰 선이 그어져 있다. 이는 기공선氣孔線으로 잎의 숨구멍이다.

암수한그루로 5월경 가지 끝에 2~5개씩 녹황색 암꽃이 달리고 새로 난 가지 밑에 덩어리로 피어 뭉쳐 붉은 빛이 나는 수꽃이 5~6개씩 달린다.

잣나무는 자람이 느린 편이어서 열매를 맺기까지는 적어도 12년이 걸린다. 꽃이 피어 잣 열매가 결실하는 데도 2년이 걸린다. 5월에 꽃이 피어 솔방울 같은 모양으로 달려 있다가 다음 해부터 커지기 시작하여 가을이 되면 손바닥만한 길이에 타원꼴인 잣송이가 달린다. 잣송이 속에는 일그러진 세모꼴의 잣이 백 개쯤 들어 있다.

잣나무에는 이름이 많다. 이름이 많다는 것은 그만큼 사람들에게 사랑을 받았다는 것을 뜻한다. 백자목柏子木, 신라송新羅松, 조선오엽송朝鮮五葉松, 과송果松, 백목柏木, 송자송松子松, 오립송五粒松, 유송油松, 홍송紅松, 해송海松 따위의 여러 이름이 있는데 이 가운데 홍송이란 말은 목재가 아름다운 붉은 빛을 띠기 때문에 붙인 것이고 유송이란 말은 송진이 많기 때문에 붙인 이름이다. 이것 말고 잎에 흰 가루를 덮어씌운 듯 창백한 녹백색을 띠고 있는 까닭에 흡사 서리를 뒤집어쓴 것 같다 하여 상강송霜降松이라는 아명雅名도 있다.

잣은 뛰어난 자양강장제

잣나무 열매인 잣은 예로부터 '신선이 먹는 음식'으로 알려질 만큼 그 영양가와 약효를 높이 쳤다. 중국 사람들이 의약의 신으로 받드는 신농씨 무렵에 살았던 적송자赤松子는 잣을 많이 먹어 신선이 되었다고 한다. 중국인들도 우리나라 잣을 제일로 쳐서 이시진도 〈본초강목〉에서 "신라송자 약효가 으뜸"이라 했다. 송나라 태조 때에 나온 〈개보본초開寶本草〉에도 "신라 잣은 신선도神仙道를 닦는 사람들이 먹으며 신라에서 온다. 중국에서 난 솔씨는 알이 잘고 약효가 보잘것없다."고 기록하였다. 신라 잣은 당나라에서 인기가 높아서 신라에서 당나라로 간 유학생들은 잣을 팔아서 학비와 생활비로 썼다고 한다.

중국의 〈패사稗史〉에는 다음과 같은 기록이 있다.

"신라의 사신들이 오갈 때마다 솔씨를 많이 가져 왔다. 이것을 옥각향玉角香 또는 용아자龍牙子라고도 하였는데 고관들의 집에 선물로 많이 주었다."

이처럼 일찍부터 신라 잣의 우수성이 널리 알려진 까닭에 조선시대에 중국은 우리나라 잣을 탐내어 공물貢物로 많은 잣을 바칠 것을 요구했고 잣을 따서 바치기 위하여 백성들이 수치스러운 고생을 겪어야 했다.

잣은 영양가가 풍부하고 고소한 맛과 향이 일품이어서 자양강장제로 최고이다. 백 그램에서 670칼로리의 열량이 나와 모든 곡식과 열매 중에서 가장 많은 열량이 나오며 비타민 B와 철분, 회분 등이 많이 들어 있다. 잣에는 기름이 70퍼센트 이상 들어 있는데 올레인산, 리놀산, 팔미틴산 같은 필수지방산이 많다.

글쓴이도 약초 답사를 하며 전국을 여행하던 중에 깊은 산에서 날마다 잣을 한 홉씩 까먹으며 여러 날을 연명한 일이 있는데 잣은 매우 훌륭한 비상식량이었다.

잣을 이용한 음식은 보통 잣죽이나 잣엿이 알려져 있지만 그것 말고도 잣을 섞어 굳힌 백자당柏子糖, 잣백산, 잣산자 같은 유밀과나 잣단자柏子團, 잣가루로 묻힌 잣가루강정 등 고유의 민속음식이 많다. 고려의 명종 임금은 잣술(백자주栢子酒)을 담가서 늘 애용했다는 기록이 있는데, 잣술은 허약체질을 고치는 귀한 약술로 궁중과 고관대작들한테 조선조 중엽까지 만드는 방법이 비전되어 왔다.

수정과나 식혜에도 잣 몇 개를 띄우는데 그 풍미는 우리 음식만이 가진 멋이다. 신선로에도 은행과 함께 없어서는 안 될 재료의 하나다.

겨우내 잣만 까 먹고 살았다는 백두산족

잣은 모든 열매 중에서 가장 깨끗한 식품이다. 잣나무는 오염이 없는 깊은 산에서 자란다. 산성비나 토양오염으로 인해 흙이 다이옥신이나 중금속에 노출되어 있는 상황에서 잣은 가장 안전한 식품이다. 흙의 표층이 중금속이나 다이옥신에 오염되어 있다 해도 잣나무의 목질부분이 오염물질을 걸러 주는 필터 역할을 해서 오염물질이 지상에서 10~30미터 높이에 있는 잣 열매에까지는 닿지 않기 때문이다.

잣은 머리를 맑게 하고 기운을 돋우며 치매를 예방하고 비만증을

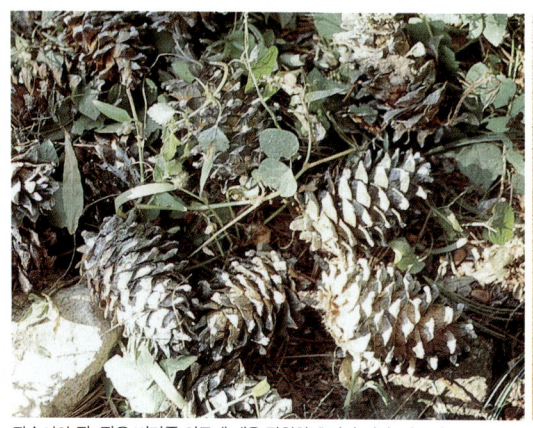 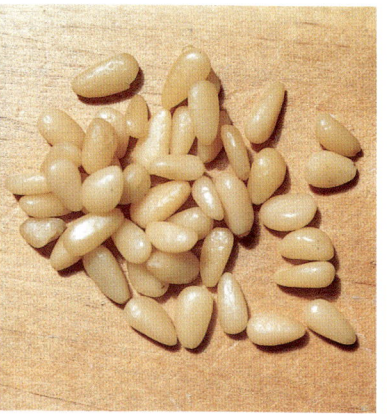

잣송이와 잣. 잣은 비만증 치료에 매우 탁월한 효과가 있다. 반드시 날로 먹어야 한다. 익혀서 먹으면 오히려 몸에 해롭다

치료하는 데 가장 훌륭한 식품이다. 잣은 몸 속에 있는 중성지방질을 녹여 내고 혈액순환을 좋게 하고 마음을 안정시키며 심장을 튼튼하게 한다. 잣에 들어 있는 필수지방산은 살결을 곱게 하고 혈압을 내리며 몸 안에 있는 중성지방질을 분해하고 기력을 늘린다.

잣은 수천 년 전부터 전해 오는 으뜸가는 건강장수식품이며 약이다. 약으로 오래 먹으려면 술에 하룻밤 담갔다가 말린 다음 둥굴레 즙으로 두세 시간 달인 다음에 다시 말려서 쓴다.

〈성혜방聖惠方〉에는 잣을 먹는 방법에 대해 이렇게 적혀 있다.

"잣을 껍데기를 까서 짓찧어 고약 같이 만들어 두고 달걀 하나만큼씩 좋은 술과 함께 하루 세 번 먹는다. 백 일을 먹으면 몸이 가벼워지고 3백 일이 지나면 하루에 5백 리를 걸을 수 있다. 오래 먹으면 신선이 된다고 하였다."

여러 해 전 연변을 여행할 때 백두산 북쪽 삼림 속에 있는 민가에서 여러 날을 묵은 적이 있다. 그곳에서 들은 얘기에 따르면 백두산 지역의 옛적 화전민들은 가을에 감자 수확을 끝내면 잣나무 숲을 찾아가 잣송이를 있는 대로 따서 모은다고 한다. 잣알을 방 하나에 가득 채우

고는 겨우내 가족들이 모여 앉아 잣만 까 먹으며 겨울을 난다고 했다. 이 지역 사람들은 영하 수십 도까지 기온이 내려가고 눈이 몇 길씩 쌓여도 별로 추위를 느끼지 않는데 그 이유가 잣알의 기름기 때문이라고 했다.

우리나라에서는 경기도 가평군에서 잣이 가장 많이 나고 강원도 홍천, 평창 등지에서도 많이 난다. 홍천군의 강원대학교 연습림이나 가평군 북면 전패봉 일대에 가면 아름드리 잣나무 숲이 10리를 두고 이어진 것을 볼 수 있는데 이것은 일제시대에 심은 것이다. 요즈음 값이 싼 대만산 잣이 대량으로 수입되어 한국산 잣 값이 폭락하는 사태가 벌어지고 있는데 대만 잣은 우리나라 잣나무와는 전혀 다른 나무에서 열리는 것으로 맛과 영양가치, 약효가 한국 잣의 십분의 일에도 못 미치는, 잣이라고 할 수도 없는 나무 열매다.

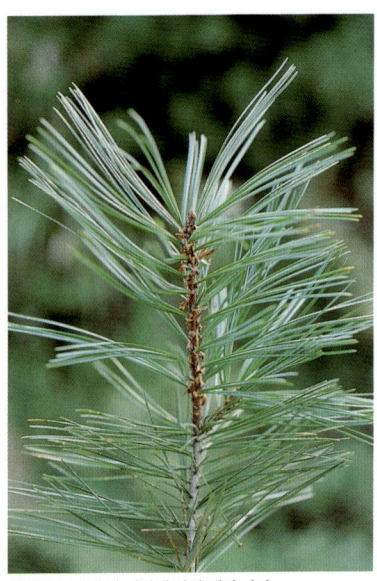

잣나무는 잎이 한 다발에 다섯 개씩 난다.

잣은 나무 꼭대기와 가지 끝에 달리므로 잣을 따는 일은 대단히 힘들고 위험한 일이다. 20~30미터 되는 잣나무를 뾰족한 쇠가 박힌 신발을 신고 올라가 장대로 잣송이를 두들겨 땅으로 떨어뜨려 따는데, 잣나무가 많은 지역에서는 해마다 잣을 따다가 떨어져 죽는 사람이 여럿 생긴다.

잣나무로 온갖 질병 다스리기

잣뿐 아니라 잣잎이나 잣나무 진도 훌륭한 약재가 된다. 잣나무를 이용한 치료법 몇 가지를 더 적는다.

🍃 기침

잣 40그램, 호도살 80그램을 갈아서 고약처럼 만들고 끓인 꿀 20그램을 넣어 버무려서 한 번에 한 순가락씩 밥 먹고 나서 끓는 물에 타서 먹는다.

🍃 변비

잣, 측백나무 씨, 삼 씨를 같은 양으로 하여 갈아서 백랍으로 버무려 오동나무 씨만하게 알약을 만들어 한 번에 50알씩 황기 달인 물로 하루 세 번 먹는다.

🍃 대변에 피가 섞여 나올 때

잣 40그램을 좋은 소주 반 홉에 담가서 2~3일 두었다가 달여서 마신다.

🍃 이질

잣 껍질 4그램에 생강을 조금 넣고 달여서 몇 번 마시면 잘 낫는다.

🍃 중풍 초기

잣나무 잎 한 묶음, 파 흰 부분과 뿌리 한 묶음에 물 두 사발을 붓고 술을 약간 타서 반쯤 되도록 달인다. 이것을 하루 5~7번씩 한 번에 밥숟가락으로 두 순가락씩 먹으면 효과가 있다.

🍃 아토피성 피부병

잣을 짓찧어 5~10그램씩 따뜻한 물로 먹는다.

🍃 관절통 · 골절통 · 뼈마디가 쑤시는 데

소나무 관솔, 잣나무 관솔 각 20근을 술 40근에 21일 동안 담갔다가 이것을 날마다 한두 잔씩 오래 먹으면 매우 효력이 있다. 이 술은 부인들의 산후풍에도 좋고 다리에 쥐가 날 때에도 잘 듣는다. 또 따뜻하게 데워서 마시면 어혈, 타박상, 요통이 신통하게 잘 낫는다.

🍃 종기

잣을 달걀 흰자위와 함께 짓찧어 붙이면 잘 낫는다.

🍃 가래가 나오는 기침

잣나무 속껍질을 짓찧어 즙을 내어 밀가루로 반죽한 후 달걀만 하게 떡을 만들어 쪄서 아침 일찍 두세 개씩 먹는다.

🍃 잣으로 무병장수하는 방법

봄철에 깊은 산에서 잣나무 잎을 따서 가루를 낸 다음 찹쌀풀로 오동나무씨 크기만하게 알약을 만들어 하루 세 번 밥 먹기 전에 30알씩 복용하면 마음이 안정되고 간이 튼튼해지고 양기가 강해지며 흰 머리가 다시 검어지며 눈과 귀가 밝아져서 장수할 수 있다. 솔잎을 써도 좋으나 잣잎이 효과가 빠르다.

🍃 티눈

티눈에는 잣을 열 알 정도 껍질을 까서 속알맹이를 짓찧어 티눈 부위를 약간 긁은 다음에 붙이고 숟가락 끝을 불에 달구어 피부가 데지 않을 정도로 하루 세 번 지져 준다. 씨에 있는 많은 양의 정유 성분이 티눈 부위를 뚫고 들어가면서 각질증식을 억제하며 통증을 멎게 한다.

🌿 구안와사(안면신경마비)

잣잎을 짓찧어 술 한 되에 이틀 동안 담가 두었다가 다시 따뜻한 곳에 하루를 두었다가 먹는다. 큰 잔으로 한 잔 마시고 땀을 흠뻑 낸다.

🌿 신경통

잣나무 어린 가지 열 근을 한 치(3센티미터) 길이로 썰어 술 열다섯 근에 한 달 동안 담근 뒤, 이것을 하루 세 번 밥 먹을 때 술잔으로 한두 잔씩 오래 먹으면 효력이 크다.

🌿 산후풍이나 모든 신경통

잣술을 담가서 먹으면 좋다. 살짝 볶은 잣 한 되를 술 두 되에 담가 일주일 후부터 하루 세 번 밥 먹고 나서 술잔으로 한두 잔씩 마신다. 이 잣술은 몸을 튼튼하게 하고 따뜻하게 하여 등산을 하거나 추울 때 마시면 추위와 습기에서 오는 모든 질병을 막을 수 있다.

🌿 비만증

잣 9~12그램을 하루 두세 번에 나누어 빈속에 먹는다. 잣죽을 자주 쑤어 먹어도 좋다. 잣에 들어 있는 지방 성분은 중성지방을 녹일 뿐만 아니라 단백질이 많이 들어 있어 몸이 허약해지지 않으면서도 몸무게를 줄일 수 있다.

🌿 습관성 유산

잣·백출 각 6그램, 황금·당귀·백작약·아교 각 4그램을 한 첩으로 하여 하루 두 첩을 물로 달여 밥 먹는 중간에 먹는다. 먹기 쉽고 부작용이 없다. 평균 20일이면 효과가 나타난다.

🌿 모유 부족

산모가 젖이 모자랄 때는 푸른 잣송이 한 개를 짓찧어 물 두 사발을 붓고 달인다. 물이 100~150밀리리터로 줄어들 때까지 달여서 따뜻하게 데워서 마신다. 잣송이 한 개 달인 것을 한 번에 먹으며 하루 세 번 먹는다. 젖이 전혀 안 나오거나 적게 나오는 데, 젖이 나오다가 중간에 줄어들거나 안 나오는 데 쓰면 모두 일주일 안에 효험이 있다. 푸른 잣송이가 없을 때에는 잣 10그램에 솔잎이나 소나무순 100그램을 짓찧어 넣고 달여서 먹는다.

한눈에 보기 — 잣나무

과 명	소나무과
생약명	해송海松, 해송자海松子
속 명	잣나무, 신라송新羅松, 오엽송五葉松
분포지	우리나라 높은 산에 자생하고 요즈음은 산에 많이 심어 가꾼다
개화기	5월
꽃 색	연한 황색
결실기	꽃이 피고 나서 이듬해 9~10월
열 매	길이 15~20센티미터의 송이 속에 일그러진 삼각형 모양의 씨앗이 들어 있다
높 이	20~30미터 자라는 늘푸른 바늘잎나무
채취시기	잣 열매는 9~10월, 잎은 5~6월에 채취한다
가공법	잎은 말려서 가루 내고 열매는 껍질을 까서 먹는다
약 효	비만증, 고혈압, 신경쇠약, 건망증, 젖이 잘 안 나올 때, 신경통, 관절염, 흰 머리카락을 검게 하는 데, 냉증, 기력쇠약, 기침, 기관지염, 폐렴, 변비, 피부병, 건망증, 신경통 등

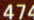

항암효과가 뛰어난 가래나무

가을이면 강원도 깊은 산에는 가래 열매가 익어서 떨어져 땅에 뒹군다. 알맹이가 호도를 닮았는데 호도보다는 조금 더 작고 길쭉하게 생겼다. 돌맹이로 딱딱한 겉껍질을 깨뜨리고 먹어 보면 호도보다 맛이 더 고소하다. 가래나무 숲 아래서 잠시만 풀섶을 뒤져도 가래 열매를 한 자루 주울 수 있다.

강원도 깊은 산 속에 사는 사람들은 가을철 가래 열매 익을 때가 되면 가래가 많이 달린 나무를 통째로 베어 눕히고 가래를 따서 모은 다음 풀로 덮고 그 위에 흙을 살짝 덮어 둔다. 한 달쯤 지나면 풀과 떫은 가래 겉껍질이 속에서 발효되어 김이 무럭무럭 나는데 이때 가래 알맹이만 골라내어 광에 쌓아두고 겨울철 내내 까서 먹는다. 화롯불에 가래 열매를 올려 놓고 2~3분 지나면 '피이~ 피이~' 하는 소리가 나면서 딱딱한 껍질에 금이 가며 김이 새어나온다. 그때 꺼내어 낫 끝

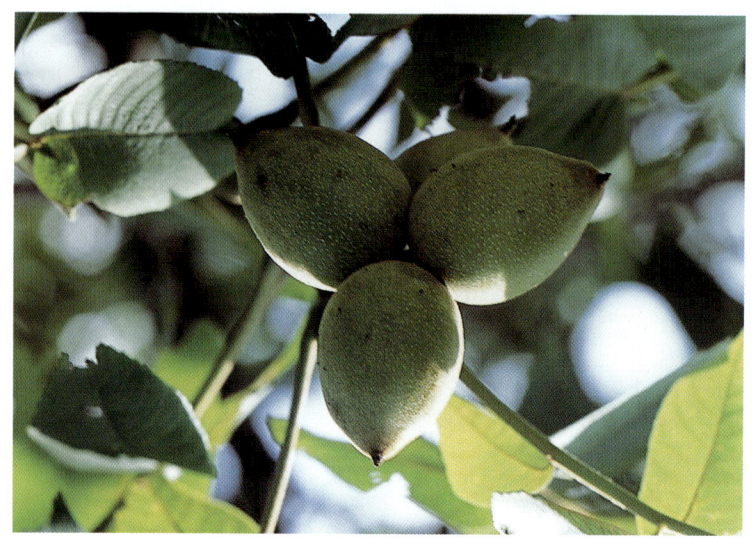
가래나무 열매. 호도와 비슷하다. 위염이나 십이지장궤양 등에 쓴다.

을 금간 틈에 밀어 넣어 알맹이를 빼어 먹는다. 그 재미는 먹어 보지 않은 사람은 모른다.

 가래 열매는 호도와 마찬가지로 폐를 튼튼하게 하고 기침을 멎게 하며 기억력을 좋게 하고 머리를 맑게 하는 등의 약효가 있으나 민간 의학에서는 가래 열매보다는 가래나무 껍질을 추목피楸木皮라고 하여 약으로 더 많이 쓴다.

악창과 종기에 좋은 가래나무

가래나무의 약효에 대해서는 〈향약집성방〉에 다음과 같이 적혀 있다.

 "맛은 쓰고 성질은 약간 차며 독이 없다. 토하고 구역질이 나는 것을 고치고 몸 속과 피부에 있는 온갖 벌레를 죽인다. 악창, 종기, 옹종, 치질 등에 고약을 만들어 붙이면 피고름이 잘 빠지고 새살이 살아나며 힘줄과 뼈가 튼튼해진다. 잎을 짓찧어 다친 상처나 종기에 붙이거나 달여서 피고름이 나오는 헌 데를 치료하기도 한다. 겨울에는 마른 잎을 달여서 쓴다. 〈범왕방范汪方〉에는 모든 종창과 옹종이 터지지 않은 데에는 가래나무 잎을 열 겹으로 붙이면 낫는다고 하였다."

가래나무는 열을 내리고 독을 풀며 설사를 멈추고 시력을 아주 좋게 하는 효력이 있다. 이질, 대하, 눈이 충혈된 것을 치료한다. 열을 내리고 습한 것을 없앤다. 5~15그램을 달여서 먹는다. 급성결막염에는 가래나무 껍질과 조릿대 잎, 황련을 달여서 먹거나 가래나무를 진하게 달인 물로 눈을 씻는다.

가래나무 잎은 혈당을 낮추는 효과가 있다. 그러나 잎에는 독이 있어 잎이나 껍질을 짓찧어 물에 풀면 물고기가 중독되어 떠오른다. 농촌에서 살충제로 쓸 수 있다.

가래나무 열매는 위염이나 십이지장궤양 같은 경련성 복통에 효과가 좋다. 색깔이 푸른 덜 익은 가래나무 열매를 짓찧어 소주에 두세 시간 담가서 찌꺼기를 버리고 거른 후 10~20밀리리터씩 먹는다.

가래나무 껍질은 항암작용이 뛰어나다. 전에 발목 부위에 피부암에 걸린 사람이 가래나무 껍질을 진하게 달여서 암 부위에 계속 바르고 조금 연하게 달여서 먹는 한편 가래나무 껍질과 잎을 짓찧어서 아픈 부위에 붙였더니 종양에서 진물이 계속 흐르다가 차츰 나았다고 했다. 이밖에 갖가지 암에 효과를 보았다는 사례가 있다. 중국이나 북한에서는 가래나무 껍질을 대표적인 암치료약으로 쓴다.

가래나무 껍질은 만성장염, 이질, 간염, 간경화증,

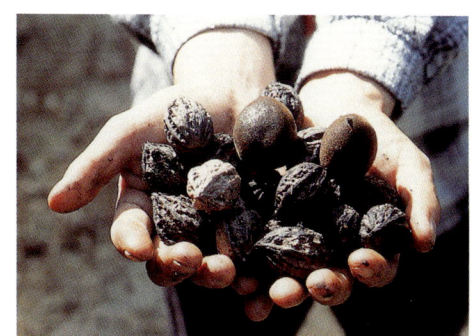
잘 익은 가래나무 열매.

요통, 신경통, 무좀, 습진 같은 갖가지 피부병에도 효과가 뛰어나다. 나무껍질보다는 뿌리껍질을 쓰는 것이 더 좋으며 독이 약간 있으므로 한꺼번에 너무 많이 복용하지 말아야 한다. 무좀이나 습진, 황선 같은 피부병에는 고약을 만들어 바르거나 진하게 달인 물로 아픈 부위를 씻는다. 가래나무를 이용한 치료법 몇 가지를 소개한다.

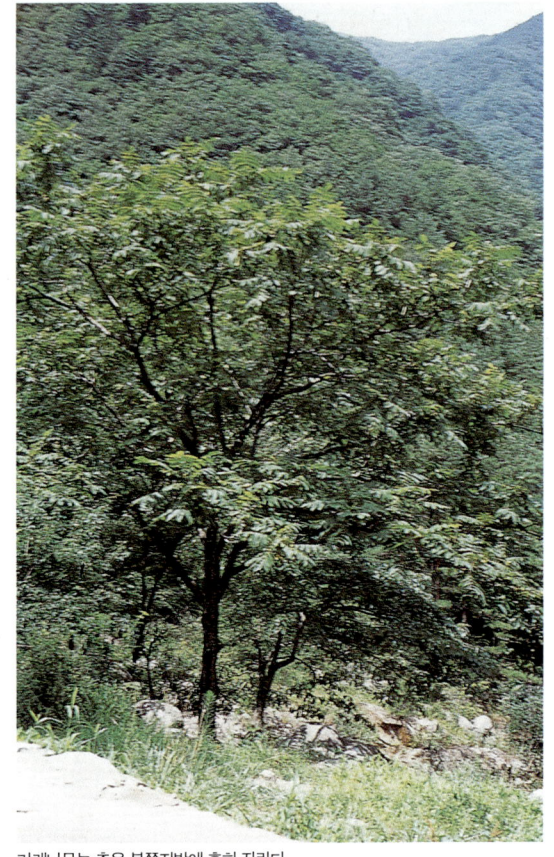

가래나무는 추운 북쪽지방에 흔히 자란다.

🌿 이질

가래나무 껍질 200그램, 가래나무 뿌리껍질 50그램, 두릅나무 껍질 100그램에 물 2리터를 붓고 12시간 동안 우려서 1.3리터의 추출액을 얻는다. 다음에 찌꺼기 전량과 가래나무 껍질 50그램, 두릅나무 껍질 100그램, 이질풀 400그램을 사흘 동안 약한 불로 달여서 700밀리리터의 농축액을 얻는다. 추출액과 농축액을 합하고 황백 가루 100그램, 고삼 가루 50그램, 두릅나무 뿌리껍질 가루 50그램, 창출 가루 600그램을 넣고 한 알의 무게가 1그램이 되게 알약을 만들어 한 번에 4~5알씩 하루 세 번 밥 먹기 한 시간 전에 먹는다.

🍃 간염 · 간경화증

가래나무 뿌리껍질 · 다래나무 껍질 · 두릅나무 껍질 · 이스라지 나무 가지 각 1킬로그램, 창출 2킬로그램을 잘게 잘라서 섞은 다음 물을 20~30리터 붓고 서너 시간 동안 10리터가 될 때까지 달인다. 그런 다음 이것을 걸러서 끓여 600그램의 물엿처럼 만든다. 여기에 전분이나 인진쑥 가루를 섞어 한 알이 2그램이 되게 알약을 만든다. 이것을 만성 간염에는 한 번에 두 알씩 하루 세 번 밥 먹기 한 시간 전에 먹는다. 간경화증에는 한 번에 세 알씩 하루 세 번 밥 먹기 30분 전에 먹는다. 3~7일 뒤부터 좋아지기 시작하여 차츰 모든 증상이 좋아진다.

🍃 요통

가래나무를 적당한 길이로 자른 것 10킬로그램을 물 30리터에 넣고 솥에서 천천히 달이고 졸여서 1.2~1.5킬로그램의 가래나무 엿을 만든다. 이것을 여러 겹의 천에 얇게 바른 다음 아픈 곳에 붙이고 붕대를 감는다. 하루 걸러 한 번씩 5~10번 붙인다. 갑자기 생긴 요통에 거의 100퍼센트 효과가 있다.

🍃 황선

가을철에 채취한 가래나무 열매 생껍질 2킬로그램, 가래나무 잎 500그램, 가래나무 껍질 300그램을 깨끗한 물로 씻고 일주일 동안 햇볕에 말린 다음 잘게 썰어서 60도의 물에 한 시간 동안 담가 두었다가 찬물로 다시 잘 씻는다. 솥에 물을 20리터 붓고 위의 약재를 넣어서 열두 시간 동안 약한 불로 천천히 달여 절반이 되면 천으로 거른다. 이것을 다시 솥에 넣고 18시간 정도 달여 물엿처럼 되면 퍼서 도자기 그릇에 담아 놓고 쓴다. 머리에 바를 때는 머리를 짧게 깎고 비누로 씻은 다음 5퍼센트 석탄산 솜으로 소독하고 2~3분 뒤에 다시 요드팅크로 소독한 후 5분 지나서 가래나무엿을 바른다. 그 위에 소독한 천을 대고 두껍게 덮은 다음 싸맨다. 이틀에 한 번씩 바른다.

가래나무

한눈에 보기

과 명	가래나무과
생약명	추목楸木
속 명	가래나무
분포지	중부 이북의 깊은 산 속이나 계곡가
개화기	4월
꽃 색	황록색
결실기	9월
열 매	호도와 비슷하지만 속 알맹이가 둥글다
높 이	20~25미터 자라는 잎지는 큰키나무
채취시기	껍질은 봄철 물이 올랐을 때나 가을에 채취하고 열매는 가을에 거두어들인다
가공법	열매는 햇볕에서 말리고 껍질은 잘게 썰어서 그늘에서 말린다
약 효	갖가지 암, 무좀, 설사, 피부병, 습진, 신경통, 요통, 관절염 등

8 두통 · 장염 · 암을 고치는 비단풀

　나는 여러 해 전에 일생을 암 치료법 연구에 바친 어느 외국 교포한 테서 남미의 콜롬비아에 모든 암을 귀신같이 고칠 수 있는 신비로운 약초가 있다는 말을 듣고 이름도 모르고 생김새도 알 수 없는 풀을 찾아서 남미로 날아갔다.

　마약왕국으로 불리는 콜롬비아는 외국인들이 여행하기에 매우 위험한 나라였다. 그래서 조금 덜 위험하다는 페루로 갔다. 페루의 수도 리마에서 약초를 찾으러 왔다고 했더니 만나는 사람마다 '셀바'로 가라는 말만 되풀이했다. 스페인 말로 셀바는 정글을 뜻하는 말이었다. 바로 아마존 정글로 가라는 말이었다. 그렇다면 가야지.

　리마에서 안데스 산맥을 버스로 넘는 데 이틀이 걸렸다. 아마존강 상류에 있는 작은 도시인 푸칼파에서 배를 타고 마나우스로 갔다. 마나우스에서 50년도 더 된 낡은 비행기를 전세 내어 정글 속의 작은 마을로 들어갔다. 지도에도 없는 마을이었다.

거기서 약초에 관해 지식이 많은 인디오 주술사를 안내원으로 고용하여 독충과 맹수들이 우글거리는 정글을 탐험했다. 열흘 동안을 셀바에서 지내면서 아무도 믿어 주지 않을 만큼 기이한 일들을 수없이 겪은 끝에 마침내 그 신비의 약초를 찾아냈다. 놀랍게도 그것은 밀림 속에 있는 것이 아니라 원주민들의 마당 한가운데서 자라고 있었다. 아주 조그마한 '정크 뻬에드로' 라는 풀이었다.

나는 원주민들을 동원해 그 신비의 약초를 열심히 채취하여 말렸다. 큰 여행 가방 두 개에 가득 넣고 큰 자루에도 담아 마나우스로 가져와서 정부 관리한테 반출허가서를 얻은 다음 일부를 화물로 부쳤다. 남은 일부는 여행 가방에 넣어 몇 번이나 공항 경찰과 세관에서 압수 당할 뻔한 우여곡절을 겪은 끝에 서울로 가져왔다.

그 후로 얼마 뒤 서울 한복판에 있는 내 사무실 앞마당의 화단을 물끄러미 보다가 깜짝 놀랐다. 시멘트가 갈라진 틈새에 아마존 정글에서 가져 온 약초와 똑같이 생긴 풀이 자라고 있지 않은가! 잎 모양도 같았고 줄기를 끊으면 흰 즙이 나오는 것도 같았고 혀에 대어 보니 쓴맛이 나는 것도 꼭 같았다.

이럴 수가! 자세히 보니 그 풀은 거기 뿐만 아니라 마당 곳곳에 건물 관리인이 게을러서 풀을 뽑아 주지 않은 곳마다 자라고 있었다. 전에 여러 번 본 풀인데도 남미에서만 자라는 신비한 약초라는 생각에 사로잡혀 우리나라 땅에도 자생하는 풀이라는 생각은 아예 해보지도 못한 것이다. 비싼 수업료를 내고 아마존 정글 속에서 찾아낸 그 신비의 약초가 바로 비단풀이었다.

비단풀이 우리나라에 자생하고 있기는 해도 그다지 흔하지 않기 때문에 채취해서 모으기가 쉽지 않다. 또 하도 작아서 한 포대를 채취해

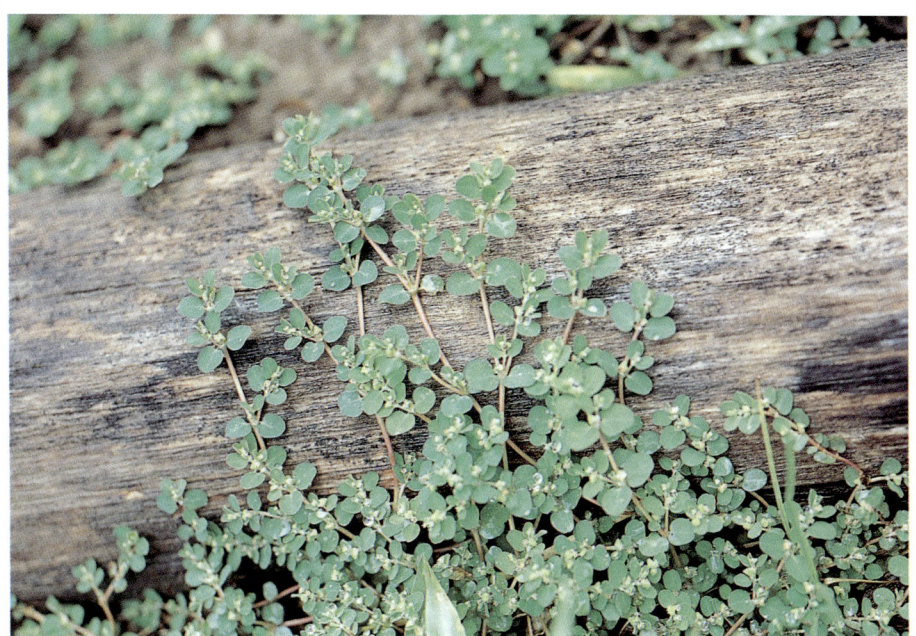
아마존 정글에 자라는 비단풀. 암, 장염, 두통에 뛰어난 효험이 있다. 언뜻 보면 쇠비름을 닮았지만 훨씬 작다.

서 말려 보면 그 무게가 2백~3백 그램밖에 되지 않는다. 본래 햇볕이 잘 드는 마당이나 빈터에 잘 자라는 식물이지만 요즈음에는 거의 모든 빈터가 아스팔트나 시멘트로 덮여 있어서 흔하지 않게 되었다. 이처럼 귀중한 식물자원이 하나둘씩 사라져 가는 것은 매우 안타까운 일이다.

결석 녹이고 사마귀 떼는 풀

비단풀은 이름 그대로 땅바닥을 비단처럼 곱게 덮는 풀이다. 대도시 한가운데서도 더러 갈라진 시멘트 바닥이나 보도 블록 틈을 비집고 자라는 것을 볼 수 있다. 그러나 잎이나 줄기가 작고 가늘어서 눈에 잘 띄지 않기 때문에 십중팔구는 눈여겨보지 않고 그냥 지나쳐 버리게 된다.

비단풀은 대극과에 딸린 한해살이풀이다. 언뜻 보면 쇠비름을 닮았지만 쇠비름보다 훨씬 작다. 풀밭이나 마당, 길옆에 더러 자라지만 작아서 별로 눈에 띄지 않는다. 줄기는 땅바닥을 기면서 자라고 줄기나 잎에 상처를 내면 흰 즙이 제법 많이 나온다.

밑동에서부터 많은 가지가 갈라져서 땅을 덮으며 줄기에 털이 약간 있다. 가지는 보통 두 개씩 갈라지고 붉은빛이 돈다. 잎은 길이 5~10밀리미터, 너비 4~6밀리미터의 긴 타원형으로 마주나며 가장자리에 가는 톱니가 있고 수평으로 퍼져서 두 줄로 배열된다. 잎의 윗면은 진한 녹색으로 윤이 나고 뒷면은 녹백색이며, 잎자루는 몹시 짧다. 10월이면 붉게 단풍이 들어 잎이 시든다.

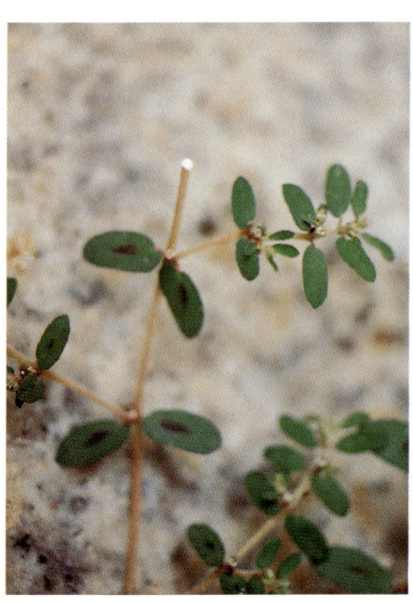

비단풀은 줄기에 상처를 내면 흰 즙이 나온다.

꽃은 8~9월에 적자색으로 피고 열매는 가을에 까맣게 익는데 삭과로 털이 없고 달걀 모양이며 세 개로 갈라진다. 우리나라와 중국, 일본, 동남아시아, 남북미 등 온대와 열대지방에 널리 분포한다.

비단풀은 내금초, 점박이풀로도 불리고 지금地錦, 지면地綿, 초혈갈草血竭, 혈견수血見愁, 오공초蜈蚣草, 선도초仙挑草 등의 여러 이름을 가지고 있다. 전라도 지방에서는 땅쟁이풀, 녹말풀, 마디풀 등으로 부른다.

비단풀은 칼에 베이거나 긁힌 상처에 그 생즙을 바르면 신기하다 싶을 만큼 곪지 않고 잘 낫는다. 시골에 사는 사람들이 낫으로 소꼴을 베다가 손가락을 다치면 비단풀을 뜯어 하얀 즙을 상처에 바른다. 처음에는 쓰리고 따갑지만 좀 지나면 통증이 가라앉고 상처가 아문다. 이처럼 비단풀은 상처를 입었을 때 응급 치료약으로 귀중하게 쓰인다.

비단풀은 사마귀를 떼는 데에도 효험이 뛰어난 약초로 알려져 있다. 중남미 사람들은 피부에 사마귀가 생기면 이 풀을 짓찧어 붙인다고 한다. 그래서 남미에서는 이 풀을 사마귀풀이라고 부른다.

비단풀을 남미 아마존 밀림에 사는 인디오들은 신장결석과 담낭결석, 방광결석, 신장염 등을 치료하는 약으로도 쓴다. 인디오들의 전설에 따르면 어떤 남자가 담낭과 콩팥의 결석으로 다 죽게 된 아내를 살리려고 밀림 속의 정령인 수파이를 찾아가 수파이와 씨름 끝에 빼앗아 온 풀이라고 한다. 씨름을 할 때 넘어진 수파이의 몸에서 흐른 피가 풀에 묻어 지금까지 이 풀의 줄기가 피처럼 붉은빛을 띤다는 얘기도 함께 전해지고 있다.

비단풀은 항암작용과 해독작용, 항균작용, 진정작용 등이 뛰어나서 갖가지 암, 염증, 천식, 당뇨병, 심장병, 신장질환, 악성 두통, 정신불안증 등에 두루 쓸 수 있다. 열을 내리고 독을 풀며 혈액순환을 잘 되게 하고 피가 나는 것을 멈추며 젖을 잘 나오게 하고 소변을 잘 나오게 하는 작용도 있다. 세균성 설사, 장염, 기침으로 목에서 피가 넘어올 때, 혈변, 자궁출혈, 외상으로 인한 출혈, 습열로 인한 황달, 젖이 잘 안 나오는 데, 종기, 종창, 타박상으로 붓고 아픈 것 등을 치료한다. 종기와 악창, 위가 거북하고 배에 가스가 차는 것, 두통, 비염, 치질에도 효과가 좋다. 마음을 편안하게 하고 통증을 멎게 하는 작용이 있으며 독성은 전혀 없다.

비단풀에 관한 옛 문헌의 기록을 보면 〈본초강목〉에서는 "옹종과 악창, 칼에 베인 상처와 타박상으로 인한 출혈, 피가 섞여 나오는 설사, 하혈, 여러 부인병을 치료한다. 피를 흩어지게 하고 피나는 것을 멈추며 소변을 통하게 한다."고 하였다.

〈민간상용중약품편〉에서는 "위가 거북하고 불러오는 것, 냉골통冷骨痛, 비염, 치질을 치료하고 젖을 잘 나오게 한다."고 기록되어 있다. 〈절강민간초약〉에서는 "위를 튼튼하게 하고 설사를 멎게 하며 어린이의 감적疳積(영양실조로 몸이 누렇게 뜨고 부은 것)을 치료한다."고 하였다.

〈상해상용중초약〉은 "피를 멎게 하고 소변을 잘 나오게 하며 위를 튼튼하게 하고 혈액순환이 잘 되게 하고 독을 푼다. 황달, 이질, 설사, 요로감염, 혈변, 혈뇨, 자궁출혈, 치질로 인한 출혈, 타박상으로 인한 종통, 젖이 안 나오는 것, 뱀에 물린 상처, 머리의 종기, 피부염을 치료한다."고 말하고 있다.

뛰어난 두통 치료제

비단풀은 플라보노이드와 사포닌이 주성분이다. 잎에는 탄닌질이 10퍼센트 이상 들어 있으며 몰식자산, 메틸에스테르, 마쿨라톨, 시토스테롤, 알칼로이드 등이 들어 있다.

비단풀 전초를 달인 물이나 신선한 즙액, 알코올 추출물 등은 뚜렷한 항균작용이 있다. 즙액은 황색 포도상구균, 초록색 연쇄상구균, 용혈성 연쇄상구균, 폐렴쌍구균, 카타르균, 디프테리아균, 대장균, 녹농균, 장티푸스균, 파라티푸스균, 이질균, 변형균, 백일해 간균 등을 죽이거나 억제한다. 비단풀을 달인 물이나 말린 가루 등은 진정, 진통, 최면 등의 작용이 있고 독성은 전혀 없다.

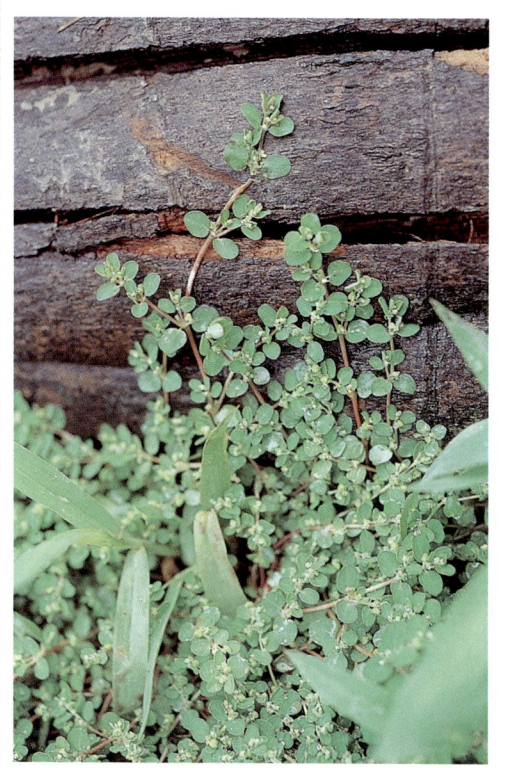

비단풀은 매우 작아서 유심히 살펴 보지 않으면 눈에 잘 뜨이지 않는다.

두통에도 잘 듣는다. 진통작용과 진정작용이 뛰어나 어떤 두통이든지 효험이 있다. 원인을 알 수 없는 두통에 써 보았더니 모두 효과가 좋았다. 두통에 천마 못지 않은 치료 효능을 지녔을 것으로 생각된다. 생신작용, 곧 새살을 잘 돋아나게 하는 작용이 뛰어나 고약 원료로도 쓸 수 있다.

항암작용이 뛰어나므로 갖가지 암 치료에도 쓸 수 있다. 특히 뇌종양, 골수암, 위암, 직장암 등에 효과가 크다. 암세포만을 골라서 죽이고 암으로 인한 여러 증상을 없애며 새살이 빨리 돋아나게 하고 기력을 크게 늘린다. 몹시 심한 뇌종양과 직장암을 비단풀 가루만 복용하게 하여 완치된 사례가 있다.

비단풀 하나로 여러 질환 고치기

비단풀은 단방으로 쓰는 것이 좋으며 복용법도 쉽고 간단하다. 말린 것은 하루에 5~12그램을 달여서 하루에 두세 번 나누어 복용하고 날것은 30~80그램을 달여서 복용한다. 그늘에서 말려 가루 내어 복용할 수도 있다. 외용으로 쓸 때는 날것을 짓찧어 붙이거나 가루 내어 뿌린다. 비단풀을 질병치료에 이용하는 방법을 몇 가지 적는다.

🍃 이질 · 설사

그늘에서 말려 하루 5~10그램을 미음과 함께 먹는다. 또는 말려서 가루 내어 한 번에 5~10그램씩 빈속에 미음과 함께 먹는다.

🍃 위염 · 대장염

날것으로 40~80그램을 달여서 복용한다. 급성이나 만성장염을 치료하는 효력이 매우 뛰어나다. 장염이 심하면 하루에 날것으로 100그램 이상, 말린 것으로 50그램 이상을 달여 먹거나 가루 내어 먹는다. 95퍼센트 이상이 치유되거나 호전된다.

🍃 감기로 인한 기침 · 혈변 · 토혈 · 자궁출혈 · 혈뇨

신선한 비단풀 40그램을 달여서 먹거나 그늘에서 말려 꿀로 알약을 지어 먹는다.

🍃 자궁출혈

날것을 푹 쪄서 참기름, 생강, 소금 한 숟가락과 함께 먹는다. 또는 그늘에서 말린 것 5~10그램을 생강과 함께 먹는다. 또는 비단풀 두 근을 달여서 찌꺼기를 버리고 졸여서 고약처럼 되게 하여 한 번에 5그램씩 하루 두 번 증류주 반 잔과 함께 복용한다.

🍃 상처의 출혈이 멎지 않을 때

날것을 짓찧어 붙이면 곧 피가 멎는다.

🍃 잇몸염증

달인 물로 양치질을 하고 입을 헹군다. 3~10일이면 낫는다.

🌿 **대상포진**

날것을 짓찧어 식초와 섞어 붙이거나 말린 것을 가루 내어 들기름이나 참기름에 개어 바른다.

🌿 **인후염**

날것 30그램을 즙을 짜서 꿀에 담근 후 하루 세 번에 나누어 복용한다. 2~3일이면 효험을 본다.

비단풀

한눈에 보기	
과 명	대극과
생약명	지금地錦
속 명	비단풀, 땅빈대
분포지	길 옆이나 밭, 운동장
개화기	8~9월
꽃 색	붉은 보랏빛
결실기	9~10월
열 매	길이 0.7밀리미터의 둥글고 회갈색인 씨앗
높 이	20~30센티미터 자라는 한해살이풀
채취 시기	여름철 무성하게 자랄 때
가공법	씻어서 그늘에서 말린다
약 효	갖가지 암, 두통, 장염, 이질, 설사, 기침, 인후염 등

7장
집안에 상비해 두면 좋은 응급 약초

화상·동상·설사·피부병을 치유하는 오이풀

오이풀을 한 움큼 손으로 뜯어 보면 진짜 오이보다 더 진한 오이 냄새가 난다. 물기가 있는 논둑이나 밭둑 같은 데 흔히 자라며 겉은 갈색이고 속은 흰 빛이 나는 제법 굵은 뿌리가 달린다. 이 뿌리를 지유地楡, 곧 땅 속에 있는 느릅나무라고 하여 출혈을 멎게 하고 화상과 갖가지 피부병을 고치며 위와 장의 염증을 치료하는 약초로 널리 쓴다.

오이풀은 꽃 모양이 독특하다. 마치 젖꼭지처럼 생긴 자주색 꽃이 긴 꽃자루 끝에서 둥글게 뭉쳐서 핀다. 대개의 꽃들이 아래서부터 위로 피어 올라가지만 오이풀은 위에서부터 피는 것이 특징이다. 오이풀의 꽃은 화려하지는 않으나 그 생김새가 독특하여 꽃꽂이 재료로 흔히 쓴다.

뿌리는 굵고 딱딱하며 줄기는 곧게 서고 털은 없다. 긴 잎자루 끝에 작은 잎이 5~13장이 난다. 잎 모양은 긴 타원형으로 끝이 무디고 가

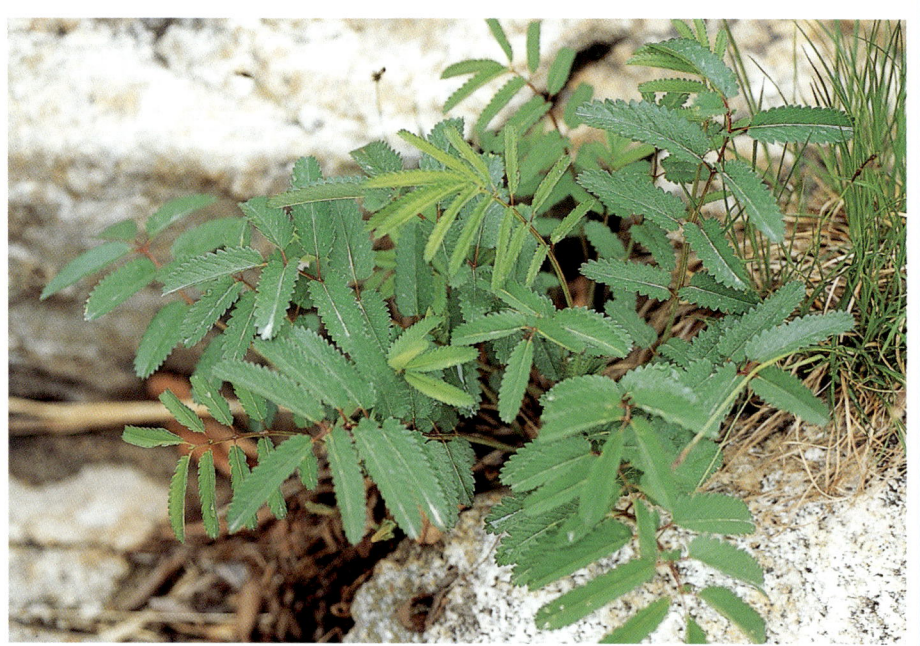

오이풀은 화상과 온갖 피부병에 효과가 매우 좋은 약초이다. 논둑이나 밭둑 같은 데 흔히 자란다.

장자리는 거친 톱니가 있다. 꽃은 7~10월에 피어 8~11월에 씨앗이 익는다.

오이풀과 닮은 식물로 산오이풀이 있는데 산오이풀은 고산 지대 바위 틈에 무리 지어 자라며 늦여름에 연한 보랏빛으로 피는 꽃이 청초하고 아름답다.

오이풀 뿌리는 만성대장염 치료에 효과가 좋고 잎과 뿌리를 오래 달여서 만든 고약은 갖가지 염증과 피부병, 화상 치료에 효력이 뛰어나다.

오이풀은 화상 치료에 신약이다. 토종 오이의 즙을 내어 화상 입은 부위에 바르고 그 즙을 계속 먹어도 화상 치료에 신기한 효험이 있지만 오이풀보다는 못하다. 어려서 약초꾼 노인들한테 오이풀이 화상 치료에 좋다는 말을 듣고 토끼나 개한테 뜨거운 물을 부어 일부러 화상을 입히기도 했다. 그 뒤에 오이풀 뿌리를 볶아서 가루 내어 화상을 입은 부위에 뿌려 보았더니 진물이 멈추고 흉터가 별로 남지 않고 빨리 나았다.

　뜨거운 물이나 불에 데었을 때에는 오이풀 뿌리를 타지 않을 정도로 볶아서 가루 낸 후 참기름으로 개어서 연고를 만든다. 이 연고를 화상을 입은 부위에 하루 서너 번 발라 준다. 이와 함께 오이풀 전초를 달인 물을 수시로 마신다. 오이풀은 화독을 없애고 화상으로 인한 감염을 막는 데 최상의 약이다.

오이풀로 화상을 치료하는 방법

오이풀 뿌리를 화상 치료약으로 만들어 쓰는 방법을 자세하게 적는다. 알아 두면 응급할 때 큰 도움이 될 것이다.

- 오이풀 뿌리를 부드럽게 가루 내어 참기름에 개어서 쓴다. 들기름이나 콩기름을 대신 쓸 수도 있으나 효과는 참기름보다 못하다. 하루 한 번씩 무명천으로 적셔서 화상 부위에 댄다. 이 약을 바르면 자극이 줄어들고 통증이 사라지며 말초순환장애가 없어지거나 가벼워지면서 새살이 빨리 돋아 나오고 잘 낫는다. 또 화상 부위의 열독을 잘 빨아낸다. 2차적인 조직 괴사와 삼출액이 빨리 줄어들고 화상 부위가 깨끗하게 되면서 새살이 돋아 나온다. 괴사된 피부 조직에 피부 이식 수술을 하지 않아도 새살이 돋아 나와 흉터가 거의 남지 않는다.
- 황백, 황련, 오이풀 뿌리를 각각 같은 양으로 가루 내어 5배의 참기름으로 고루 개어서 연고를 만들어 화상 부위에 바른다. 붕대는

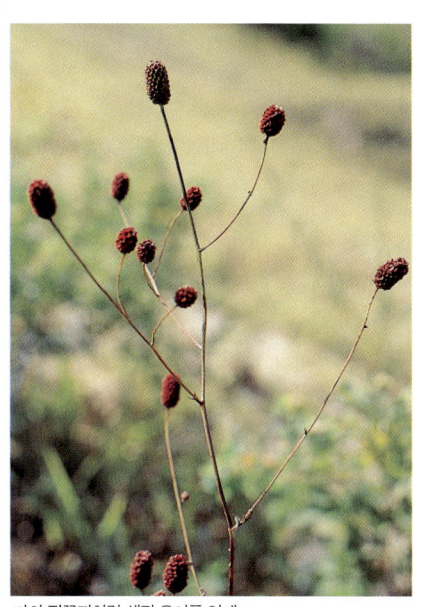

마치 젖꼭지처럼 생긴 오이풀 열매.

감지 않는다. 1~2도 화상은 10일 이내에 모두 낫는다.

- 금은화 500그램, 황백·대황·오이풀 뿌리 각 2킬로그램, 오적골 1킬로그램을 부드럽게 가루 낸다. 그런 다음 자초 가루 100그램을 참기름이나 들기름 1리터에 5일 동안 담가서 우려낸다. 위의 가루를 자초 가루를 우려 낸 기름에 25~30퍼센트쯤 넣고 반죽하여 연고처럼 만든다. 이 연고를 깨끗한 붕대나 셀로판지 등에 바르고 기름종이나 비닐조각을 대어 화상 부위에 붙인다. 4~5일에 한 번씩 갈아 붙이며 붕대가 마르면 자초를 우려낸 기름을 한두 방울 떨어뜨려 준다. 약을 붙이면 처음에는 쓰리고 아프다가 차츰 상처에서 진물을 빨아들여서 고름이 생기지 않고 아문다. 1도 화상은 5일, 2도 화상은 6~10일, 3도 화상은 15~30일이면 아문다.

- 오배자·황기 각 0.5그램, 대황·오이풀 뿌리·황백 가루 각 1그램을 잘 섞어서 화상을 입은 부위에 골고루 뿌린다. 페니실린이나 항생제보다 치료 효과가 높다.

- 오이풀 뿌리를 타지 않을 정도로 약한 불로 구워서 부드럽게 가루내어 체로 친다. 이것을 참기름이나 유채 기름에 넣고 골고루 저어서 풀처럼 만들어 깨끗한 항아리에 넣어 보관해 두고 화상을 입었을 때 꺼내어 아픈 부위에 바른다. 환부에 바르면 곧 두꺼운 딱지가 생겨서 감염을 막고 통증을 없애며 새살이 빨리 돋아 나오게

한다. 1~2도의 화상은 흉터를 거의 남기지 않고 치료할 수 있다. 3도 화상에는 오이풀 전초를 하루 50~100그램씩 진하게 달인 물을 수시로 마시면서 치료하여 화독이 내장으로 들어가지 않게 해야 한다.

- 오이풀 뿌리를 깨끗하게 씻어 말렸다가 거칠게 가루 내어 70~75퍼센트의 알코올에 담가서 우려낸 후 화상을 입은 부위에 하루 두세 번 바른다. 상처를 천으로 싸매면 안 되고 상처에 딱지가 생겨서 갈라지지 않을 정도로 몇 차례 바른다. 12~24시간이 지나면 상처에 갈색 보호막이 생기는데 이 보호막이 세균 감염을 막고 삼출액을 줄이는 효과가 있다.

오이풀은 이 밖에도 설사, 장염, 대변에 피가 섞여 나올 때, 자궁출혈, 대하, 치질, 칼이나 낫으로 인한 상처, 알코올 중독, 혈소판감소성 자반병, 결핵성 골수염 등에 효과가 있다. 오이풀로 질병을 치료하는 방법을 몇 가지 더 적는다.

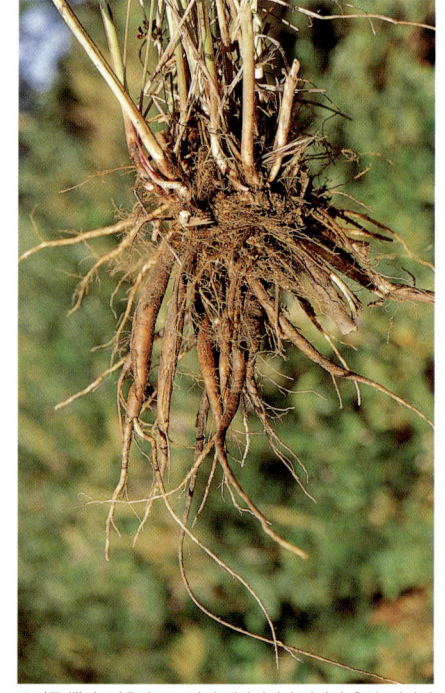

오이풀 뿌리. 지유라고도 하며 대장염이나 갖가지 출혈, 화상에 명약이다.

오이풀로 갖가지 질병 다스리기

🌿 **급만성위염**

소태나무 1.5킬로그램, 창출 1킬로그램, 오이풀 뿌리 500그램을 잘게 썰어서 따뜻한 물 5리터를 붓고 5~6시간 놓아 둔다. 그 다음 약한 불에 올려 놓고 물이 절반으로 될 때까지 달인다. 이것을 한 번에 40~50밀리터씩 하루 세 번 밥 먹고 나서 먹는다. 거의 대부분 효과가 있다.

🌿 만성대장염

물푸레나무 껍질 · 할미꽃 뿌리 · 오이풀 뿌리 · 황백 · 고삼 각 210그램, 애기똥풀 1그램, 감초 · 사과풀꽃 각 3그램, 앵속각 1그램을 물로 달여 어른은 한 번에 60~70밀리리터씩, 어린이는 30밀리리터씩 하루 세 번 먹는다.

🌿 급성대장염

오이풀 뿌리 50그램을 물 500밀리리터를 붓고 250~300밀리리터가 될 때까지 진하게 달여서 한두 번에 다 먹는다. 1~3일 동안 먹는다. 급성대장염에 효과가 매우 빠르다.

🌿 방광염 · 콩팥염 · 부종 · 소변에 피가 섞여 나올 때

호장근 30그램과 오이풀 뿌리 6그램에 물 한 사발을 붓고 반 사발이 될 때까지 달여 이것을 하루에 세 번 밥 먹기 전에 먹는다. 소변에 피가 섞여 나올 때는 호장근만 한 번에 40그램을 달여 하루 세 번 먹는다.

🌿 습진

대황이나 소루장이 가루 100그램에 오이풀 가루 30그램을 섞고 바셀린으로 잘 갠다. 습진 부위를 중성 세제로 잘 씻은 다음에 2~5밀리미터 두께로 바른다. 2~3일에 한 번씩 갈아붙인다. 첫날부터 효과가 나

만발한 산오이풀꽃 군락. 잎을 뜯으면 상큼한 오이 냄새가 난다.

타나기 시작하여 대부분 가려움증이 없어지거나 가벼워진다. 5일 동안에 100퍼센트 가벼워지거나 치유된다. 나았다가 재발했을 때에는 같은 방법으로 치료하면 낫는다.

오 이 풀

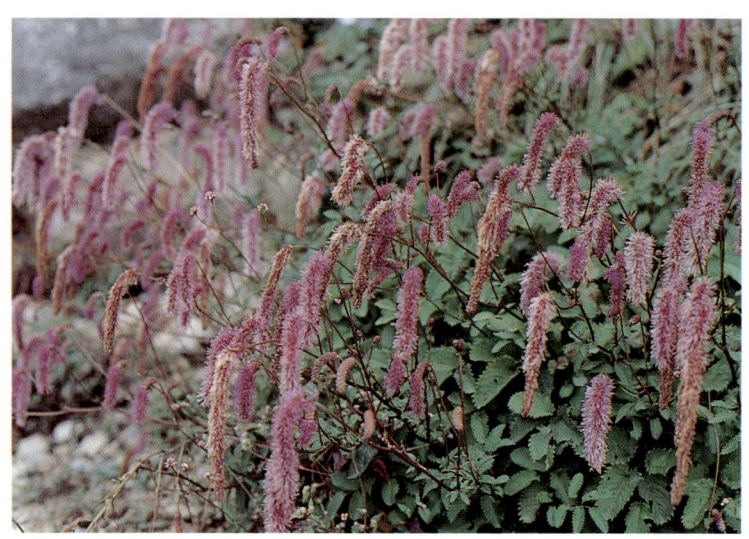

한눈에 보기	
과 명	장미과
생약명	지유地楡
속 명	수박풀, 오이풀
분포지	산이나 들, 물가
개화기	7~9월
꽃 색	붉은 보랏빛, 어두운 적색, 흰빛 등
결실기	9~10월
열 매	꽃받침으로 싸여 있는 사각형의 작은 열매
높 이	30~150센티미터 자라는 여러해살이풀
채취시기	가을이나 이른 봄에 뿌리를 캐서 쓴다
가공법	깨끗하게 씻어 그늘에서 말린다
약 효	지혈, 해독, 화상, 종기, 무좀, 습진, 설사, 이질, 위출혈, 장출혈, 위산과다, 악창, 생리통 등

2 변비·위장병·피부병에 특효인 소루쟁이

 3월이면 그늘진 곳의 눈이 채 녹지도 않았는데 양지바른 물가에서 소루쟁이가 연하고 부드러운 잎을 한 뼘씩 내민다. 얼어붙은 땅을 뚫고 올라오는 강인한 생명력에 경이로움을 느끼지 않을 수 없다. 조심스럽게 뿌리를 캐어 세심하게 관찰해 보면 뿌리에서 나오는 뜨거운 기운으로 인해 더운 김이 아지랑이처럼 모락모락 피어나는 것을 느낄 수 있다.

 소루쟁이는 뿌리가 땅 속을 깊이 파고드는 성질이 있어서 큰 것은 뿌리 길이가 1미터를 넘는 것도 드물지 않다. 바위 틈에서 자란 것은 한 뿌리를 캐는 데 30분이 넘게 걸리기도 한다.

 어렸을 때 소루쟁이의 어린 잎을 따서 국을 끓여 먹던 기억이 난다. 미끈미끈하고 별로 맛이 없어 잘 안 먹으려 했었다. 소루쟁이는 잎이나 줄기를 짓찧으면 미끈미끈하고 끈적끈적한 진이 나온다. 늪이나 도랑가, 지저분한 하수구 옆 같은 데 무리 지어 무성하게 자라서 초여름철 꽃대가 올라오면 사람 키를 넘는다.

소루장이는 물기가 있는 땅이면 아무 데서나 흔하게 자라는 여러해살이풀이다. 참소루장이, 묵밭소루장이, 소루장이, 금소루장이 등의 여러 종류가 있으며 어느 것이나 약으로 쓸 수 있다. 생김새가 수영을 닮았으나 그보다 더 크고 무성하게 자라며 수영과는 달리 잎에서 신맛이 나지 않는다. 땅 속에 우엉뿌리처럼 생긴 노랗고 굵은 뿌리가 달린다. 이 뿌리를 먹어 보면 약간 매운 듯하면서도 씁쓸한 맛

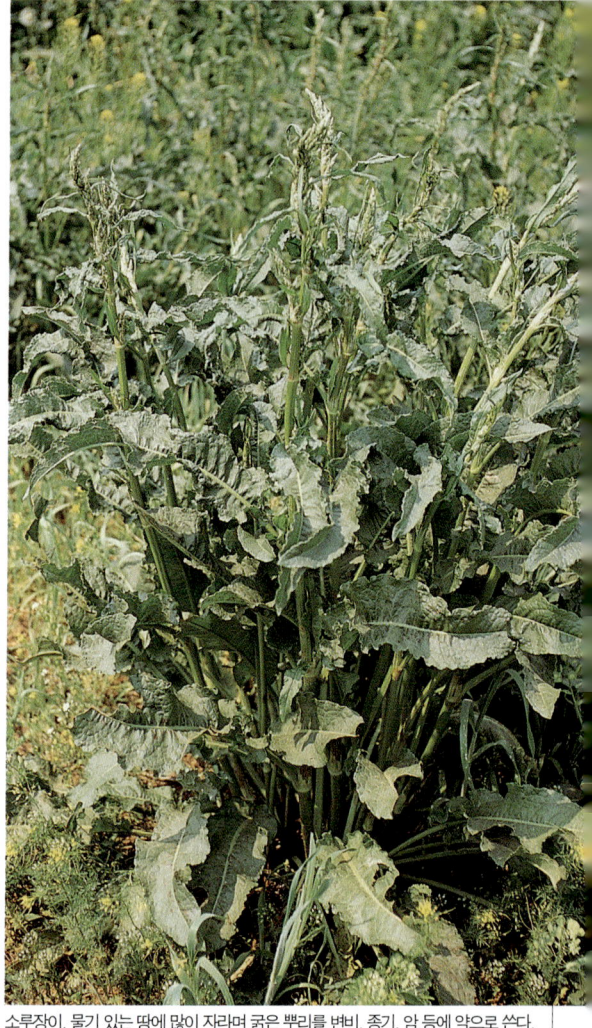

소루장이. 물기 있는 땅에 많이 자라며 굵은 뿌리를 변비, 종기, 암 등에 약으로 쓴다.

이 난다. 잎과 뿌리의 생김새가 한의원이나 한약방에서 가장 널리 쓰는 설사약인 대황을 닮았으므로 한자로 토대황土大黃, 또는 조선대황朝鮮大黃으로 쓴다. 대황은 중국의 추운 북쪽지방에 흔히 자라지만 우리나라에서는 자생하지 않는다.

소루장이 뿌리는 맛은 맵고 쓰고 성질은 차가우며 약간 독성이 있

다. 초산 성분이 들어 있으므로 한꺼번에 너무 많은 양을 복용하면 안 된다. 열을 내리고 대소변을 잘 나가게 하며 뱃속에 있는 기생충을 죽이고 출혈을 멎게 하며 갖가지 균을 죽이는 작용이 있다.

종기와 부스럼에 특효

소루장이는 종기나 부스럼을 치료하는 데 특효약이라 할 만하다. 흔히 종기나 부스럼 치료에 민간에서 느릅나무 껍질을 많이 쓰고 있으나 소루장이의 효과가 더 좋다. 소루장이 잎이나 뿌리를 짓찧어서 상처가 덧나서 곪은 데나 부스럼에 붙이면 신통하다고 할 만큼 잘 낫는다. 어렸을 때 몸에 부스럼이 나거나 상처가 덧나서 곪거나 종기가 나면 아버지께서 소루장이 잎과 뿌리를 짓찧어 붙여 주곤 하셨는데 이삼일만 지나면 신기하게 잘 나았다. 옛날에는 머리에 버짐이 생긴 아이들이 많았는데 소루장이를 가루 내어 기름에 개어 붙이거나 날것을 짓찧어 붙이기만 하면 틀림없이 나았다.

머리 피부병, 마른버짐, 무좀, 습진, 음부습진, 피부가려움증, 잘 낫지 않는 옴에 생뿌리의 즙을 내어 바르거나 말려서 가루 낸 것을 식초나 식용유에 개어서 바르면 잘 낫는다. 백납 또는 백전풍이라고 하여 피부에 흰 반점이 생기는 병에는 뿌리를 고약처럼 진하게 졸여서 바른다. 뿌리를 달인 물은 자궁출혈이나 위출혈, 코피 등을 멎게 하는 효과도 있으며 구토, 설사, 소화불량, 급만성장염, 변비, 임파선염, 편도선염, 위염, 위궤양, 위암 등에도 좋은 효과가 있다.

소루장이 잎은 나물로 먹는다. 살짝 데쳐서 참기름으로 무쳐 먹어도 괜찮고 국을 끓여 먹으면 미역국 같은 맛이 난다. 국을 끓여 수시로 먹으면 고질적이고 심한 변비와 치질을 치료할 수 있다. 소루장이는 대황처럼 센 사하작용(설사를 일으키는 작용)이 있는 것이 아니라 완만하고 지속적인 완하작용(변이 묽게 나오게 하는 작용)이 있으므로 아무런 부작용 없이 변비를 낫게 한다. 소루장이는 가장 이상적인 변비 치료제라고 할 수 있다. 오래 먹으면 장이 깨끗해지고 피가 맑아지며 살결이 고와져 피부병이 생기지 않는다.

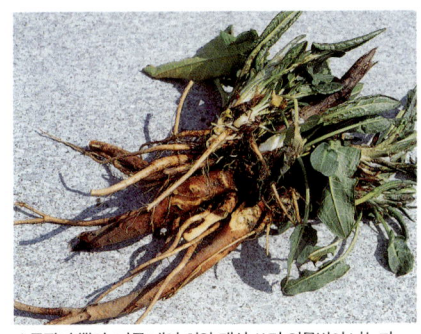

소루장이 뿌리. 가루 내어 치약 대신 쓰면 잇몸병이 낫는다.

소루장이 뿌리는 염증을 없애고 갖가지 균을 죽이는 작용이 탁월하여 위염, 위궤양, 폐렴, 인후염, 기관지염, 위암 등 모든 염증이나 암 치료에 쓸 수 있다. 최근에는 골수성 백혈병이나 임파성 백혈병에도 상당한 치료 효과가 있는 것으로 밝혀졌다.

잎과 뿌리 전체를 잘게 썰어 그늘에서 말려 달여 먹거나 국을 끓여서 먹으면 된다. 민간에서 위암, 간암, 폐암, 뇌종양 등 온갖 암에 치료약으로 더러 쓰는데 병원에서 4개월 밖에 살 수 없다는 판정을 받은 말기 위암 환자가 소루장이 뿌리를 캐서 달여 먹고 완치되는 것을 보았다. 소루장이에 강력한 항암작용이 있는 것으로 생각된다. 통증을 멎게 하는 효과도 있어서 아픈 부위에 짓찧어 붙이면 곧 아픔이 멎는다.

소루장이는 열을 내리고 땀을 잘 나게 하는 작용이 있어서 감기, 폐결핵, 기침, 기관지염에도 효력이 있고 신장염이나 소변이 잘 나오지 않는 데에도 효험이 있다.

잇몸염증으로 잇몸이 곪아서 피와 고름이 날 때에는 소루장이 잎을 진하게 달인 물로 입가심을 하거나 양치질을 한다. 뿌리를 곱게 가루 내어 물에 타서 입가심을 하거나 양치질을 하는 것도 좋은 방법이다.

소루장이는 도시 주변이나 길 옆, 더러운 물이 흐르는 수채 주변 같은 곳에 흔히 자라는 식물이다. 이 식물은 더럽고 오염되어 있는 곳일수록 더 무성하게 자란다. 그러나 도시 주변에 있는 것은 중금속이나 농약 성분이 많이 들어 있을 수 있으므로 약으로 쓰려면 시골의 오염되지 않은 깨끗한 흙에서 자란 것을 채취해야 한다. 중금속에 오염된 것을 약으로 쓰면 오히려 몸에 치명적인 해를 끼칠 수도 있다.

아무도 거들떠보지 않는 이 풀이 앞으로 인류의 난치병을 치료할 수 있는 명약으로 각광을 받게 될지도 모른다. 가장 흔한 풀이 가장 훌륭한 약이 될 수 있는 까닭에.

소루장이로 무좀 · 습진 · 가려움증 다스리기

🌿 피부 가려움증

소루장이 뿌리를 봄과 가을에 캐서 말려 두었다가 쓴다. 100그램을 잘게 썰어서 75퍼센트 알코올 500밀리리터에 3~5일 담가 두었다가 7~8겹의 무명천으로 걸러서 여기에 박하유 10밀리리터, 유황 15그램을 섞어서 하루 한 번이나 두 번 가려운 부위에 바른다. 5~25일 사이에 90퍼센트 이상 치유된다. 온몸이 다 가려울 때는 소루장이 뿌리 100그램을 진하게 달인 물을 욕조에 풀어 놓고 그 물에 목욕을 한다. 하루 한두 번씩 7~10일 동안 한다.

🌿 습진, 원인을 알 수 없는 극심한 가려움증

소루장이 20그램과 알로에 6그램을 잘게 썰어 75퍼센트 알코올 60밀리리터에 넣어 2~3일 동안 한 차례 우려내고, 같은 방법으로 한 번 더 우려내어 우려낸 액을 같이 합쳐서 전체 양이 80밀리리터가 되게 한다. 그리고 박하유 5그램을 95퍼센트 알코올 20밀리리터에 녹인 다음 부드럽게 가루 낸 유황 3그램을 넣고 녹여서 앞의 추출액과 섞어 전부 100밀리리터가 되게 한다. 이렇게 만든 것을 가려운 부위에 바른다.

가려움증이 극심한 환자들한테 특히 효과가 좋다. 피부가 찢겨져 나가 딱지가 생겼으며 가려워서 잠을 잘 수 없는 상태라고 할지라도 5일쯤 지나면 가려움증이 멎기 시작하여 30일 안에 대부분 완치되고 긁은 자리도 차츰 없어진다.

🌿 무좀 · 습진 · 화농성 피부염

봄이나 가을에 소루장이 뿌리를 채취하여 물에 씻은 다음 잘게 썰어서 그늘에서 말리거나 열로 말려서 가루로 만들고 이것을 바셀린이나 들기름 20퍼센트와 섞어서 연고처럼 만든다. 하루 한 번씩 아픈 부위에 바르도록 한다.

소루장이 연고를 바르면 4~6일 뒤부터 통증과 가려움증이 없어지고 고름과 분비물이 빨리 나오며 딱지가 물렁물렁해진다. 습진은 한 달, 무좀은 20일, 화농성 피부병은 10일이면 대개 다 낫는다. 발병한 지 오래된 환자는 나았다가 재발하는 수가 있는데 그럴 때는 다시 소루장이 연고를 며칠 바르면 낫는다. 거의 백 퍼센트에 가까운 효험이 있다. 그러나 항생제나 양약을 오래 쓴 사람은 잘 낫지 않고 낫는다 할지라도 시간이 오래 걸린다.

🌿 치조농루 · 잇몸염증

소루장이 뿌리를 말린 가루와 잎을 가루 내어 말린 것을 각각 같은 양으로 섞어서 하루 한두 번, 한 번에 2~3분 동안 양치질을 한다. 치료 기간 동안에 다른 치약은 쓰지 않도록 해야 한다.

3~4일 지나면 이뿌리 부위의 통증이 없어지고 피고름이 멎기 시작하며 입 안의 냄새가 없어진다. 20일 이상 양치질을 계속하면 잇몸이 부은 것, 충혈이 없어지고 볼이 부은 것도 내리며 흔들리던 이가 단단하게 고정된다. 당뇨병으로 인한 합병증이 있거나 치근암으로 인한 치조농루가 아니라면 거의 백 퍼센트 치유된다. 1~2년 지나서 재발했을 때는 같은 방법으로 다시 치료하면 낫는다. 이 방법은 치료 방법이 간단하고 자원이 널려 있으며 치료 효과가 높으므로 여러 잇몸질환에 널리 활용할 수 있다.

🌿 딸기코

삼칠근 1킬로그램을 잘게 썰어서 물로 우려 낸 다음 걸러 그 액을 졸여서 걸쭉한 액체로 만든다. 이것을 75퍼센트 알코올에 담가 실온에서 4~5일 동안 둔다. 그런 다음 소루장이 100그램과 귤 껍질 20그램을 잘게 썰어 물로 달여서 진하게 농축한다. 삼칠근 우려낸 것과 소루장이와 귤껍질 달인 것을 한데 합치고 거기에 유황 30그램을 잘 섞은 다음 이것을 코에 하루 한 번씩 바른다. 1~2개월 동안 바른다. 30~60일 사이에 90퍼센트 이상이 치유되거나 호전된다.

🌿 치질로 항문에서 피와 고름이 흐르며 멎지 않을 때

돼지고기 200그램, 소루장이 뿌리 40그램에 물을 붓고 고기가 부드러워질 때까지 고아서 돼지고기와 소루장이 뿌리를 꺼내고 국물을 마신다. 또는 소루장이 뿌리만 40~60그램을 물로 달여서 설탕을 약간 넣어 아침 저녁으로 빈속에 먹는다.

🌿 갑자기 변이 딱딱해져 대변을 볼 수 없을 때

잘게 썬 소루장이 뿌리 40그램에 물 한 대접을 붓고 반이 되게 달여서 한 번에 마시면 곧 대변을 볼 수 있게 된다.

한눈에 보기	소루장이
과 명	마디풀과
생약명	토대황土大黃, 조선대황朝鮮大黃
속 명	소리장이, 소루장이
분포지	산이나 들의 물기 있는 곳
개화기	6~7월
꽃 색	연한 녹색
결실기	7~8월
열 매	약간 세모지고 납작한 열매가 많이 달린다
높 이	30~100센티미터 자라는 여러해살이풀
채취시기	가을이나 봄에 뿌리를 캔다
가공법	물로 깨끗하게 씻어 그늘에서 말린다
약 효	변비, 출혈, 피를 토하는 데, 설사, 이질, 습진, 옴, 가려움증, 위염, 장염, 위궤양, 무좀, 잇몸 염증, 갖가지 피부병, 위암, 식도암, 대장암 등

3   체한 데와 식중독에는 흰봉선화

봉선화는 예부터 못된 귀신이나 뱀을 쫓아낸다고 알려진 식물이다. 우리 선조들은 집의 울타리 밑이나 장독대 옆, 밭 둘레에 봉선화를 심으면 질병이나 나쁜 일이 생기지 않고 뱀이 집 안으로 들어오지 않는 것으로 믿어 왔다. 실제로 봉선화에는 뱀이 싫어하는 냄새가 나므로 봉선화를 심으면 뱀이 가까이 오지 않는다. 그런 까닭에 봉선화를 금사화禁蛇花라고도 부른다.

봉선화꽃으로 손톱을 붉게 물들이던 것도 귀신이 붉은빛을 싫어하기 때문에 못된 귀신이나 질병이 침범하지 못하도록 막는다는 것이 이 풍습의 본디 뜻이었다.

봉선화는 단단한 것을 물렁물렁하게 하는 데 불가사의한 효력을 발휘한다. 봉선화 중에서도 흰꽃이 피는 토종 흰봉선화가 특히 그렇다. 봉선화씨는 딱딱한 것을 연하게 하는 작용이 강하다. 생선 가시가 목에 걸렸을 때 봉선화씨를 가루 내어 물에 타서 마시면 가시가 녹아 없어진다. 생선이나 고기를 삶을 때 흰봉선화씨를 몇 개 넣고 삶으면 뼈가 물렁물렁해진다. 난산으로 고생할 때에도 씨앗 몇 개를 달여 마시면 골반뼈가 연해져서 쉽게 아이를 낳을 수 있게 된다.

봉선화를 투골초投骨草라고도 하는데 이는 약효가 뼛속까지 침투한다 하여 붙인 이름이다. 이 외에도 봉숭아, 금봉화金鳳花, 지갑화指甲花 등의 여러 이름으로 불린다. 봉선화란 이름은 꽃의 생김새가 머리와 날개를 펴고 날아오르는 봉황새를 닮았다 하여 붙여진 이름이다. 봉선화씨를 급성자急性子라고 하는데 약성이 급하여 즉시 효력이 나타나기 때문에 붙여진 이름이다.

흰봉선화로 체기와 갖가지 문명병 다스리기

생선을 먹고 체했을 때나 생선 가시가 목에 걸려 넘어가지 않을 때, 생선 가시가 살 속에 깊이 박혔을 때에는 씨앗을 가루 내어 바르면 효과가 있다. 씨앗을 술에 담가 두었다가 그 술을 먹거나 피부에 바른다.

그 외에도 토종 흰봉선화는 갖가지 문명병들, 곧 비만증, 과음과식으로 생긴 병, 두통, 공해독으로 인한 병, 소화기 계통의 암, 어혈, 신경통, 여성의 생리불순, 대하, 불임증, 신장결석, 요도결석 등에도 효과가 크다.

신장결석이나 요도결석으로 통증이 심할 때는 씨앗과 꽃을 술에 담가 두었다가 소주잔으로 한 잔씩 마시면 두 시간쯤 뒤에 통증이 사라진다. 결석의 크기에 따라 다르지만 10~20일이면 결석이 녹아서 뜨물처럼 되어 오줌에 섞여 나온다. 봉선화 줄기, 잎, 뿌리, 꽃 등도 모두

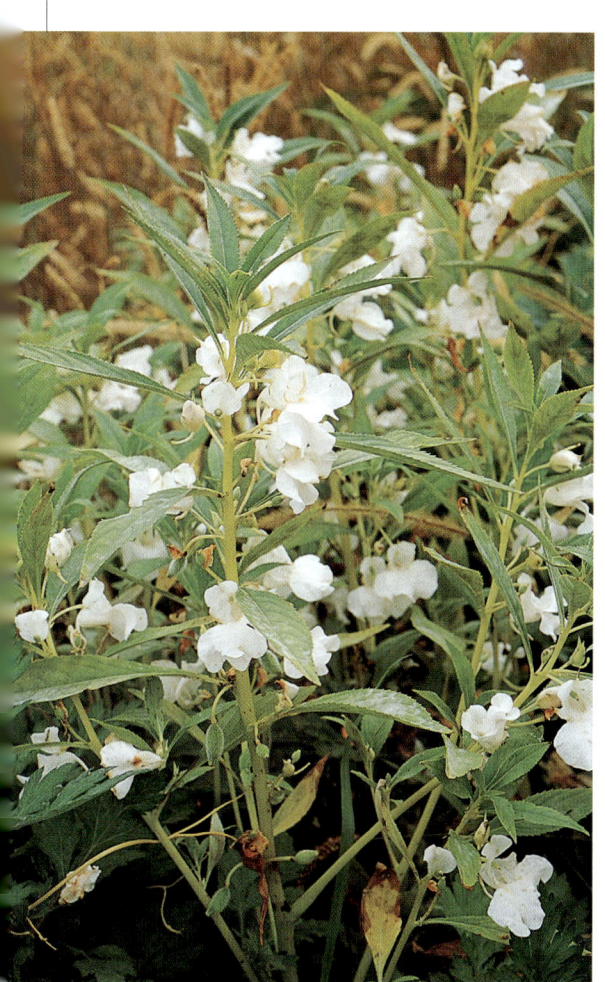

토종 흰봉선화. 식중독을 풀어 주고 몸 속에 있는 딱딱한 덩어리를 물렁물렁하게 하여 풀어 준다.

씨앗과 같은 효과가 있다.

뱃속에 딱딱한 덩어리가 있을 때와 냉증으로 인한 불임증에는 봉선화 줄기와 뿌리 말린 것 40그램쯤을 달여서 한 번에 맥주잔으로 한 잔씩 하루 세 번 마신다. 대개 10~15일이면 딱딱한 덩어리나 냉증이 풀린다.

심한 요통이나 신경통, 어혈에도 봉선화 씨앗이나 잎을 30~40그램 달여서 하루 세 번 마신다. 대개 줄기를 달여 하루 세 번, 한 달쯤 복용하면 효과가 있다. 특히 심한 요통이 있는 불임여성은 봉선화 줄기와 잎 달인 물을 20일쯤 마시면 요통도 없어지고 임신 가능성도 높아진다.

봉선화 씨앗이나 줄기 달인 물을 마실 때 주의할 점은 절대로 이에 직접 닿지 않도록 해야 한다는 것이다. 봉선화 가루나 줄기 달인 물이 이에 닿으면 이가 상할 수 있다. 그러므로 빨대를 이용하여 목 안으로 바로 삼키는 게 좋다.

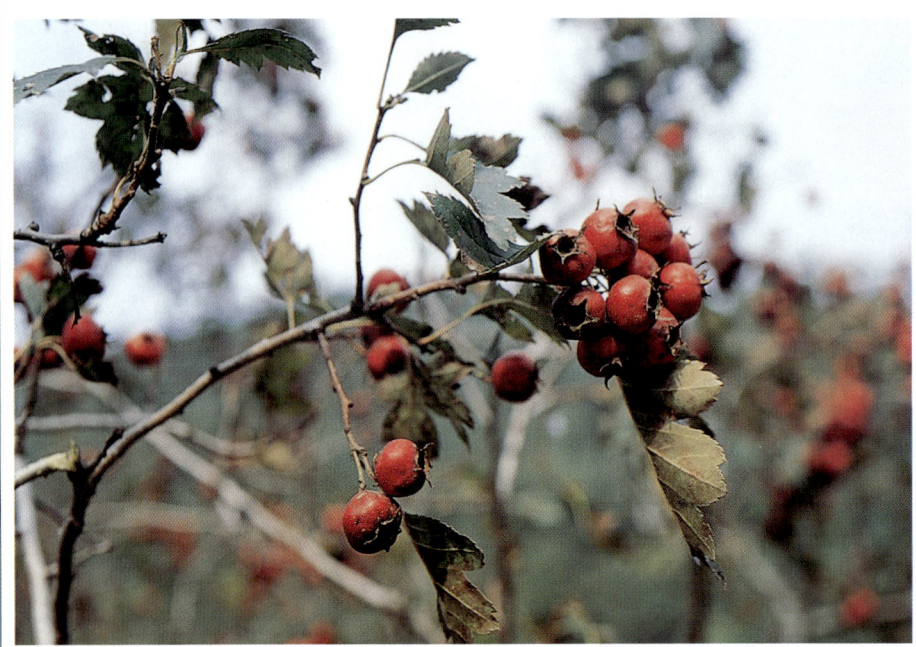
산사나무 열매. 고기 먹고 체한 것을 낫게 하는 약으로 옛날부터 이름이 있다.

체기를 다스리는 여러 약초와 약재

🌿 달걀을 먹고 체했을 때

달걀을 먹고 체했을 때는 식초 한두 숟가락을 먹거나 마늘 세 통을 잿불에 구워 껍질을 벗기고 빈속에 먹는다.

🌿 돼지고기를 먹고 체했을 때

돼지고기를 먹고 체했을 때는 생새우로 국을 끓여서 먹거나 마른 새우를 불에 약간 볶아서 가루 내어 한 숟가락씩 따뜻한 물에 타서 먹는다. 또는 새우젓 물을 한 번에 20~30밀리리터를 먹거나 새우젓을 한 숟가락씩 하루 두세 번 먹는다.

팥을 태워서 가루 내어 한 숟가락씩 따뜻한 물에 타서 먹어도 좋다.

감초 15~20그램을 잘게 썰어서 진하게 달여 하루 세 번에 나누어 먹는 것도 좋은 방법이고 토하액젓 20~30밀리리터를 먹거나 토하젓 한 숟가락을 떠먹어도 효험이 있다.

어떤 종류든 고기를 먹고 체했을 때에는 산사를 쪄서 말린 것 30~40그램을 한 번에 달여서 먹거나 부드럽게 가루 내어 한 번에 6~8그램씩 하루 세 번 밥 먹고 나서 더운 물에 타서 먹으면 된다. 산사는 위를 튼튼하게 하고 소화를 돋구며 입맛을 좋게 한다.

🌿 쇠고기를 먹고 체했을 때

쇠고기를 먹고 체했을 때에는 흰봉선화 줄기와 잎을 물에 달여서 한 번에 30밀리리터씩 하루 세 번 밥 먹고 나서 먹는다. 또는 배 두 개를 강판에 갈아서 즙을 내어 한 번에 먹거나 배나무 껍질 50~100그램을 물에 달여서 한 번에 먹는다. 민간에서 흔히 배나무에 소를 매어 놓으면 소가 죽는다고 한 것도 이런 연유 때문이다. 늙은 버드나무 껍질을 태워서 얻은 재 5그램을 약간 짜게 푼 소금물과 함께 먹어도 된다.

🌿 개고기를 먹고 체했을 때

개고기를 먹고 체했을 때에는 달걀 두세 개를 그릇에 깨놓고 식초 한 숟가락을 타서 잘 섞어 먹거나 오래된 수숫대 서너 마디를 잘게 썰어 물로 달여 하루 두세 번 먹는다. 또는 복숭아씨 10개를 짓찧어 물에 우려서 찌꺼기를 버리고 한 번에 먹는다. 개를 살구나무에 묶어 놓으면 죽는다는 속설이 있다. 그래서 살구를 한자로 죽일 살殺에 개 구狗 자로 풀이하기도 한다. 살구씨 8개를 가루 내어 엿이나 꿀에 개어서 먹거나 15알을 물에 달여서 한 번에 먹는다.

🌿 생선을 먹고 체했을 때

생선을 먹고 체한 데에는 먹고 체한 생선의 뼈를 태워서 가루 내어 한 숟가락씩 따뜻한 물로 먹거나 식초 두 숟가락에 개어서 먹는다. 신선한 미나리, 쑥갓, 들깻잎 등으로 나물을 무쳐 먹어도 효험이 있고 미나리 100~150그램을 물로 달여서 그 물을 마시는 것도 좋은 방법이다.

🌿 두부를 먹고 체했을 때

두부를 먹고 체했을 때에는 마른 고사리 50그램을 물로 달여 한 번에 먹는다. 두세 번에 나누어 먹어도 좋다. 또는 감자 껍질을 벗기고 갈아서 즙을 내어 한 번에 30~50밀리리터씩 먹거나 오래 묵은 볏짚을 따뜻한 물로 우려서 그 물을 한 번에 30~40밀리리터씩 하루 세 번 먹는다. 2~3번째 쌀 씻은 물을 진하게 달여서 한 번에 50밀리리터씩 하루 세 번 밥 먹고 난 뒤에 먹는 것도 좋은 방법이다.

🌿 국수를 먹고 체했을 때

국수를 먹고 체했을 때에는 생강즙에 술에 타서 밥 먹고 난 뒤에 먹는다.

🌿 고구마를 먹고 체했을 때

고구마를 먹고 체했을 때에는 사과를 껍질을 벗겨 한 번에 한두 개씩 하루 두세 번 먹거나 생무즙을 한 번에 5숟가락씩 자주 먹는다. 또는 백반 10~20그램을 따뜻한 물 1리터에 풀어서 한 잔씩 하루 두세 번 먹는다. 콩으로 만든 된장 반 숟가락을 물 한 사발에 풀어서 한 번에 마시는 것도 좋은 방법이다.

🌿 감을 먹고 체했을 때

감을 먹고 체했을 때에는 돼지고기를 크게 한 줌 썰어서 젖은 종이에 싼 다음 그 위에 0.5센티미터 두께로 진흙을 발라 숯불이나 화로불에 익힌다. 그 고기를 가루 내어 한 번에 한두 숟가락씩 하루 두세 번 밥 먹기 전에 먹는다.

🌿 찬 음식을 먹고 체했을 때

찬 음식을 먹고 체했을 때에는 신선한 노야기(곽향) 15그램을 짓찧은 다음 더운 물 200밀리리터에 30분 동안 담가 두었다가 찌꺼기를 짜 버리고 하루 세 번에 나누어 밥 먹고 나서 먹는다. 노야기는 위액을 잘 나오게 하고 위를 따뜻하게 한다.

겨자를 불에 약간 볶아서 부드럽게 가루 내어 꿀로 반죽해서 한 번에 3~4그램씩 하루 세 번 밥 먹고 나서 먹는다. 위액을 잘 나오게 하고 위를 따뜻하게 하며 위장의 운동을 잘 되게 한다. 위경련에도 좋은 효과가 있다.

회향 80그램, 생강 160그램을 잘게 썰어 약한 불에서 누렇게 볶아 부드럽게 가루 낸 다음 술로 반죽한다. 한 알의 무게가 0.2그램이 되게 알약을 만들어 한 번에 30~40그램씩 하루 세 번 밥 먹고 나서 먹는다. 이것은 방향성 건위약으로 찬 음식을 먹고 체한 데나 비위가 약해서 먹은 것이 소화되지 않고 명치끝과 배가 아픈 데에도 효과가 있다.

🌿 술을 마시고 체했을 때

술을 마시고 체한 데에는 팥 20~30개를 날로 씹어서 먹거나 50~100그램을 삶아서 팥물과 함께 먹는다. 팥 대신 녹두 볶은 것 30그램씩을 물에 달여서 하루 세 번 밥 먹고 나서 먹어도 된다. 술을 마신 뒤에 소화가 잘 안 되고 머리가 무거우며 배가 아프고 설사를 하는 데에 좋다.

생오이를 자주 먹거나 오이덩굴을 짓찧어 그 즙을 먹는 것도 좋은 방법이고 칡뿌리를 짓찧어 즙을 내어 한 번에 50밀리터씩 하루 여러 번 먹거나 500그램을 물에 달여서 하루 세 번에 나누어 밥 먹고 나서 먹는다. 은행나무 가지를 잘게 썰어서 물에 달여 한 번에 100~150밀리터씩 밥 먹고 나서 먹는다.

한눈에 보기

흰 봉선화

과 명	봉선화과
생약명	급성자急性子
속 명	봉숭아, 봉사, 금봉화, 금사화
분포지	우리나라 각지에 심어 가꾼다
개화기	7~8월
꽃 색	흰색, 붉은색
결실기	8~9월
열 매	둥글게 생긴 씨앗 주머니가 익으면 터져서 황갈색의 작은 씨앗이 튀어나온다
높 이	60센티미터 가량 자라는 한해살이풀
채취시기	가을에 씨앗이 다 영글었을 때 전초를 채취한다
가공법	잘게 썰어서 말린다
약 효	갖가지 암, 목에 가시가 걸린 데, 냉증, 뱃속에 덩어리가 있는 데, 생리불순, 생리통, 방광결석, 담낭결석, 요로결석, 식중독, 알코올 중독, 뱀한테 물린 데, 악창, 종기, 염증, 불임증 등

4 파리·모기를 쫓는 토종약초

중국 남쪽 지방의 농촌이나 산골을 여행하다 보면 집집마다 마당가에 봉선화를 심어 가꾸는 것을 흔히 볼 수 있다. 울타리 옆이나 장독대 옆에 봉선화꽃이 붉게 피어 있는 것을 보면 마치 우리나라의 옛 농촌 풍경을 보는 것 같은 향수가 느껴진다. 중국 사람들이 마당에 봉선화를 심는 것은 꽃이 좋아서이기도 하지만 그보다는 다른 더 큰 이유가 있기 때문이다.

모기 물리치는 초피나무

어렸을 적에 글쓴이가 살던 시골 마을에서는 모기를 쫓느라고 멍석을 깔고 누워 쑥 연기를 피우는 것이 아니라 마당 옆에 있는 초피나무 아래 자리를 깔고 누워 있기만 하면 되었다. 모기를 없애려고 살충제를 마구 뿌리는 것이 아니라 마당을 빙 둘러 초피나무를 심었다. 초피나무는 보기에도 아름답고 열매는 양념으로 훌륭하며 잎이나 덜 익은 열매로 장아찌를 담가 먹으며 열매를 따서 팔면 높은 수입을 얻을 수도 있으니 일석삼조의 효과를 거둘 수 있는 나무라 할 만하다.

초피나무와 닮은 것으로 산초나무가 있는데 일본인들이 초피나무를 산초나무로 부르기 시작하면서 이제는 산초가 국제 통용어가 되어버렸다. 미국의 뉴욕과 로스앤젤레스를 돌아다녀 보면 미국 사람들이 커피에 초피 가루를 넣어 마시는

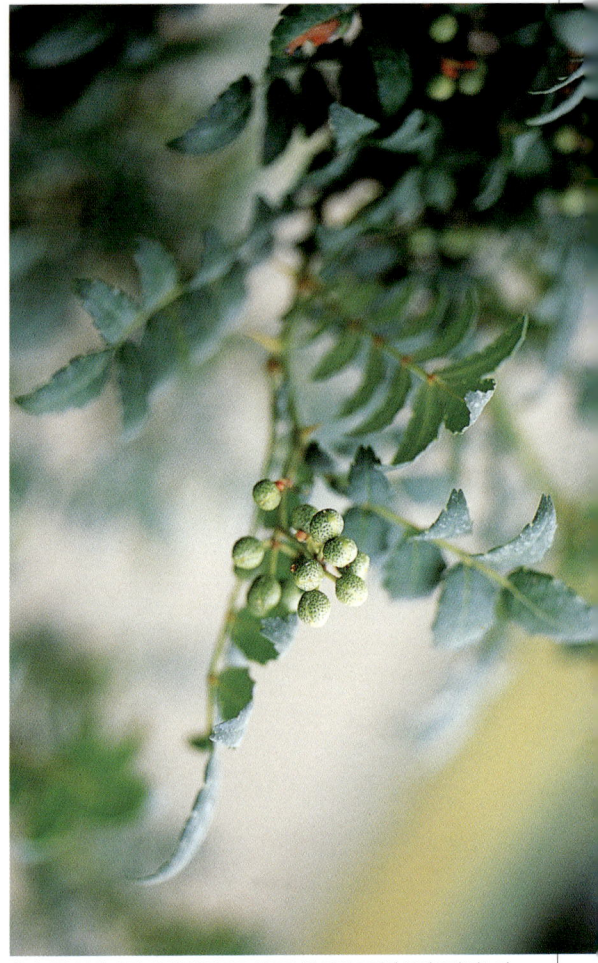

초피나무 열매. 초피나무를 울타리로 심으면 집 안에 모기가 들어오지 않는다.

것을 흔히 볼 수 있다. 프랑스에서는 초피를 원료로 하여 새로운 향신료를 개발하여 큰 인기를 얻고 있다. 또 남미의 여러 나라에서도 초피를 즐겨 먹고 있다.

일본에서는 천만 평이 넘는 땅에 초피나무를 재배하여 초피 가루를 미국과 유럽으로 수출하여 큰 소득을 얻고 있다. 일본은 우리나라의 초피 열매를 수입해서 가공한 후 다시 역수출하고 있기까지 하다.

우리나라 남부지방은 초피를 재배하기에 세계에서 가장 좋은 조건을 갖추고 있다. 초피를 연구하는 학자들은 한결같이 한국 지리산 부근에서 나는 초피가 향기가 제일 강하고 품질이 가장 좋은 것으로 꼽고 있다. 그런데도 우리나라에서는 논밭둑이나 길 주변에 자라는 초피나무를 귀찮다고 베어 내는 형편이다.

초피나무의 열매는 추어탕을 먹거나 회를 먹을 때 향신료로도 인기가 있다. 시골에서는 초피나무 껍질을 벗겨 생선을 잡는 데에도 쓴다. 초피나무 껍질을 벗겨 돌로 짓찧어 개울물에 풀면 물고기들이 배를 하얗게 뒤집고 물 위에 떠오른다. 초피나무의 매운 성분과 향기는 사람한테는 거의 독성이 없지만 모기, 파리 같은 곤충이나 생선, 돼지, 오리 같은 동물에게는 매우 센 독성이 있다. 초피나무에는 매우 강력한 항균 물질이 들어 있는데 학자들은 에이즈균을 죽일 수 있는 물질로 보고 있다.

나쁜 균과 벌레 죽이는 삽주

한의학에서 위장약이나 풍습을 없애는 데 흔히 쓰는 약초인 삽주 뿌리 역시 사람한테 해로운 벌레를 죽이는 효력이 탁월하다. 삽주는 우리나라 산에 흔한 약초다. 어린 싹은 나물로 먹고 뿌리는 구황식물로 먹거나 약으로 쓴다. 삽주 뿌리를 캐서 냄새를 맡아 보면 역시 맵고 아린 냄새가 나는데 이 향기 성분 속에 나쁜 벌레나 균을 죽이는 힘이 있다.

삽주 뿌리 40그램에 말린 쑥 10그램을 섞어서 같이 태우면 공기 중에 있는 결핵균이나 감기바이러스, 황색포도알균, 대장균, 녹농균 등의 갖가지 균이 다 죽는다. 나쁜 균을 죽이는 작용이 포르말린이나 자외선보다 훨씬 세다고 한다. 삽주 뿌리를 태운 연기를 가구나 그릇, 옷, 곡식 같은 것에 쏘이면 장마철에도 곰팡이가 생기지 않으며 창고 안에 있는 바퀴벌레나 좀벌레 등이 다 죽는다.

삽주 뿌리를 태울 때 나오는 연기는 사람이나 동물한테는 전혀 해를 끼치지 않으므로 전염병이 유행할 때 감염을 막을 수 있으며 모기향 대신 태우면 모기가 가까이 오지 않는다.

우리나라 사람들이 양념으로 흔히 먹는 고추 역시 나쁜 균을 죽이고 파리나 모기, 바퀴벌레 같은 벌레를 내쫓거나 죽이는 효력이 있다. 방이나 창고의 문을 잠가 놓고 그 안에서 고춧가루를 태우면 매운 연기에 취해서 바퀴벌레, 파리, 모기, 빈대, 쥐며느리 같은 것이 모두 죽거나 도망간다.

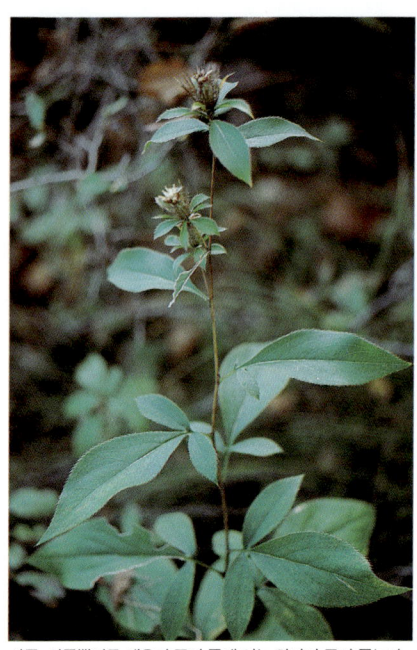

삽주. 삽주뿌리를 태우면 공기 중에 있는 갖가지 균이 죽는다.

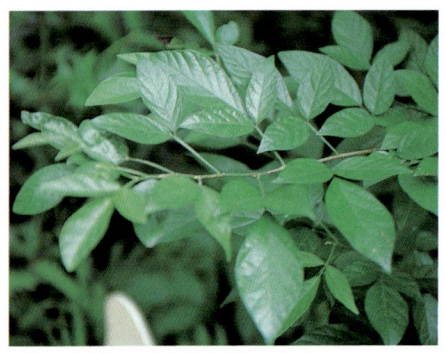

된장풀. 된장에 넣으면 구더기가 생기지 않는다.

된장에 구더기가 생기지 않게 하는 된장풀

제주도의 산과 들에는 된장풀이라는 식물이 자란다. 키는 150센티미터쯤 자라고 잎 모양은 콩잎을 닮았는데 그보다는 약간 길쭉하게 생겼다. 풀

같기도 하고 나무 같기도 한 이 식물의 잎과 줄기를 잘라서 조금만 된장에 넣으면 구더기가 생기지 않는다. 된장뿐 아니라 김치를 담글 때 이 식물의 즙을 넣으면 김치가 빨리 시지 않고 오래 보존할 수 있다. 된장풀은 사람한테는 거의 독성이 없고 해로운 벌레나 병원균을 죽이는 효과가 있다. 이 식물을 잘 활용하면 천연 방부제를 개발할 수도 있을 것이다.

썩은 간장도 되살리는 회향

방부작용이 뛰어난 식물로는 회향이 있다. 키는 150센티미터쯤 자라고 잎은 코스모스를 닮았으며 여름철에 노란 꽃이 우산처럼 모여서 핀다. 은은하고 단맛이 나는 향이 일품인 이 풀을 마당에 심으면 그 냄새를 싫어하여 개구리, 뱀, 두꺼비 등이 집안으로 잘 들어오지 않고 파리나 모기도 가까이 오지 않는다. 회향은 원래 유럽이 원산지인데 중국을 거쳐 우리나라에 들어와 지금은 간혹 심기도 하고 저절로 자라기도 한다.

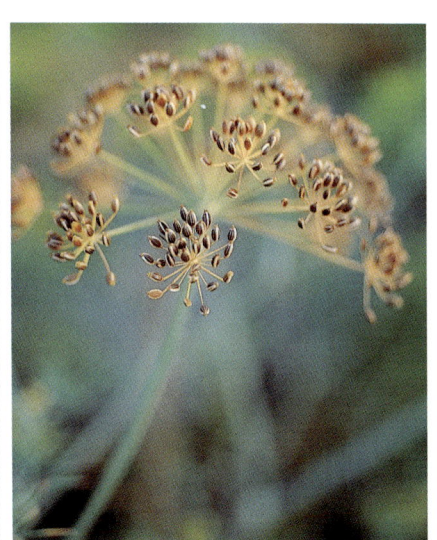

회향 열매. 향기가 좋고 썩은 간장도 되살린다 하여 회향이라고 부른다.

회향은 좋은 향기와 단맛이 있어서 맛과 냄새를 좋게 하기 위해 음식이나 약에 넣는다. 회향은 부작용 없이 음식이 빨리 소화되게 하고 밥맛을 좋게 하며 몸을 따뜻하게 하는 효과도 있지만 여름철 상하기 쉬운 음식에 넣으면 음식을 오래 보존할 수 있다. 회향이라는 이름도 썩은 간장이나 상한 생선에 회향을 넣으면 냄새가 본래대로 되돌아온다고 하여 붙은 이름이다.

회향 열매에는 2~6퍼센트의 정유 성분이 들어 있는데 여기에 진정작용 및 최면작용이 있다. 한밤중에 일어나 우는 아이에게 회향 씨를 달여서 먹이면 신통하게 울음을 그치고 잠을 자게 된다. 입냄새를 없애는 데도 좋다.

천연 방부제 차조기

차조기라는 풀도 뛰어난 방부작용을 지닌 식물이다. 차조기는 꿀풀과에 딸린 한해살이풀로 우리나라 곳곳에 저절로 나서 자라기도 하고 더러 심어서 가꾸기도 한다. 줄기는 네모졌고 잎이나 꽃 등이 들깨를 닮았다. 다만 줄기와 잎이 보랏빛이 나는 것이 들깨와 다르다.

잎의 보랏빛이 진한 것일수록 약효가 높고 잎 뒷면까지 보랏빛이 나는 것이 좋다. 잎에 자줏빛이 나지 않고 좋은 냄새가 나지 않는 것을 들차조기라 하여 약효가 훨씬 낮은 것으로 친다.

차조기 씨에서 기름을 짜는데, 이 기름에는 매우 센 방부작용이 있어서 20그램의 기름으로 간장 180리터를 완전히 썩지 않게 할 수 있다고 한다.

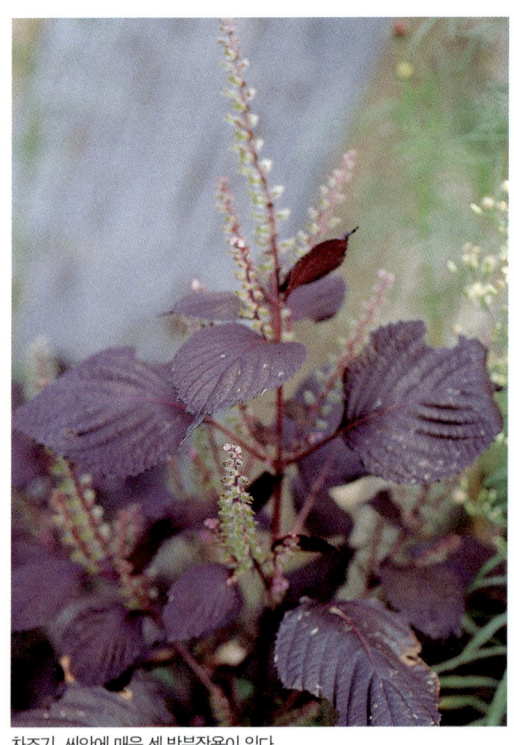

차조기. 씨앗에 매우 센 방부작용이 있다.

또 차조기 기름에 들어 있는 안키오키슘이라는 성분은 설탕보다 단맛이 2천 배나 강하다. 차조기 잎을 김치를 담그는 데나 음식을 만들 때 넣으면 음식이 쉽게 상하지 않는다. 여름철에 오이, 양배추로 만든 반찬이나 김치에 넣어 맛을 내는 데 쓰며 일본에서는 매실장아찌를 만들 때 착색제나 방부제로 많이 쓴다. 차조기를 집 주위나 마당에 심으면 파리, 모기 같은 벌레들이 가까이 오지 않는다.

뱀을 물리치는 녹나무와 봉선화

제주도에는 녹나무라고 하는 늘푸른 큰키나무가 있다. 줄기나 잎에서 송진 냄새를 닮은 향기가 나는데 이 향기 성분이 뱀이나 지네, 개구리 같은 것을 죽이거나 가까이 오지 못하게 하는 효과가 있다. 녹나무에 대해서는 재미있는 이야기가 있다.

옛날 중국의 어느 큰 절에 거대한 뱀이 나타나서 승려들을 여럿 해치는 바람에 절이 황폐해져 아무도 살지 않게 되었다. 어느 날 떠돌이 거지가 폐허가 되어 버린 절에 와서 잠을 자려다가 날씨가 추워서 승려들이 버리고 간 나막신을 모아 불을 피우고 잠을 잤다. 아침에 일어나니 불 옆에 몸통이 큰 소나무만큼 굵은 뱀이 한 마리 죽어 있었다. 지붕에 숨어 있던 뱀이 나막신이 타면서 나는 연기 냄새를 맡고 죽어서 떨어진 것이다. 바로 그 나막신이 녹나무로 만든 것이었다. 녹나무 잎이나 줄기를 태우면 모기, 파리 같은 곤충이 옆에 오지 않으며 또 주변에 있는 온갖 병원균들이 다 죽는다.

습기가 많고 무더운 중국 남쪽지방에는 뱀이 많다. 뱀이 우리나라처럼 산에만 있는 것이 아니라 동네 한가운데서 어슬렁거리는 것을 예사로 볼 수 있으며 뱀한테 물리는 사람도 적지 않다. 그런데 뱀이나

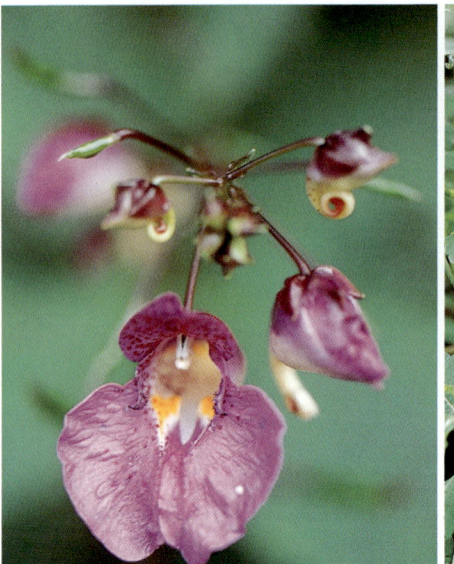
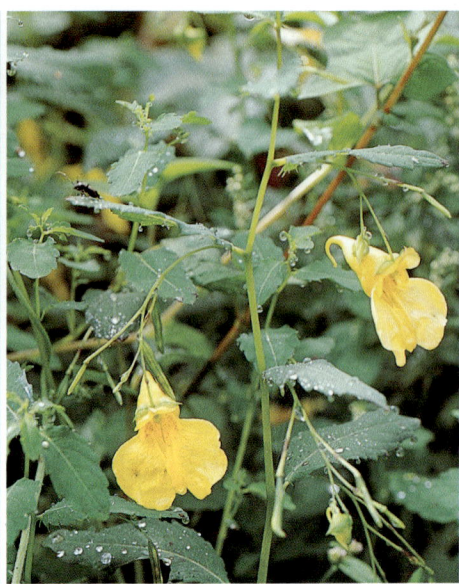

물봉선과 노랑물봉선. 집 울타리 주변에 심으면 뱀이나 개구리 같은 것들이 집 안에 들어오지 않는다.

개구리, 두꺼비 같은 파충류나 양서류 동물은 봉선화에서 나는 냄새를 싫어한다. 중국 사람들이 봉선화를 마당가에 둘러 심는 것은 뱀이나 개구리 등이 집안으로 들어오지 못하게 하기 위해서다. 우리 조상들이 장독대 옆에 봉선화를 심었던 것도 같은 이유에서였다. 또 뱀한테 물렸을 때 봉선화 줄기를 짓찧어 물린 자리에 붙이거나 봉선화 씨앗이나 줄기를 달여 먹어 치료하였다.

이처럼 우리 주변에는 해로운 동물이나 벌레들이 가까이 오지 못하게 하는 식물들이 많다. 이들 식물들을 잘 활용하면 파리, 모기, 뱀, 지네, 바퀴벌레 등에게 시달리지 않고 여름을 보낼 수 있을 뿐만 아니라 자연이 주는 신비로움에 대해서 더 많은 것을 배울 수 있다.

뱀독을 푸는 야관문

산에 다니는 사람들한테 제일 위험한 것은 뱀이다. 우리나라에서 뱀한테 물리는 사람은 한 해에 몇 천 명이나 되고 목숨을 잃는 사람도 수십 명이나 된다. 세계적으로는 한 해에 수십만 명이 뱀한테 물려 목숨을 잃는데, 특히 인도나 스리랑카 같은 나라에서는 뱀에 물려 죽는 사람이 한 해에 3만 명이 넘는다. 우리나라에는 방울뱀이나 코브라처럼 코끼리를 몇 시간 만에 죽일 수 있을 만큼 무서운 독을 지닌 뱀은 없다. 우리나라에서는 살모사와 유혈목이만이 독을 지니고 있는데 특히 살모사한테 물려 목숨을 잃는 사람이 많다.

유혈목이는 독이 없는 뱀으로 알려져 왔으나 최근 유혈목이가 매우 센 독을 지니고 있다는 것이 밝혀졌다. 1984년 일본에서 한 중학생이 유혈목이에 물려 뇌출혈로 죽고 나서부터 유혈목이에 혈액응고를 막는 독이 있다는 것이 알려지게 된 것이다.

산에서 뱀한테 물렸을 때에는 야관문을 진하게 달여서 먹거나 그늘에서 말려 가루 내어 먹으면 좋다. 잎과 줄기를 짓찧어 물린 상처에 붙이거나 가루를 물에 풀어서 물린 자리에 붙이는 방법을 같이 쓰면 치료 효과가 더욱 빠르다. 어떤 뱀한테 물렸든지 아무 후유증 없이 고칠 수 있는 최고의 명약이다. 중국에서 코브라와 살무사, 죽엽청사에 물린 사람 수십 명을 야관문으로 치료하였는데 한 사람도 목숨을 잃지 않고 모두 치유되었다고 한다. 파충류나 곤충이 싫어하는 냄새가 나서 이 풀 근처에는 뱀, 개구리, 두꺼비, 곤충이 가까이 오지 않는다. 뱀뿐만 아니라 개, 쥐, 고양이에 물린 상처나 벌에 쏘였을 때에도 야관문을 달여 먹으면서 물린 부위를 달인 물로 씻으면 잘 낫는다.

염증을 없애고 항균작용을 하는 천연항생약초

    현대의학에서 세균감염을 막는 데 쓰는 약은 항생제다. 항생제는 프랑스의 세균학자 루이 파스퇴르가 두 가지 미생물을 같이 배양할 때 다른 한 쪽의 생장이 억제되는 것을 발견하고 나서부터 질병 치료에 쓰기 시작했다. 항생물질의 발견은 인류 의학사에서 가장 위대한 사건의 하나라고 할 수 있다. 항생제는 세균감염으로 인한 질병을 막을 수 있는 기적의 약이었다. 화농성 병원균에 감염되어 살아날 가망이 거의 없는 환자가 영국의 세균학자 알렉산더 플레밍이 푸른곰팡이에서 배양한 항생물질인 페니실린으로 거짓말같이 나아 버리자, 의사들은 항생물질을 '신비의 탄환'이나 '기적의 약물'로 예찬했으며 어떤 전염병이나 감염성 질병이라도 항생물질로 치유할 수 있다고 믿어 의심치 않았다.

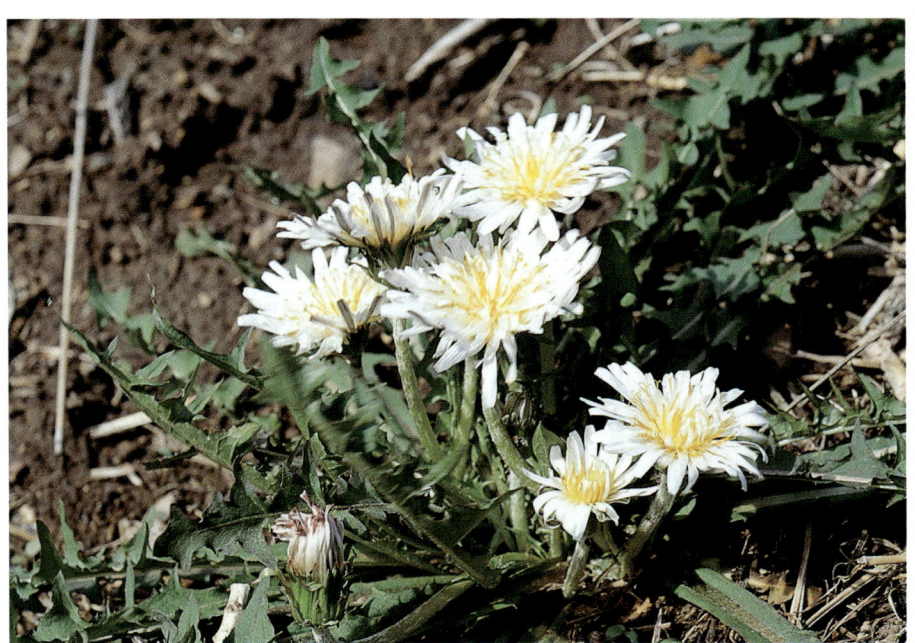
흰민들레. 백화포공영이라고도 하며 염증을 없애는 작용이 뛰어난 약초이다.

항생제의 두 얼굴

그러나 항생제는 만능의 약도 기적의 약도 아니었다. 항생제는 의학, 농업, 발효식품공학 등에 혁명을 가져왔지만 그로 인한 부작용도 엄청난 것이었다. 항생제로 모든 바이러스와 병원균을 물리칠 수 있을 것으로 여겼지만 그것은 인간들의 어리석은 생각이었다. 얼마 지나지 않아 항생제에 죽지 않는, 곧 항생제에 내성을 지닌 병균과 바이러스가 나타났다. 그러나 의사들은 곧 병균이나 바이러스를 죽이는 힘이 더 센 항생제를 찾아냈다. 그러자 미생물들한테도 더 센 항생제에도 끄떡없이 견딜 수 있는 능력이 생겨났다. 인간이 더 센 항생제를 만들어 낼수록 병균이나 바이러스들도 더욱 강해져서 이제는 어떤 항생제로도 죽일 수 없는, 곧 모든 항생제에 내성을 지닌 초강력 바이러스가 생겨나서 인류의 생존마저 위협하게 된 것이다. 항생제를 이용한 인간과 바이러스의 전쟁에서는 결국 인간이 패배할 수밖에 없다.

선견지명이 있는 학자들은 인류가 치명적인 바이러스 감염으로 멸망할 가능성이 크다고 주장한다. 곧 지독한 독감이나 에이즈를 능가하는 바이러스가 생겨나서 인류가 미처 치료약을 찾아내기도 전에 인류 전체를 죽음에 이르게 할 수도 있다는 것이다. 앞으로 나타날 가장 무서운 병은 인플루엔자나 감기이며, 인류 전체가 공해와 항생제 남용으로 병원균에 대한 저항력이 형편없이 떨어져 있기 때문에 전염이 빠르고 치사율이 높은 독감이 한번 나타나기만 하면 속수무책으로 수십 억 인구를 죽음에 이르게 할 수도 있을 것이라는 주장이다.

항생제는 미생물로 만든 약이다. 곧 종류만 다를 뿐이지 박테리아나 병원균과 똑같은 미생물인 것이다. 항생제의 치료 원리는 미생물로 미생물을 죽이는 것에 지나지 않는다. 곧 미생물로 다른 미생물과 싸우게 하여 죽이거나 도망가게 하는 것이다. 그러므로 이 방법으로는 병원균을 영원히 물리칠 수 없다. 항생물질보다 더 센 균이 나오면 그보다 더 센 항생제를 만들어 내야 하고 그러면 더 센 균이 다시 나타나고 그러면 다시 더 센 항생제를 만들어 내야 하고…. 인간과 미생물 사이에 끝없는 전쟁과 악순환이 반복될 뿐이다. 인간은 결코 미생물을 이용한 미생물과의 전쟁에서 이길 수 없다.

토종약초는 최고의 천연항생제

항생제의 내성을 극복할 수 있는 방법이 없을까? 미국이나 유럽에서는 항생제 대신에 천연물질로 세균감염을 막는 연구에 몰두하고 있다. 화농성 질병에 항생제를 쓰지 않고 진드기나 거머리를 이용하여 고름을 뽑아내는 치료법 등을 시도하고 있다. 천연항생 효과를 지닌 약초를 깊이 연구하면 이 분야에서 획기적인 결과를 얻어낼 수 있을지도 모른다. 다음은 쉽게 구할 수 있는 약초 중에서 항생효과를 가진 것들이다.

🌿 백개자 · 고추냉이

백개자는 냉면을 먹을 때나 회를 먹을 때 빠지지 않고 나오는 양념이다. 겨자는 성질이 맵고 항균효과가 매우 뛰어나서 갖가지 음식에 들어 있는 대장균을 죽이거나 억제하는 작용을 한다. 폐를 따뜻하게 하고 가래를 삭이며 기혈을 순환하게 하여 뭉쳐 있는 기를 풀어 준다. 또한 경락을 잘 통하게 하고 담으로 인하여 어깨나 가슴이 아프고 손가락 발가락이 아프거나 저린 것을 치료한다. 겨자를 묽게 풀어서 야채 위에 얹어 먹는 등 음식을 먹을 때 자주 먹는 것이 좋다. 고추냉이는 울릉도 특산으로 찬물이 솟아나는 물가에서 자란다. 매운 맛이 나는 뿌리를 갈아서 생선이나 회를 먹을 때 양념으로 쓰는데 항균효과와 항암효과가 매우 세다.

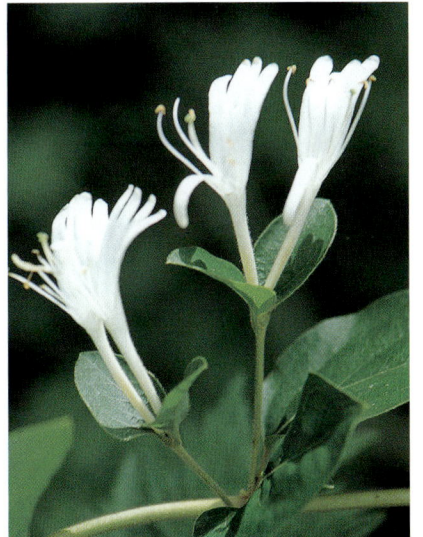

인동꽃. 염증을 삭이고 고름을 삭이는 효능이 있다.

🌿 인동덩굴 · 인동꽃

늑막염이나 복막염 같은 갖가지 염증을 치료하는 데 효과가 매우 좋은 흔한 약초이다. 염증을 없애고 고름을 뽑아내며 열을 내리고 독을 풀어 주는 효과가 있다. 특히 감기나 기침 같은 호흡기 감염 질환에 효과가 뛰어나다. 황색포도상구균, 이질균, 대장균 같은 갖가지 균을 죽이는 효력이 매우 뛰어나다. 급성맹장염이나 급성간염, 만성간염, 만성대장염 같은 갖가지 염증 질환에 뛰어난 효과가 있다. 인동덩굴이나 인동꽃 30~60그램을 물로 달여서 먹는다.

🌿 민들레

민들레에는 여러 종류가 있다. 산민들레, 흰민들레, 서양민들레, 민들레 등이 있는데 흰민들레가 약효가 가장 좋고 가장 흔히 볼 수 있는 서양민들레가 약성이 가장 약하다. 잎과 뿌리, 꽃 등 전체를 약으로 쓸 수 있다. 민들레는 열로 인하여 생긴 종창, 인후염, 위염, 유선염 등에 효과가 좋다. 간의 열로 인하여 눈이 충혈되고 아플 때나 급성간염, 황달 등에도 좋은 효험이 있다. 특히 소화불량과 과민성대장증후군에 좋은 효과가 있는 것으로 나타났다. 날 것은 하루에 100~150그램, 말린 것은 30~40그램을 물로 달여서 먹는다. 감기로 인해 목이 부었거나 염증이 생겼을 때에는 민들레를 진하게 달인 물로 입가심을 하도록 한다.

🌿 황금

우리말로 속썩은풀이라고 부른다. 속이 썩어 있는 것처럼 보이기 때문에 그런 이름이 붙었다. 우리나라에서 야생하지는 않고 중국에서 종자를 들여와서 재배한다. 열이 많이 나고 땀을 많이 흘릴 때 주로 쓰는 약초로 열을 내리고 황색포도상

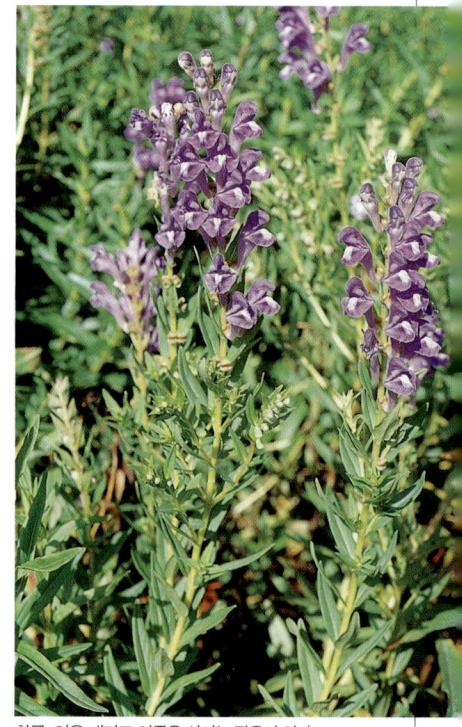

황금. 열을 내리고 염증을 삭이는 작용이 있다.

구균, 용혈성연쇄상구균, 폐렴쌍구균, 이질균 등을 죽이거나 억제하는 효과가 있다. 피나는 것을 멎게 하고 부은 것을 내리며 소변을 잘 나가게 하며 독을 풀어 주는 효과도 있다.

🍃 황련

미나리과에 딸린 여러해살이풀로 갖가지 균을 죽이는 작용이 세다. 습열이 위와 장에 쌓여서 생기는 설사나 위열로 인한 구토에 좋은 효험이 있다. 해열작용과 해독작용이 뛰어나서 감기, 알코올 중독, 식중독 등을 치료하는 데에도 좋다. 황련에는 매우 센 항균작용을 지닌 버버린이라는 성분이 들어 있는데 이질균과 대장균, 폐렴균 등을 죽이는 효과가 있는 것으로 밝혀졌다.

🍃 초피

초피나무의 열매껍질인데 흔히 가루 내어 추어탕에 양념으로 넣어서 먹는다. 갖가지 생선의 독을 풀고 막힌 기혈을 뚫어 주며 몸을 따뜻하게 하고 균을 죽이는 작용이 있다. 위장병이나 임파선질병, 감기, 갖가지 병원균으로 인하여 생긴 질병에도 좋다. 에이즈균을 죽일 수 있는 성분이 들어 있는 것으로 밝혀졌다.

🍃 황백

키가 크게 자라는 황벽나무의 껍질이다. 습열로 인한 황달이나 설사, 이질, 염증으로 인해 다리와 무릎이 붓고 아프며 마비되는 증상에 좋은 효험이 있다. 종기, 습진, 화상, 눈이 충혈되고 아픈 데에도 좋은 효험이 있다. 항균작용은 황련보다 약하지만 피부의 진균을 죽이는 작용은 황련보다 세다. 황금, 황백, 황련은 온갖 염증이나 중독에 매우 뛰어난 효과가 있다. 이들 세 가지 약재를 넣고 끓인 것을 황련해독탕이라고 한다. 황금, 황백, 황련, 치자 각각 4그램에 물 1리터를 붓고 한 시간쯤 달인 뒤에 건더기는 건져내고 다시 10분쯤 달인 뒤에 꿀이나 흑설탕을 약간 넣어 한 잔씩 하루 두 번 마신다. 일주일 가량 마시면 몸 안에 있는 독이 해독된다. 그러나 설사를 하거나 뱃속이 찬 사람은 복용하지 말아야 한다. 황백 대신에 높은 산에 흔하게 자라는 매자나무를 써도 좋다. 매자나무 껍질에는 황백의 주요 성분인 베르베린이 많이 들어 있다. 매자나무를 다른 이름으로는 황염목이라고 한다.

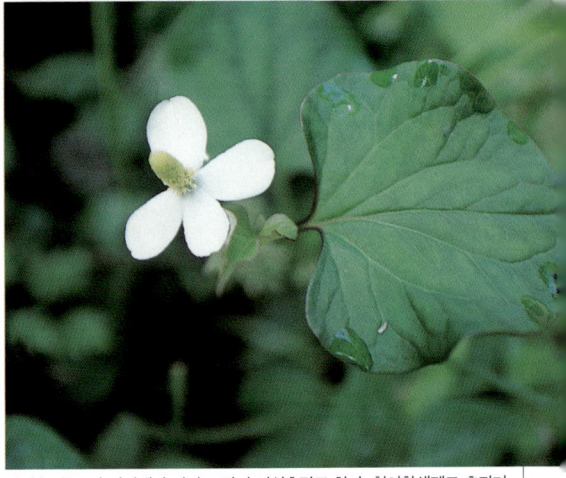

어성초. 물고기 비린내가 난다고 하여 어성초라고 한다. 천연항생제로 효과가 뛰어나다.

🌿 어성초

약모밀이라고도 한다. 염증을 없애고 갖가지 균을 죽이는 작용이 뛰어나다. 축농증, 감기, 비염, 위장병, 인후염 등의 염증성 질환에 물로 달여서 먹는다. 잎에 상처를 내면 생선 비린내 같은 냄새가 나기 때문에 어성초라는 이름이 붙었다. 농약 중독이나 약물 중독을 풀어주는 효과도 있다.

6 갖가지 중독을 푸는 토종약초

일산화탄소 중독, 방사선 중독, 수은 중독, 식중독, 가스 중독 등과 각종 공해독을 풀어줄 수 있는 토종약초를 소개한다. 특히 중독 위험이 높은 작업장에서 일하는 사람들이 알아 두면 여러모로 유용하다.

🍃 일산화탄소 중독에는 구기자와 무김치 국물

일산화탄소는 혈액의 헤모글로빈과 결합하여 풀어지지 않기 때문에 헤모글로빈이 산소와 결합하지 못하게 하여 호흡장애를 일으킨다. 급성 중독은 숯불이나 연탄 가스의 불완전 연소로 인하여 생기는 것이 많다. 처음에는 머리가 아프고 귀가 울리며 어지럼증을 느끼다가 갑자기 인사불성 상태에 빠진다. 중독 초기에는 의식이 있는데도 불구하고 사지를 움직이기 어려운 경우가 많다.

만성중독은 미량의 일산화탄소가 있는 공기 속에서 일하는 사람들한테 많이 나타난다. 만성적인 소화불량, 기억력 저하, 빈혈, 호흡기 장애, 맥박의 감소, 경련 발작 등이 수시로 나타난다. 일산화탄소 중독에는 다음과 같은 약초들을 쓴다.

무잎·연잎 각 12그램, 박하·고본 각 6그램, 뽕잎·만형자·백지 각 10그램을 물로 달여서 하루 세 번에 나누어 먹는다. 20일 가량 치료하면 모두 낫거나 좋아진다. 만성적인 일산화탄소 중독 환자한테 쓴다.

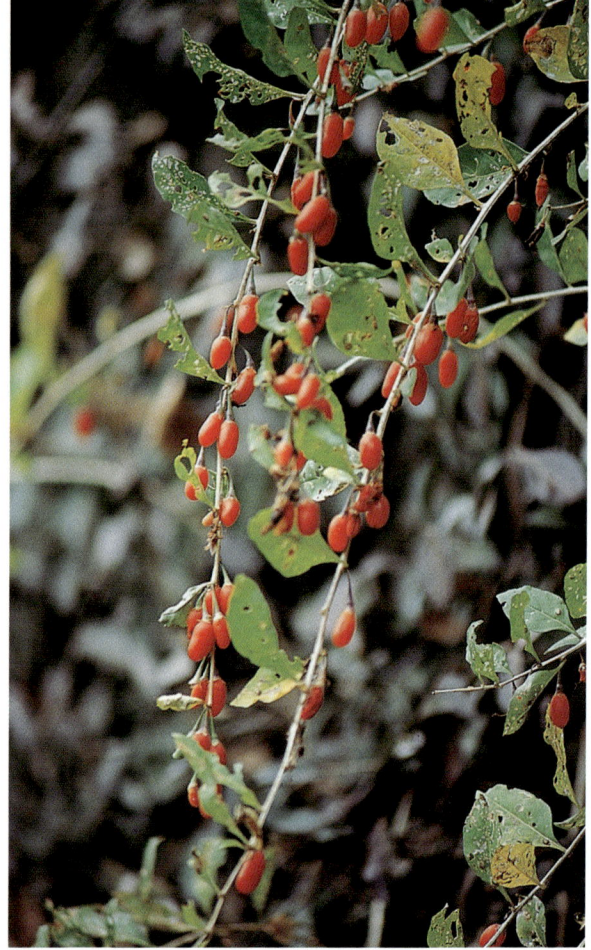
구기자 열매. 엿을 만들어 먹으면 일산화탄소 중독을 치료한다.

급성 중독이나 중독으로 인한 후유증에는 신선한 공기가 있는 곳으로 옮기고 식초 10밀리터를 물 20리터에 타서 먹거나 김치 국물 200~300밀리리터를 수시로 마신다.

중독 뒤에 기억력이 없어지고 힘이 없을 때에는 구기자를 진하게 달여 엿을 만들어 한 번에 5~6그램씩 하루 세 번 먹거나 두릅나무 껍질 30그램을 물에 달여 하루 두세 번에 나누어 먹는다.

생무를 깨끗하게 씻어 갈아서 즙을 내어 한 번에 두세 잔씩 하루 서너 번 먹는다. 자주 많이 먹는 것이 좋다.

급성 중독에서 풀린 뒤에는 오가피와 오미자를 같은 양으로 가루 내어 섞어서 한 번에 한 숟가락씩 하루 두세 번 따뜻한 물에 타서 먹는다. 15~30일 동안 먹으면 후유증 없이 건강을 회복할 수 있다.

방사선 중독에는 조뱅이와 삼지구엽초

방사선 조사를 받았을 때 방사선의 양에 따라 몸에 일시적, 또는 영구적인 변화를 일으켜 여러 가지 증상이 나타난다. 조혈기관, 생식선, 수정체, 피부, 소화기, 폐, 방광, 기타 여러 장기에 장애가 생긴다. 방사선 장애, 방사능증, 엑스선 장애라고도 한다. 방사선 중독에는 조뱅이와 삼지구엽초를 달여서 먹는 것이 제일 좋다.

삼지구엽초, 조뱅이(소계) 각 20그램을 잘게 썰어서 물 600밀리리터에 넣고 반이 되게 달여서 꿀이나 설탕 60그램을 타서 하루 세 번에 나누어 먹는다. 적혈구, 헤모글로빈, 백혈구, 혈소판 등이 차츰 늘어난다. 그밖에 주요 증상인 전신무력감, 권태, 두통, 기억력 쇠약, 복부 근육통 등이 차츰 없어지고 소변량이 많아지며 성기능이 차츰 좋아진다. 예방 목적으로 써도 효과가 좋다.

삼지구엽초, 산수유, 작약, 인삼, 물푸레나무 껍질을 다 같이 가루 내어 쓰거나 물로 달여서 쓴다. 무력감, 불안 초조, 심계항진, 소화장애, 수면장애, 탈모증이 뚜렷하게 개선되고 성기능 감퇴도 개선된다.

방사선 중독을 예방하기 위해서는 삼지구엽초와 조뱅이를 같은 양으로 가루 내어 한 번에 3~4그램씩 하루 두세 번 따뜻한 물과 함께 먹는다. 아니면 두릅나무 잎이나 줄기를 물에 달여 먹거나 가루 내어 한 번에 3~4그램씩 하루 세 번 먹는다.

🌿 수은 중독에는 청미래덩굴과 감초, 두릅나무잎

급성 중독은 승홍(염화제이수은)을 먹거나 수은 연고 같은 것을 쓰다가 생긴다. 위장관의 염증, 요독증 등이 생긴다. 만성 중독은 수은을 다루는 사람이 수은 먼지와 수은 증기를 흡입하여 생긴다. 치아의 아말감으로 인해 만성적인 수은 중독에 걸리는 수도 있다.

청미래덩굴 뿌리 30~40그램을 물로 달여서 하루 세 번에 나누어 먹는다. 만성적인 중독 증세가 없어지고 소변을 통해 수은이 평소보다 서너 배 많이 배출된다. 감초를 진하게 달여 먹어도 효과가 있으나 청미래덩굴 뿌리보다는 못하다.

두릅나무 잎이나 줄기를 물에 달여서 먹거나 가루 내어 한 번에 3~4그램씩 하루 세 번 먹는다.

🌿 식중독에는 쥐깨풀, 봉선화

쥐깨풀 말린 것 30그램(날 것은 100그램)에 물 300밀리리터를 붓고 달여서 찌꺼기를 짜 버리고 한 번에 마신다. 마시고 나서 20~30분이 지나도 뚜렷한 효과가 없을 때에는 한 번 더 먹는다. 조개, 게 등을 먹고 식중독을 일으켰을 때 이 방법을 쓰면 70퍼센트가 30분~1시간 안에 식중독 증상이 없어지고 나머지 30퍼센트쯤은 한두 번 더 먹으면 낫는다. 쥐깨풀은 꿀풀과에 딸린 한해살이풀로 키는 50센티미터쯤이고 줄기는 네모지고 껄끄러우며 가지가 마주 난다. 잎은 달걀꼴이고 톱니가 있으며 마주 붙는다. 우리나라 각지의 들판 산기슭, 도랑둑 같은 데서 자란다.

봉선화를 날것으로 전초를 깨끗하게 씻어 물기가 마른 다음 절구에 찧어서 즙을 낸다. 이 즙을 한 번에 60밀리리터씩 증상에 따라 하루 서너 번 먹는다. 즙을 낼 수 없으면 줄기와 잎을 깨끗하게 씻어서 그대로 씹어 먹는다. 조개와 굴 같은 해산물을 먹고 중독된 환자들은 30분 안에 복통과 구토가 멎고 편안해진다. 서너 번 먹으면 거의 대부분 낫거나 호전된다.

🌿 독사, 독충에 물린 데, 가스 중독에는 쇠비름

신선한 쇠비름을 생즙을 내어 서너 시간 간격으로 4~5잔 마신다. 신선한 쇠비름을 구하기 어려우면 말린 쇠비름 100그램에 물 한 되를 붓고 물이 반으로 줄어들 때까지 달여서 물 대신 마신다. 일주일 가량 마시면 몸 안에 있는 독이 다 풀린다. 쇠비름에는 가장 좋은 기름 성분이 들어 있다.

치료효과 높고 운치도 있는 약초 목욕법

　우리 선조들은 질병을 예방하고 치료하는 방법 중의 하나로 약초를 우려내거나 달인 물에 목욕을 즐겨 했다. 약초 목욕을 하면 혈액순환이 좋아지고 모세혈관이 튼튼해지며 열린 땀구멍으로 피부 밑에 잠복해 있는 온갖 독소들이 빠져나온다. 약초 목욕법은 중풍, 피부병, 근육통, 관절염, 신경통 등 여러 난치병에 뛰어난 치료효과가 있다. 몇 가지 목욕 치료법을 적는다.

🌿 신경통·생리불순·피부병 없애는 솔잎술 목욕

5~6월에 소나무의 새순이나 어린 잎을 채취하여 잘게 썰어 항아리에 담고, 35도 이상 되는 소주를 솔잎의 양과 같은 양으로 넣고 입구를 잘 봉하여 따뜻한 아랫목에 2~3개월 두면 향기 좋은 솔잎술이 된다. 이 술을 1리터쯤 따뜻한 목욕물에 풀어 놓고 그 속에 들어가 목욕을

한다. 솔잎 향기가 머리를 개운하게 한다.

하루에 한두 번씩 한 달 가량 솔잎 목욕을 계속하면 살결이 깨끗해지고 알레르기, 무좀, 습진, 갖가지 피부병이 없어지며 요통, 관절염, 신경통, 생리불순, 산후통, 생리통, 골절통 등이 없어지거나 증상이 한결 가벼워진다. 솔잎 대신 잣나무 새순이나 잣나무 어린 잎을 대신 써도 좋다. 솔잎의 송진 성분이 털구멍을 따라 피부 속으로 들어가서 뼈와 근육을 튼튼하게 하고 온갖 독소를 밖으로 빠져나오게 한다. 그러나 이렇게 만든 술을 마시지는 않도록 한다.

🌿 간질환·부종·신장염에 좋은 노나무 목욕

노나무 줄기나 잎 100~200그램에 물 한 되를 붓고 한 시간쯤 달여서 그 물을 목욕물에 붓고 목욕을 한다. 아침 저녁으로 하루 두 번, 한 번에 30분씩 목욕을 하도록 한다. 신선한 노나무 잎을 달이면 그 향기가 일품이다.

간경화증, 지방간, 간염, 부종, 신장염, 피부병, 중풍으로 인한 마비 등 갖가지 간장 질환과 콩팥 질환에 효과가 좋다. 노나무 달인 물로 목욕을 하면 피부 밑에 있는 노폐물이 빠져나와 물 위에 하얗게 떠오른다. 20~30일 동안 계속하면 좋은 효과를 볼 수 있다.

🌿 뼈마디 쑤시는 데 좋은 노간주나무 목욕

노간주나무는 척박하고 돌이 많은 산에 주로 자라는 늘푸른 바늘잎큰키나무다. 잎이 바늘처럼 날카로워서 살을 찌른다. 옛날 산 속에서 무술을 연마하는 사람들이 노간주나무 달인 물로 목욕을 해서 어혈을 풀고 근육과 뼈와 힘줄을 튼튼하게 하고 피로를 풀었다.

바위 틈에서 오래 자란 노간주나무 줄기를 잘게 쪼갠 것 50~100그램에 물 한 되를 붓고 한 시간 가량 끓여서 그 물을 목욕물에다 붓고 다리와 팔을 담근다. 목욕물을 약간 뜨겁게 하는 것이 좋다. 관절염, 통풍, 뼈마디가 아픈 데, 갖가지 피부병, 중풍으로 인한 마비 등에 매우 뛰어난 효력이 있다. 하루 한두 번씩 한 달쯤 하면 효과가 신통하다.

🍃 중풍과 팔다리 마비에 좋은 고추 · 겨자가루 목욕

고춧가루 반 되, 겨자가루 반 홉을 목욕물에 풀어 놓고 그 속에 들어가서 목욕을 한다. 목욕물을 뜨겁게 하는 것이 좋다. 목욕을 하면서 온몸을 문질러 열심히 마찰한다. 한 번에 한 시간씩 이틀에 한 번 목욕을 하고 목욕을 하고 난 뒤에는 맑은 물로 몸을 헹군다. 고춧가루와 겨자가루는 몹시 맵고 항문이나 성기에 닿으면 몹시 따가우므로 그 부위에만 미리 물에 잘 녹지 않는 크림 같은 것을 바르는 것이 좋다.

고춧가루, 겨자가루 목욕은 중풍, 중풍으로 인한 반신불수, 팔다리가 마비된 데에 효과가 아주 좋다. 중풍이나 마비를 푸는 약을 복용하면서 목욕을 하면 효과가 훨씬 빨리 나타난다. 20일 가량 하면 마비가 차츰 풀린다.

🍃 여성과 수험생에게 좋은 국화 · 쑥잎 목욕

국화잎과 쑥잎 각각 2.4킬로그램을 같이 물에 두세 시간 담가 두면 진하게 우러나는데 그 물을 목욕물에 붓고 그 속에 들어가서 목욕을 한다. 쑥은 단오 무렵에 채취하여 그늘에서 말려서 쓰고 국화는 초가을에 채취하여 그늘에서 말려서 쓴다.

국화 · 쑥잎 목욕은 혈액순환을 잘 되게 하고 여러 부인병과 냉증, 장염, 변비, 두통 등에 좋은 효과가 있다. 또 머리를 맑게 하고 불면증과 신경쇠약을 치료하므로 공부하는 학생들한테 특히 좋은 목욕법이다.

🍃 피부병 · 종기 · 액취증에 좋은 생강 · 향나무 목욕

향나무는 여러 가지 피부병이나 태독 등에 좋은 효과가 있는 약재이고 생강은 몸을 따뜻하게 하고 갖가지 독을 풀어 준다. 품질이 좋은 향나무를 잘게 쪼갠 것 600그램, 생강 600그램을 짓찧어 뜨거운 목욕물에 넣고 그 속에 들어가서 목욕을 한다.

여러 가지 피부병, 종기, 악창, 암내, 액취증 등에 매우 좋은 효과가 있다. 향나무는 울릉도에서 난 것이 가장 좋고 그 다음에는 동해안 바닷가에서 자란 것이며 구할 수 없을 때에는 정원에서 키우는 것을 잘라서 쓴다. 반드시 토종 향나무를 쓰고 외래종 향나무는 쓰지 않도록 한다. 하루에 한 번씩 한 달 가량 하면 큰 효험을 본다.

이 밖에 창포 목욕, 귤껍질 목욕, 유자 목욕, 줄풀 목욕, 미나리 목욕, 마늘 목욕, 무시래기 목욕, 삼백초 목욕, 바닷물 목욕, 버드나무 목욕 등 훌륭한 목욕 치료법들이 많다.

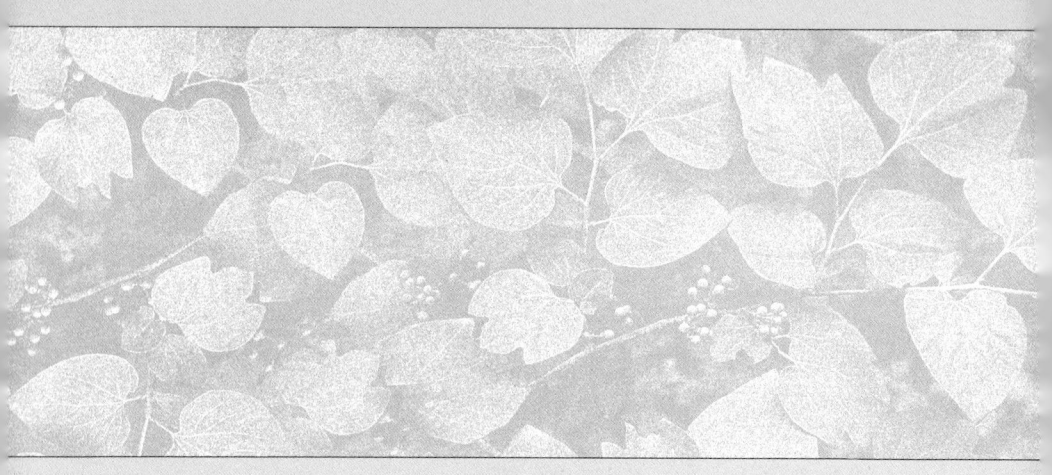

부록

1. 약초를 채취하고 가공하기
2. 약초 달이는 법과 먹는 법
3. 약초를 이용한 여러 가지 약 만들기
4. 토종약초를 구입할 수 있는 곳

약초를 채취하고 가공하기

약초를 채취하고 가공하며 저장하는 일은 약초의 효능을 높이고 치료 효과를 높이는 데 매우 중요하다. 약초는 대개 야생식물이기 때문에 약초를 채취하는 것은 곧 우리의 산과 들에서 귀중한 야생식물을 채취하는 것이기도 하다. 자원을 잘 활용하고 보호하는 측면에서도 약초는 제때에 올바른 방법으로 채취하여 제대로 보관해야 한다. 그러므로 약초를 채취하는 원칙과 방법, 과학적인 저장 방법을 반드시 알아둘 필요가 있다.

약초는 그 종류가 많을 뿐만 아니라 약으로 쓰는 부위도 각기 다르며 산지와 채취하는 시기에 따라 약효와 유효 성분의 함량에도 차이가 많이 나기 때문에 약초를 채취하는 일은 상당히 복잡한 일이며 매우 전문적인 일이다.

약용식물에 들어 있는 유효 성분의 함량은 그 식물이 자라는 단계에 따라 달라질 뿐만 아니라 기후, 토양, 해발 고도, 주변의 환경에 따라서 큰 차이가 난다. 산에서 자라는 약초를 밭에 심으면 유효 성분이 거의 없어져 버리는 것도 있고 반대로 유효 성분의 함량이 늘어나는 것도 있다. 그러므로 약효가 높고 품질이 좋은 약초를 제대로 채취하려면 오로지 약초의 생태를 잘 관찰하고 연구하여 제때에 유효 성분이 가장 많은 환경에서 자란 약초를 올바른 방법으로 채취하는 수밖에 없다. 이때 가장 중요한 것은 약초의 유효 성분과 생산량을 미리 고려하여 마땅한 채집 시기를 찾아 내는 것이다.

약초를 채취하는 시기

약초를 채취하는 시기는 약초의 종류에 따라 다르다. 사시사철 채취할 수 있는 것이 있고 어느 한 계절에만 채취할 수 있는 것이 있으며 단 며칠 사이에 채취해야 하는 것도 있다. 같은 약초라도 채취하는 시기에 따라서 약효와 유효 성분이 달라지기 쉽다. 이를테면 취오동이라고도 부르는 누리장나무는 고혈압과 신경통에 매우 좋은 효과가 있는 약재인데, 꽃이 피기 전에 채취하면 좋은 효과가 있지만 꽃이 피고 난 뒤에 채취하면 약효가 절반 이하로 줄어든다. 약으로 쓰는 부위가 어디냐에 따라 채취 시기를 간략히 분류해 보면 다음과 같다.

🌿 꽃이나 꽃가루를 쓰는 약초

꽃은 대개 활짝 피었을 때 채취하지만 향기를 보존하기

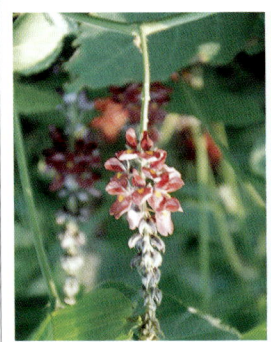
칡꽃은 꽃이 활짝 피었을 때 채취한다.

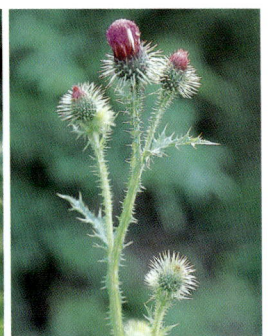
엉겅퀴는 봄이나 가을에 뿌리를 캔다.

위해서는 꽃봉오리가 맺혀서 터지기 직전에 채취하는 것이 좋다. 인동꽃, 매화꽃, 벚꽃, 살구꽃, 복숭아꽃, 칡꽃, 아까시나무꽃 같은 것은 꽃봉오리가 둥글게 맺혔을 때 채취한다. 국화, 회화나무꽃, 엉겅퀴, 사프란 같은 것은 꽃이 활짝 피었을 때 채취하고 홍화는 노랗게 핀 꽃잎이 연한 빨강색으로 바뀌기 시작할 때 채취한다. 산목련이나 관동화 등은 꽃봉오리가 질 무렵에 채취한다. 부들처럼 꽃가루를 쓰는 것은 꽃이 활짝 피었을 때 채취한다.

🍃 열매를 쓰는 약초

풀명자, 다래, 모과, 산딸기, 탱자, 다래 등은 조금 덜 익어서 푸른 빛이 약간 남아 있는 것을 채취한다. 머루, 구기자, 광나무 열매, 오디, 산사, 노박덩굴 열매, 으름덩굴 열매 등은 완전하게 익은 것을 채취한다. 덜 익은 열매에 독이 들어 있는 약초는 완전히 익은 후에 채취해야 한다.

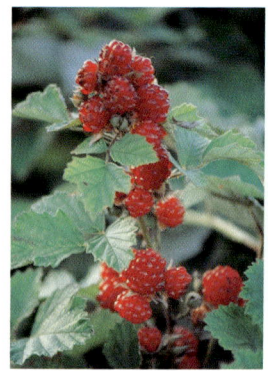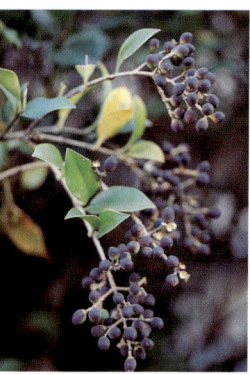

산딸기 열매는 덜 익은 것을 채취한다(왼쪽). 광나무 열매는 한겨울 까맣게 익은 것을 채취한다(오른쪽).

🍃 씨를 쓰는 약초

율무씨, 익모초씨, 오미자, 산수유, 은행 열매 등은 잘 여문 것을 채취한다.

🍃 뿌리와 줄기를 쓰는 약초

삽주 뿌리, 도라지, 잔대, 지치, 더덕, 천마, 하수오, 만삼, 당귀, 바디

나물 같이 뿌리를 약으로 쓰는 약초는 가을철 잎이 다 마르고 난 다음에 채취하거나 이른 봄철 새싹이 나기 전에 채취하는 것이 좋다. 모든 식물의 뿌리는 가을철과 겨울철에는 대개 단맛이 많이 난다. 식물이 여름철 동안 만들어 낸 영양분을 모두 뿌리에 모아 저장하고 있기 때문이다. 땅 윗 부분의 줄기가 왕성한 여름철에는 뿌리 속이 비어 있으며 맛이 쓰고 유효 성분도 적게 들어 있다. 그러나 예외가 되는 약초도 있다. 반하나 천남성, 부자 같은 독성이 센 약초는 여름철에 채취하는 것이 좋고 시호는 봄철에 뿌리를 캐는 것이 좋다.

🌿 잎이나 전초를 쓰는 약초

잎이나 전초(잎 · 줄기 · 뿌리 등 풀의 온 포기)를 쓰는 약초는 식물이 가장 왕성하게 자랐을 때 채취하는 것이 좋다. 꽃이 피기 직전이나 꽃이 활짝 피었을 때, 또는 씨앗이 익기 전에 채취한다. 전초를 쓰는 약초는 질경이, 차조기, 익모초, 쑥, 애기똥풀 등이다. 쑥은 단오 무렵에 채취하는 것이 가장 좋고 산국화는 가을에 채취하는 것이 좋다. 그러나 뽕잎은 가을철 서리가 내리고 난 뒤에 채취하는 것이 좋다. 키가 큰 식물, 이를테면 줄풀 같은 것은 윗 부분만을 베어서 쓰고 키가 작은 식물은 뿌리째 뽑는다.

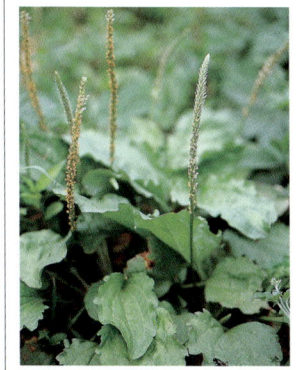
질경이 씨는 가을철 씨앗이 잘 여문 것을 채취한다.

🌿 나무껍질과 가지를 쓰는 약초

껍질을 쓰는 약초는 늦은 봄이나 초여름인 5~6월에 채취하는 것이 좋다. 4~6월에 물을 한창 빨아올릴 때에 껍질이 잘 벗겨진다. 10월이 지나면 껍질이 나무줄기에 바싹 달라붙기 때문에 껍질을 벗기기 힘들다. 대개 봄철에 벗긴 것이 효과가 제일 좋다.

🌿 껍질이나 뿌리껍질을 쓰는 약초

나무껍질은 대개 봄에서 여름으로 바뀌는 시기에 채취한다. 황백이나 물푸레나무 껍질 등은 이 때라야 껍질이 잘 벗겨진다. 뿌리껍질을 쓰는 것은 대개 가을에 채취한다. 이를테면 뽕나무 뿌리껍질, 느릅나무 뿌리껍질, 멀구슬나무 뿌리껍질, 다릅나무 뿌리껍질 같은 것들이다.

채취 시기를 알아 두면 좋은 약초들

다음의 몇 가지 약초들은 흔하고 구하기 쉬우며 쓰임이 다양하기 때문에 채취 시기를 알아 두면 여러모로 유용하다.

🌿 쥐손이풀은 꽃이 필 무렵에 채취한다

쥐손이풀은 이질풀 또는 노관초라고도 하며 대장염이나 이질, 설사에 매우 좋은 효과가 있는 약초이다. 이질풀은 옛날부터 입추 전 18일 무렵이 가장 채취하기 좋을 때라고 알려져 있는데 이는 다음과 같은 조건을 갖추고 있기 때문이다.

쥐손이풀과 비슷한 독초인 외대바람꽃이나 봉성바람꽃이 이미 말라 죽은 시기이다. 줄기와 잎이 무성하여 수확량이 많다. 유효 성분인 탄닌이 많다. 이 시기에는 날씨가 좋아서 빨리 말릴 수 있다.

쥐손이풀의 효력은 탄닌으로 인한 것인데, 잎에는 탄닌이 줄기보다 4배 이상 많이 들어 있으므로 잎이 떨어지지 않게 채취하는 것이 중요하다. 잎이 푸르게 마를 수 있도록 햇볕에 빨리 말려야 한다. 모든 약초

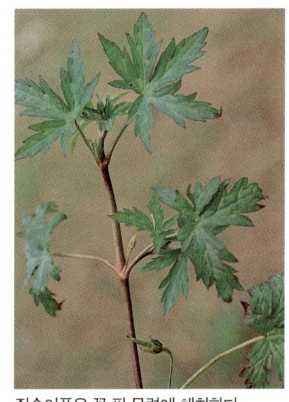

쥐손이풀은 꽃 필 무렵에 채취한다.

는 그늘에서 말리는 것이 좋으나 잎을 비벼 보아서 향기가 없는 약초는 햇볕에서 빨리 말려도 괜찮다. 그러나 햇볕의 강한 자외선을 오래 받으면 약효 성분이 다 날아가 버릴 수 있으므로 오랫동안 햇볕에 두지 않도록 한다.

쥐손이풀은 이질이나 설사에 매우 좋은 약초이다. 설사를 할 때 하루 5~10그램의 쥐손이풀에 물 300밀리리터를 넣고 달여서 마신다. 오래 먹어도 변비가 생기거나 하는 등의 부작용이 전혀 없는 매우 안전한 약초이다. 일본 사람들은 쥐손이풀을 차 대신 마시기도 하는데 계속 먹어도 변비가 생기지 않는 까닭은 쥐손이풀에 들어 있는 플라보노이드 성분이 약한 설사작용과 이뇨작용을 하기 때문이다.

약모밀은 꽃이 필 때 채취한다

약모밀은 흔히 어성초라고 한다. 잎과 줄기 전체에서 생선 비린내 같은 냄새가 나기 때문에 그런 이름이 붙었다. 길 옆이나 물기 많은 땅에 무리지어 자란다. 이 악취 나는 성분이 데카노일아세트알데히드인데 강한 살균작용이 있다. 예부터 생잎을 비벼서 종기가 난 데 붙이면 고름이 잘 빠지고 통증이 멎으며 잘 낫는다고 하였다. 온갖 균을 죽이는 작용이 있고 새살이 잘 돋아나게 하는 효과가 있다.

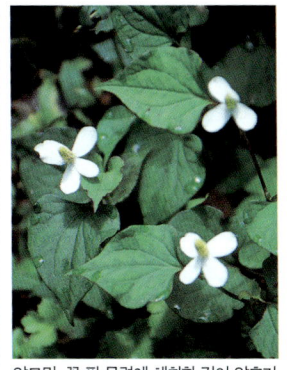
약모밀. 꽃 필 무렵에 채취한 것이 약효가 높다.

약모밀은 꽃이 필 때 채취하는 것이 좋다. 잎에는 퀘르시트린 성분이, 꽃에는 이소퀘르시트린 성분이 들어 있는데 이 두 가지 성분이 합쳐지면 이뇨작용과 완하작용이 더 세어지기 때문이다. 뿌리에는 유효 성분이 없으므로 쓰지 않는다.

하루에 약모밀 10그램쯤을 차로 달여 마시는데 날

마다 달여 먹어도 부작용이 없는 안전한 약초이다. 그러나 성질이 약간 차가우므로 너무 오랜 기간 달여 먹지 않도록 한다.

🌿 쓴풀은 꽃이 필 때 채취한다

쓴풀은 들판의 햇볕이 잘 드는 양지쪽에 자라는 두해살이풀이다. 키가 10~20센티미터밖에 자라지 않는 작은 풀이다. 가을에 흰 꽃이 한창 피었을 때 뿌리째 뽑은 뒤 단을 묶어서 그늘에 말린다. 말린 다음에 부스러지지 않게 하기 위해서이다.

 쓴풀을 꽃이 피는 시기에 채취하는 것은 보라색 꽃이 피는 보라쓴풀과 구별하기 쉽고 또 이 시기에 쓴맛이 제일 세기 때문이다. 쓴풀은 쓴맛이 몹시 세어서 위장과 심장을 튼튼하게 하는 데 매우 좋은 효과가 있다. 흔히 소태처럼 쓰다고 하는데 쓴풀은 소태나무 껍질보다 쓴맛이 더 강하다. 쓴맛의 성분은 스웨르티아마린이며 50만 배로 희석해도 쓴맛이 난다. 비슷한 식물인 보라쓴풀은 키가 약간 더 크고 쓴맛이 적다.

🌿 소태나무 속은 버린다

소태나무는 우리나라 각지의 산 속에서 자라는 큰키나무인데 잎과 껍질, 꽃에서 모두 몹시 쓴맛이 나기 때문에 고목苦木이라고도 한다. 이 나무의 껍질을 위를 튼튼하게 하는 건위약으로 더러 쓴다.

 소태나무의 속질에는 니가키논과 메틸니가키논이라는 성분이 들어있는데 여기에는 쓴맛이 없다. 소태나무의 쓴맛 성분은 니가키락톤 B, 니가키락톤 C 성분이다. 소태나무를 약으로 쓸 때는 속은 내버리고 쓰지 않는 것이 좋다. 그러나 잔가지를 쓸 때는 다 써도 상관없다.

🌿 황경피나무 껍질은 여름에 채취한다

황경피나무는 산초과에 딸린 큰키나무인데 우리나라 각지의 산에서 자란다. 나무의 겉껍질을 벗기면 진한 노랑색이 나는 까닭에 황백, 또는 황백피라고 한다. 여름에 껍질을 벗겨서 겉껍질을 버리고 속껍질만 말려서 약으로 쓴다.

황경피나무에는 베르베린이라는 알칼로이드 성분이 들어 있어서 노랑색이 나며 노랑색이 선명할수록 베르베린이 많이 들어 있다. 황경피나무 껍질은 여름에 벗기는 것이 좋은데 그 이유는 물이 올라서 벗기기가 쉽고 성분 함량이 많기 때문이다. 같은 껍질이라도 줄기 아랫부분의 것이 약효가 더 높다.

황경피나무 껍질은 위를 튼튼하게 하고 장을 깨끗하게 하는 작용이 있다. 황백을 가루 내어 식초에 이겨서 타박상에 붙이면 신기하게 잘 낫는다. 황경피나무 껍질가루는 그대로 먹을 수도 있으므로 여러모로 쓸모가 많다.

약초를 채취하는 원칙

약초를 채취할 때는 약초 자원을 보호하는 것을 우선 원칙으로 정해 두고 채취해야 한다. 눈앞의 이익만 보고 욕심을 부려서 닥치는 대로 채취하는 것은 좋지 않다. 다음의 몇 가지 사항을 주의하여 채취한다.

🌿 첫째, 계획성 있게 채취한다

필요한 만큼만 채취하고 영리를 목적으로 마구잡이로 채취하는 것은 금해야 한다. 어떤 약초가 필요할 것인지를 미리 파악하고 그 만큼만 채취하도록 한다. 너무 많이 채취하여 저장해 두고 썩혀 내버리는 일이 없게 해야 한다. 나무껍질을 채취할 때는 나무가 죽거나 자라는 데 큰 장애를 입지 않도록 밑동 전체를 벗기거나 나무 전체를 베지 않도록 한다. 또한 한꺼번에 너무 넓은 면적을 벗기지 않도록 한다. 특히 뿌리껍질을 쓰는 약재는 일부만을 벗겨 나무가 자라는 데 별 탈이 없게 해야 한다.

🌿 둘째, 뿌리와 씨앗을 남기고 채취한다

땅 위에 자란 부분만을 쓰는 다년생 초본식물은 송두리째 뽑지 말아야 하며 땅속뿌리를 쓰는 것도 될 수 있으면 뿌리의 일부분을 남겨두어 남은 뿌리에서 새싹이 나서 자랄 수 있게 하는 것이 좋다. 큰 것은 채취하고 작은 것은 채취하지 않도록 하며 많은 곳에서는 솎아내듯이 캐고 드물게 있는 곳에서는 캐지 않는 것이 바람직하다.

🌿 셋째, 식물이 죽지 않게 채취한다

뿌리와 줄기껍질을 같이 쓰는 약초를 채취할 때는 일부분만 채취하여 식물이 죽지 않게 한다. 벌목을 하거나 개간을 하는 곳이 있으면 뿌리, 껍질, 잎, 열매 등 약으로 쓸 수 있는 것은 모두 채취해 두었다가 필요할 때 쓰도록 한다.

주의해야 할 독초

독이 있는 식물의 종류가 그렇게 많지는 않다. 그러나 모든 식물은 독이 있다고 보는 것이 옳다. 아무리 좋은 약초도 지나치면 독이 될 수도 있기 때문이다.

  독이 있는 약초는 훌륭한 약효 성분이 있다고 해도 채취하거나 이용하지 않는 것이 바람직하다. 주변에서 쉽게 볼 수 있는 식물 중에서 독이 있는 것들은 다음과 같다.

독말풀, 초오, 진범, 숫잔대, 미나리아재비, 감수, 여로, 자리공, 상사화, 천남성, 반하, 할미꽃, 애기똥풀, 갯메꽃, 두루미천남성, 대극, 옻나무, 지리강활 등이다. 식물도감을 보고 공부하여 독이 있는 식물을 구별하는 법을 익히는 것이 좋다.

🌿 독이 있는 약초를 구별하는 방법

야생식물은 서로 비슷하게 생긴 것이 많아서 잘 모르는 사람은 구별하기가 쉽지 않고 독이 있는 풀을 잘못 알고 먹는 일이 생길 수도 있다. 그러므로 확실하게 알지 못하는 식물은 먹지 않는 것이 안전하다.

독초가 어떤 특성이 있는지를 알면 잘 모르는 풀을 먹더라도 중독되는 일이 없을 것이다. 독초는 걸쭉한 진이 나오는 것이 많은데 이 진을 피부의 연약한 부분, 이를테면 겨드랑이, 목, 사타구니, 허벅지, 팔꿈치 안쪽 같은 데에 발라 보면 가렵고 따갑거나 물집이 생기거나

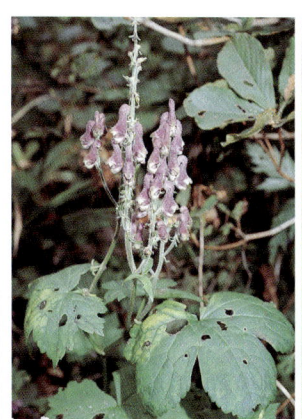 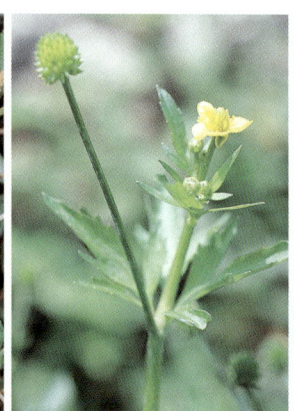 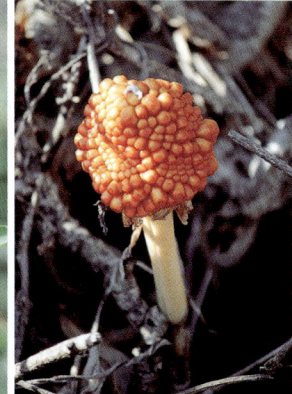

진범은 뿌리에 독이 있다(왼쪽). 미나리아재비는 전초에 맹독이 있다(가운데). 천남성은 뿌리에 매우 센 독이 있다(오른쪽).

작은 발진이 생기는 등의 반응이 나타난다. 미나리아재비나 개구리자리, 초오 같은 것을 잎을 따서 피부에 문지르면 화상을 입은 것처럼 물집이 잡히고 부어오른다.

식물의 즙을 피부에 발라 보아도 아무런 반응이 나타나지 않으면 이번에는 혀끝에 대어 본다. 그렇게 해도 혀에 별다른 자극이 없으면 아주 적은 양을 꼭꼭 씹어 본다. 그렇게 해도 별로 자극이 없으면 독이 없는 풀이라고 할 수 있다. 독이 있는 풀은 혀끝을 톡 쏘거나 맛이 아리거나 화끈거리고 부어 오르며 혀가 마비되는 듯한 느낌이 들거나 고약한 냄새가 나거나 입안이 헐거나 한다. 이런 자극이 있으면 절대로 삼키지 말고 즉시 내뱉은 뒤에 깨끗한 물로 입안을 헹군다. 단맛이 난다고 해도 안심해서는 안 된다. 단맛 속에 아린 맛이 섞여 있으면 독이 있을 수도 있기 때문이다. 독이 있는 약초는 법제를 해서 써야 한다.

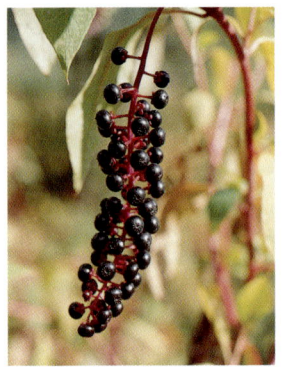

자리공 열매. 줄기와 열매에는 독이 별로 없지만 뿌리에 센 독이 있다.

독초에 중독되었을 때 해독하는 방법

🌿 독초의 잎이나 줄기, 뿌리에 중독되었을 때

- 감초 20그램, 검정콩 150그램을 물 반 되(900밀리리터)에 넣고 10분 가량 끓인 다음 그 물을 체온보다 약간 낮게 식혀서 마신다.
- 신선한 칡뿌리를 생즙을 내어 한 번에 200밀리리터씩 서너 번 마신다.

- 생강을 즙을 내어 한 잔씩 마신다.
- 보리를 까맣게 태워서 물에 달여서 마신다.
- 감초 10그램과 검정콩 20그램을 물에 넣고 달여서 마신다.
- 미음 한 사발에 볶은 소금 세 숟가락을 타서 먹는다. 여러 번 먹는다.
- 달걀노른자를 한 번에 15개쯤 먹는다.

독이 있는 열매에 중독되었을 때

- 찔레 열매나 장미 열매 한 홉에 물 한 되(1.8리터)를 붓고 물이 반이 되게 달여서 단번에 마신다. 설사를 하고 나면 독이 풀린다.
- 육계 40그램에 물 한 되를 넣고 물이 반으로 줄어들 때까지 달여서 여러 번에 나누어 마신다. 5~6번 마시면 독이 풀린다.
- 감초 20그램, 생강 20그램에 물 한 되를 붓고 반으로 줄어들 때까지 달여서 물 대신 마신다.

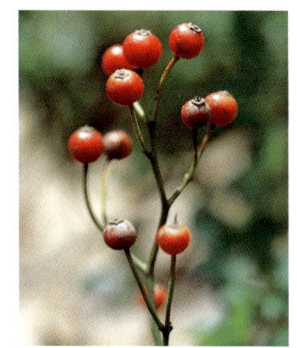

찔레 열매. 독이 있는 열매를 먹고 중독되었을 때 달여서 마시면 독이 풀린다.

버섯에 중독되었을 때

- 신선한 연잎을 깨끗하게 씻어서 꼭꼭 씹어 먹는다.
- 신선한 연잎을 생즙을 내어 한 잔 마신다. 신선한 연잎이 없으면 마른 연잎을 물로 달여서 자주 마신다.
- 자작나무 껍질 40그램을 물 한 되에 넣고 반이 되게 달여서 두세 번에 나누어 마신다.
- 소금을 볶아서 참기름을 섞은 후 한 숟가락씩 몇 번 먹는다.

🍃 독버섯 구별하는 법

- 버섯과 생강 몇 쪽, 쌀로 지은 밥을 냄비에 담고 기름은 넣지 말고 약한 불로 볶는다.
- 버섯이나, 생강, 밥 세 가지 중에 어느 것이든지 색깔이 까맣게 변하면 독이 있는 버섯이다. 이런 버섯은 절대로 먹어서는 안 된다.

약초 손질하고 보관하기

약초는 본디의 약성을 잘 살리면서 손질해야 한다. 약초를 채취한 뒤에 원칙에 따라 신선한 것을 써야 하는 약초를 빼고는 모두 기초적인 가공 처리를 한 뒤에 잘 저장해 두고 쓴다.

🍃 다듬고 말리기

채취한 약초는 먼저 흙을 잘 털고 깨끗하게 씻어서 필요 없는 부분을 다듬어 버리고 잘 말려서 보관한다. 그러나 간단하게 가공을 해서 보관해야 하는 약초도 있다. 이를테면 전분이나 녹말, 점액질 성분이 많거나 잘 마르지 않는 식물은 증기나 끓는 물로 쪄서 말려야 한다. 백합이나 쇠비름, 참마 같은 것들이 그렇다. 마르면 너무 딱딱해지거나 그대로 쓰기에는 너무 큰 약재들, 이를테면 강활이나 독활, 자리공 뿌리 같은 것들은 잘게 썰어서 말려야 한다. 마르고 난 뒤에는 껍질이 잘 벗겨지지 않는 반하나 황백 같은 약초는 껍질을 벗기고 나서 말려야 한다.

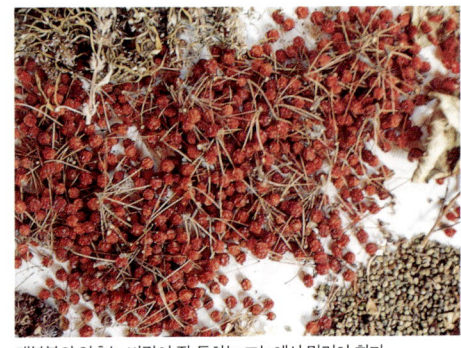

대부분의 약초는 바람이 잘 통하는 그늘에서 말려야 한다.

일차 가공이 끝나면 잘 말려서 저장한다. 약초를 말리는 방법도 약초의 종류와 성질에 따라서 각기 달리 해야 한다. 일반적으로 바람이 잘 통하는 그늘에서 말리는 것이 좋지만 햇볕에서 말려야 되는 것도 있고 건조기를 써서 말려야 되는 것도 있다. 오미자나 구기자 같이 씨앗을 쓰는 약초는 햇볕에 말리는 것이 좋다. 과일이나 큰 산열매 종류는 얇게 썰어서 쟁반이나 소쿠리에 한 겹으로 넣어서 햇볕에 말린다.

뿌리와 줄기, 잎, 전초를 쓰는 약초는 그늘에서 말리는 것이 좋다. 강한 햇볕을 받으면 약초의 유효 성분이 증발해 버리기 때문이다. 특히 꽃을 쓰는 약초나 향기가 있는 약초는 반드시 그늘에서 말리도록 한다. 그늘에서 말리려면 먼저 약초를 물기가 전혀 없고 바람이 잘 통하는 곳에 얇게 널어 놓고 직사광선이 들어오지 않게 한다. 바닥을 따뜻하게 해서 말리거나 온풍기 같은 것으로 말리는 것도 괜찮다. 그늘에서 말리면 마르는 시간이 오래 걸리며 곰팡이가 피기 쉬운 등의 단점이 있다.

채취한 약초의 양이 많을 때에는 쑥, 약모밀, 이질풀 같은 것은 길게 다발로 묶어 드리워서 처마에 걸어 말리거나 마당에 멍석을 깔고 널어서 말린다. 그러나 분량이 많지 않을 때에는 잘게 썰어서 신문지나 천에 널어 놓고 바람이 잘 통하는 그늘에서 말린다.

불로 말리기는 약초를 실내에 넣고 인공으로 가열을 하여 말리는 것이다. 이 방법은 일정한 시설을 갖추어야 한다. 시골에서 고추나 담배를 말리는 건조기 같은 것을 이용할 수도 있다. 온돌방에 불을 때서 말리는 방법도 있다. 이와 같은 건조 방법은 날씨의 영향을 받지 않고 온도를 마음대로 조절할 수 있으므로 약재를 빨리 말릴 수 있는 이점이 있다.

🌿 저장하기

약초를 저장할 때는 곰팡이가 피거나 벌레가 먹지 않도록 주의한다. 색깔이 변하거나 기름기가 도는 일이 없어야 하고 쥐나 들고양이 등이 들어가지 않는 곳에 두어야 한다. 약재를 변질되게 하는 요인은 습도, 온도, 햇볕, 산소이므로 약초를 과학적으로 보관하는 기술이 필요하다.

가장 먼저 창고 안이 건조해야 한다. 물기가 없으면 화학반응이 일어나지 않으며 미생물이 생기기 어렵다. 둘째는 창고 안이 서늘해야 한다. 온도가 낮아야 약초 속에 들어 있는 유효 성분이 변질되지 않고 식물의 포자와 벌레의 알이 번식하거나 성장하지 않는다. 셋째는 햇볕이 들지 않는 곳이어야 한다. 햇볕을 받으면 쉽게 성분이 변하는 약초는 어두운 곳에 두거나 상자 안에 넣어 두는 것이 좋다. 넷째, 쉽게 산화하고 변질되는 약초는 반드시 밀폐된 용기 속에 넣어 보관해야 한다.

🌿 약초를 보관할 때 벌레가 생기지 않게 하려면

장마철 습기가 많아지고 기온이 높아지면 약초가 눅눅해지고 누렇게 뜨며 곰팡이가 피고 벌레가 생기기 쉽다. 녹말이나 단백질, 당분이 많은 것들에 특히 벌레가 잘 꼬인다. 약초를 보관한 곳에 벌레가 생기지 않고 곰팡이가 피지 않게 하는 방법이 없을까.

약초에 벌레가 생기지 않게 보관하는 가장 좋은 방법은 유황을 태워서 유황 냄새를 쏘이는 것이다. 유황 냄새를 쏘이면 모든 벌레들이 죽고 벌레알도 죽어서 깨어나지 못하게 된다. 유황가루를 흙으로 구워서 만든 작은 술잔 같은 데 약간 넣고 불을 붙인다. 약초를 창고에 보관할 때에는 수시로 문을 닫아 놓고 유황을 태워야 한다. 유황은 독성이 세고 타는 냄새가 지독하므로 사람이 있는 방 안에서 태워서는 안 된다. 방 안에서 태울 때에는 불을 붙여 놓고 사람은 모두 밖으로 나와야 한다.

  문을 닫고 집 안에서 유황 연기를 쏘이면 집 안에 있는 바퀴벌레나 개미, 파리, 모기, 쥐며느리 같은 모든 벌레와 온갖 곰팡이와 모든 균이 죽는다. 그러나 약초에 유황 연기를 쏘였다고 해서 품질이 떨어지거나 약효가 달아나거나 약성이 변거나 하지는 않는다.

  약초를 보관할 때에는 곰팡이가 생기거나 좀이 먹지 않도록 습기를 차단하는 것이 무엇보다 중요하다. 비닐 주머니에 넣어 보관할 수도 있으나 이럴 때에는 방습제를 넣어야 한다. 가장 좋은 방법은 3~5킬로그램쯤 들어가는 두꺼운 종이로 만든 봉지에 넣어 높은 선반 위에 두는 것이다. 한 곳에 많이 쌓아 두면 짓눌려서 열이 생겨서 뜨거나 색이 변하기 때문에 매달아 놓거나 바람이 잘 통하는 곳에 두고 보관한다. 이렇게 하면 곰팡이가 생기지 않는다. 곰팡이가 핀 것은 효과가 절반으로 떨어지며 곰팡이 중에는 발암물질이 있을 수도 있으므로 곰팡이가 생긴 것은 아깝더라도 버려야 한다. 특히 장마철에 벌레가 생기거나 습기에 상하지 않도록 세심한 주의를 기울여야 한다.

  뿌리, 열매, 씨앗 같은 것은 잘 보관하면 3~5년은 보관할 수 있다. 그 사이에 두세 번 프라이팬이나 가마에서 타지 않을 정도로 볶아 두는 것도 좋은 방법이다.

약초 달이는 법과 먹는 법

　약초는 물로 달여서 먹는 경우가 많다. 물을 많이 붓고 오랫동안 끓이면 약초 속에 들어 있는 약효 성분들이 물에 우러나오게 된다. 마치 커피를 끓이는 이치와 같다고 할 수 있는데 커피는 향기를 남기기 위하여 짧은 시간 동안만 끓이지만 약초는 오래 끓여야 한다.
　옛말에 약은 음화陰火에 오래 달이는 것이 좋다고 하였다. 음화는 숯불을 가리킨다. 숯 중에서도 오동나무숯이 약을 달이는 데 제일 좋다고 한다. 낮은 온도에서 은은하게 오랫동안 타기 때문이다. 대개 단단한 나무로 만든 숯은 높은 온도를 내고 무른 나무로 만든 숯은 낮은 온도에서 탄다. 참나무나 뽕나무, 소나무로 만든 숯은 높은 열을 내면서 타고 오동나무나 버드나무, 오리나무로 만든 숯은 탈 때 열을 적게 낸다. 숯을 구하기 어려우면 장작이나 짚, 풀 같은 것을 태워서 약을 달일 수도 있다. 장작을 쓸 때 밤나무나 쑥대궁 같은 것은 피해야 한다. 밤나무 장작으로 밥을 지으면 머리가 아프고 쑥대궁으로 밥을 지으면 밥에 쑥 냄새가 스며들어 밥맛이 몹시 쓰다. 약초를 달일 때는 향기는 대부분 날려보내고 약초 속에 들어 있는 성분들을 우러나오게 하는 것이 중요하다.

요즘은 숯을 구하여 쓰기가 불편하므로 대개 가스불을 쓴다. 가스불은 불의 세기를 마음대로 조절할 수 있어서 좋다. 그러나 연탄불은 해로운 가스가 많이 나오므로 피하는 것이 좋고 전자레인지는 절대로 쓰지 않는 것이 현명하다.

옛말에 약을 먹을 때에는 세 가지 정성이 필요하다고 했다. 좋은 약재를 구하는 정성, 달이는 정성, 먹는 정성이 그것이다.

약초는 달이는 과정이 매우 중요하다. 달여서 쓰면 가루나 알약 같은 형태로 먹는 것보다 효과가 빨리 나타난다. 먹는 양이 다른 것보다 많고 수용액이어서 위와 장에서 빨리 흡수될 수 있기 때문이다. 또한 경우에 따라서는 가루약이나 알약에 견주어 먹기 쉽고 단번에 마실 수 있는 등의 장점이 있다.

약초 달이기

아무리 좋은 재료로 음식을 만들려고 해도 요리법이 서툴면 맛도 없고 음식이 거칠다. 약도 마찬가지다. 좋은 약재라고 하더라도 달이는 방법이 서툴고 바르지 않으면 효과가 제대로 나타나지 않는다. 그래서 옛말에 약의 효험은 7할이 달이는 것에서 나타난다고 하였다.

약을 달이는 방법은 질병과 복용 목적, 약재의 성질에 따라 각기 다르다. 풍한風寒을 발산하고 식체를 가라앉히는 등 빨리 효과를 나타내게 하는 약을 이약餌藥이라고 한다. 이약은 센 불에 얼른 달여서 약성이 강할 때 빨리 마셔야 한다. 이렇게 하면 빨리 효과를 볼 수 있다. 반대로 약한 불에 오래 달이면 약성이 물러지고 증발해 버려서 효과가 제대로 나타나지 않는다.

보약은 아픈 것을 치료하기 위한 것이기보다는 몸을 튼튼하게 하고 기력을 늘리기 위한 약이다. 보약은 약한 불에 오래 달여서 먹어야 한다. 본디 급성질병은 센 불에 빨리 끓이는 것이 좋고 만성질병에 쓰는 약은 약한 불에 오래 달이는 것이 좋다. 요즈음의 질병은 거의 모두가 만성질병이므로 약한 불에 은은하게 오래 달여서 먹어야 한다.

🌿 약재의 분량

약재의 분량은 사람마다 달리 써야 한다. 사는 환경과 체질에 따라 알맞게 조절해서 써야 하고 같은 약초라고 하더라도 산지에 따라서 양을 달리 해야 한다. 그래서 약을 쓸 때 일정하게 정해진 양이 없는 것이다.

땅이 비옥하고 기운이 온화하며 산물이 많이 나는 곳에 사는 사람 중에서 체질이 강건한 사람은 약재의 분량을 많이 하고 대신 물을 적게 넣고 달여야 한다. 이는 음식을 통해 영양을 많이 섭취하고 체질이 튼튼하여 웬만한 약성은 쉽게 받아들이고 견디어 낼 수 있기 때문이다. 반대로 풍족한 환경에서 살고 있으나 체질이 허약한 사람은 약의 분량이 많아도 나쁘지는 않지만 대신 물을 많이 부어서 약성을 완화하고 마시는 양을 적게 하여 오랫동안 복용하는 것이 좋다. 이는 약성을 받아들이고 이겨낼 기력이 약하기 때문이다.

땅이 척박하고 날씨가 추운 곳에 사는 사람들은 약의 분량을 적게 하는 것이 좋다. 이런 곳에 사는 사람들은 섭생을 통한 영양 상태가 좋지 않으므로 몸의 기능도 한쪽으로 치우쳐 약해진 부분이 많다. 그리고 열악한 환경에 적응하느라고 면역기능도 한쪽에 치우쳐 발달하기 쉽다. 위급할 때 쓰는 이약을 빼고는 약재의 분량을 줄이고 대신 자주 복용하며, 물을 많이 붓고 달여서 약성을 부드럽게 해야 한다.

🍃 약초를 달이는 그릇

약초를 달이는 그릇은 흙을 구워서 만든 약탕관이나 냄비, 유리주전자 같은 것이 가장 좋다. 다음에는 법랑질로 만든 주전자나 냄비 같은 것이 좋고 이것도 없을 때에는 스테인리스로 만든 주전자나 냄비 같은 것을 쓴다. 철이나 알루미늄으로 만든 것은 좋지 않으므로 피해야 한다. 약초 중에는 쇠를 피해야 하는 것이 많은데 철은 약초의 성분, 특히 타닌 성분과 결합하여 성분의 변화가 생길 수 있기 때문이다.

 약을 달일 때에는 정성을 기울여야 한다. 정성이야말로 최상의 약이다. 성격이 급하고 가벼우며 거친 사람이 약을 달이면 약 기운이 경박하고 거칠어진다. 반대로 마음이 평온하고 성실한 사람이 정성을 다하여 약을 달이면 마음과 정성이 약효에 보태져서 질병이 빨리 나을 수 있게 된다.

🍃 약초를 달이는 물

물의 양은 어른이면 한 되, 즉 1.8리터 가량 붓고 어린이는 나이에 따라 어른 양의 3분의 1, 2분의 1, 3분의 2로 조정할 수 있다.

 약을 달일 때 쓰는 물도 퍽 중요하다. 물이 약효를 좌우하는 까닭이다. 깊은 산 속에서 힘차게 솟아나는 샘물이 가장 좋고 그 다음에는 깊은 산의 숲속을 흘러 내려오는 물이 좋다. 수돗물 같은 것은 절대로 쓰지 말아야 한다. 물맛을 자세히 살펴서 아무런 맛이 없는 것이 좋다. 맛이 강하거나 탁하거나 길어온 지 오래된 물은 좋지 않다. 흔히 말하는 약수는 대개 탄산이나 철분 같은 것이 포함되어 있는 물인데 이런 물도 약을 달이는 데에는 적합하지 않다.

  요즈음에는 샘물이나 땅에서 솟아나서 흐르는 물을 구하기 어려우므로 시판하는 생수나 정수기로 거른 물을 쓸 수 있다. 그러나 생수의 품질이나 정수기의 성능을 잘 살펴서 가장 좋은 물을 써야 한다. 좋은 물을 구할 수 없다면 증류수를 구하여 달이는 것이 좋다.

🍃 온도와 불조절

약을 끓일 때에는 불을 약간 약하게 하고 물이 끓기 시작하면 불을 더 낮추어 끓는 상태가 유지되도록 하고 뚜껑을 열어 놓는다. 몇 가지 예외를 제외한 거의 모든 약초는 대개 약한 불에서 오래 끓일수록 좋다. 동양의학은 섭씨 100도에서 끓이는 것을 바탕으로 발전해 온 것이므로 압력솥 같은 것을 써서 온도를 더 높이는 것은 좋지 않다. 물의 온도가 너무 높으면 약초 속에 들어 있던 해로운 성분이 우러나올 수도 있고 중요한 성분이 열로 파괴될 수도 있기 때문이다. 대개 두 시간에서 네 시간 가량 달이는 것이 좋다.

  물이 절반으로 줄어들면 그릇을 불에서 내려놓고 천연섬유로 만든 천이나 고운 체로 거른다. 이때 주의할 것은 약재를 짜지 않도록 하고 다만 가볍게 거르기만 해야 한다는 점이다. 약초를 짜면 약초 속에 들어 있던 독성분이 빠져나올 수도 있기 때문이다. 걸러서 알맞게 식은 다음에 마신다.

  약초를 달일 때 엿이나 아교 같은 것을 넣을 때에는 먼저 약초를 다 끓인 다음에 엿이나 아교를 넣고 2~3분 더 끓여서 엿이나 아교가 다 녹으면 곧 불에서 내려놓도록 한다.

  단번에 먹는 약은 분량을 적게 하고 빨리 달여야 하므로 물을 적게 붓는다. 보통 900밀리리터쯤 물을 붓고 절반이 되게 달여서 마신다. 이밖에 약초를 달여서 찌꺼기를 버리고 그 물에 다른 약초를 넣고 달여서 쓰는 방법도 있다.

🍃 달인 약 보관법

달인 약은 변질되기 쉬우므로 주의 깊게 보관해야 한다. 가능하다면 날마다 달여서 먹는 것이 좋다. 아니면 아침에 달여서 하루 동안 먹거나 저녁에 달여서 그 다음날까지 먹어도 좋다. 냉장고에 보관하는 것이 좋지만 마실 때에는 약간 데워서 마시는 것이 좋다. 가능하다면 3일분 이상은 두지 않도록 한다. 약은 달여서 즉시 먹는 것이 가장 효과가 좋으며 시간이 지날수록 변질되기도 쉽고 약효도 떨어진다.

달인 약은 큰 찻그릇이나 사발 같은 것에 담아서 뚜껑을 덮은 후 서늘하고 햇볕이 들지 않는 곳에 둔다. 여름철이나 난방이 잘 된 방에서는 냉장고에 넣어 둔다. 반드시 뚜껑을 잘 덮어 두어야 한다.

약 먹기

🍃 달인 약을 먹는 법

달인 약은 식기 전에 마시는 것이 중요하다. 나중에 먹을 때에는 약간 따듯하게 데워서 먹는다. 특히 몸에 열이 있거나 설사를 할 때, 위장이 허약하거나 체질이 허약한 사람은 반드시 데워서 먹어야 한다. 병이 가볍고 환자가 정상적인 생활을 하고 있을 때나 여름철에는 상온에 두고 먹어도 된다.

여름에 냉장고에 넣었던 약은 약간 데워서 먹거나 아니면 천천히 마시도록 한다. 그러나 몸의 윗 부분, 곧 코나 입, 머리 등에서 피가 날 때에는 차게 해서 마시는 것이 좋다. 뜨거운 것을 빨리 먹으면 오히려 피가 더 많이 나올 수도 있다. 속이 심하게 메스꺼울 때에도 차게 하여 마시는 것이 좋다.

🌿 먹는 시간

대개 밥 먹는 중간에 먹거나 밥 먹기 30분 전 빈속에 먹는다. 이 때에 먹어야 약이 몸 안에서 잘 흡수된다. 그러나 위장기능이 허약하여 밥 먹기 전에 먹으면 배가 부르고 소화가 잘 안 되는 사람은 식사를 하고 난 뒤에 먹어도 된다. 만일 약초 달인 물을 잊어버리고 먹지 않았을 때에는 밥 먹기 전이면 10분 전까지 먹고, 먹고 난 뒤에는 30분쯤 뒤에 먹으면 된다. 아무때라도 먹는 것이 먹지 않는 것보다는 낫다. 경우에 따라서는 밥 먹고 나서 먹는 것이 좋을 때도 있다.

🌿 먹는 방법과 주의사항

보통 하루치를 세 번에 나누어 먹는다. 직장에 약을 달인 물을 가지고 다니기 어려울 때에는 아침과 저녁에 하루 두 번만 먹어도 된다. 그러나 열을 내리기 위한 목적으로 약을 먹을 때에는 열이 내릴 때까지 하루 몇 번이고 밤낮을 가리지 않고 계속 먹어야 한다. 그러나 위장이 허약하여 조금만 먹어도 배가 부르고 약을 먹으면 식사를 할 수 없는 사람은 조금씩 여러 번에 나누어 먹는다. 그 밖에 밥을 먹으면서 같이 약을 먹어서는 안 되고 밥을 먹지 않더라도 약은 제 시간에 맞추어 먹어야 한다.

약초요법을 쓸 때 주의해야 할 사항

최근에 양약의 부작용을 염려하여 민간약이나 약초를 쓰는 사람이 늘어나고 있는데 잘못 쓰면 약이 아니라 오히려 독이 될 수도 있으므로 주의해야 한다. 유행하는 약초와 민간요법에 대해 충분히 검토한 후에 써야 한다. 무조건 요란한 광고에 현혹되어서는 안 된다.

한때 알로에가 만병통치약으로 선전되던 때가 있었다. 알로에는 염증이나 화상 등을 치료하는 데에는 매우 좋은 약초이다. 그러나 성질이 몹시 차므로 위나 장이 좋지 않은 사람이 먹으면 몸이 더욱 차가워지고 설사를 하는 수가 있다. 알로에를 변비 치료약으로 알고 쓰는 사람이 많은데 알로에는 장을 튼튼하게 하여 변비를 없애는 것이 아니라 장을 차갑게 하여 설사를 하게 하는 것에 지나지 않으므로 오래 먹으면 오히려 장이 더 나빠진다. 갈수록 알로에를 더 많이 먹어야 변을 볼 수 있게 되고 나중에는 아예 장이 무력해져서 돌이킬 수 없는 지경에 이르고 만다.

그러므로 약초요법을 쓸 때는 근거가 확실한 것을 써야 한다. 한때 쐐기풀이나 쇠뜨기가 당뇨병과 고혈압에 좋다고 하여 몹시 유행하던 적이 있었다. 그러나 요즈음에는 쐐기풀이나 쇠뜨기를 먹는 사람은 아무도 없다. 쇠뜨기는 성질이 너무 차가우므로 오래 먹으면 내장이 차가워져서 내장이 상할 수도 있다는 사실이 밝혀졌기 때문이다.

남의 권고로 약초를 쓸 때에는 써 본 사람의 경험을 잘 들어 보고 써야 한다. 그리고 스스로 약초를 채취할 때에는 정확한 지식을 가지고 채취해야 한다. 잘못 알고 채취하면 효과가 없을 뿐만 아니라 자칫하면 독이 될 수 있기 때문이다.

또한 독이 있는 식물에 유의해야 한다. 식물 중에는 뜻밖에 맹독이 있는 것이 있는데 어떻게 생긴 식물이 독이 있는지 분명하게 구분할 수 있는 방법도 없다.

이를테면 초오라는 약초가 있는데 뿌리와 줄기에 아코니틴과 독성이 강한 알칼로이드가 들어 있다. 글쓴이도 태백산에서 초오 뿌리를 몇 개 캐서 먹고 사경을 헤맨 적이 있다. 석산의 뿌리를 짓찧어 발바닥에 붙이면 부기가 빠진다고 해서 더러 쓰는데 이것을 잘못하여 먹으면 심한 구토가 난다. 이밖에 미치광이풀, 여로, 미나리아재비, 천남성, 반하 같은 약초들은 상당히 센 독이 있으므로 매우 주의 깊게 다루어야 한다.

또한 복용하는 양에도 주의를 기울여야 한다. 전에 어떤 사람이 내가 쓴 책을 보고 복수초가 심장에 좋은 줄 알고 한 자루를 캐서 달여서 물 마시듯이 마시고 심장병은 나았으나 중독되어 죽을 뻔했다. 복수초는 독성이 매우 센 약초이다. 하루에 3~5그램을 달여 먹으면 심장병을 치료하고 소변을 잘 나가게 하는 약이 되지만 한꺼번에 너무 많은 양을 먹으면 목숨을 잃을 수도 있다.

🌿 약초의 명현반응과 부작용

명현반응이란 일종의 호전반응이다. 약초를 먹었을 때 예상하지 못했던 여러 증상이 먼저 나타나고 그 뒤에 만성병이 낫는 것인데 옛날부터 약초요법의 특징으로 알려져 왔다.

명현반응은 여러 가지로 나타난다. 심하게 졸리는 것을 비롯하여 예전에 아팠던 부위가 쿡쿡 쑤시고 아프거나 머리가 아픈 것, 몸이 몹시 피로해지는 등 수십 가지 증상으로 나타날 수 있다. 이를테면 소루장이 뿌리를 달여서 먹고 처음에는 설사가 났으나 그 뒤에 가려움증과 두드러기가 나아버린 예가 좋은 예이다.

명현반응에 대해 잘 모르면 놀라서 약을 그만 먹는 경우가 있으므로 주의해야 한다. 명현반응은 대개 3~4일 안에 없어지지만 병이 중한 사람은 몇 달씩 지속되는 경우도 있으므로 병이 악화되는 것인지 명현반응인지를 잘 판단해야 한다.

약초요법에도 부작용이 있다. 이를테면 인삼이 맞지 않는 소양체질인 사람한테 인삼을 쓰면 열이 나고 가슴이 답답하고 머리가 아픈 등의 증상이 나타난다.

그러나 약초로 인한 부작용은 양약을 먹을 때처럼 내부 장기에 심각한 탈이 생기게 하지는 않는다. 부작용이 나타났을 때 복용을 중지하면 곧 부작용이 없어지며 임신 중에 약을 먹어도 절대로 기형아를 낳거나 하지는 않는다. 그러나 요즈음에는 중국에서 수입하거나 재배한 약초들이 농약에 오염되어 있는 경우가 많으므로 이런 것들은 쓰지 말아야 한다.

약초가 몸에 맞지 않을 때 나타나는 부작용은 입맛이 없어지고 혀에 이끼가 생기거나 설사가 나며 구토가 나고 피로감이 더 심해지는 것 등이다. 명현반응이면 대개 10일 안에 좋아지지만 부작용일 때에는 약을 먹는 동안 지속된다는 점이 다르다. 그러나 오랫동안 몸에 맞지 않는 약을 먹었을 때에는 복용을 중지해도 좋아지지 않는 경우도 있으므로 그럴 때에는 다른 약초로 바꾸어야 한다.

🍃 약초와 양약을 함께 복용할 때 주의할 점

양약을 오래 먹던 사람이 약초를 함께 쓰려고 할 때에는 양약으로 인한 부작용이 있거나 효과가 없거나 위가 나빠졌거나 피부에 습진 같은 것이 생겼을 때에는 양약을 즉시 끊는 것이 좋다.

그러나 혈압강하제나 부신피질호르몬제 같은 것을 쓰고 있을 때 갑자기 끊으면 위험할 수 있으므로 양을 차츰 줄여 나가다가 천천히 끊는 것이 좋다. 혈압을 낮추는 약을 쓸 때에는 자주 혈압을 재 보아야 한다. 약초는 혈압을 지나치게 낮추지는 않지만 양약은 가끔 혈압을 너무 낮추어 저혈압이 될 수도 있기 때문이다. 당뇨병약이나 인슐린 같은 것도 마찬가지다. 혈당을 지나치게 떨어뜨려서 저혈당이 되지 않게 주의해야 한다. 양약 중에서 특히 호르몬제나 항생제, 진해제 등을 오래 복용하지 말아야 한다. 양약과 약초를 처음에는 같이 쓰다가 차츰 병세가 좋아지면 양약을 완전히 끊어야 한다.

약초를 이용한 여러 가지 약 만들기

약초로 만드는 약은 만들기 쉽고 먹기 쉬우면서도 효능이 제대로 나타날 수 있어야 하고 오랫동안 보관해 두고 먹을 수 있어야 한다. 또 바르는 약이나 찜질약은 약효가 피부에 잘 스며들면서 오랫동안 피부에 붙어 있어야 한다.

약초로 만드는 약은 먹는 약, 바르는 약, 찜질약 등으로 나눌 수 있다. 여기서 먹는 약을 제일 많이 쓰는데 먹는 약에는 달이는 약, 가루약, 알약, 약술, 약엿 등이 있으며 각기 장단점이 있다.

가장 흔한 달이는 약은 다른 약에 견주어 약재가 많이 들지만 그 효과는 가장 빨리 나타난다. 달이는 약에 쓰는 원료들을 그대로 가루 내어 먹을 수도 있고 가루를 꿀이나 찹쌀풀, 전분 같은 것으로 반죽해서 알약을 만들어 먹을 수도 있는데 그 효과는 달이는 약보다 약간 느리게 나타난다. 약술이나 약엿은 모든 약재로 다 만들 수 있는 것은 아니다. 약술을 만드는 약은 술에 잘 우러나는 성질이 있는 것이어야 하고 약엿을 만드는 것은 진하게 졸이면 엿처럼 걸쭉해지는 성질을 지닌 것이어야 한다.

🌿 달이는 약

한 가지 또는 몇 가지 약초를 물 또는 드물게 술이나 식초에 넣고 약탕관으로 일정한 시간 동안 끓인 후 걸러서 만든 물약이다. 탕제라고 한다.

약을 달이려면 먼저 약재의 성질이 잘 우러나도록 잘게 썰어야 한다. 약을 달이는 그릇은 오지그릇이 가장 좋고 법랑이나 유리그릇도 좋다. 쇠그릇이나 구리그릇, 알루미늄그릇은 좋지 않다.

약을 달일 때에는 약재와 물의 양, 달이는 시간, 달이는 온도가 중요하다. 약초의 성질에 따라 달이는 방법이 다르지만 일반적으로는 물이 약재 위로 5~7센티미터쯤 올라오게 붓고 달인다. 하루 양을 물 1되(1.8리터)쯤으로 하고 절반이 되게 달이는 것이 좋다. 약재를 달이기 전에 미지근한 물에 한두 시간 담가 두었다가 쓰는 것이 좋다.

보약은 약한 불에서 끓기 시작하여 한두 시간, 일반 약초는 약간 센 불에서 끓기 시작하여 한두 시간, 땀을 나게 하는 약초는 끓기 시작하여 30분~1시간 동안 달여서 거른다. 이렇게 달인 것을 한 번에 100~300밀리리터씩 하루 3~5번 마신다. 주의해야 할 것은 달인 약을 짜지 말아야 하고 재탕을 하지 말아야 한다는 점이다.

약을 달일 때 약재의 특성에 따라 함께 달여야 할 것이 있고 따로 달여야 할 것이 있다. 함께 달여야 할 것 중에서 동물성 약재와 광물성 약재는 30분~1시간 정도 먼저 달이다가 다른 식물성 약재를 넣고 달인다. 또 새삼씨와 같이 단단한 약재는 짓찧어서 달이거나 다른 약재보다 오래 달여야 한다.

　향기가 있는 약재나 질이 부드러운 마황, 백지, 육두구, 목향, 소회향, 곽향, 형개, 박하, 석창포 같은 것들은 먼저 다른 약재를 달이다가 건져내기 10~15분 전에 넣는다. 귀한 약재나 가루 낸 약재를 달이는 약에 같이 쓰려고 할 때에는 달이지 않고 약을 달인 물에 타서 넣는다. 우황, 주사, 녹용, 패모, 인삼은 이런 방법을 쓴다.

　또 물에 잘 풀리는 아교, 구판, 망초 같은 것은 약을 달인 물에 풀어서 먹는다. 또 어떤 것은 먼저 끓기 시작해서 2~3시간 달인 뒤에 물을 걸러내고 남은 약재에 다시 물을 붓고 2~3시간 달인 뒤에 나중에 두 가지 달인 액을 합쳐서 걸쭉해질 때까지 달여 먹는 것도 있다. 주목 같은 것은 독을 없애기 위해 날달걀을 함께 넣고 12시간 이상을 달여야 한다. 달이는 약은 가루약이나 알약보다 효과가 빨리 나타나기 때문에 좋다. 그러나 가지고 다니기가 불편하고 약재가 많이 들며 보관이 불편한 단점이 있다.

🌿 알약

약재들을 부드럽게 가루 내어 꿀이나 찹쌀풀, 전분으로 반죽해서 일정한 크기로 빚어 만드는 것이다. 꿀알약, 찹쌀풀알약, 엑기스알약 같은 것이 있는데 흔히 꿀로 알약을 많이 만든다.

　먼저 약재들을 부드럽게 가루 내고 거기에 졸인 꿀을 섞어 반죽해서 일정한 크기로 알약을 빚는다. 꿀을 가마에 넣고 끓이면 거품이 생기는데 이 거품을 건어내고 다시 몇 번 끓게 하여 졸인다. 졸인 꿀을 쓰면 잘 변질되지 않고 굳어지지도 않는다.

　풀알약은 찹쌀, 밀가루, 녹말 같은 것으로 쑨 풀을 약재 가루와 섞어서 만든다.

엑기스 알약은 약엿을 만들 수 있는 약재들을 물엿이 될 만큼 진하게 졸여서 가루 낸 약재와 섞어서 반죽하여 알약을 만드는 것이다.

알약은 달이는 약보다 원료가 적게 들고 한 번 만들어 놓으면 가지고 다니면서 먹을 수 있으며 먹기도 좋은 장점이 있다.

🍃 가루약

약재들을 부드럽게 가루 내어 그냥 먹는 것이다. 약재들을 각기 따로 가루 내어 한데 섞어서 먹을 수도 있고 한데 가루 내어 먹을 수도 있다. 향기가 강한 용뇌, 사향 같은 것이나 녹용이나 서각 같이 값이 비싼 약재, 주사나 석웅황 같은 광물성 약재는 따로 가루 내어 두었다가 한데 섞어서 쓴다.

그리고 기름 성분이 많은 새삼씨나 잣, 측백나무씨 같은 씨앗이나 형체가 매우 작은 질경이씨, 꽃다지씨 같은 것, 물기가 많은 생지황, 숙지황, 생강 같은 것은 다른 일반 약재를 먼저 가루 낸 다음 그 일부를 함께 넣어 가루 낸다. 그렇게 해도 덩어리나 알갱이가 생기면 60~70도 정도에서 다시 가루를 낸다. 마늘이나 천문동처럼 점액성이 강한 것은 두세 번 쪄서 말리기를 반복해야 점성이 없어지고 고운 가루를 만들 수 있다.

가루약은 달이는 약보다 원료가 적게 들고 한 번 만들어 놓으면 오랫동안 두고 먹을 수 있다. 그러나 약의 분량이 많아서 먹기가 불편한 것이 단점이다.

🍃 약술

약재들을 술에 담가서 우려내는 것이다. 약재를 잘게 썰거나 잘 짓찧어 유리그릇이나 옹기 항아리에 넣고 40~60도의 술을 부어 약의 성분이 충분히 우러나게 하는 것이다. 약재의 4~5배쯤 물, 밥, 흑설탕, 누룩 같은 것들을 버무려 항아리에 넣고 3~4개월 숙성시켜 걸러서 쓰기도 한다. 약술을 만들 때 쓰는 술은 곡식으로 만든 증류주를 써야 하고 희석식 소주나 화학주 같은 것을 써서는 안 된다.

약술은 달여 먹는 것이나 가루 내어 먹는 것보다 효과가 더 잘 나타나고 오래 보관할 수 있으며 약효가 몸 속에 빨리 침투할 수 있는 장점이 있다. 그러나 술을 마시지 못하는 사람은 먹기가 불편한 것이 단점이다.

🌿 약엿

약재에 물을 붓고 걸쭉해질 정도로 졸여서 만들거나 졸인 약재에 꿀을 넣고 잘 섞어서 만든다. 약을 달이는 방법으로 오래 달인 뒤에 찌꺼기를 짜 버리고 다시 약한 불에 계속 졸여서 걸쭉하게 된 다음에 꿀을 섞고 다시 약한 불에 얹고 계속 저으면서 졸인다. 이렇게 하면 물기가 증발되어 된 물엿처럼 된다. 이것을 사기그릇에 보관해 두고 먹는다. 꿀은 약재의 종류와 양에 따라 다르지만 대개 걸쭉하게 달인 약 분량의 4분의 1 가량을 넣는다. 약엿은 소화흡수가 잘 되고 오래 보관해 두고 쓸 수 있으며 농축한 것이므로 분량이 적은 것이 장점이다.

🌿 바르는 약

약재들을 부드럽게 가루 내어 꿀, 들기름, 참기름, 옥수수기름, 콩기름, 술, 글리세린, 바셀린 같은 것에 개어서 피부에 바를 수 있게 만드는 것이다.

먼저 약재들을 부드럽게 가루 내는데 광물성 약재가 들어 있을 때에는 불에 달구어 식혀서 가루 내며 향기가 진한 약재는 따로 가루 낸다. 가루 낸 약재를 식물성이나 동물성 기름에 상온에 24~28시간 동안 담가 두었다가 약한 불에 천천히 끓이면서 충분히 엉기게 한 다음 40~60도로 식히면서 향기가 강한 약재들을 고루 섞는다. 이것을 유리그릇이나 비닐 주머니에 담아 두고 천이나 기름종이, 얇은 비닐 등에 고루 발라서 붙이는 약으로 쓴다. 그러나 일반적으로는 약재들을 부드럽게 가루 내어 동물성 기름이나 꿀, 식물성 기름, 바셀린 등으로 잘 개어서 만든다.

🌿 찜질약

피부나 점막으로 스며들게 하는 약을 말한다. 치료 목적에 따라 각기 다른 약재들을 쓰는데 신선한 잎을 쓸 때에는 깨끗하게 씻어서 그대로 몇 겹을 올려놓고 찜질을 할 수도 있지만 많은 경우 잘 짓찧어 붙인다. 마른 뿌리나 마른 줄기 같은 것을 찜질약으로 쓸 때는 물을 약간 붓고 축인 후 짓찧어서 쓸 수도 있다. 그러나 가장 흔히 쓰는 방법은 약을 달이고 남은 찌꺼기를 병이 난 곳에 붙이고 찜질을 하는 것이다. 또는 달인 약에 아픈 부위를 담그거나 수건에 적셔서 치료하는 방법도 있다. 찜질약이 피부나 점막을 통해 빨리 흡수되게 하려면 약을 따뜻하게 데우거나 찜질약 붙인 데를 따뜻하게 데운 돌이나 다리미, 뜨거운 물에 적신 수건 같은 것으로 덮어 따뜻하게 해 주어야 한다.

4 토종약초를 구입할 수 있는 곳

토종약초는 일반 한약재와는 다르다. 그러므로 한약방이나 한의원, 약재시장에서는 야생약초나 토종약초를 구하기 어렵다. 우리나라에서 유통되고 있는 한약재의 90퍼센트 이상이 중국산이다. 우리나라의 한의학은 중국 의학을 토대로 발전해 온 것이기 때문에 토종약초나 민간약초를 그다지 많이 쓰지 않는다.

토종 야생약초를 구입할 수 있는 곳 몇 군데를 소개한다. 그러나 대부분의 약초 판매상은 토종약초에 대한 전문적인 지식을 지니고 있지 못하므로 이 책에 수록되어 있는 약초들에 대해서는 모르는 것이 더 많을 것이다.

🌿 한국토종약초연구학회(한국토종약초연구소)

전국의 야생 토종약초들을 채취하고 수집하며 판매한다. 함초, 함초제품, 줄풀, 참가시나무, 천마, 위령선, 까마중, 질경이, 삼지구엽초, 석창포, 오갈피, 복령, 겨우살이, 만삼, 하수오, 삽주 뿌리 등 백여 종의 야생 토종약초와 약초발효식품을 구입할 수 있다. 이 책에 수록되어 있는 약초 대부분을 구입할 수 있다.

- 전화 02-736-4420
- 홈페이지 koreanherb.co.kr

🍃 서울 동대문구 제기동 경동시장

우리나라에서 제일 큰 한약재 시장이다. 90퍼센트 이상이 중국산 약재를 취급하지만 노점에서 더러 몇 가지 토종약초를 구입할 수 있다. 경동시장 안 경동극장 부근에서 야생약초를 판매하는 허름한 간이 약초 가게가 여러 개 있고 약초를 채취하거나 수집해서 판매하는 아주머니나 할아버지를 길거리에서 간혹 볼 수 있다. 백출, 복령, 초오, 황기, 냉초, 접시꽃 뿌리, 잔대, 더덕, 도라지, 은행, 당귀, 천궁, 익모초, 인진쑥, 질경이 등 10여 종의 토종약초를 구입할 수 있다.

🍃 충남 금산 약재시장

충남 금산은 인삼 집산지로 약초시장이 크게 형성되어 있다. 인삼을 비롯하여 잔대, 도라지 같은 몇 가지 토종약초들이 유통된다. 역시 토종약초를 구입하려면 노점상을 뒤져야 한다. 20~30여 종의 토종약초를 구할 수 있다.

🍃 대구 중구 약전골목 약령시장

우리나라에서 가장 전통이 깊은 약령시장이며 유통되는 약재의 종류도 가장 많다. 대구시 중구 반월당 부근에 있다. 20~30여 종의 토종

약초를 구할 수 있다.

🌿 경북 영천 약재시장

영천 시장 안에서 길거리에 앉아 약초를 파는 아주머니나 노인들한테서 토종약초를 구입할 수 있다. 20~30여 종의 토종약재가 유통된다.

이 밖에 경북의 안강·풍기·봉화, 강원도의 정선·영월·홍천·양양, 충북의 금산·제천, 경기도의 성남 모란시장 등에 토종약초를 수집하는 수집상이 몇 군데 있고, 전국의 채약꾼들도 그 쪽으로 모여든다. 제주도에서는 제주시와 서귀포시의 장이 서는 날에 시장을 뒤져 보면 마, 흑오미자, 녹나무, 둥굴레 등 제주도의 특산 약초를 몇 가지 구할 수 있다. 채약꾼은 강원도나 경상북도 일부 지방에 소수가 남아 있으나 하나둘씩 사라져 가고 있는 형편이다.

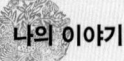 나의 이야기

내가 약초에 속한 사람이 되기까지

내 가족은
산과 나무와 들판
침묵으로
사랑했었네

내 피의
반은 수액樹液
산과 물은
함께 숨쉬었지

인간으로
떠나 살며

인간의

웃음 배워도

자연을 떠나서는

안식이 없네

낯설은 골목을

쫓기며 헐떡이는

산에서 온

사슴 한 마리

불빛 환한 창가

웃음소리 흐르는 거리를 맴돌며

두고 온

산봉우리와 숲을

눈물로 추억하네

내 가족은 산과 나무와 들판

사랑하는 이들을

잊지 못하네

– 자작시 〈자견自遣(스스로를 위로함)〉

나는 천성이 풀과 나무를 좋아했다. 어려서부터 사람 사이에 있는 것보다는 풀과 나무들과 함께 있는 것이 좋았다. 자연이라면 뭐든지 좋아했고 사람과 사람이 만든 모든 것을 싫어했다. 산에서 작은 꽃 한 포기나 조약돌 한 개와 함께 종일을 놀아도 행복하고 싫증이 나지 않았지만, 사람과 함께 있으면 한 순간이 십 년이나 되는 것처럼 괴로웠다.

인간 세상에서의 불우함이 나를 자연으로 내몰았다. 부모님과 형제들은 모두 가혹한 질병의 희생자들이었다. 집은 늘 찢어지게 가난했고 단 하루도 편안한 날이 없었다. 일곱 살 때 거지가 되어 깡통을 들고 동냥을 다니기도 했고 산 속에 있는 허물어진 기와막의 아궁이 속에 들어가 잠을 자기도 했다.

몹시 추운 겨울날 어느 집 마당에 있는 개집 속에 몰래 들어가 개를 껴안고 잠을 자기도 했는데 내 어린 시절의 기억에서 가장 따뜻하고 포근하게 보낸 밤이었다. 어려서부터 인간 세상을 떠나 산에서 사는 법을 배우지 않았더라면 나는 아주 오래 전에 미쳐서 죽거나 폐인이 되어 버렸을 것이다.

나는 깊은 산 속에 살면서도 늘 더 깊은 산 속 아무도 없는 숲 속에 들어가서 사는 것을 꿈꾸었다. 홀로 고독 속에서 지내면서도 더 깊은 고독을 갈망했다. 내 마음 속의 이상향은 깊은 산 속 갖가지 신기한 풀과 나무들이 우거져 있으며 아무도 모르고 찾아올 수도 없는 곳이거나, 깊은 동굴 속에 햇볕이 잘 들고 숲이 우거져 있는 별천지, 혹은 사방이 바위 절벽으로 된 산꼭대기의 숲이 우거진 작은 분지 같은, 인간 세상에서 완전히 떨어져 외지고 외진, 오직 풀과 나무와 바위, 물만 있는 곳이었다.

풀과 나무가 나의 형제이며 가족이었다. 나는 가장 많은 시간을 풀숲에서 지내거나 나무 위에서 지냈다. 풀잎을 엮어서 혼자만의 집을 지어 그 속에서 살기도 했고 나뭇가지 위에 새둥지 같은 집을 지어서 살기도 했다. 나는 산을 짐승처럼 뛰어다녔다. 내가 올라가지 못할 나무는 없었고 내가 올라가지 못할 바위도 없었다. 모든 풀과 나무, 바위, 산짐승이 나한테 순종했다. 나는 풀과 나무의 왕이었다. 나는 그들을 속속들이 알았다. 어느 골짜기 어느 봉우리 밑에 무슨 풀과 나무가 자라고 있는지 알았고 아무리 위험한 곳이라도 원하는 약초를 채취할 수 있었다.

나는 할 수 있다면 사람의 탈을 벗어버리고 싶었다. 돌멩이나 풀을 갉아먹는 벌레가 될지언정 사람은 되고 싶지 않았다. 바위를 부둥켜안고 자라는 늙은 소나무나 센 바람도 쓰러뜨릴 수 없는 거대한 참나무가 되고 싶었다.

내 모든 힘과 기쁨의 원천은 풀과 나무였다. 아무리 힘들게 뛰어다녀도 풀과 나무들 사이에서는 피로하지 않았다. 오히려 기운이 넘쳐났다. 숲은 나의 마음을 맑혀 주고 영혼을 살찌워 주었다. 나의 영혼은 숲 속에서 고양되었다. 숲은 더 높고 위대한 것들에 대한 가치를 가르쳐 준 스승이었다.

숲은 영혼의 양식뿐만 아니라 육신의 양식도 주었다. 나는 날마다 깊은 산 속으로 딸기, 개암 열매, 머루, 다래, 으름 열매, 개비자나무 열매, 도토리 같은 먹을 수 있는 열매를 따러 다녔다. 더덕, 잔대, 도라지, 지치, 얼레지, 별꽃, 무릇 같은 먹을 수 있는 풀뿌리를 캐기도 했다. 비비추, 취나물, 참나물, 삼빗대, 개미취, 다래순 같은 산나물을 뜯거나 잘 모르는 신기한 식물을 찾으러 다니기도 했다.

나의 스승은 집 뒤의 수백 년 묵은, 다람쥐 구멍이 수십 개 있는 늙은 밤나무와 거대한 떡갈나무였다. 나는 늘 그 늙은 밤나무와 떡갈나무 아래서 놀았다. 그 나무들은 내게 아버지요 어머니였다. 나의 우주목宇宙木이었다.

나는 풀과 나무들과 지내면서 그들과 대화하는 법을 배웠다. 그들의 마음을 읽고 마음을 나눌 수 있게 되었다. 서로 마음을 나눌 수 없으면 친구가 될 수 없다. 식물들은 좋은 친구였다. 식물들은 마음이 너그럽고 평화로우며 청결하다. 식물의 영혼은 더 없이 맑고 순수하다. 어떤 날은 개울가에 앉아 갈대 한 포기와 하루 종일 이야기를 나누었고 어떤 날은 도토리 한 알과 대화를 나누다가 날이 저물었다. 나는 식물에 대한 억제할 수 없는 사랑을 지니고 태어난 아이였다.

내 고향은 가야산 깊은 산골

나의 고향은 가야산 속이다. 내가 태어나서 자란 경북 성주군 가천면 신계리는 가야산 북쪽 기슭에 있는 작은 마을로 세상에서 가장 깊은 산골이라고 해도 믿어줄 만한 깊디 깊은 산골이다. 가야산 기슭이라기보다는 가야산 중턱이라고 해야 옳을 것이다. 해발 6백미터쯤 되는 고지대에 있는 마을이기 때문이다. 자동차나 전깃불 같은 것은 없었고 면소재지까지 나가려면 산길 30리를 걸어 나가야 했다.

흔히 가야산이라고 하면 해인사가 있는 경남 합천 쪽 가야산을 떠올리기 쉽지만 실제로는 가야산의 60퍼센트 이상이 경북 성주군 쪽에 딸려 있고 청화산인靑華山人 이중환이 〈택리지擇里志〉에서 '끝이 뾰족뾰족한 바위들이 한 줄로 늘어서서 마치 불꽃이 공중에 솟은 듯하다'고 한 산봉우리의 참모습도 성주군 쪽 가야산에서만 볼 수 있다. 특히 때로 맑게 개인 날 해거름 전 마지막 햇살이 삐죽삐죽한 바위벽들을 비추어 온 산이 자색으로 빛날 때의 가야산은 황홀한 정도를 넘어 숭엄한 아름다움을 보여 준다.

나는 천성적으로 산을 좋아했다. 산 속에 있는 이름 모르는 풀, 꽃,

나무, 바위, 개울물 같은 것을 좋아하여 걸음마를 시작할 때부터 산에 다녔다. 산 속 외딴 집에서 살았기 때문에 대문 밖이 모두 산이기도 했다. 가야산 꼭대기에서 북쪽으로 흘러내린 포천布川 계곡은 경치가 좋기로 이름난 곳이었다. 옛 선비들은 이 골짜기의 경치를 사랑하여 가야산 북쪽에서 발원하여 대가천으로 흘러드는 냇물을 포천이라고 부르고, 그 가운데서 아홉 군데 멋진 경치를 꼽아 포천구곡布川九曲이라고 했는데, 내가 자란 곳은 포천구곡에서 으뜸가는 경치인 구곡에 해당하는 곳이었다.

아무리 감수성이 무딘 사람이라고 할지라도 내가 나서 자란 곳에서 어린 시절을 보냈더라면 시인이나 예술가가 되었으리라. 나는 지금도 때 묻지 않은 자연의 아름다움이 남아 있는 곳을 발견하면 그 곳을 고향으로 여긴다. 비경秘境의 고향을 찾아 헤매는 재미에 나는 지금까지 산수山水를 방랑하는 일을 그만두지 못하고 있다.

가야산은 신령스러운 산이었다. 새벽에 방문을 열면 구름이 방안 가득 앞문으로 밀려 들어왔다가 옆문으로 빠져나가고 불꽃처럼 솟아오른 가야산 상봉이 얼굴을 디민다. 신선봉에는 신선이 바둑을 두고 있다고 했고, 옥녀봉에는 옥녀가 베를 짜고 있다고 했다. 신선봉 한쪽 옆구리께에는 바위가 닫혀 있는 문의 모습을 한 곳이 있는데, 신라 말의 큰 학자이자 내 36대 할아버지인 고운孤雲 최치원 선생께서 닫혀 있던 돌문을 열고 그 속으로 들어가셨다고 한다.

신계리는 사방이 산으로 둘러싸인 작은 분지였다. 남쪽에는 거대한 피라미드 모양의 가야산이 막아섰고 다른 한 쪽에는 두리봉과 형제봉이, 다른 한 쪽에는 야박산이 병풍을 이루며 솟아올랐으며 그 한 가운데로 맑은 냇물이 흘러내린다. 냇물 주변은 소나무, 전나무, 느티나무, 밤나무, 감나무, 떡갈나무, 물푸레나무 같은 아름드리 나무들로 덮여 은성殷盛한 숲을 이루었고 그 숲 한가운데에 우리 집이 있었다.

냇가에는 드넓은 반석과 집채만한 바위들이 널렸고 비단폭 같은 폭포가 세 개나 흘러내렸다. 나는 자주 집 뒤에 있는 큰 바위에 앉아서 해가 저물도록 폭포를 구경했다. 그 동화 속 같은 풍경은 나 혼자만의 무릉도원이었고 에덴동산이었다. 낮에는 폭포 옆의 너래바위에서 놀고 저녁이면 폭포의 물소리를 베개 삼아 잠을 잤다. 폭포 주변에는 아름드리 나무들이 하늘을 가렸고, 폭포 밑의 시퍼런 웅덩이에는 이무기가 살고 있다고 했다.

> 내 고향은 가야산
> 고운孤雲 선생께서
> 열고 들어가셨다는 돌문 아래
> 그 후손들이
> 심어 가꾼 아름푸른 전나무 그늘
> 단정학丹頂鶴 깃을 치는 솔밭
> 돌고 돌아
> 폭포는 하늘의 구름을 쏟아붓는 곳

다섯 살 무렵부터 약초를 캐다

나는 다섯 살 무렵부터 아버지와 어머니를 따라 산을 다녔다. 산나물도 뜯고 산열매도 따고 약초도 캤다. 비범한 기억력과 재주를 지니고 계셨던 아버지는 여러 가지 약초와 나무에 대해 아는 것이 많았다. 나는 아버지한테서 풀 이름과 나무 이름을 배웠다. 아버지는 물푸레나무나 다릅나무, 물박달나무, 노각나무 같은 것을 깎아 바둑통이나 제사용 목기 같은 것을 만들었다. 아버지는 그 기술이 매우 뛰어나 경상도 일원에서 첫손에 꼽히는 실력자로 알아 주었다. 나는 목기를 깎는 데 쓸 나무를 베기 위하여 일주일에 한 번씩 아버지와 함께 산에 갔다. 아니면 산나물이나 약초, 아버지가 깎은 목기를 등에 짊어지고 코가 땅에 닿을 만큼 가파르다는 코배기재를 넘어 산길을 30리를 더 간 곳에 있는 해인사 아랫마을까지 산나물, 약초, 목기 등을 팔러 다녔다.

일곱 살에 초등학교에 들어갔다. 그러나 학교는 다니는 둥 마는 둥 했다. 학교보다는 산이 좋았다. 아마 학교를 절반도 다니지 않았을 것이다. 흔히 학교를 빼 먹고 약초 캐는 노인들을 따라 산에 가거나 나물꾼을 따라 산나물을 뜯으러 갔다. 산 속에 천막을 쳐 놓고 여러 날 동안 약초를 캘 때도 있었다.

나는 약초를 캐고 산나물을 채취하는 데 비범한 능력이 있었다. 다람쥐처럼 산을 잘 탔고 어떤 나무든지 올라가지 못하는 나무가 없었으며, 열 살도 안 되었지만 어른들보다 약초와 산나물을 훨씬 많이 채취할 수 있었다. 그래서 마을 사람들은 나를 두고 산의 정기를 타고 난 아이라느니 산신령이 도와준다느니 하며 쑤군거렸다. 진대밭골에서 호랑이를 만나기도 했고 석이버섯을 따다가 수십 미터 되는 절벽에서 떨어졌으나 용하게도 털끝 하나 다친 데 없이 살아나기도 했다.

중학교에 입학하고 나서는 아예 학교를 한 해 휴학하고 산에만 다녔다. 약초꾼 노인들과 어울려 수도산, 가야산, 소백산, 지리산, 설악산 같은 온 나라의 산들을 다니며 약초를 캤다. 많은 약초꾼들을 만났고 약초에 대한 재미있는 이야기나 지식도 많이 배웠다. 그때도 이미 젊은 사람들은 아무도 약초를 캐려고 하지 않았고, 나이 많은 노인들만 재미 삼아 약초를 캐러 다닐 뿐이었다. 그때 나는 우리 약초에 신비로움과 매력을 느꼈다. 틈만 있으면 혼자 가야산 골짜기를 뒤지며 약초를 찾아 헤맸다.

산과 약초를 떠나 살았던 시간

열 여섯 살 때 대구로 이사를 했다. 대구 시내에 있는 중학교로 전학을 했지만 공부에 뜻이 없어 학교를 빼 먹고 혼자 팔공산, 가산, 비슬산 같은 데를 쏘다녔다. 학교에 가는 듯이 가방을 들고 나와서는 하루 종일 산만 헤맸다.

중학교를 졸업하기도 전에 가구에 산수그림이나 여러 가지 문양을 새기는 조각회사에 취직하여 목공예를 배웠다. 그림에 재능이 있었고 화가가 되겠다는 꿈이 있었기 때문에 거의 1년 만에 모든 기술을 습득하여 최고 기술자인 도안사가 되었다. 보통 5~6년은 걸려야 할 수 있는 일을 1년만에 이룬 것이다. 많은 돈을 줄 테니 일본에서 불교 조각을 깎는 기술자로 와 달라는 요청을 받기도 했으나 가지 않았다.

솜씨 좋은 조각장이가 되는 것이 아니라 레오나르도 다 빈치 같은 위대한 화가가 되는 것이 꿈이었다. 그러나 집안 형편이 너무 가난하여 부모님이 나를 부양하고 가르치는 것이 아니라, 반대로 내가 돈을 벌어서 부모님을 부양해야 했다. 나는 일생을 조각장이로 남고 싶지 않았다. 어느 날 미련 없이 조각칼을 던져버리고 비산 공단에 있는 염색공장의 잡역부로 취직했다.

그때는 노동환경이 매우 열악했다. 하루에 12시간씩 2교대로 무거운 원단을 나르고 위험한 화학물질을 다루는 일을 했다. 일주일에 한 번씩 교대가 바뀔 때에는 꼬박 24시간 쉬지 않고 일을 해야 했다. 그것이 막노동꾼 인생의 시작이었다. 그 뒤로 단순히 먹고 살기 위한 방편으로 안경공장, 철공소 직공, 인쇄소 직공, 공사판의 막노동꾼, 경비원, 중국집 배달부, 방직공장 기술자의 조수, 화가의 조수 같은 여러 가지 직업을 전전했다. 그러나 어떤 일도 마음에 차지 않았다.

열여덟 살이 되던 해 가을에 나는 주머니에 돈 천 2백 원을 갖고 서울로 향하는 완행열차에 올라탔다. 차비로 8백원을 써버렸으므로 용산역에 내리니 주머니에는 4백 원이 들어 있을 뿐이었다. 이른 새벽, 채 어둠이 가시기도 전에 기차에서 내리자마자 바깥에 서 있는 아무 버스에나 올라탔다. 버스는 낯선 도시를 한 시간 가량 달린 뒤에 한적한 교외에다 나를 내려놓았다. 아마 거기가 지금의 수색동 언저리였을 것으로 기억한다. 거기서 다른 버스를 타고 다시 종점까지 가서 내렸다. 내린 곳이 지금 서울의 옥수동이었다.

옥수동 종점 근처에는 가구나 칠공장이 여럿 있었다. 아무 데나 불쑥 들어가서 취직을 하고 싶으니 일을 시켜 달라고 했다. 몇 군데서 퇴짜를 맞은 뒤에 마침내 저녁 무렵에 칠공장에 간신히 취직을 했다. 밤에는 기숙사에 묵으면서 일본 만화를 모본으로 열심히 만화를 그리고 낮에는 락카 칠을 한 밥상을 사포로 윤이 반짝반짝 나게 열심히 닦았다.

저녁마다 그린 만화가 50장 가량 되었을 때 나는 기숙사를 나와 다시는 칠공장으로 돌아가지 않았다. 내가 그린 만화를 들고 존경하던 만화가 선생님을 찾아가서 문하생이 되고 싶다고 했다. 만화가 선생님은 그림을 유심히 보더니 재능이 있다면서 문하생으로 받아주었다.

나는 졸지에 만화가 지망생이 되었다. 꽤 재능을 인정받아 주위에서 모두 훌륭한 만화가가 될 소질이 있다고 했다. 그런데 날이 갈수록 만화를 그리는 일이 싫어졌다. 스스로 재능에 회의를 느끼기도 했고, 언제부터인가 만화가보다는 화가나 문학가가 되고 싶었다.

날마다 헌책방에 나가서 문학잡지나 문학서적을 몇 권씩 사 가지고 와서 밤을 새워 읽고 고민했다. 만화가 지망생이 된 지 1년 반쯤이 지난 어느 가을날 울적하고 답답한 마음을 견딜 수가 없어 북한산에 올라갔다. 몇 해 만에 와 보는 산이 그렇게 좋을 수가 없었다. 나는 북한산 꼭대기 백운대에 앉아서 저물어 불빛이 하나둘씩 켜지기 시작하는 도시를 내려다보면서 산에서 굶어죽을지언정 내려가지 않겠다고 마음먹었다.

그 날 밤을 찬이슬을 맞으면서 꼬박 백운대 꼭대기에서 보냈고, 다음 날 만화가 선생님 집으로 돌아오자마자 보따리를 쌌다. 보따리라고 해야 수백 권의 책들뿐이었다. 그 책들의 대부분을 대구에 있는 집으로 부치고 그 날 저녁에 대구로 가는 기차에 올라탔다. 그 날이 바로 1979년 10월 26일 박정희 대통령이 김재규 중앙정보부장한테 총을 맞아 목숨을 잃은 날이었다.

3년 동안 이름 모를 병을 앓다

다시 팔공산 자락으로 내려온 나는 저녁에는 공사장의 경비원으로 일하고 낮에는 팔공산, 가산, 학명산, 비슬산, 운문산, 가지산, 주왕산, 내연산, 보현산, 기룡산 같은 데를 열심히 쏘다녔다. 혼자 괭이를 들고 바랑을 메고 나가서 세신, 시호, 삽주 뿌리 같은 약초를 캐서 약재시장에 팔아 용돈을 벌기도 했다. 스케치북을 들고 나가 산과 물의 경치를 열심히 그리기도 했고 시를 쓰기도 했으며 산 속에서 사는 스님이나 수도자, 도인들을 찾아가서 만나기도 했다. 집안 일과 미래에 대한 고민, 내 재능에 대한 회의 등으로 온갖 번뇌와 갈등이 나를 떠나지 않았다.

스물한 살이 되었을 때 병무청에서 신체검사를 받으라는 통지서가 날아왔다. 그때까지 나는 몸이 몹시 허약하다는 것만 알고 있었지 건강에 심각한 탈이 있을 것이라고는 생각하지 않았다. 나는 타고난 약골이어서 어려서부터 힘이 없어 보인다거나 폐병에 걸린 사람 같다는 말을 많이 들었으며 지독한 두통과 어지럼증에 시달렸다. 그러나 그때까지 한 번도 병원에 가 본 일도 없었고 양약이든 한약이든 어떤 약도 먹어 본 일이 없었다.

신체 검사를 하던 군의관이 혈압을 재어 보더니 고개를 갸웃거렸다. 다시 혈압을 재고 눈꺼풀을 뒤집어 확대경으로 들여다보더니 옆에 있는 사람과 귓속말로 쑤군댔다.

"이 사람 혈압이 140에 220이야. 그런데 아직 다른 데 탈이 없는 것이 이상해."

그러고는 나를 보고 말했다.

"어디 아픈 데 없소? 머리가 아프거나 어지럽거나 눈이 아픈 일이 없소?"

나는 별로 아픈 데가 없다고 대답했다.

신체검사에서 3등급을 받아 방위로 근무하라는 판정이 떨어졌다. 아무런 희망도 없는 인생, 어차피 빨리 죽고 싶은데 잘 되었구나 싶었다. 나는 내 몸과 영혼에 아무런 관심도 두지 않았다. 1년 뒤에 방위소집 영장이 나와 머리를 박박 깎고 훈련을 받으러 군대에 들어갔다. 훈련을 시작하기 전에 몸에 이상이 있는 사람은 앞으로 나오라고 하여 나갔다. 그때 혈압을 재어 보니 최고 혈압이 220~230이었다. 혈압이 그만큼 높으면 언제 뇌혈관이 터져 죽을지도 모르는 매우 위험한 상태였다. 사흘만에 나는 방위로 근무하기에 부적합하다는 판정을 받아 군대에서 쫓겨났다.

그러나 그것이 끝이 아니었다. 3개월 뒤에 다시 방위소집 영장이 나와 다시 군대에 훈련을 받으러 들어갔다. 역시 최고혈압이 200을 넘었다. 다시 사흘만에 훈련을 그만두고 나왔다. 세 번째 훈련소에 들어갔다가 나온 다음에야 징집 면제 판정을 받았다. 나라에서도 나처럼 허약한 사람은 쓸모가 없다는 것이 마지막 결론이었다.

나는 더 이상 살고 싶지 않았으므로 내 몸에 대해 관심도 없었다. 하루라도 빨리 육신이라는 탈을 벗어버리고 싶었다. 죽는 것이 유일한 희망이었고 위안이었다. 할 수 있다면 가장 깨끗하고 흔적 없이 목숨을 내버리고 싶었다. 그 뒤로 3년 동안을 자살을 생각하며 지냈다. 나는 이 세상에서 완전히 버려진 사람이었다. 친구도 없고, 애인도 없고, 돈도 없고, 배운 것도 없었다. 차라리 없는 것보다 못한, 몸과 마음이 모두 중병이 든 가족들과 병들어 죽어가는 나의 육신이 절망에 지친 영혼을 이끌고 있을 뿐이었다.

그 무렵에 중병을 앓던 아버지와 열한 살 된 남동생이 낙동강에 목욕을 하러 갔다가 물에 빠져 죽었고, 나보다 세 살 아래인 여동생도 심하게 앓아 병원을 전전하다가 비참하게 죽었다. 남은 세 명의 가족 중에 온전한 사람은 하나도 없었다. 어머니는 자주 위경련 발작을 일으켰고 힘은 천하장사지만 성정이 거칠었던 형은 나를 보기만 하면 달려들어 마구 두들겨팼다.

영혼에 병이 들자 곧 육신에도 무시무시한 병이 찾아왔다. 날마다 머리를 망치로 깨뜨리거나 날카로운 수백 개의 바늘로 찌르는 듯한 통증이 계속됐다. 구토가 극심하여 아무 것도 먹을 수 없었다. 길거리에서 수시로 의식을 잃고 쓰러지곤 했다. 갑자기 눈앞이 하얗게 되면서 머리가 쪼개지는 듯이 아프고 구토가 나면서 쓰러졌다.

몇 분이나 몇 십 분쯤 뒤에 의식이 깨어나면 정신은 멀쩡한 것 같았으나 몸을 움직일 수 없었다. 몇 번인가 길에서 쓰러져 간신히 기어서 집으로 돌아오기도 했다. 화장실에서 쓰러져 의식을 잃은 것도 여러 번이었다. 손가락 하나도 움직일 수 없을 정도로 몸이 피로했고 눈동자를 움직이는 데에도 온몸의 기운이 다 소진되었다.

꼬박 3년을 병명도 알 수 없는 끔찍한 질병은 나를 죽음보다 더한 고통으로 괴롭혔다. 단 하루도 아프지 않은 날이 없었다. 몇 번인가 목숨을 버리기 위해 산을 올라갔다. 그러나 목숨을 끊을 수가 없었다. 가장 젊은 나이에 나는 절망의 심연에서 심해어처럼 창백하고 기이한 삶을 살았다. 스무 살에 백발이 되어 꿈에서도 울었다는 요절한 당나라의 천재 시인 이하李賀의 시집 한 권만이 유일한 친구였다.

어느 날 죽기로 결심하다

어느 날 몇 군데 약국을 들러서 수면제 50알을 사서 들고 팔공산으로 올라갔다. 팔공산 능선 한쪽 봉우리 끝에 육신을 버리기 위해 미리 봐 두었던 장소가 있었다. 화강암 절벽 한쪽 끝에 한 사람이 간신히 누울 만한 테라스가 있고, 그 아래는 수십 길 수직절벽이며 위쪽도 매끈한 몇 길 바위절벽으로 흔적 없이 육신을 버리기에는 안성맞춤인 장소였다.

나는 그 천혜의 절벽 틈에 앉아 수면제 50알을 모두 다 먹었다. 슬프지도 기쁘지도 않았다. 그 순간에도 나는 권태를 느꼈다. 수면제에 취하여 깨어나지 않더라도 죽을 것이었고 좁은 바위 틈에서 잠을 자다가 아래로 떨어져도 죽을 것이었다. 죽은 다음에 시체도 아주 오랫동안, 아니면 영영 발견되지 않을 것이었다.

그러나 나는 지지리도 재수가 없는 놈이었다. 흔적 없이 죽을 수 있도록 계획을 짰지만 그것도 뜻대로 되지 않았다. 수면제 50알을 먹고 곯아떨어졌는데 얼마 뒤에 무심한 하늘에서 갑자기 소낙비를 한참 쏟아부었다. 이미 반쯤 시체가 된 내 몸은 세찬 빗줄기에 움찔하면서 아래로 떨어졌다. 10미터쯤 떨어져 내려가다가 소나무 가지에 엎어진 채 걸렸다. 그리고는 먹은 수면제를 몽땅 토해내 버렸다. 그 다음에는 소나무 가지에 엎어져 걸린 채로 오래오래 잠을 잤다. 이미 몸에 흡수된 수면제의 약효가 다 떨어질 때까지.

사흘이 지난 뒤에야 나는 지독한 추위와 두통을 느끼며 잠에서 깨어났다. 그때까지 장마비가 내리고 있었다. 나는 물에 빠진 생쥐 꼴이 되어 사시나무처럼 떨면서 간신히 소나무에서 바닥으로 내려와 거의 기다시피 하여 산을 내려왔다.

가야산의 약초가 나를 살렸다

기운을 웬만큼 회복한 뒤에 '그래, 죽을 결심으로 살 방도를 찾아 보자' 하여 어린 시절을 보냈던 가야산으로 갔다. 가야산 속에는 어려서 본 꿈과 환상이 그대로 남아 있었다. 진대밭골은 골이 깊고 숲이 울창하여 하늘도 땅도 안 보인다는 골짜기다. 약초꾼이나 나물꾼, 등산객도 거의 지나가지 않는 곳이었다. 그 진대밭골 한 모서리에 넓은 억새밭이 있었다. 억새는 사람 키를 넘게 자라서 그 속에 숨어 있으면 아무도 찾아낼 수 없었다.

나는 그 억새밭 가운데 나뭇가지와 억새를 베어 엮어서 움막을 만들었다. 거기서 머루, 다래, 잣, 가래, 으름 열매 같은 산열매와 더덕, 잔대, 둥굴레 같은 풀뿌리를 캐서 먹으며 짐승처럼 살았다. 차츰 정신이 맑아지고 몸에도 기력이 생겼으며 격심한 두통도 줄어들었다.

가끔 사람이 그리워지면 산등성이에 올라가 멀리 마을들을 내려다 보았다. 밤이면 아득히 멀리 대구 시가지가 자잘한 숯불을 뿌려 놓은 듯한 모양으로 내려다보였다. 만신창이가 된 몸을 추스려야 되겠다는 생각에서 어려서 산에 다니며 배운 약초 몇 가지를 캐서 모아 조금씩 꼭꼭 씹어 먹었다.

진대밭골에 겨울이 왔다. 반 년 가량 산 속에서 지내는 사이에 몸도 마음도 제법 건강해졌다. 노루, 토끼 같은 산짐승들, 까치, 비둘기, 까마귀 같은 산새들과도 친구가 되었다. 사람이 마음에 산짐승들에 대한 악의를 품고 있지 않으면 동물들도 그것을 알고 가까이 오는 법이다. 짐승들은 억새밭의 움막 주위에 와서 하루 종일 놀았다.

산짐승들도 산 속에서 무섭고 외로움을 느끼기 때문에 무언가 의지할 수 있는 것을 찾으려 애쓴다. 산짐승 중에서는 특히 노루가 사람을 잘 따르는데 진돗개보다도 훨씬 충직하고 영리하며 사람의 말을 잘 알아듣는다. 새 중에서는 까치와 까마귀가 사람을 잘 따르며 오래 지내다 보면 울음소리로 그들의 말을 분별할 수 있다.

첫눈이 내린 뒤에 나는 산을 내려왔다. 그 뒤로도 대구 근교의 팔공산, 가산, 학명산, 영천 주변의 보현산, 기룡산 등지를 날마다 헤매고 다녔다. 겨울산은 몹시 춥고 서글펐다. 산 속 양지쪽에 하염없이 멍하게 앉아 있거나 아무 목적도 뜻도 없이 눈 쌓인 산을 미친 사람인양 쏘다녔다.

봄이 되자 세신, 작약, 천남성 같은 약초와 여러 가지 산나물을 채취하여 대구의 약전골목이나 영천의 약재시장에 내다 팔았다. 차츰 몸은 상당히 좋아졌지만 마음은 여전히 괴로웠다. 온갖 번뇌와 망상, 고민, 절망에서 벗어날 수 없었다.

그때까지 수십 가지 일을 해 보았지만 내가 진정으로 좋아서 한 일은 하나도 없었다. 나는 대체 무슨 일을 해서 먹고 살아야 한단 말인가. 평생 약초를 캐며 살고 싶지는 않았다. 그보다는 더 고귀하고 가치 있는 일을 하고 싶었다. 그러나 이 세상에서는 내가 할 수 있는 일도 없고, 하고 싶은 일도 없고, 나를 받아줄 곳도 없었다. 나는 이 세상에서 외계인보다 더 낯선 존재였다. 내가 속할 수 있는 곳은 아무데도 없었다.

채약 오르가슴을 경험하다

나는 그 무소속감을 견딜 수 없었다. 아무 곳에도 속할 수 없다는 그 고독감이 나를 또다시 죽음으로 유혹했다. 나는 결국 죽음에 속하는 길을 택하기로 하고 다시 산으로 들어갔다.

강원도 명주군에 있는 바위산인 석병산이었다. 석병산 꼭대기의 아무도 찾아오지 않는 거대한 바위 병풍 아래로 몸을 날려 흔적 없이 사라져 버리기로 마음을 먹었다.

석병산 꼭대기 바위 절벽에 일월문日月門이라는 제법 큰 구멍이 뻥 뚫려 있는데 그 구멍으로 건너편의 산등성이들이 보였다. 이 구멍을 건너편 능선에서 보면 해와 달처럼 보인다고 해서 그런 이름이 붙었다고 한다. 일월문 왼쪽 아래에 20미터쯤 높이로 솟아 있는 뾰족한 바위 봉우리의 발치로 조심조심 내려갔다. 풍화가 심한 석회암 바위들은 건드리기만 해도 맥없이 부서져 내렸다. 돌 하나를 던졌더니 절벽에 부딪히면서 수많은 돌이 함께 굴러 떨어져 온 산이 무너지는 듯한 굉음을 내며 수백 길 절벽 아래로 한꺼번에 쏟아져 내렸다. 여기서 떨어지면 저 돌멩이들처럼 가루가 되어 버리겠지. 떨어질 때의 기분이 어떨까. 그거야 떨어져 보면 알겠지.

더 이상 걸음을 옮길 수 없는 곳까지 가서 한 걸음 앞으로 내딛기만 하면 되는 일이었다. 비틀려 자란 아름드리 노간주나무와 분재처럼 자란 회양목, 신갈나무, 산오이풀, 산부추, 억새 따위들이 자라고 있는 좁은 바위 틈을 기어 내려가 마침내 1센티미터도 앞으로 갈 수도 없고 옆으로도 갈 수 없는 절벽 틈에 섰다. 머리 위도 발 아래도 끝이 보이지 않는 수직 절벽이었다.

그런데 그때 훼방꾼이 나타났다. 몸을 던지려고 마지막 숨을 크게 들이쉬는 순간에 '스르르 스륵' 소리가 나서 밑을 보니 바로 발 옆에 팔뚝만큼 굵은 살무사 한 마리가 똬리를 틀고 나를 노려보고 있지 않은가. 죽을 때 죽더라도 저 놈한테 물리는 건 기분 나쁘다. 몇 걸음 뒤로 물러서서 그 놈이 사라지기를 기다렸다. 3~4분을 기다렸지만 뱀은 꼼짝도 하지 않았다. 어쩔 수 없이 몇 미터 되돌아와서 서너 평쯤 되는 풀밭에 앉아 그 놈이 사라질 때까지 기다리기로 했다.

그때 어디선가 바람에 더덕 냄새가 진하게 묻어 왔다. 향기가 날려 오는 쪽으로 얼굴을 돌렸더니 불에 타 죽은 참나무 그루터기 옆에 칡넝쿨로 착각할 만큼 굵은 더덕덩굴이 눈에 띄었다. 죽은 싸리나무 막대기를 하나 꺾어서 더덕을 캐기 시작했다. 팔뚝만큼이나 굵은 더덕이었다. 주변에 더덕 내음이 진동했다. 큰 더덕을 캐고 나니 금새 날아갈 듯 기분이 좋아졌다. 더덕은 주변에 수십 뿌리가 더 있었다. 죽으려고 왔다는 것 따위는 까맣게 잊어버리고 한참 동안 정신없이 더덕을 캤다. 다 캔 더덕을 한 곳에 모아 보니 백 개가 넘었고 무게도 5킬로그램은 족히 넘을 것 같았다. 나는 세상에서 제일 부자가 된 것 같았다.

말로 표현할 수 없는 기쁨이 온몸에 넘쳐 났다. 그때의 그 황홀한 기분이란! 무아경無我境! 열락悅樂! 무하유지향無何有之鄕! 채약採藥

오르가슴! 죽다니, 내가 왜 죽어! 이렇게 좋은 일을 두고 죽으려 하다니 내가 미쳤지!

나는 그때 내가 진실로 속할 곳을 찾았다. 내 몸과 육신을 옴짝달싹 못하게 옭아맬 곳을 찾았다. 내 일생이 이제부터 풀뿌리에 소속될 것이다. 풀뿌리의 세계, 풀뿌리의 나라, 더덕과 도라지와 세신과 소나무와 잣나무와 지치와 삽주의 세계, 뭇 식물들과 약초들의 세계가 나의 세계이며 나의 왕국이다. 이제 내 모든 기쁨과 영광과 추억과 모든 것들을 풀뿌리에서 얻을 것이다.

나는 죽으러 갔던 산에서 가장 큰 기쁨과 희망을 얻어 산을 내려왔다. 약초를 캐는 기쁨, 약초를 발견했을 때의 그 황홀함! 그 아름다움! 그 맛을 알아버린 탓에 나는 약초꾼이라는 직업과 산을 떠나서는 살수 없게 되었다. 마약 중독자가 마약을 끊고서는 살 수 없고 물고기가 물을 떠나서 살 수 없듯이 약초꾼은 약초를 떠나서 살 수 없는 것이다. 그 이후로 나는 영원히 산에 속한 사람, 약초에 얽매인 사람이 되었다.

이 시대의 마지막 약초꾼이 될지라도

스무 살 무렵에 경북 금릉군에 있는 수도산에 갔다가 수십 년 동안 약초를 채취하고 연구하면서 살아 온 도인 한 분을 만나 며칠을 같이 지낸 적이 있다. 그 분은 나는 천성이 풀과 나무와 친하고 사람의 건강과 수명을 관장하는 세성歲星의 정기를 타고났으니, 다른 데 뜻을 두지 말고 오직 약초로 사람을 살리는 일을 연구하라고 하시면서 운림雲林이라는 호號를 지어 주셨다. 몇 년 전에 가까운 친구 한 명은 내게 영초靈草라는 호를 지어 주었고, 또 얼마 전에 내가 존경하는 한 선생님은 호를 귀초歸草로 하는 것이 어떻겠느냐고 하셨다. 모두 풀이나 나무와 관련이 있는 이름들이다.

나는 약초꾼이며 약초 치료사이다. 어쩌면 이 시대의 마지막 약초꾼이며 약초 치료사의 전통을 잇는 마지막 사람인지도 모른다. 옛 전통 약초꾼들은 모두 약초 전문가들이었고 민간의학자들이었다. 약초로 질병을 치료하는 약초의학은 전통 한의학과는 다른 체계와 전통을 가지고 있다. 한의학이 주로 중국 의학을 토대로 해서 발전해 온 것에 비추어 약초의학은 이 땅의 민중 사이에서 생겨나서 발전한 민족의학이다.

약초 치료사, 민간의학자가 되는 길은 고되고 힘들다. 그 길은 대개 다음과 같다. 처음에 의술에 대한 전문 지식이 별로 없는 상태에서 시작했다가 차츰 스스로 실험해 보고 효과를 보게 되면서 약초에 몰두하게 되고 점점 재미를 붙이게 된다. 날이 갈수록 약초와 의술에 대한 지식과 경험이 많아지면 어느 정도 자신이 생긴다. 그러나 이때가 제일 위험하다. 약초 공부는 알면 알수록 어려워지기 때문이다.

어느 날 애써 만든 약이 아무 효과도 없고 힘들여 채취해 온 약초가 아무 효능도 없는 것을 경험한다. 간혹 약초로 인한 부작용도 나타난다. 이렇게 되면 약초가 무서워진다. 이런 과정을 거치면서 점점 깊이 약초에 빠져들어 약초나 약을 만들 재료를 구하느라고 가산을 탕진하게 된다. 이때쯤 되면 가족이나 이웃 사람들한테서 미쳤다는 소리를 듣게 된다.

그렇게 되면 집을 떠나 산에 들어가거나 산천을 헤매 다니면서 풀뿌리, 나무껍질을 채취하여 입으로 씹어 보고 즙을 내어 살에 발라 보고 하면서 반미치광이가 되어 의약 연구에 몰입하게 되는 것이다. 대부분 이런 과정을 거쳐서 훌륭한 약초꾼, 민간의사가 되었다.

나는 이 땅에 자라는 토종약초들을 잘 알고 가깝게 지내는 사람이다. 그러나 아직 모르는 것이 더 많다. 나의 약초 공부는 스스로 이 땅의 약초를 다 깨달아 알게 되었다고 생각될 때까지 멈추지 않을 것이다. 아울러 더 많은 사람들이 이 땅의 약초에 대해서 알고 우리 약초의 신비로움을 경험해 보기를 바란다.

내 어렸을 적 고향에 신비로운 산이 하나 있었지.
그 산에는 신령한 약초가 자라고 있었어.
어떤 병이든지 그 약초를 먹으면 씻은 듯이 나았다네.

약초는 높고 험한 바위 틈에 있었어.
늘 구름에 가려 잘 보이지 않는 곳이었지.
수염이 하얀 산신령님과 천 년 묵은 호랑이가
그 약초를 지키고 있었다네.

옛날에 한 처녀가 아버지의 병을 고치려고
산을 헤매다 그 약초를 캤다네.
수염이 하얀 할아버지가 나타나 길을 가르쳐 주었다네.
아버지는 젊음을 되찾아 수십 년을 더 살았지.
이름 모를 병으로 고생하던 한 총각은
그 약초를 캐서 먹고 사흘 동안 잠을 잤다네.
호랑이가 꿈에 나타나 약초를 가르쳐 주었지.
총각은 맨손으로 멧돼지를 때려잡는 장사가 되었어.

많은 사람들이 신령한 약초를 찾아 산을 헤맸어.

그 약초를 캐면 큰 돈을 벌 수 있었으니까.

그러나 아무도 신령한 약초를 찾을 수 없었지.

더러는 산에서 길을 잃고 헤매다 돌아오고

더러는 절벽에서 떨어져 죽고

더러는 산짐승이나 독사한테 물려 죽었다네.

그 뒤로 신령한 약초를 찾으려는 사람은 아무도 없었지.

오랜 세월이 흐른 뒤 모든 사람의 몸과 마음에 병이 들고

나한테도 병이 깊어진 어느 날

내 마음을 떠나지 않는 신령한 약초가 불현듯 그리워서

고향에 가 보았더니

이미 낯을 알 수 없는 마을 사람들이

그 산에는 신령한 약초 같은 것은 없다고 하네.

수염이 하얀 산신령 같은 것도 없고 호랑이도 없다고 하네.

그러나 나는 신령한 약초가 틀림없이 있다는 것을 알고 있네.

수염이 하얀 산신령님과 호랑이가

신령한 그 약초를 지키고 있다는 것도

그 약초가 병든 세상과 사람들을 치유할 수 있다는 것도 알고 있다네.

이제 내가 신령한 약초를 찾아 나설 차례라네.

죽어 가는 세상 병든 사람들을 살리기 위해.

- 자작시 〈약초〉

질환별 · 증상별 약초 색인

감기 · 기침 · 폐질환

가래 211, 212, 328, 341, 401, 459, 527, 462

가래가 섞인 기침 472

감기 51~59, 279, 283, 350, 502, 527

기관지천식 28, 219, 283, 327

기침 52~59, 84, 136, 212, 219, 288, 289, 327, 401, 462, 471, 527

만성기관지염 219, 321, 327, 342, 461

백일기침(백일해) 84, 88, 106

열이 날 때 241

임파선결핵 225

콧물 52~56

편도선염 56, 57

폐결핵 284, 288, 359, 423

폐농양 223

간장질환

간경화 110, 111, 297, 311, 355, 384, 386, 394, 460, 479

급성간염 284, 298, 384, 386, 479, 528

만성간염 136, 224, 284, 298, 351, 384, 386, 391, 394, 396, 452, 479

모든 간질환에 125

복수가 찬 데 110, 111, 387

유행성 간염 174

지방간 136, 386

황달 136, 163, 386, 388, 389, 528

위장 · 대장 질환

과민성대장증후군 528

급성대장염 488, 497

급성위염 27, 443, 477, 488, 496, 528

딸꾹질 106

만성대장염 488, 497

만성위염 27, 284, 357, 395, 409, 443, 477, 496, 528

배가 아플 때 136

소화불량 387, 411, 528

십이지장궤양 448, 477

위궤양 27, 448, 415

위무력 411

위하수 411, 444

체했을 때 382, 510~514

헛배 부를 때 387

변비 · 설사 · 치질 · 탈항

대변에 피가 섞여 나올 때 471

변비 74~76, 190, 198, 211, 247, 248, 250, 280, 283, 361, 433, 471

만성설사 406, 471, 488

설사 145, 198, 279, 283, 284, 289, 328, 361

이질 476, 488

치질 144, 165, 240, 247, 415, 505

탈항 144, 463

두통 · 건망증 · 기억력 감퇴

간질 313, 317, 370, 371

건망증 252, 279, 341, 368

기억력 감퇴 248, 252, 368, 373

두통 84, 86, 90~96, 136, 189, 191, 248, 279, 285, 313, 316, 486

정신분열증 323, 370, 371

조울증 371

주의산만 248

심장질환 · 중풍 · 혈압

가슴이 두근거릴 때 247, 252

고지혈증 165, 166

고혈압 143, 165, 190, 192, 237, 241, 249, 280, 282, 283, 288, 289, 298, 313, 314, 316, 387, 421, 426, 433, 449

동맥경화 143, 165, 190, 192, 249, 387, 421

저혈압 143, 198, 266, 298

중풍 143, 190, 237, 238, 266, 279, 288, 306, 307, 308, 313, 314, 538

중풍으로 인한 마비 163, 422

중풍 초기 471

중풍 후유증 317

혈액순환장애 163

협심증 421

당뇨
당뇨병 198, 266, 289, 297, 298, 328, 342, 423, 433, 449
당뇨 예방 282

비뇨기와 생식기 질환
(방광, 요로)결석 400, 401
만성신장염 28, 497, 537
매독 119
방광염 106, 201, 497
성병 84, 119
소변이 잘 안 나올 때 89, 279, 341, 376, 463
유정 248
음위(임포텐츠) 341
조루 248
혈뇨 201, 497

근육 · 관절 · 신경통 · 요통
골다공증 56, 57
골절 160, 161, 238, 240
관절염 84, 90, 252, 279, 282, 286, 289, 298, 315, 360, 387, 388, 422, 426, 463

관절통 324, 472
근육통 136, 360, 391, 426
류머티스성 관절염 144, 164, 172, 223, 252, 391, 422
신경통 164, 174, 175, 176, 191, 279, 282, 288, 289, 315, 360, 390, 422, 426, 463, 473, 536
요통 84, 90, 106, 144, 164, 172, 279, 285, 324, 360, 370, 422, 479
타박상 135, 160, 161
통풍 463
퇴행성관절염 252
팔다리 마비 238, 240, 341, 422, 538
허리와 무릎에 힘이 없을 때 248
허리와 무릎이 시릴 때 248, 251
허리가 뻣뻣하고 힘이 없을 때 238
허리를 삐었을 때 177

피부질환
가려움증 87, 88, 163, 318, 322, 463, 503, 504
건선(마른버짐) 241, 298
기미, 주근깨 85, 162, 222
나병 239
대머리 33, 333, 334

대상포진 322, 489

동상 287, 432

두드러기 322

딸기코 505

뜸 뜬 뒤 상처가 낫지 않을 때 415

모든 피부질환에 85, 87, 90, 109, 313, 318, 322, 360

무좀 87, 88, 163, 298, 318

백납(백설풍, 백전풍, 피부의 흰 반점) 191, 298

버짐 87, 90

부스럼 241

상처가 짓물러 곪은 데 238

습진 163, 298, 318, 463, 497, 503, 504

아토피성 피부염 471

옴 241

음낭 밑이 축축하고 가려울 때 240

종기(뾰루지) 84, 240, 250, 318, 415, 461, 472, 539

티눈 88, 472

피부가 갈라질 때 87, 88

피부에 감각이 없을 때 238

피부에 물집이 생겼을 때 87, 88

피부미용 207, 217~219, 251

화농성 피부염 202, 504

화상 163, 240, 287, 432, 494~496

황선 479

흰 머리를 검게 하는 데 237, 239, 247, 251, 252, 332, 333, 334

여성질환

(냉)대하 189, 198, 199, 360, 426, 456

냉증 141, 151, 152, 154, 220, 289, 359, 360, 361, 369, 456

모유 부족 474

불감증 297, 404, 405

산후에 나쁜 것이 잘 빠져나오지 않은 데 424

산후통(산후풍) 133, 134, 137, 279, 289, 358, 473

생리가 없거나 끊겼을 때 141, 288

생리불순 165, 289, 323, 341, 359~362, 424, 426, 536

생리통 141, 165, 288, 289, 323, 361, 362

월경과다 426

유방에 멍울이 생길 때 238, 240

유산 방지 423

유선염 415, 528

임산부 부종 27, 28

임신으로 인한 복통, 출혈 248

자궁염 199, 424

자궁출혈 426, 488

자궁통증 238, 239, 240

질 궤양 199

질염 199

피임 187

하혈 241, 359

눈 · 코 · 입 · 귀병

결막염 85

눈이 밝아지게 하는 데 237~239, 373

눈이 침침하고 충혈된 데 85, 241, 328

모든 눈병에 85

비염 106, 109~112, 226

축농증 106, 110

코 알레르기 108~112

코피 84, 89

이농증 370

이명(귀울림증) 251

인후염 165, 173, 212, 489, 528

입 안 염증 212

잇몸 염증 488, 504, 505

중이염 28

치통 282, 322

암

간암 315, 384

모든 암에 186, 374, 425, 426, 452, 453, 460

백혈병 123, 186, 211, 315

식도암 123, 186, 211, 335

유방암 186, 211, 213, 427

위암 122, 186, 211, 315, 415, 443, 444

자궁경부암 122, 186

자궁암 335, 374, 443

직장암 122, 186, 315

폐암 186, 211, 315

피부암 335

혈액암 186, 211

각종 중독

가스 중독 535

농약 중독 317, 434

방사선 중독 342, 533

수은 중독 118, 120, 121, 124, 534

식중독 317, 434, 534

아편 중독 144

알코올 중독 385, 435

일산화탄소 중독 531

중금속 중독 404

화학약품 중독 434

기타

꿈이 많고 잠을 못 이룰 때 248, 252

노화 방지 250

단전호흡을 잘못해서 생긴 상기증 289, 395

더위를 먹었을 때 286

멀미 323

멍들고 삔 데 84, 135, 160, 161, 461

무기력증, 기운이 없을 때 89, 329

뱀에 물렸을 때 144, 432, 523

병후 쇠약 247, 248, 251, 340

부종 110, 111, 163, 189, 225, 497, 537

불면증 247, 252, 370, 462

비만 191, 291, 473

빈혈(어지럼증) 84, 190, 248, 250, 288, 313, 316, 361

숙취해소 251, 314, 381, 382, 387

신경쇠약 247, 252, 321, 329, 340, 341, 426, 462

안면신경마비 220, 238, 240, 473

액취증 382, 539

어린이가 경기를 할 때 190, 241

어린이가 열이 날 때 448

어혈 135, 191, 286, 323, 360

열이 날 때 241

에이즈 188, 313

옻이 올랐을 때 440

정력 감퇴(양기 부족) 239, 248, 250, 251, 266, 282, 283, 289, 341, 462

피로회복 251, 462

피를 토하는 데 211, 382, 461

허약체질 89, 247, 251, 266, 279, 329, 340

화병 450, 45

주요 참고 문헌

〈의방유취 醫方類聚〉, 세종임금 편찬
〈유원총보 類原叢譜〉, 저자 미상, 필사본
〈만병만약 萬病萬藥〉, 저자 미상, 필사본
〈동의보감 東醫寶鑑〉, 허준
〈향약집성방 鄕藥集成方〉, 세종임금 편찬
〈본초강목 本草綱目〉, 이시진
〈도설한방의약대사전〉, 진존인 陣存仁, 일본 강담사 講談社, 1982
〈중국본초도감 中國本草圖鑑〉, 소배근 蕭培根 주편, 중국인민위생출판사, 1994
〈장백산약용식물 長白山藥用植物〉, 이만림 李万林 주편, 중국인민위생출판사, 1997
〈중국민간생초약원색도감 中國民間生草藥原色圖鑑〉, 황섭재 黃燮才 주편, 광서과학기술출판사
〈중약대사전 中藥大辭典〉, 상해과학기술출판사 편, 1977
〈약초의 성분과 이용〉, 문관심, 북한과학백과사전출판사, 1984
〈동의처방대전〉, 북한동의과학원, 북한과학백과사전출판사, 1986
〈동의학사전 東醫學辭典〉, 북한과학백과사전출판사, 1988
〈동의비방전서〉, 박재구 주필, 연변인민출판사, 1994
〈도장경 道藏俓〉, 영인본
〈대한식물도감〉, 이창복, 향문사, 1979
〈신약본초 神藥本草〉, 김일훈, 광제원, 1984
〈신약 神藥〉, 김일훈, 광제원, 1989
〈발로 찾은 향토명의〉, 최진규, 청아출판사, 1995
〈토종약초장수법〉, 최진규, 태일출판사, 1997
〈토종의학 암 다스리기〉, 최진규, 태일출판사, 1997
〈한국민속식물〉, 최영전, 아카데미서적, 1992
〈민의 民醫와 무의 舞醫〉, 류상채, 서해문집, 1993
〈한국식물도감〉, 이영노, 교학사, 1996
〈나무백과〉 1~5, 임경빈, 일지사, 1981~1999

약이 되는 우리 풀·꽃·나무 **통합본**

초판 1쇄 발행 2014년(단기 4347년) 6월 5일
초판 7쇄 발행 2022년(단기 4355년) 12월 12일

지은이 · 최진규
펴낸이 · 심남숙
펴낸곳 · (주)한문화멀티미디어
등록 · 1990. 11. 28. 제 21-209호
주소 · 서울시 광진구 능동로 43길 3-5 동인빌딩 3층 (04915)
전화 · 영업부 2016-3500 편집부 2016-3507
http://www.hanmunhwa.com

ⓒ 최진규, 2014
ISBN 978-89-5699-174-0 13510

잘못된 책은 본사나 서점에서 바꾸어 드립니다.
저자와의 협의에 따라 인지를 생략합니다.
본사의 허락 없이 임의로 내용의 일부를 인용하거나 전재, 복사하는 행위를 금합니다.